国家卫生和计划生育委员会"十二五"规划教材
全国高等医药教材建设研究会"十二五"规划教材
全国高等学校教材

供妇幼保健医学、预防医学、临床医学等专业用

妇幼卫生信息学

主 编 朱 军 陈 辉

副主编 杜其云 李 良

编 者 （以姓氏笔画为序）

马敬东（华中科技大学同济医学院）　　　陈青山（暨南大学）

朱 军（四川大学华西临床医学院）　　　武明辉（北京妇幼保健院）

刘海霞（中南大学湘雅医学院）　　　　　罗树生（北京大学医学部）

杜其云（湖南省妇幼保健院）　　　　　　庞淑兰（河北联合大学）

李 良（南华大学）　　　　　　　　　　胡传来（安徽医科大学）

李小洪（四川大学华西临床医学院）　　　梁 霁（复旦大学）

陈 辉（华中科技大学同济医学院）　　　潘建平（西安交通大学医学部）

秘书 曾子倩

人民卫生出版社

图书在版编目（CIP）数据

妇幼卫生信息学 / 朱军，陈辉主编 . —北京：人民卫生出版社，2014

ISBN 978-7-117-19288-0

I.①妇… II.①朱… ②陈… III.①妇幼卫生 – 医药卫生管理 – 信息管理 IV.①R17

中国版本图书馆 CIP 数据核字（2014）第 149242 号

人卫社官网	www.pmph.com	出版物查询，在线购书
人卫医学网	www.ipmph.com	医学考试辅导，医学数据库服务，医学教育资源，大众健康资讯

妇幼卫生信息学

主　　编：朱　军　陈　辉

出版发行：人民卫生出版社（中继线 010-59780011）

地　　址：北京市朝阳区潘家园南里 19 号

邮　　编：100021

E - mail：pmph @ pmph.com

购书热线：010-59787592　010-59787584　010-65264830

印　　刷：北京市艺辉印刷有限公司

经　　销：新华书店

开　　本：787 × 1092　1/16　印张：20

字　　数：499 千字

版　　次：2014 年 9 月第 1 版　2014 年 9 月第 1 版第 1 次印刷

标准书号：ISBN 978-7-117-19288-0/R·19289

定　　价：38.00 元

打击盗版举报电话：010-59787491　E-mail：WQ @ pmph.com

（凡属印装质量问题请与本社市场营销中心联系退换）

国家卫生和计划生育委员会"十二五"规划教材

全国高等医药教材建设研究会"十二五"规划教材

出版说明

妇幼卫生事业关系到国家的发展和民族的未来,是我国卫生事业十分重要的组成部分,一直受到党和政府的高度重视。做好妇幼卫生工作对于提升全民健康水平,推动国家社会经济可持续发展,构建和谐社会具有全局性和战略性意义。

国家卫生和计划生育委员会在《贯彻2011—2020年中国妇女儿童发展纲要实施方案》中提出实施妇幼卫生服务体系建设行动,妇幼卫生从业人群及其需求将有所增加。为培养更多更优质的专业人才,2012年教育部将"妇幼保健医学"增为特设专业(T)和国家控制布点专业(K),这对妇幼专业人才队伍建设有重要的推进作用。针对这一实际需要,全国高等医药教材建设研究会和人民卫生出版社在国家卫生和计划生育委员会的领导和具体支持下,组织全国权威的、经验丰富的妇幼保健医学专家经过反复论证,启动了本套规划教材的编写工作。

其编写特点如下:

1. **明确培养目标,满足行业要求**。本套教材的编写工作是根据教育部的培养目标、国家卫生和计划生育委员会行业要求、社会用人需求,在全国进行科学调研的基础上,借鉴国内外医学人才培养模式和教材建设经验,充分研究论证本专业人才素质要求、学科体系构成、课程体系设计和教材体系规划后,科学进行的。

2. **内容广度和深度具有广泛的代表性和适用性**。在全国广泛、深入调研基础上,总结和汲取了现有妇幼专业教材的编写经验和成果,尤其是对一些不足之处进行了大量的修改和完善,并在充分体现科学性、权威性的基础上,考虑其全国范围的代表性和适用性。

3. **适应教学改革要求**。本套教材在编写中着力对教材体系和教材内容进行创新,坚持学科整合课程、淡化学科意识、实现整体优化、注重系统科学、保证点面结合。坚持"三基、五性、三特定"的教材编写原则,以确保教材质量。

本套教材出版后,希望全国各广大院校在使用过程中能够多提供宝贵意见,反馈使用信息,以逐步修改和完善教材内容,提高教材质量,为下一轮教材的修订工作建言献策。

教 材 目 录

序号	教材名称	主编姓名	
1	妇幼卫生概论	钱 序	陶芳标
2	妇女保健学(第2版)	熊 庆	王临虹
3	儿童保健学(第3版)	石淑华	戴耀华
4	妇幼心理学(第2版)	静 进	丁 辉
5	妇幼营养学	让蔚清	刘烈刚
6	妇幼卫生管理学(第2版)	杜玉开	刘 毅
7	妇幼卫生信息学	朱 军	陈 辉
8	妇幼健康教育学	罗家有	张 静
9	优生学	李 芬	王 和

序

妇女儿童健康是人类持续发展的前提和基础。我国现有 8.8 亿妇女儿童，约占总人口的三分之二。妇幼健康工作承担着降低婴儿死亡率、孕产妇死亡率以及提高出生人口素质和全民健康水平的重大责任，对于推动国家经济与社会可持续发展，构建社会主义和谐社会具有全局性和战略性意义。

随着经济与社会的快速发展，特别是深化医药卫生体制改革以来，妇女儿童健康服务需求逐步释放，对妇幼健康服务的数量和质量都提出了新要求。面临这样的新形势、新任务，我国妇幼健康专业技术人员相对不足，整体素质有待提高，迫切需要加大培养力度，加快专业技术人才培养，造就一批高素质的人才队伍。

2012 年，教育部将"妇幼保健医学"增为特设专业(T)和国家控制布点专业（K），对妇幼保健专业人才队伍建设发挥了重要推动作用，许多高等院校积极申请开设妇幼保健医学专业，逐步扩大招生规模。为满足妇幼保健专业人才教育实际需要，全国高等医药教材建设研究会和人民卫生出版社在国家卫生计生委的支持下，组织全国妇幼健康领域的权威专家经过反复论证，启动本套规划教材的编写工作。经过一年的辛勤努力，本套教材即将与广大师生见面，教材从人才培养的实际需要出发，全面、系统地介绍了妇幼保健领域的相关知识，力求为本专业学生将来从业奠定良好的专业基础。

本套教材的编写得到了联合国儿童基金会的大力支持，在此表示诚挚的感谢。妇幼健康工作利国利民，希望有更多的优秀人才通过专业的学习与培训，加入到这一队伍中来，为我国妇幼健康事业发挥积极作用。

谨以此为序。

国家卫生计生委妇幼健康服务司

二〇一四年五月二十日

　　随着现代科技日新月异的发展,人类社会已经进入以信息技术为核心的知识经济时代。信息化作为当今世界发展的必然趋势,已然成为推动社会经济与科学发展的重要手段。随着信息化在医疗领域的不断深入,妇幼卫生信息化也从初期的无序萌芽状态发展为完善规范、致力于提供决策支持的提高阶段,并逐渐形成了特色鲜明、可持续发展的指导体系和建设路线,在国家妇幼卫生政策制定、卫生监管、服务提升、健康改善等方面发挥了不可替代的作用。实践证明,日益丰富的妇幼卫生信息对于促进卫生资源的高效利用,建设和完善妇幼卫生服务体系起着越来越重要的作用。妇幼卫生信息化已逐渐成为妇幼卫生事业发展的必然趋势和迫切需要,是我国妇幼卫生事业发展的战略重点。随着妇幼卫生事业不断向前发展,迫切需要培养妇幼卫生信息专业人才,加强对妇幼卫生信息基础理论、核心框架、实践方法等方面的认识和研究,充分发挥妇幼卫生信息对卫生决策的科学支撑作用,促进妇幼卫生系统管理和服务模式的优化与提升,从而进一步提高我国妇女儿童的健康水平。

　　为了适应当前高校体制和教育改革的形势,满足教育部新增妇幼保健医学专业教学和社会对人才培养的需要,基于传承和创新的原则,在国家卫生和计划生育委员会妇幼健康服务司的领导下,由全国高等医药教材建设研究会和人民卫生出版社组织来自全国具有丰富教学经验的专家教授,在突出"三基"(基础理论、基本知识、基本技能)、"五性"(思想性、科学性、先进性、启发性、实用性)、"三特定"(特定的对象、特定的要求、特定的限制)等原则要求的基础上,共同编写了此教材。

　　妇幼卫生信息学是随着妇幼卫生事业的发展,经过妇幼保健、临床医学、公共卫生、信息学、计算机学等多学科相互交叉融合,从而发展出来的一门新兴学科。同时,它也是一门实践性很强的学科,是在妇幼卫生信息化实践中总结提炼而成的一门学科,涉及妇幼卫生信息收集与处理实践活动中各个环节与过程及其发展规律与方法。这门学科既源于实践,又能指导实践。当前妇幼卫生信息化建设中首当其冲的是人才队伍的建设,我们希望通过本学科的学习,可以了解妇幼卫生信息的内容、性质及其发展规律,熟悉并掌握妇幼卫生信息工作的基本理论和基本技术,学会利用信息帮助发现问题和需要,基于循证证据制定政策、规划和改善服务,并合理分配有限资源。我们希望能够通过本学科知识的传播,能让更多致力于妇幼卫生信息化建设的人才在未来的实践中学以致用,这对提高我国妇幼卫生信息工作的科学管理水平,培养一批具有专业素养的复合型、创新型人才具有十分重要的意义。

　　本书共分为十四章,结合了信息科学、循证医学、信息检索、管理学、妇幼保健等相关学科的基础理论和技术,阐述了妇幼卫生信息标准、指标体系、信息系统以及信息化等领域的国内外发展情况。本书的主要内容包括信息科学基本理论与技术、信息标准与规范、指标体系、信息收集、信息检索、信息分析与利用、信息传播、信息评价、信息循证与转化以及信息系统与信息管理、信息化等。

　　本教材适用于妇幼保健医学本科生、研究生使用,同时也适合妇幼卫生医师、各级妇幼卫生管理者及其他医药卫生工作者参考学习。本教材在编写的过程中,联合国儿童基金会给予了大力支持,在此表示由衷的感谢!为了进一步提高本书的质量,以供再版时修改,诚恳地希望各位读者、专家提出宝贵意见。

主　编

二〇一四年六月

目 录

第一章

绪　论

　　随着当今时代科技日新月异的发展,人类已进入以信息技术为核心的知识经济时代,信息资源已成为与材料和能源同等重要的战略资源,信息技术正以其广泛的渗透性、先进性与传统产业结合,信息产业已发展为世界范围内的朝阳产业和新的经济增长点。迅速发展的信息化是一场深刻的社会革命,已经成为全球各个产业发展的核心趋势。卫生信息化已成为其中重要的组成部分,是卫生事业发展的新引擎,受到世界各国的重视。2000 年,英国在卫生投资改革计划中将 2 亿英镑投入于卫生信息系统建设;2009 年,美国总统签署的经济刺激法案中就提到投入大量资金用于卫生信息系统建设;2011 年,印度尼西亚政府制定了2011~2014 年印尼卫生信息化战略规划以加强印尼卫生信息化建设;我国在 2009 年发布的《关于深化医药卫生体制改革的意见》中也明确提出将推进实用共享的医药卫生信息系统建设作为改革的重要任务和关键技术支撑,大力推进医药卫生信息化建设。

　　妇幼卫生是卫生事业的重要组成部分,其发展直接关系到妇女儿童健康水平、出生人口素质、社会发展水平以及国民经济、综合竞争实力的提高和促进。近 30 多年来,随着卫生事业的发展,人民生活水平的不断提高,广大人民群众对妇幼保健的需求也在不断发生变化,世界各国妇幼卫生服务能力和水平逐步加强,使各国卫生行政部门越来越意识到妇幼卫生信息工作在国家妇幼卫生政策制定、工作监管、服务提升等方面的重要性。因此,在国际国内卫生信息化发展的大趋势下,迫切需要不断提高对妇幼卫生信息理论知识、核心框架、实践方法等方面的认识和研究,进而将理论用于实践,以促进妇幼卫生系统管理和服务模式的优化与提升,以及妇幼卫生系统服务质量的提高,更好地发挥妇幼卫生信息科学服务于妇幼卫生决策的支撑作用,进而达到提高我国妇女儿童健康水平的目的。

第一节　信息学相关概念

一、信息

(一) 概念

　　"信息"这个名词由来已久,国外的论著中最早可追溯到 1928 年 R. VHartly 在《信息传输》一文中的描述:信息是指有新内容、新知识的消息。而关于信息,就有多种定义。1948 年,香农博士在《通信的数学理论》中认为信息是用以消除随机不确定性的东西,并提出信息量的概念和信息熵的计算方法,从而奠定了信息论的基础。随着现代科学技术的发展,"信息"一词更广泛地应用于各行各业,定义也有所不同。2010 年我国出版的《信息与文献术语》中对"信息"一词的定义为:信息(information)是在通信过程中用以增加知识的一般消息,包括事实、概念、对象、事件、观念、过程等。我们认为信息是人对现实世界事物客观存在方式或运动特征的某种认识。信息的表示形式可以是数值、文字、图形、声音、图像以及动画等。

（二）特点

虽然信息在不同的领域、不同行业有着不同的内涵，但却存在着相同的特点，信息的特点主要包括：

1. **动态性** 事物是在不断变化发展的，信息也必然随之运动发展，其内容、形式、容量都会随时间而改变。

2. **时效性** 由于信息的动态性，那么一个固定的信息使用价值必然会随着时间的流逝而衰减。时效性实际上是与信息的价值性联系在一起，如果信息没有价值也就无所谓时效。

3. **可共享性** 信息与物质、能量显著不同的是：信息在传递过程中并不是"此消彼长"，同一信息可以在同一时间被多个主体共有，信息受方能够得到信息，传方也不会失去该信息，信息还能够被无限地复制、传递，从而实现信息的传播。

4. **可存储性** 信息是对客观现实的反映，可以采用特定的载体按照一定的格式和顺序进行存放，以便查找和使用信息。存储信息的载体多样且随着科技的进步不断变化，如纸张、胶片、磁带、计算机磁盘、光盘等。信息的存储方法也有多种，如按类别、按字母顺序、按年代等进行储存。

5. **可扩充性** 随着信息使用效能的提高、应用途径的拓宽，信息可以在应用中被不断扩充，由片面到全面，由不成熟到成熟，使信息的内容逐渐得到丰富。

6. **可再生性** 通过对信息进行分析、演绎、推理等手段可以形成其他形式的再生信息，如采用不同语言、文字、图像、报表来处理原始信息，进而产生出相应形式的再生信息。

7. **可压缩性** 信息可以进行提炼和概括，将其压缩成简短、实用、便于记忆和储存的形式。如将大量的实验或调查数据压缩为一个图表来表示等。

二、信息系统

（一）概念

信息系统（information system）是进行信息处理的系统，是由一系列相互关联的组件构成，通过信息的收集、处理、存储及分析、发布为组织决策和组织控制提供支持。信息系统是与信息加工、信息传递、信息存储以及信息利用等有关的系统。随着现代科学技术的发展，信息系统一般被认为是以计算机软件、硬件、存储和电信等技术为核心的人机系统。

（二）卫生信息系统

卫生信息系统这个概念最早是出现在英国等欧洲国家，之后在美国、加拿大、澳大利亚等国家的卫生领域较为广泛地使用。卫生信息系统最初只包括患者的注册和财务系统，逐步发展到与药剂科、放射科、病理科等科室工作相结合，优化工作流程，直至后来发展到临床医师利用卫生信息系统来管理医疗服务、支持决策，跟踪临床事件和开展临床研究。时至今日，卫生信息系统已成为可以利用计算机程序自动进行数据存储、处理、提交并分析已有数据的重要系统，用以指导临床管理和临床决策，改善卫生服务管理水平，提高卫生服务效率和效果。

根据世界卫生组织对卫生信息系统的框架设定，将其主要分为三大模块、六个方面。三大模块为投入、过程、产出。六个方面包括卫生信息系统资源投入、指标体系、数据来源、数据管理、数据转化、信息传播和利用。

(三) 妇幼卫生信息系统

妇幼卫生信息系统是指将现代信息系统理念和技术用于妇幼卫生信息管理,以支持妇幼卫生决策的系统。该系统按照国家有关法律法规的要求,以计算机技术、网络通信技术等现代化手段,对妇幼保健机构及相关医疗保健机构开展的妇幼保健、妇幼临床服务工作各主要阶段所产生的业务、管理等数据进行采集、处理、存储、分析、传输及交换,从而为卫生行政部门、妇幼保健机构及科研机构、社会公众提供全面的、自动化的管理及各种服务。妇幼卫生信息系统是妇幼医疗保健机构对其服务对象进行长期、连续的追踪管理和开展优质服务的基础,是妇幼医疗保健机构现代化建设中不可缺少的基础设施与支撑环境。

三、信息管理

(一) 概念

不同领域和不同人群对信息管理的概念有着不同的定义。英国图书情报界的信息管理者认为信息管理是情报学、图书馆学、档案学及记录管理的综合,再结合计算机、网络等技术。而大多数美国学者则认为信息管理应被看做是机构内实现计算机化的信息管理技术。我国对信息管理的定义也存在着争议,较为广泛应用的定义为:信息管理(information management,IM)实际上就是对信息资源的管理,它不单对信息进行管理,还涉及对信息活动的各种要素(人、设备、机构等)进行科学的计划、组织、控制和协调,以实现信息及相关资源的合理配置,进而有效地满足社会信息需求的过程。

(二) 信息管理的过程

尽管不同管理学派对信息管理的概念理解有所不同,但在不同领域中信息管理的过程却是相似的。信息管理的过程主要包括信息收集、信息传输、信息加工和信息储存。其中,信息收集就是指按照一定的原则,根据预先设计的程序,采用科学的方法获得原始信息的过程。信息传输是信息在时间和空间上的转移,利用信息的可共享性,对信息的内容进行传播的过程。信息加工是指在原始信息的基础上,对信息形式和内容进行处理,从而产生出新的再生信息,使信息得到更有效的利用。信息储存是指将有用的信息通过一定的载体保存下来,可以对信息进行再利用或再传播的过程。

四、信息化

(一) 概念

"信息化"概念最早源于日本。1963年,日本学者梅倬忠夫在《信息产业论》一书中描绘了"信息革命"和"信息化社会"的前景,预见到信息科学技术的发展和应用将会引起一场全面的社会变革,并将人类社会推入"信息化社会"。1967年,日本科学技术和经济研究团体依照"工业化"概念,正式提出了"信息化"概念,并从经济学角度下了一个定义:信息化是向信息产业高度发达且在产业结构中占优势地位的社会——信息社会前进的动态过程,它反映了由可触摸的物质产品起主导作用向难以捉摸的信息产品起主导作用的根本性转变。

1997年,我国召开的第一届"全国信息化工作会议"中正式提出了"信息化"的概念,即信息化是指培育、发展以智能化工具为代表的新的生产力并使之造福于社会的动态过程。2006年,中国《2006—2020年国家信息化发展战略》中对"信息化"一词重新进行了定义:信息化是充分利用信息技术,开发利用信息资源,促进信息交流和知识共享,提高经济增长质量,推动经济社会发展转型的历史进程。

信息化是当今世界发展的大趋势,是推动经济社会变革的重要力量。其核心是通过全体社会成员的共同努力,在经济和社会各个领域充分应用基于现代信息技术的先进社会生产工具,创建信息时代社会生产力,推动社会改革,增加国家的综合实力、社会的文明素质和人民生活质量。信息化按照涉及范围可分为区域信息化、领域信息化、行业信息化。卫生信息化应属于其中的行业信息化建设。

（二）卫生信息化

卫生信息化是指利用信息技术,开发利用医疗信息资源,促进医疗卫生信息交流和知识共享,从而提高医疗服务质量,提高人民健康水平的过程。卫生信息化与整个卫生体制改革、卫生事业发展、卫生管理、资源整合和有效利用的方方面面密切相关。

2010年,国家卫生和计划生育委员会(原卫生部)完成了"十二五"卫生信息化建设工程规划工作,初步确定了我国医药卫生信息化建设的路线图,即建设国家、省和地市县3级卫生信息平台,加强公共卫生、医疗服务、医疗保障、基本药物制度和综合管理等5项业务应用,建设居民电子健康档案、电子病历2个基础数据库和1个专用网络,积极推动居民健康卡建设工作,加强信息标准和信息安全体系建设,简称"3521工程"。这一规划的出台将我国卫生信息化建设推向了高潮,使得我国的卫生信息化建设开始由广度向深度发展转变,走上了规范化建设的方向。

（三）妇幼卫生信息化

妇幼卫生信息化是指妇幼卫生工作相关的各类组织,如卫生行政部门、医疗机构、妇幼保健机构、城市和农村基层卫生服务机构、医学科研与教育机构,以及相关的团体和机构,利用现代网络、计算机技术和信息技术对妇幼卫生信息及数据进行收集、整理、存储、整合、分析、使用和传播共享,推动妇幼卫生管理和服务模式的优化与重建,提高妇幼保健医疗服务、组织管理以及后勤保障等各项能力和质量,同时也进一步提高卫生行政部门的科学决策水平和应急处置能力,实现为妇女儿童健康提供"安全、高效、及时、公平"服务的目标。

五、医学信息学

（一）概念

医学信息学(medical informatics)就是以医学信息为研究对象,研究医学信息的特点、活动过程和规律的科学。根据信息活动的特点和规律,医学信息学就是研究医学信息获取、传递、加工、存储、分析和控制的全过程。

（二）发展历史

医学信息学是信息学的一个重要分支,20世纪初在美国的医院标准化浪潮中形成雏形,最早出现在医院的物资、设备和财务管理之中。随着计算机技术的兴起和发展,医学信息学在20世纪40年代逐渐形成一门独立学科,继而在半个多世纪的发展中渗透到医疗领域的方方面面。医学信息学的发展历史主要分为三个方面:①20世纪60年代的初期探索阶段,以医学文献分析和检索系统的建成为标志;②20世纪70~80年代的发展阶段,逐步开始建立医院信息系统,成立国际医学信息学会;③20世纪80年代中期至今的深入研究阶段,逐步进入知识处理的新阶段,以医学人工智能和专家系统的研究为主。

六、妇幼卫生信息学

(一) 概念

妇幼卫生信息学(maternal and children health informatics)是以妇幼卫生信息为主要研究对象,采用现代信息技术和管理学的主要研究方法和手段,研究妇幼卫生领域的信息收集、储存、分析、利用、传播、评价以及信息化建设等主要内容,探索妇幼卫生信息及其变化规律以及信息管理,实现妇幼卫生信息更好地服务于科学决策、预防保健、临床诊疗的一门学科。妇幼卫生信息学是卫生信息学的一个分支,是随着妇幼卫生事业发展,经过妇幼保健医学、临床医学、预防医学、循证医学、信息学、计算机学等多学科相互交叉融合,从而发展出来的一门研究妇幼卫生信息的基本理论和方法的新兴学科,涉及妇幼卫生信息收集与处理实践活动中各个环节与过程及其发展规律与方法。

妇幼卫生信息学是在信息学、医学信息学的发展过程中,逐渐形成并日益成熟的一门应用类学科,它是信息学的一个重要分支,是信息学理论与方法在妇幼卫生领域的具体应用,是妇幼卫生工作中经验的总结和提炼,是妇幼卫生信息化进程中应运而生的一门新兴学科。

(二) 特点

妇幼卫生信息学是全球信息化发展的产物,虽然相对于其他信息学科来看,起步较晚,但在信息化发展的大趋势背景下,学科理论不断完善,学科特色越来越鲜明,发展具有学科综合性、实践应用性、业务指导性等学科特点。

1. **学科综合性** 从研究内容上看,妇幼卫生信息学涉及多门学科知识,需要广泛应用多种学科原理和方法来满足综合研究的需要。从涉及的专业来看,这门学科是计算机科学、信息科学、流行病学、统计学、妇幼卫生学、管理学等多学科交叉融合而形成的综合性学科。同时,妇幼卫生领域信息的收集与处理活动也涉及不同科学领域,因此,从学科的体系构建和应用来看,妇幼卫生信息学是一门具有学科交叉和学科综合的学科。

2. **实践应用性** 从最初单纯对妇幼卫生信息内容的手工收集,到现代信息管理模式下的项目管理、决策支持和信息服务等多领域发展,妇幼卫生信息学的发展离不开长期以来的实践活动,是这些实践活动中理念和技术的高度提炼,同时,妇幼卫生信息学也为实践活动的理论提供支撑,因此,妇幼卫生信息学具有极强的实践性和应用性。

3. **业务指导性** 妇幼卫生信息服务于妇幼卫生事业,同时也为妇幼卫生工作的开展提供技术指导、监督控制、服务过程管理和质量与效果评价,有助于进一步合理配置资源,提高妇幼卫生服务质量,优化服务流程。从这一方面来看,妇幼卫生信息学是一门对妇幼卫生工作具有指导性的学科。

第二节 妇幼卫生信息发展概况

一、国外妇幼卫生信息发展概况

国外妇幼卫生信息化是随着卫生信息化进程共同发展起来的,最初是从医院信息系统开始起步,最早可追溯到20世纪60年代美国麻省总医院开发使用的门诊病历系统;继而,20世纪80年代,美国政府为退伍军人建立了分散式医院通信系统,实现了多医院的信息共享。20世纪80年代后期,美国、欧洲、日本等发达国家的卫生信息化得到进一步发展,逐步进入临床信息管理(clinic information system,CIS)阶段,并加速实现了临床信息的应用和分享。在卫生信息化发展的大趋势下,世界各国的妇幼卫生信息最早的收集和共享也是随着这些信息系统的建立得以实现和完善。

美国是妇幼卫生信息化的先驱者之一。随着临床病历的电子化管理,1984年,在美国卫生资源与服务局的妇幼卫生部门的支持下,在俄亥俄州建立起妇幼卫生信息网络平台MATCH(maternal and child health information network),该网络平台最初设计并应用于管理胎儿和儿童健康、计划怀孕以及遗传咨询的相关信息,无论州或是地方的终端用户,都可以利用该平台进行数据的收集和分析,进而用于指导项目设计、质量控制、服务管理等多方面。该平台的开发在俄亥俄州的12个县试点后,迅速在俄亥俄州得以推广,并为全国妇幼卫生信息化发展起到了推动作用。20世纪80年代末,美国逐步建立起以社区卫生信息网络CHINs(community health information network)为主的区域级卫生信息共享探索。2004年,美国前总统布什在美国众议院发表国情咨文时提出,要在10年内为全体美国公民建立电子健康档案。2005年,美国国家卫生信息网为实施本计划选择了4家全球领先的信息技术厂商作为总集成商,在四大试点区域分别开发全国卫生信息网络架构原型,研究包括电子健康档案在内的多种医疗应用系统之间互通协作能力和业务模型。

英国的卫生信息化发展历程在欧洲国家中具有很强的代表性。自1948年,英国政府就建立起了国家卫生服务体系,用于为公民提供广泛的医疗健康服务。从1998年开始,英国策划电子健康记录应用,主要目的是提高患者的安全性。国家卫生署制定了国民卫生服务信息战略项目(national programme for IT,NpfIT),全面将计算机应用引入卫生服务领域,项目利用七年时间分阶段在全科医师中实施。自1998年起,英国政府陆续发表了一系列的报告,逐渐清晰地阐述了其整体国家卫生信息化战略。2002年,英国政府提出了国家医疗信息化项目,在全国范围内建立了医疗健康记录服务、电子病历、电子处方服务,同时建立了全国范围的电子邮件系统网络,由此,临床妇幼卫生信息可以实现全国范围内的交流和共享,有效地促进了妇幼卫生服务的提供。2007年,英国政府基本搭建了一个稳固的全国卫生信息网络的基础框架,也进一步促进了妇幼卫生信息工作的开展。目前,英国国家卫生信息网已经取得了阶段性的成就,成为欧洲国家级卫生信息化建设的典型代表。

加拿大政府早在2000年就成立了名为Infoway的机构,以推动国家以及各地区域卫生信息网的建设。2002年开始,Infoway宣布计划投资数亿美元促进医疗机构及其他终端用户对信息技术的认可,从而建立起全国性的电子健康档案系统、药品信息系统、实验室信息系统、影像系统、公共卫生信息系统和远程医疗系统,建立用户、医疗服务机构的统一识别系统以及基础架构和标准的研究,并计划在2020年覆盖全部的人口。随着国家及区域卫生信息网的建设,使得妇幼卫生信息化进程也不断深入。

近年来,澳大利亚的国家级和省级的区域卫生信息化工作也有了很大进展,国家层面成立了电子医疗执行委员会(national e-healthtransition authority,NeHTA)来制定卫生信息化领域的政策法规和标准。南澳大利亚州政府在主要医院建立以患者为中心的企业级临床信息系统,如在妇幼卫生领域,该系统可以向妇产科医务人员提供患者的病史信息访问,从而改变医疗服务系统的信息保存、传递和访问手段,乃至传统的医疗服务模式。该卫生信息共享项目覆盖了省会城市阿德莱德(Adelaide)的八家主要公立医院,这几家医院服务覆盖全州150万人的75%人口。除此之外,在澳大利亚的其他州也逐渐开始了卫生信息化建设。

除了发达国家重视和开展妇幼卫生信息化工作之外,近些年来,一些发展中国家也纷纷出台了卫生信息化的战略规划。如越南政府制定了 2011~2015 年电子健康规划,旨在建设包括妇幼卫生信息在内的医疗信息数据库,加强卫生信息的整合和信息安全建设,开发信息标准和制定相关法律来保障卫生信息化的稳步发展;菲律宾也制定了 2010~2016 年国家电子健康发展的战略框架,包括制定卫生信息标准、加强能力建设、加强相关法律建设等,这些战略规划的出台,无疑为妇幼卫生信息的发展提供了良好的政策环境,促进了国家内部妇幼卫生服务效率和水平的提高。

二、我国妇幼卫生信息发展历程

(一)起步发展阶段

我国妇幼卫生信息工作最早可追溯到 20 世纪 80 年代初,当时中国开始得到世界银行贷款、联合国儿童基金会、世界卫生组织、人口基金会等外来资金的支持,在部分省份的贫困地区实施妇幼卫生改善项目。除在资金、物质上提供直接帮助外,项目在规范管理、人才培训、信息收集等方面也带来了积极、有利的影响,信息系统建设就是其中一个实例。就在这时中国开始着手建立自己的妇幼卫生信息系统。最初是妇幼卫生年报系统,主要收集孕产妇、儿童健康状况相关系信息。随后是 1986 年,中国首次开始实施基于医院的出生缺陷大规模流行病学调查,并于 1988 年转为全国动态常规监测系统,成为发展中国家开展最早的出生缺陷信息系统,其收集的数据为我国《中华人民共和国母婴保健法》的颁发提供数据支撑。1989 年,全国孕产妇死亡监测协作组在全国 247 个区县组建了全国孕产妇死亡监测网络,开始对孕产妇生产情况以及孕产妇死亡情况开展问卷调查,并首次获得了全国孕产妇死亡率及其死因构成,成为以后评价我国孕产妇死亡率进展的本底资料。1991 年,我国政府签署了《联合国千年宣言》,其中婴儿死亡率、5 岁以下儿童死亡率是重要的内容之一。为尽快掌握婴儿死亡率和 5 岁以下儿童死亡率的现状,掌握本底资料,全国 5 岁以下儿童死亡监测网络组建,并开始收集了 1991 年婴儿死亡率和 5 岁以下儿童死亡率数据。

在早期妇幼卫生信息发展的探索时期,信息化任务比较单一,独立的信息系统在各自的背景下建立,收集内容相对有限,各个信息系统均采用的是纸质报表、手工收集以及邮递方法传送资料,且当时计算机尚不普及,数据的统计分析均是手工进行。这些先后建立的信息系统由于监测范围、样本量及监测人群等方面的不同,不利于国家卫生行政部门对这些信息系统的统一管理、监督指导、资料分析等,资源与管理分散,信息资源共享度低制约了信息的深度分析与利用,信息分析与决策转化率低下尚不能满足支撑重大妇幼卫生决策。虽然,这些信息系统的建立为后续的进一步发展奠定了基础,同时也为全国妇女儿童健康主要指标评价提供了本底资料,但对现有的信息系统进行改革已刻不容缓。

(二)规范化建设阶段

进入 20 世纪 90 年代,国际社会越来越重视妇女儿童健康改善进程。189 个国家先后签署了《联合国千年宣言》,我国政府也将"千年发展目标"列入了国家经济社会发展规划,并在《中国妇女发展纲要》和《中国儿童发展纲要》中制定了降低婴儿死亡率和孕产妇死亡率的阶段性目标。在国际国内妇幼卫生发展趋势下,我国妇幼卫生事业迎来了新的发展机遇,基于村 - 乡 - 县的妇幼保健三级网络也得到不断加强。顺应妇幼卫生事业的发展,整合各自独立的信息系统资源、强化规范化建设已势在必行。因此,在先后建立的全国出生缺陷监测、孕产妇死亡监测和 5 岁以下儿童死亡监测信息系统基础上,通过监测现场、数据报告流程、数据分析、监测队伍等方面的全面整合,形成了一个可持续发展的高效统一的全国妇幼卫生监测信息系统,拉开了妇幼卫生信息规范化建设的前序。

通过监测体系的顶层设计,对原有三个监测网进行整合,组建了一个覆盖 176 个监测区县约 8000 万人口的高效、多用、统一的国家级妇幼卫生监测体系,同时发展了 36 个监测工具和技术规范,建立了六级数据质量监控体系,提升了监测体系的标准化程度。

2005 年,全国妇幼卫生年报系统和监测系统共计 17 张报表成为国家法定的统计报表,从而使监测工作走上了法制管理。从 2006 年开始,全国妇幼卫生监测系统开始对监测样本量、监测范围、监测报告手段和监测技术进行优化。将样本量扩大到 336 个监测区县提升了监测指标稳定性;新增加监测指标,实现了由"死亡"为核心的单一监测指标体系向"健康 - 疾病 - 死亡"为核心的多元监测指标体系的转变,监测核心指标由 4 个增加至 20 个,确保了监测系统的一网多用;同时,首次开展了基于医院和人群的两种出生缺陷监测方法和体系,建立了四级孕产妇和儿童死因评审模式和方法。至 2013 年,在原有三网监测系统的基础上,率先开展了国家级危重孕产妇医院监测、以人群出生列队为基础的全国儿童营养与健康监测以及基于机构的新生儿疾病筛查的信息系统,信息系统的不断完善提高了监测信息的稳定性、及时性及准确性。同时,信息化任务由最初的简单数据收集,发展为个案的实时监测和长期追踪管理,数据的及时分析和反馈,为干预措施的制定和实施、组织决策的科学制定提供直接依据,通过数据分析而产生的政策建议转化为国家的重大妇幼卫生专项,例如从 2000 年开始实施的"降低孕产妇死亡和消除新生儿破伤风项目"、2009 年的"全国农村地区育龄妇女增补叶酸预防神经管缺陷",直接惠及妇幼保健供需双方,对提高妇女儿童健康水平发挥了巨大的作用,实现了信息向政策的转化。

全国妇幼卫生信息工作无论是年报信息系统还是妇幼卫生监测信息系统早期均采用计算机单机版或局域网形式进行信息化的管理,多采用手工录入,建立数据库。1996 年开发了单机版的妇幼卫生年报数据管理信息系统,通过磁盘逐级上报数据。到 20 世纪 90 年代末期,随着国内互联网的应用,妇幼卫生信息网络的合并和扩大,信息量的急速增长,促使信息的管理方式也不断优化,由磁盘上报转化为使用电子邮件方式上报数据,软件系统也经过了多次改版和升级。妇幼卫生监测系统从 2006 年建立并实现了基于乡卫生院监测数据网络直报系统,改变了传统的纸质逐级报告方式,全面实现了监测数据的收集、报告、审核、汇总、分析的网络化和电子化管理,提升了监测工作管理能力及监测数据时效性,优化了数据报告手段,数据及时性在原有的基础上有了大幅度的提升。

2000 年以来,我国妇幼卫生事业迎来了一个重要的发展时期,得到了长足的发展,国家启动了新中国成立以来妇幼卫生领域最大的旨在提高妇女儿童健康水平的重大专项——降低孕产妇死亡率和消除新生儿破伤风项目。2001 年,为了有效开展艾滋病防控工作,国家卫生和计划生育委员会(原卫生部)启动了艾滋病母婴传播阻断国际合作项目,2009 年先后启动了"农村地区增补叶酸预防神经管缺陷项目"、"两癌筛查项目"、"地中海贫血预防控制项目"等。为了更好地评价妇幼卫生专项工作的进展和成效,先后又建立了我国多种妇幼卫生重点项目专项信息管理系统,这些信息系统的特点是围绕项目开展的活动,定期收集反映项目活动、项目进展、项目成效等指标的数据,及时反馈行政管理和业务部门,从而达到促进项目取得最佳效果的作用,提高项目的信息化管理能力,彰显出信息服务于科学决策的作用,凸显了信息化技术在妇幼卫生项目开展和管理中的作用,促进了我国妇幼卫生项目的信息化建设。

从 2005 年起,根据国家卫生和计划生育委员会(原卫生部)关于妇幼保健机构规范化建设的总体思路,对妇幼保健机构的发展和建设进行引导,我国连续多年开展了全国妇幼卫生机构监测。通过网络直报系统,定期收集、分析和反馈各级妇幼保健机构人员、床位、设备资源配置和服务运营等本底数据,建立起全国妇幼保健机构资源数据库。通过开展全国妇幼卫生机构监测,动态掌握了我国妇幼保健机构的建设、发展状况和履行职能情况,对妇幼保健机构的发展进行监测和评估,为国家和各级妇幼卫生行政部门科学决策提供信息和依据。

(三) 加速建设阶段

进入 21 世纪,妇幼卫生信息化的工作任务进一步得到丰富,开始引进科学的信息化管理模式,从以往单纯对信息内容的计算机管理扩展到了现代管理模式下的项目管理、决策支持和信息服务等多个领域。

根据《国民经济和社会发展"十五"计划和 2015 远景目标》提出的推进国民经济和社会信息化的战略任务,2003 年,国家卫生和计划生育委员会(原卫生部)出台了《2003~2010 年全国卫生信息化发展纲要》,指出要进一步重点加强公共卫生信息系统建设,加速推进信息技术在医疗服务、预防保健、卫生监督、科研教育等卫生领域的广泛应用,建立适应卫生改革和发展要求,高效便捷,服务于政府、社会和居民的卫生信息化体系;同年,《国家公共卫生信息系统建设方案(草案)》完成制定。这些举措在推动全国医学信息化进程中,也促进了我国妇幼卫生信息化进入一个快速、有序的发展时期。2004 年起,我国开始在妇幼卫生信息标准方面做了大量的工作,为了促进信息工作的规范化,我国出台了《全国妇幼保健机构信息工作管理规范》、《健康档案基本架构与数据标准》、《妇幼保健基本数据集标准》;2006 年,完成了妇幼保健信息系统标准与规范的制定,先后试行了《妇幼保健信息系统基本功能规范》和《妇幼保健信息系统网络支撑平台技术指南》。2007 年,我国逐步建立并完善了国家生命登记系统。2009 年,中共中央国务院发布了《关于深化医药卫生体制改革的意见》,其中明确要求大力推进医药卫生信息化建设。当前我国卫生信息化建设的重点是"打好三个基础,建好三级平台,提升业务应用系统",即为建立我国卫生信息标准的基本体系框架,建立全国统一的、标准化的居民健康档案和电子病历,以及国家卫生信息数据字典,建设国家、省、地市三级卫生信息平台建设,建设六大医疗卫生领域业务应用系统。我国研究制定了《健康档案妇幼保健信息标准》,并发布了一系列区域卫生信息平台的建设方案,这些标准和方案的出台对于推进我国妇幼保健信息化管理具有十分重要的意义。2010 年,我国国家卫生和计划生育委员会(原卫生部)信息化工作领导小组办公室发布了《基于区域卫生信息平台的妇幼保健信息系统建设技术解决方案》,提出了基于区域卫生信息平台的新一代妇幼保健信息系统的建设总体思想,明确了我国妇幼保健信息系统的业务需求分析、系统分析及系统设计,有力地促进了我国妇幼保健领域各项卫生改革措施的执行落实,在我国妇幼信息化发展历程中具有重要的现实意义。2010 年,国家卫生和计划生育委员会(原卫生部)完成了"十二五"卫生信息化建设工程规划的编制工作,确定了中国卫生信息化建设的路线图。2013 年,国家卫生和计划生育委员会(原卫生部)和中医药管理局联合印发《关于加快推进人口健康信息化建设的指导意见》,其中提出,全面统筹建设以全员人口信息、电子健康档案和电子病历三大数据库为基础,公共卫生、计划生育、医疗服务、医疗保障、药品管理、综合管理六大业务应用为重点,国家、省、地市和县四级人口健康信息平台为枢纽,居民健康卡为载体,信息标准和安全体系为保障,互联共享和业务协同为关键的人口健康信息化工程。这一指导意见的出台,必然会是我国妇幼卫生信息化高速发展的又一大契机。

（四）未来发展的展望

回首过去 30 年，国家政策不断细化，政府投入不断增强，医疗保障制度不断完善，妇幼卫生事业不断发展，妇幼卫生信息化进程稳步加快，妇幼群体健康水平明显改善。在中央政策的宏观部署下，医药卫生体制改革深化的要求下，我国妇幼卫生信息化将会迎来新的高速发展期。

1. **统一与完善国家妇幼信息标准与规范**　随着区域卫生信息平台的妇幼保健信息系统的不断完善，在现有我国妇幼卫生信息标准与规范的基础上，完善妇幼卫生数据集标准，制定信息传输与交换标准，我国在妇幼卫生信息化进程中将会建立起全国统一的、完善的基本信息标准语规范。

2. **实现跨系统、跨领域信息的整合利用**　基于我国区域卫生信息平台的建设，通过开展区域卫生信息资源规划，对妇幼保健服务的多个模块的资源进行统筹管理，统一高效、各司其职，改变传统较为封闭的妇幼保健信息系统建设格局，建立新一代的信息共享的妇幼保健信息系统，进一步实现妇幼卫生信息跨领域、跨系统的整合利用。

3. **建立完善的妇幼保健数据资源库**　依托区域卫生信息平台，逐步建立起成熟的妇幼保健数据库，支撑卫生行政部门、公共卫生机构、医疗机构以及社区卫生服务机构共享信息，实现电子病历与居民健康档案、电子病历与公共卫生、医疗保障、药品供应保障、基层卫生以及相应单位之间的信息交换与共享。

第三节　妇幼卫生信息学学习内容及任务

一、基本内容

根据妇幼卫生信息发生、发展规律，以及妇幼卫生信息学科特点，妇幼卫生信息学基本内容主要包括信息学基础知识、信息标准与规范、指标体系、信息处理、信息检索、信息分析与利用、信息传播、信息循证与转化以及信息系统与信息管理、信息化等。

1. **妇幼卫生信息学基础理论和方法**　主要包括妇幼卫生信息收集、存储、整合、分析、利用、传播、评价以及信息系统和信息管理的理论和方法，明确定义、要素、内容、方法和应用等。并详细介绍信息标准和规范、信息化的方法。

2. **相关学科的基础理论和技术**　主要包括计算机学、信息科学、循证医学、信息检索等的基础知识和基本技术和工具，以及这些技术在妇幼卫生信息工作中的应用和实践。同时了解一些相关主要业务学科（如妇幼卫生学、临床医学）的基本概念和方法。

3. **相关内容的国内外发展进展**　随着新的信息技术的不断产生，全球信息化的快速发展，与信息相关的学科始终处于快速更新、发展和完善中，本学科内容包括：①相关内容如信息标准化、信息系统、信息化、信息评价方法等的国内外现状和发展趋势；②我国与国际发展的差距、面临的挑战和机遇；③最新的发展趋势和信息。

二、与相关学科的关系

妇幼卫生信息学，是一门新兴的综合性应用学科，是多学科交叉融合而逐渐总结经验形成的。因此，妇幼卫生信息学与其他很多学科有着密切的联系，如计算机科学、流行病学、统计学、妇幼保健学、管理学等。本部分将简单介绍妇幼卫生信息学与妇幼保健学、计算机科学和管理学等学科的相关关系。

(一) 妇幼卫生信息学与妇幼保健学

妇幼卫生信息学与妇幼保健学有着非常密切的联系。妇幼保健学可以说是妇幼卫生信息工作开展的基础,也是妇幼卫生信息学理论在临床实施和应用的基本保证,而妇幼卫生信息学则为临床保健提供信息收集、处理、分析的技术和方法,为妇幼保健实践提供依据。两门学科虽然紧密相关,但也有着明显的区别,妇幼卫生信息学是以信息为主要研究对象,为科学决策和临床防治服务的一门学科。而妇幼保健学则属于医学科学范畴,是从医疗保健的角度来提高妇女儿童相关疾病诊治水平和促进疾病的预防。

(二) 妇幼卫生信息学与管理学

管理学是系统地研究管理过程的基本规律、基本原理和一般方法的一门学科,而妇幼卫生信息学不仅研究妇幼卫生领域的信息收集、储存、整合、分析、利用、传播、评价等一系列过程,同时还需要将管理学的理论基础应用于信息活动的计划、组织、控制和协调等过程,从而研究妇幼卫生服务的管理活动和规律,促进妇幼卫生服务水平和效率的提高。

(三) 妇幼卫生信息学与计算机科学

妇幼卫生信息学和计算机科学之间建立了密不可分的联系。随着计算机科学的发展,计算机相关理论、技术已经广泛地应用于妇幼卫生信息学科中,从数据的收集、处理、储存到分析、传播、利用等各个环节都离不开计算机科学的应用。可以说,妇幼卫生信息学是随着计算机科学的发展不断进步的。

总之,妇幼卫生信息学作为一门新兴的应用学科,是形成于其他学科的理论基础之上,并与其他学科交叉共存,妇幼卫生信息学的成熟与发展是提高妇幼卫生服务水平、促进广大妇女儿童健康水平的迫切需要,同时也是多学科共同发展的必然趋势。

三、妇幼卫生信息学的作用

妇幼卫生信息学是在妇幼卫生信息化实践中总结提炼而成的一门学科,系统阐述了妇幼卫生信息的收集、分析、利用、传播等一系列过程,这门学科既源于实践,又有着指导实践、服务实践的作用。

(一) 总结并提炼妇幼卫生信息化中的基本理论和实践经验

随着全球信息化的高速发展,妇幼卫生信息化已经成为妇幼卫生事业中不可或缺的一部分。妇幼卫生信息学,既总结了实践中的基本理论框架,包括妇幼卫生信息的概念、性质和发展历程及规律,同时又提炼了信息化过程中的实践经验,以便更好地将理论服务于实践,指导妇幼卫生信息工作。

(二) 促进妇幼卫生领域学科交叉融合、丰富学科内容

妇幼卫生信息学是多门学科交叉融合所产生的新兴学科,这门学科的产生更进一步促进了其他学科在妇幼卫生领域的交叉应用,如计算机科学、信息管理学等。妇幼卫生信息学的产生,极大地丰富了妇幼卫生领域的研究对象和研究内容,开拓了新的研究方向。

(三) 提高我国妇幼卫生信息工作的科学管理水平

尽管我国的妇幼卫生信息化工作正处在高速发展时期,但我国妇幼卫生信息化现状调查报告显示,妇幼卫生信息化工作管理意识薄弱,管理手段落后,缺乏有效的管理机制,管理能力亟待提高。妇幼卫生信息学将为妇幼卫生信息工作的科学管理提供基础理论、系统指导和经验借鉴,有利于提高妇幼卫生信息工作者的专业素养和管理水平。

(四) 培养一批具有专业素养的复合型、创新型人才

基于我国妇幼卫生信息化已经全面开展的现况,各级妇幼医疗保健机构迫切需要既有妇幼保健知识,同时又具备信息管理技术的复合型人才。妇幼卫生信息学课程的开设,正好可以将两者结合起来,培养出一批具有妇幼卫生专业素养,同时掌握了现代信息技术的新型人才,为妇幼卫生信息化人才队伍提供可持续发展的资源,有利于妇幼卫生事业稳健向前发展。

四、教学目标

妇幼卫生信息学是一门综合性学科,是在妇幼卫生信息化进程中应运而生的一门基础性学科。其宗旨是培养具有妇幼卫生信息基本知识和技能的综合性人才,适应不断发展和更新的行业需要,为实现妇幼卫生信息高效发展提供合格的专业人才。在本课程中,将会系统介绍妇幼卫生信息学的相关专业知识,培养学生具备一个信息工作者的基本素养。本课程的主要目标为:

1. 使学生掌握妇幼卫生信息学的基本知识和内容,了解国内外妇幼卫生信息工作现况和系统。

2. 使学生掌握妇幼卫生信息学的基本技能,熟练应用信息收集、分析、利用等过程中的方法和工具,提高数据处理和利用能力。

3. 提高学生妇幼卫生信息管理和服务意识,使其具有一个信息工作者的良好习惯和工作素养。

五、学习任务及方法

妇幼卫生信息学这门学科不仅适用于预防医学等专业大学生,同时也适用于妇幼卫生信息岗位上的工作人员。这门学科属于卫生信息学的分支学科,是学科体系中不可或缺的一部分,在整个卫生信息化进程中也起着举足轻重的作用。本门学科的具体任务为:

1. 传播妇幼卫生信息学基本理论和知识。

2. 培养符合妇幼卫生信息化需要的综合性人才。

3. 传递信息服务、信息共享和信息管理理念。

4. 提供妇幼卫生信息工作专业指导和行业共识。

妇幼卫生信息学高度总结和介绍了目前妇幼卫生信息工作中亟需的基本知识和技术,启发学习者能够从全局的角度来思考我国的妇幼卫生信息化趋势,促进妇幼卫生信息的合理挖掘与利用,并充分服务于医学临床、科研和教学,同时,利用妇幼卫生信息来为我国相关政策的制定提供科学依据。

学习妇幼卫生信息学,需要了解这门学科的性质和特点以及学科的发展历程。妇幼卫生信息学是一门综合性学科,因此,在学习这门学科时,需要结合其他学科的原理和方法进行学习,如妇幼卫生学、计算机科学、统计学和流行病学基础等。妇幼卫生信息学是一门应用性学科,最终是服务于妇幼卫生服务工作。因此,在学习这门学科时,可以参阅妇幼卫生领域相关研究文献与书籍,结合实践活动,更好地学习和理解妇幼卫生信息学的原理与方法,也有利于掌握并应用于妇幼卫生工作中。

（朱 军）

第二章

信息科学基本理论与技术

本章主要介绍了信息与信息科学、信息科学基础理论(包括信息论、系统论、控制论、认知行为理论等)、信息技术等内容;讨论了信息的特性、信息的类型及信息的功能等,分析了用于信息获取、信息处理、信息组织、信息存储、信息检索、信息传播、信息传输、信息安全等方面主要的现代信息技术。

第一节 信息和信息科学

一、信息概述

(一) 信息的内涵

在当今的一切社会活动中,人们首先要学会利用信息。信息、物质与能源成为人类社会的三大资源,是推进人类社会发展的三大要素。其中,物质为社会提供所需的物质基础;能源为社会提供能量和动力;而信息则为社会提供思维、知识和决策。三者的有机结合和相辅相成,才使人类社会不断向前发展。然而,目前学术界对信息仍无统一的定义。它广泛涉及数学、通信理论、控制论、计算机科学、人工智能、电子学、自动化技术以及物理、生物与生命科学等多种领域。因而也就决定了信息在不同的学科范畴中具有不同的含义和特征。

通信学家认为信息是不定度的描述;数学家认为信息是概率论的发展;物理学家认为信息是熵的理论;哲学家认为信息是认识论的一部分;管理学家认为信息是提供决定的有效数据;情报学家则认为信息是生物及自控系统与外界交换的一切内容等。

1928 年,哈特莱(L. R. V. Hartley)在《贝尔系统电话》杂志上发表一篇题为"信息传输(transmission of information)"的论文,区分了消息和信息。他认为"信息是指有新内容、新知识的消息",将信息理解为选择通信符号的方式,并用选择的自由度来计算这种信息的大小。

1975 年,意大利学者郎高(G. Longo)出版了专著《信息论:新的趋势与未决问题》,并在序言中指出"信息是反映事物的形成、关系和差别的东西,它包含在事物的差异之中,而不是在事物本身"。

1996 年,中国学者钟信在《信息科学原理》中详尽阐述信息概念。他指出,在信息概念的诸多层次中,最重要的有两个层次:一个是没有任何约束条件的本体论层次;另一个是受主体约束的认识论层次。从本体论的层次上考虑,信息可被定义为"事物运动的状态以及它的状态改变的方式"。

据不完全统计,目前有关信息的定义已超百种。有两种观点能为大多数人所接受:第一种观点认为信息是事物运动的状态和方式;即信息不是事物本身,但反映了事物的特征与特性;不同事物有不同的特征,并在不同的条件下发生变化,这种特征与变化就是信息。第二种观点认为信息就是一组具有意义的事实或数据。

我们认为,信息(information)是事物发出的信号所包含的内容。

(二) 信息的特性

信息的特性是指信息区别于其他事物的本质属性。信息的基本特性主要有:

1. **客观性**　信息是宇宙间的普遍现象,是一种不以人的意志为转移的客观存在,并与物质、能量结成"三位一体",共同构成了事物的三个基本方面。

2. **普遍性**　信息的客观性决定了信息的普遍性。信息是事物运动的状态和方式,只要有事物存在,就会有其运动的状态和方式,就存在着信息。因此,信息是普遍存在的。

3. **依附性**　又叫寄载性。信息能够体现物质和能量的形态、结构、状态和特性,但本身却不能独立存在。信息只有被各种符号系统组织为不同形式的符号序列,并最终依附于一定载体上才可能被识别、存储、传递、显示和利用。

4. **可识别性**　信息是能够通过人的感觉被接受与识别的,而且因信息载体的不同而导致感知的方式与识别手段的差异。

5. **相对性**　客观上信息是无限的,但相对于认知主体来说,人们实际获得的信息总是有限的。由于不同认知主体有着不同的感知能力,对同一事物获得的信息是因人而异的。

6. **可转换性和可传递性**　信息的表达方式及其符号系统与物质载体是可以相互转换的,也就是说,信息可以从一种状态转换成另一种或几种状态。比如,物质信息可以转换为语言、文字、图像、记号、代码、电信号等。信息的这种可转换性也同时决定了信息具有可传递性。

7. **可共享性**　信息区别于物质、能源的一个重要特征是它可以被共同占有、共同享用,信息在传递过程中不但可以被信源和信宿共同拥有,而且还可以被众多的信宿同时接收利用。根据物能转化定理和物与物交换原则,得到一物或一种形式的能源,必失去另一物或另一种形式的能源;但信息交换的双方不仅不会失去原有信息,而且还会增加新的信息;信息还可以广泛地传播扩散,供全体接收者共享。

8. **时效性**　信息的存在有着一定的时效性。"稍纵即逝"、"瞬息万变"便是信息时效性的真实写照。因此,这就要求人们在获取、交流信息的过程中必须尽量加快速度,以便及时加以利用。

9. **可再生性**　人类一方面在不断地利用各种信息,另一方面又在不断创造各种新的信息。因此,信息永远都在产生、更新、演变,是取之不尽、用之不竭的智慧源泉,是人类社会与自然界不可或缺的可再生资源。

(三) 信息的类型

为了科学研究活动的需要,不同科学领域的研究人员往往依据不同的分类标准,对信息进行不同的划分。

1. 按照信息的产生和作用机制分为自然信息和社会信息

(1) 自然信息(natural information):指自然界中的各类信息以及人类生产的物质所产生的信息,包括生命信息、非生命物质存在与运动信息、生命物质和非生命物质之间的作用信息等。根据运动主体的特征,自然信息分为生物信息和非生物信息。生物信息指生命世界的信息。有关实验研究表明,植物能够感知到信息传递给其他植物个体。各类动物都有自己交换信息的"语言",如肢体语言与动物的叫声。非生物信息指无生命世界的信息。形形色色的天气变化、地壳运动、天体演化、物质的物理运动和物质的化学变化等都是非生物信息。

(2) 社会信息(social information):是指人类各种活动所产生、传递与利用的信息,包括一切人类运动变化状态的描述。按照人类活动领域的不同,社会信息又可分科技信息、经济信息、政治信息、军事信息、文化艺术信息和生活信息等。社会信息是人类社会活动的重要资源,是社会构成要素和演化动力的重要部分。因此,社会信息是信息管理的主要对象。

2. 按照信息的表现形式分为消息、资料和知识

(1) 消息(news)是关于客观事物发展变化情况的最新报道。因此,强调的是事物当前的动态信息,有较强的时效性,主要用于了解情况。

(2) 资料(material)是客观事物的静态描述与社会现象的原始记录。因此,强调的是客观现实的真实记载,有较强的累积性,主要用做论证的依据。

(3) 知识(knowledge)是人类社会实践经验的总结,是人类发现、发明与创造的成果。因此,强调的是人类对客观事物的普遍认识和科学评价。

3. 按照主体的认识层次,可将信息划分为语法信息、语义信息和语用信息

(1) 语法信息(grammatical information):由于主体具有观察力,能够感知事物运动状态及其变化方式的外在形式,由此获得的信息称为语法信息。

(2) 语义信息(semantic information):由于主体具有理解力,能够领悟事物运动状态及其变化方式的逻辑含义,由此获得的信息称为语义信息。

(3) 语用信息(pragmatic information):由于主体具有明确的目的性,能够判断事物运动状态及其变化所得的信息称为语用信息。语法信息、语义信息和语用信息三者综合在一起构成认识论层次上的全部信息,即全信息。

4. 按信息的加工处理程度划分为一次信息、二次信息和三次信息

(1) 一次信息(primary information)是指未经加工或略微加工的原始信息,如会议记录、论文、专著、统计报表等。

(2) 二次信息(secondary information)是指在原始信息的基础上加工整理而成的供检索用的信息,如文摘、书目、索引等。

(3) 三次信息(tertiary information)是指根据二次信息提供的线索,查找和使用一次信息以及其他材料,进行浓缩、整合后产生的信息,如研究报告、综述、述评等。

5. 按事物产生、成长直至结束的发展过程划分为预测性信息、动态性信息和反馈信息

(1) 预测性信息(forecasting information)指事物的酝酿、萌芽等阶段产生的信息,它对管理人员把握事物的发展和及时采取有效决策至关重要。

(2) 动态性信息(dynamic information)一般指在事物的发展、成长阶段产生的信息,为决策者及时掌握决策实施情况起到及时修正决策的作用。

(3) 反馈信息(feedback information)是在事物结束阶段或者某一阶段完成后产生的信息。

6. 按动静状态划分为动态信息和静态信息

(1) 动态信息(changeable information)指时间性较强、瞬息万变的新闻和情报(如军事情况、新闻信息、市场信息、股票信息、金融信息等)信息。

(2) 静态信息(static information)指历史文献、档案资料等相对稳定、固化的信息。

7. 按传递的范围划分为公开信息、内部信息和机密信息

(1) 公开信息(public information)指传递和使用的范围没有限制、可在国内外公开发表的信息。以各种形式公开发表的一次信息、二次信息、三次信息都属于公开信息。

（2）内部信息（prolected information）是指不能公开传播、只供内部掌握和使用的信息。

（3）机密信息（confidential information）是指必须严格限定使用范围的信息。

8. 按信息反映的事物状态划分为常规性信息和偶然性信息

（1）常规性信息（conventional information）指反映在正常条件下的常规事件的信息，如统计月报信息、天气预报信息等属于常规性信息。

（2）偶然性信息（contingency information）指反映偶然的非常规事件的信息，如某地发生地震、飞机失事、火车出轨、大面积森林火灾等属于偶然性信息。

9. 按信息的稳定程度划分为固定信息和流动信息

（1）固定信息（fixed information）指通过对不断变化的大量信息进行长期观察和分析，揭示客观事物发展过程的内在联系和必然趋势所形成的各项原则、制度、标准、定额、系数等内容。

（2）流动信息（mobile information）指反映事物发展过程中每一时间变化的信息，如市场价格信息、商品供求信息等属于流动信息。

10. 按信息发布的渠道划分为正式渠道信息和非正式渠道信息

（1）正式渠道信息（information of formal channels）是指由正式组织发布并通过正式组织向外传播的各类信息，如官方新闻发布会、正式报告、国家统计部门发布的统计信息等属于正式渠道的信息。

（2）非正式渠道信息（information of informal channels）是指从正式渠道以外获取的各类信息。

11. 按信息反映事物的范围划分为内部信息和外部信息

（1）内部信息（internal information）是指反映事物内部状态的信息。

（2）外部信息（external information）是指与特定系统有关联的信息。

就像对其他事物的认识一样，对信息的认识从不同角度、以不同标准、按不同方式进行分类，是符合辩证法原理的。在不同研究领域，人们可以对信息做出更恰当、更具体、更详细的分类。

（四）信息的功能

按照信息在社会经济中的利用过程和发挥作用的特点，可以把信息的主要功能归纳如下几个方面：

1. 经济功能　信息作为重要的经济资源，本身就具有经济功能。信息的经济功能表现在多个方面，其中最重要的是它对社会生产力的作用功能。

目前的理论认为，除了劳动者、劳动工具和劳动对象三要素外，信息也是社会生产力的重要构成要素。信息的生产力功能是在信息要素和信息技术要素有机结合的条件下实现的。在信息技术支持下，信息可以有效改善其对生产力各个要素施加影响的条件。因此，信息资源开发利用的程度是衡量一个国家信息化和社会生产力水平高低的重要标志。一般来说，一个国家信息资源开发和利用的水平越高，生产力水平就越高；反之亦然。

信息还具有直接创造财富、实现经济效益放大的功能。信息不但本身就是财富的象征，而且可以通过流通和利用直接创造财富。其主要途径可以归纳为：①应用信息可以使非资源转化为资源创造财富；②使用信息取代劳动力、资金、材料等资源创造财富，实现经济效益倍增；③直接让信息作为商品在市场流通中创造财富；④通过信息进行科学决策，减少失误，创造财富。

2. 管理与协调功能 在人类社会中,物质和能源不断从生产者"流"向消费者,这种客观存在的物质流和能源流的运动表现为相应的信息的运动,即信息流的运动。信息流反映物质和能源的运动,社会正是借助信息流来控制和管理物质能源流的运动,左右其运动方向,进行合理配置,发挥其最大效益。

以妇幼卫生机构为例,信息的管理与协调功能主要表现为协调和控制妇幼卫生机构的五种基本资源,以实现妇幼卫生机构的目标。这五种资源包括人、财、物、设备和管理方法(即所谓的"5M"),它们都是通过有关这些资源的信息(如记录在图纸、账单、订货单、统计表等上的数据)来协调和控制的。例如,在妇幼卫生机构活动中,伴随着物质和能源的输入,反映上述"5M"资源的信息流就会以相互联系的方式扩散和活动,并最终作用于物质流和能源流的协调并控制其活动,从而导致优质的服务输出。由此可见,信息的管理与协调功能在妇幼卫生机构活动中的作用主要体现在:①传递整个妇幼卫生系统的运行目的,有效管理"5M"资源;②调节和控制物质流和能源流的数量、方向和速度;③传递外界对系统的作用,保持妇幼卫生的内部环境稳定。

3. 选择和决策功能 选择和决策是人类最基本、最普遍的活动。信息的这种功能广泛作用于人类选择与决策活动的各个环节,并优化其选择与决策行为,实现预期目标。信息的选择与决策功能体现在两个方面:没有信息就无任何选择与决策可言;没有信息的反馈,选择和决策就无优化可言。一个典型的选择(或决策)遵循这样的程度:针对某一目标,考虑所受的条件限制和其他约束,从几种可能的方案中做出一种选择。选择单元中的目标、限制条件、多种方案都必须依赖信息的支持。而当一次选择成功之后,还必须依赖反馈信息不断修正,才能达到选择和决策结果的优化。

4. 研究与开发功能 信息的研究与开发功能实际上是信息的科学功能的具体体现,即在人类科学研究和技术创新活动中,信息具有激活知识、生产知识的功能。

科学研究和技术开发是在前人已经取得的成果的基础上进行的,因此,在人类从事科学研究和技术开发的各个阶段,都需要获取和利用相关信息,掌握方向,开阔视野,启迪思维,生产出新知识、新技术和新产品。发挥这一功能的信息基本上是科学技术信息。

以上只是在一般意义上讨论了信息的基本功能。在不同的场合,这些功能有不同的表现形式和实现方式,并发挥不同的作用,因此信息给人的印象是其功能千差万别、变化无常。其实,它们都是信息的基本功能在不同情况下的具体表现形式,只是人们从不同角度采用了不同的提法而已。

二、信息科学

1. 信息科学的概念 信息科学(information science)是研究信息运动规律和应用方法的科学,是由信息论、控制论、计算机制论、人工智能理论和系统论相互渗透、相互结合而成的一门新兴综合性科学。其主要理论为信息论、系统论和控制论。

2. 信息科学的产生 20世纪40年代,随着科学技术的发展和人类社会的进步,包括自然信息和社会信息在内的信息利用问题日趋突出。在诸多学者跨学科研究的基础上,美国贝尔电话公司的工程师香农(C. Shannon)在美国《贝尔系统技术杂志》(Bell System Technical Journal)上发表了题为"通信的数学理论"的研究论文,全面论述了具有普遍意义的信息属性及基本计量问题,并在此后发展成为著名的"信息论"。从总体上讲,信息论是一门利用数学方法研究信息的传输、变换、存储和处理的科学。

随着自动化系统和自动控制理论的出现,对信息的研究开始突破原来仅限于传输方面的概念。美国数学家维纳在 1948 年发表了著名的《控制论》和《平稳时间序列的外推、内插和平滑问题》,从控制的观点揭示了动物与机器的共同的信息与控制规律,研究了用滤波和预测等方法,从被噪声湮没了的信号中提取有用信息的信号处理问题,建立了维纳滤波理论,宣告了"控制论"的诞生。

信息论、控制论以及由美籍奥地利生物学家贝塔菲(L. V. Baternanfe)于 1945 年创立的系统论的结合便构成了相对完整的理论体系。这个理论体系形成后,首先在通信、自动控制、电子信息处理及计算机领域得到应用和发展,进而成为现代信息科学的基础。但"信息学"(information science)作为专门的学术名词,是 1973 年在美国出现的。它的出现,标志着有关信息理论的研究达到了一定的高度,同时也对以后的信息理论起了很大的促进作用。

随着信息科学的深入发展,信息科学的理论已开始全方位渗透并融入了其他学科领域,并产生了诸多新兴的信息科学领域,如电子信息科学、生命信息科学、资源信息科学、卫生信息科学等。由此也导致了信息科学的定义表述不尽相同。从普遍意义上讲,信息科学是研究信息的运动规律以及信息的产生、收集、加工、存储和利用等原理与规律的科学,它是以信息论、控制论和系统论为理论基础,以电子计算机为主要工具的一门新兴学科。

信息科学涉及与信息有关的一切领域,如计算机科学、仿生学、人工智能等,它包括对信息的描述与测度、信息传递理论、信息再生理论、信息调节理论、信息组织理论、信息认识理论等内容。信息科学研究信息提取、信息识别、信息变换、信息传递、信息存储、信息检索、信息处理、信息再生、信息表示、信息检测以及信息实施等一系列问题与过程。

从信息科学基本体系看,主要可以分为三个层次:

(1) 信息科学的哲学层次:包括信息的哲学本质、智能的哲学本质、信息与反应的关系、信息与认识的关系、人工智能与人类智能的关系等。

(2) 信息科学的基础理论层次:其主要任务是研究信息的一般理论及其运动的基本规律。

(3) 信息科学的技术应用层次:主要研究如何应用信息科学理论在技术上拓展人类的信息功能问题。

第二节　信息科学基础理论

信息科学基本理论主要包括信息论、系统论、控制论、认知行为理论等几个方面。信息论、控制论和系统论都是研究信息、控制和系统的学科,其基本思想、基本方法有许多一致之处,都具有浓厚的方法论特征,提供了适合现代信息管理的方法论基础。

一、信息论

信息论(information theory)是由美国数学家香农创立的,它是用概率论和数理统计方法,从量的方面来研究系统的信息如何获取、加工、处理、传输和控制的一门科学。狭义信息论是研究在通信系统中普遍存在着的信息传递的共同规律以及如何提高各信息传输系统的有效性和可靠性的一门通信理论。广义信息论被理解为运用狭义信息论的观点来研究一切问题的理论。信息论认为,系统正是通过获取、传递、加工与处理信息而实现其有目的地运动。信息论能够揭示人类认识活动产生飞跃的实质,有助于探索与研究人们的思维规律和推动与进化人们的思维活动。

为了正确地认识并有效地控制系统,必须了解和掌握系统的各种信息的流动与交换,信息论为此提供了一般方法论的指导。语言是人与人之间的信息交流的工具,文字扩大了信息交流的范围。19 世纪电话和电报的发明和应用使信息交流进入了电气化时代。信息论最早产生于通信领域,现在已同材料和能源一起构成了现代文明的三大支柱。信息的概念已渗透到人类社会的各个领域,因此,人们说现在是信息社会、信息时代。美国政府提出了建设信息高速公路的宏大计划,得到了世界各国的广泛支持。欧洲和日本等发达国家积极呼应,我国政府也拨出巨额资金,以使我国能在这项高科技领域内跟上世界发展的步伐。

信息论被广泛应用于编码学、密码学与密码分析学、数据传输、数据压缩、检测理论、估计理论、数据加密、政治学(政治沟通)等。

二、系统论

系统论(system theory)是研究系统的模式、性能、行为和规律的一门科学,它为人们认识各种系统的组成、结构、性能、行为和发展规律提供了一般方法论的指导。它研究各种系统的共同特征,并用数学方法定量地描述其功能,寻求适用于一切系统的原理、原则和数学模型,是具有逻辑和数学性质的一门新兴的学科。

系统论的创始人是美籍奥地利生物学家 L. V. 贝塔朗菲(Luduig Von Bertalanffy),他在 1952 年发表"抗体系统论"中提出了系统论的思想,1973 年提出了一般系统原理,奠定了这门科学的理论基础。确定这门科学学术地位的是 1968 年贝塔朗菲发表的专著《一般系统理论基础、发展和应用》(*General System Theory: Foundations, Development, Applications*),该书被公认为是这门学科的代表作。

系统论要求把事物当作一个整体或系统来研究,并用数学模型去描述和确定系统的结构和行为。所谓系统,即由相互作用和相互依赖的若干组成部分结合成的、具有特定功能的有机整体;而系统本身又是它所从属的一个更大系统的组成部分。贝塔朗菲旗帜鲜明地提出了系统观点、动态观点和等级观点,指出复杂事物功能远大于某组成因果链中各环节的简单总和,认为一切生命都处于积极运动状态,有机体作为一个系统能够保持动态稳定是系统向环境充分开放,获得物质、信息、能量交换的结果。系统论强调整体与局部、局部与局部、系统本身与外部环境之间互为依存、相互影响和制约的关系,具有目的性、动态性、有序性三大基本特征。

系统根据不同的原则和情况划分,可分成多种类型。按人类干预的情况,可划分为自然系统、人工系统;按学科领域可分成自然系统、社会系统和思维系统;按范围划分有宏观系统、微观系统;按状态划分则有平衡系统、非平衡系统、近平衡系统和远平衡系统等。

当前系统论的发展趋势和方向是朝着统一各种各样的系统理论,建立统一的系统科学体系的目标发展。有的学者认为,随着系统运动而产生的各种各样的系统(理)论,而这些系统(理)论的统一业已成为重大的科学问题和哲学问题。

系统理论目前已经显现出几个值得注意的趋势和特点:

1. 系统论与控制论、信息论、运筹学、系统工程、电子计算机和现代通信技术等新兴学科相互渗透、紧密结合的趋势。

2. 系统论、控制论、信息论,正朝着"三归一"的方向发展,现已明确系统论是其他两论的基础。

3. 耗散结构论、协同论、信息论、突变论、模糊系统理论等新的科学理论,从各方面丰富发展了系统论的内容,有必要概括出一门系统学作为系统科学的基础科学理论。

4. 系统科学的哲学和方法论问题日益引起人们的重视。

三、控制论

控制论(control theory)是著名美国数学家维纳(N. Wiener)同他的合作者自觉地适应近代科学技术中不同门类相互渗透与相互融合的发展趋势而创立的。它摆脱了牛顿经典力学和拉普拉斯机械决定论的束缚,使用新的统计理论研究系统运动状态、行为方式和变化趋势的各种可能性。控制论是研究系统的状态、功能、行为方式及变动趋势,控制系统的稳定,揭示不同系统的共同的控制规律,使系统按预定目标运行的技术科学。

在控制论中,"控制"的定义是:为了"改善"某个或某些受控对象的功能或发展,需要获得并使用信息,以这种信息为基础而选出的、于该对象上的作用,叫做控制。因此,控制的基础是信息,一切信息传递都是为了控制,而任何控制又都有赖于信息反馈来实现。信息反馈是控制论的一个极其重要的概念。通俗地说,信息反馈就是指由控制系统把信息输送出去,又把其作用结果返送回来,并对信息的再输出发生影响,起到控制的作用,以达到预定的目的。

控制论的 3 个基本部分:①信息论:主要指关于各种通路(包括机器、生物机体)中信息的加工传递和贮存的统计理论;②自动控制系统的理论:主要是反馈论,包括从功能的观点对机器和物体中(神经系统、内分泌及其他系统)的调节和控制的一般规律的研究;③自动快速电子计算机的理论:即与人类思维过程相似的自动组织逻辑过程的理论。

人们研究和认识系统的目的之一,就在于有效地控制和管理系统。控制论则为人们对系统的管理和控制提供了一般方法论的指导,它是数学、自动控制、电子技术、数理逻辑、生物科学等学科和技术相互渗透而形成的综合性科学。控制论的思想渊源可以追溯到遥远的古代。但是,控制论作为一个相对独立的科学学科的形成却起始于 20 世纪二三十年代,而1948 年美国数学家维纳出版了《控制论》一书,标志着控制论的正式诞生。几十年来,控制论得到了很大发展,已应用到人类社会各个领域,如经济控制论、社会控制论和人口控制论等。以下重点介绍控制论在管理上的应用。

管理系统是一种典型的控制系统。管理系统中的控制过程在本质上与工程系统、生物系统是一样的,都是通过信息反馈来揭示成效与标准之间的差,并采取纠正措施,使系统稳定在预定的目标状态上。所以,从理论上说,适合于工程的、生物的控制论的理论与方法,与适合于分析和说明管理系统控制问题。

维纳创立的控制论为其他领域的科学研究提供了一套思想和技术,在维纳发表《控制论》一书后,各种冠以控制论名称的边缘学科如雨后春笋般生长出来,如工程控制论、生物控制论、神经控制论、经济控制论以及社会控制论等。而管理更是控制论应用的一个重要领域,可以这样认为,人们对控制论原理最早的认识和最初的运用是在管理方面。从这个意义上说,控制论与管理恰似青出于蓝,用控制论的概念和方法管理控制过程,更便于揭示和描述其内在机制。

四、认知行为理论

认知行为理论(cognitive behavioral theory)是由行为主义和认知理论整合而来的。尽管行为主义和认知理论有着不同的理论渊源,但是,在实践中两者整合在一起,为人们提供了更有效的服务手段。认知行为理论是一组通过改变思维、信念和行为的方法来改变不良认知。它是认知理论和行为理论的整合,是对认知和行为理论所存在缺陷的一种批评和发展,但是却不是简单的相加或者拼凑。

行为主义的理论基础来自巴甫洛夫的经典条件反射学说。认知学派源自阿尔弗雷德·阿德勒(Alfred Adler)与弗洛伊德精神分析学派。

1. 认知行为理论的主要观点　认知行为理论认为,在认知、情绪和行为三者中,认知扮演着中介与协调的作用。认知对个人的行为进行解读,这种解读直接影响着个体是否最终采取行动。认知的形成受到"自动化思考"(automatic thinking)机制的影响。所谓自动化思考是经过长时间的积累形成了某种相对固定的思考和行为模式,行动发出已经不需要经过大脑的思考,而是按照既有的模式发出。或者说在某种意义上思考与行动自动地结合在一起,而不假思索地行动。正因为行动是不假思索的,个人的许多错误的想法、不理性的思考、荒谬的信念、零散或错置的认知等,可能存在于个人的意识或察觉之外。因此,要想改变这种状况,就必须将这些已经可以不假思索发出的行动重新带回个人的思考范围之中,帮助个人在理性层面改变不想要的行为。

艾利斯(Albert Ellis)提出了认知的"ABC 情绪理论框架",即:真实发生的事件,人们如何思考、信念、自我告知和评估其所遭遇的事件和人们思考、信念、自我告知和评估此事件的情绪结果。他用这个框架来说明人们的思考、信念、自我告知和评估是理性的,则情绪是正常的;相反,如果人们的思考、信念、自我告知和评估是非理性的、扭曲的,则人们会逐渐发展出不正常的情绪、情感和行为。简单来说,如果人们有正确的认知,他的情绪和行为就是正常的,如果他的认知是错误的,则他的情绪和行为都可能是错误的。

认知行为理论将认知用于行为修正上,强调认知在解决问题过程中的重要性,强调内在认知与外在环境之间的互动。认为外在的行为改变与内在的认知改变都会最终影响个人行为的改变。其主要包括问题解决、归因和认知治疗原则三个方面。所谓问题解决是增强个体界定问题、行动目标、规划及评估不同行动策略的认知能力。达到能够在不同情况下不断调整自己的认知,能够从他人的角度看待问题和行动目标。所谓归因是指个人对事件发生的原因的解释。所谓认知治疗原则,指的是修正一些认知上的错误的假定,包括过度概括、选择性认知或归因、过度责任或个人肇因假定、自我认错或预罪、灾难化思考、两极化思考等。

2. 认知行为理论在社会工作中的应用

(1) 认知行为学派的助人过程:认知行为学派在助人的过程中为了使服务对象改变,一方面要协助他(她)做到自我了解、自我控制;另一方面也要提供外在监督,实现自我控制与外在控制的结合。

从专业的助人过程来讲,有三个方面:

1) 确定评估重点:根据认知行为理论,评估的重点应该在于服务对象的思想、情绪和行为,即思想如何推动情绪和行为,行为如何带动了思想和情绪,情绪又如何影响思想和行为。

2) 专业关系的建立:专业关系是社会工作者与服务对象之间在协商的基础上通过签订

合约建立起来的结构性的、有期限的角色联系。所谓结构性的和有期限的专业关系是指社会工作者与服务对象见面的次数、每一次见面的主题及目标都是确定的。专业关系有效与否的关键在于服务对象对社会工作者是否信任。在接纳与信任的基础上,社会工作者可以帮助服务对象学习改变错误的认知,形成应对错误认知的行为。在专业关系持续期间,社会工作者要不断反省,因为服务对象可能会将他对生活中重要的人的期待投射到社会工作者身上。这是处理专业关系中非常重要的一环,社会工作者必须在这个问题上帮助服务对象建立正确的认知。

3) 社会工作者的角色:社会工作者在专业关系中有两个重要的角色:一个是教育者的角色,一个是伙伴的角色。作为教育者,社会工作者要做到教会服务对象运用认知行为理论与技巧来检验自己的认知与行为的改变。作为伙伴,社会工作者要陪伴他(她)一起探讨其思维方式,讨论应对其认知错误进行修正的目标与策略,并协助他(她)学习正确的行为,规划自己的生活方式。

(2) 社会工作的策略及步骤:认知行为学派助人的一般过程是首先帮助受助者改变错误的认知,然后根据社会学习原理用正强化、负强化和示范的方式帮助受助者逐渐形成想要的行为,除去不想要的行为,并使受助者在这个过程中获得愉悦的体验。

一般包括以下几个步骤:

1) 确定不正确的、扭曲的思维方式或想法,确认它们是如何导致负面情绪和不良行为的。

2) 要求受助者自我监控自己的错误思维方式或者进行自我对话。

3) 探索受助者错误思维方式与潜在感觉或信念之间的关系。

4) 尝试运用不同的具有正面功能的、正常的思维方式。

5) 检验受助者新建立的对自我、世界和未来的基本假定在调整行为和适应环境上的有效性。

认知行为理论经过长期的发展,已经形成了完整的理论与技术体系。因此,其认知行为学派的理论和方法被广泛应用在社会工作实务中。认知行为理论由于综合了认知理论和行为理论的观点和方法,因此,它能够做到从内在的认知和外在的行为两方面着手帮助受助者实现改变的目标,而认知的改变和行为的改变又是相辅相成的。

当然,认知行为理论也存在一定的限制。首先,认知行为理论认为,个人的心理功能是认知、行为和环境之间交互作用的结果,而三者的交互作用的关系是非常复杂的,在助人实践中很难明确分清三者的不同作用。其次,认知行为理论对个体的认知能力有较高的依赖,所以在面对缺乏足够认知能力的个体来说,其适应性就受到很大限制。

第三节　信息技术

当今社会,信息技术已成为社会技术体系中的主导技术,现代信息技术已广泛应用于各个领域。信息管理是现代信息技术的主要应用领域之一。在信息数量剧增、用户信息需求不断深化的今天,若不借助现代信息技术,信息管理就不能有效地进行。可以说,信息技术是信息管理活动的关键要素和技术保障。本节在阐述信息技术的概念、层次以及信息管理技术的含义与作用的基础上,介绍用于信息获取、信息处理、信息组织、信息存储、信息检索、信息传播、信息传输、信息安全等方面主要的现代信息技术。

一、信息技术的概念与层次

(一) 信息技术的概念

根据《辞海》的解释,技术是泛指生产经验和自然科学原理而发展成的各种工艺操作方法和技能。广义地讲,技术还包括相应的生产工具和其他物质设备以及生产的工艺过程或作业程序、方法。

人们对信息技术的认识尚未形成定论。联合国教科文组织对信息技术的描述性定义是:"应用在信息加工和处理中的科学、技术和工程的训练方法及管理技巧;这些方法和技巧的应用,涉及人与计算机的相互作用,以及与之相应的社会、经济和文化等诸种事务"。

有学者认为,信息技术是指用于管理、开发和利用信息资源,能够扩展人类信息器官功能的技术设备及其相应的使用方法与操作技能。以往的信息技术主要采用传统的机械、光学手段,如打字机、油印机、铅印设备、光学望远镜、显微镜、手摇计算机等。现代信息技术是指在现代科学技术,尤其是微电子技术、激光技术和网络技术进步的基础上发展起来的电子信息技术设备及其相应的使用方法与操作技能。

我们认为,信息技术(information technology,IT)是主要用于管理和处理信息所采用的各种技术的总称。它主要是应用计算机科学和通信技术来设计、开发、安装和实施信息系统及应用软件。它也常被称为信息和通信技术(information and communications technology,ICT)。主要包括传感技术、计算机技术和通信技术。

(二) 信息技术的分类

1. 按表现形态的不同,信息技术可分为硬技术(物化技术)与软技术(非物化技术)。前者指各种信息设备及其功能,如显微镜、电话机、通信卫星、多媒体电脑。后者指有关信息获取与处理的各种知识、方法与技能,如语言文字技术、数据统计分析技术、规划决策技术、计算机软件技术等。

2. 按工作流程基本环节的不同,信息技术可分为信息获取技术、信息传递技术、信息存储技术、信息加工技术及信息标准化技术。

(1) 信息获取技术包括信息的搜索、感知、接收、过滤等。如显微镜、望远镜、气象卫星、温度计、钟表、Internet 搜索器中的技术等。

(2) 信息传递技术指跨越空间共享信息的技术,又可分为不同类型。如单向传递与双向传递技术、单通道传递、多通道传递与广播传递技术。

(3) 信息存储技术指跨越时间保存信息的技术,如印刷术、照相术、录音术、录像术、缩微术、磁盘术、光盘术等。

(4) 信息加工技术是对信息进行描述、分类、排序、转换、浓缩、扩充、创新等的技术。信息加工技术的发展已有两次突破:从人脑信息加工到使用机械设备(如算盘、标尺等)进行信息加工,再发展为使用电子计算机与网络进行信息加工。

(5) 信息标准化技术是指使信息的获取、传递、存储、加工各环节有机衔接,与提高信息交换共享能力的技术。如信息管理标准、字符编码标准、语言文字的规范化等。

3. 日常用法中,有人按使用的信息设备不同,把信息技术分为电话技术、电报技术、广播技术、电视技术、复印技术、缩微技术、卫星技术、计算机技术、网络技术等。也有人从信息的传播模式,将信息技术分为传者信息处理技术、信息通道技术、受者信息处理技术、信息抗干扰技术等。

4. 按技术的功能层次不同,可将信息技术体系分为:①基础层次的信息技术,如新材料技术、新能源技术;②支撑层次的信息技术,如机械技术、电子技术、激光技术、生物技术、空间技术等;③主体层次的信息技术,如感测技术、通信技术、计算机技术、控制技术;④应用层次的信息技术,如文化教育、商业贸易、工农业生产、社会管理中用以提高效率和效益的各种自动化、智能化、信息化应用软件与设备等。

(三) 现代信息技术的层次结构

现代信息技术是一种发展迅速且范围不断扩大的技术,如今,现代信息技术已发展成为一个由多种信息技术所组成的高新技术群。传感技术、计算机技术、现代通信技术、声像技术和光学信息存储技术是现代信息技术中基础层次的信息技术,其中,传感技术、计算机技术和现代通信技术是基础层次信息技术中的核心。基础层次信息技术不仅可以直接应用于多种信息活动,而且是其他现代信息技术的基础。多媒体技术、超文本技术、数据库技术、信息网络技术、光盘技术、可视图文技术、电子出版技术、视频通信技术、电子邮递技术、数据挖掘技术、人工智能技术等都是基础信息技术综合应用的结果,是应用层次的信息技术。

(四) 信息技术的社会作用

信息技术发展的直接结果就是增强和扩展了人类的信息功能。这种结果对于人类社会的进步必将产生积极的影响,其中主要体现在以下4个方面:

1. **推动社会生产力的变革**　推动社会进步的因素是多方面的,但归根结底的决定因素是社会生产力的发展。按照一般的理解,社会生产力主要包括劳动者、劳动工具和劳动对象三个基本要素,劳动者通过劳动工具作用于劳动对象。其中劳动工具是标志性的要素,其水平在很大程度上决定着社会生产力的发展状况。随着人类从工业社会进入信息时代,扩展人类思维功能的信息处理技术(计算机和人工智能技术)进入了社会生产过程,通信技术与感测技术也达到了前所未有的水平,控制技术更是与高级动力工具有机地结合起来,逐步形成了一体化、智能化、信息化的劳动工具体系和新的社会生产力模型。信息时代的劳动工具不仅极大地扩展了劳动者的体力,更为重要的是,它同时极大地扩展了劳动者的脑力,是人类社会生产力发展史上的一次伟大的变革。

2. **提高人类社会开发利用信息资源的能力**　信息技术的根本作用在于为人类的信息获取、传递、处理、存储和使用活动提供了更有效的工具,极大地提高了人类社会充分开发和合理利用信息资源的能力,从而推动了社会文明的发展和进步。

3. **改变人类社会的生活方式**　由于信息化建立了一个规模庞大、四通八达的网络通信系统,从而信息作为最有效、最有价值的资源,改变了传统的生活方式。

第一,通过网络体系,人类的观念大大地流通、渗透、互相影响,这将有利于人们按照共同利益协调行为。

第二,网络技术的发展使人们工作方式发生很大变化,由以前的按时定点上班变为可以在家上班,通过网络体系处理各种资料和信息。

第三,人们的访友、购物、会议、娱乐等许多事情都可能通过网络进行;在不远的将来,人们还可能通过住网络住宅、使用网络冰箱、乘坐网络汽车等,进入科技家庭的生活模式,体验科技带给人们的便利。

总之,信息技术的日新月异的发展以及由它引发的社会信息化,给社会生活带来了巨大的影响,使人类社会将进入信息时代。

4. **对思维方式的影响**　思维方式是一定时代人们的理性认识方式,是按一定结构、方法和程序把思维诸要素结合起来的相对稳定的思维运行样式。思维主体、思维客体和思维中介系统三者的结合,构成特定时代的思维方式。在大机器生产为主的工业社会,思维主体以个人为主、以人脑为主,思维客体受思维主体及社会关系的影响,主要以现实世界为主,思维中介主要由工业技术中介系统和工业文明所产生的各种物化的思维工具构成,这标志着工业社会时人类的思维方式的发展状况和水平。进入信息化社会以后,思维主体则由个人为主发展到以群体为主,以人脑为主发展到以人 - 机系统为主,思维客体由现实性为主进入到虚拟为主,思维中介系统由工业技术中介系统和工业文明所产生的各种物化的思维工具构成转变为网络技术中介系统和信息技术所产生的各种物化的思维工具构成,从而实现思维方式由现实性转换到虚拟性思维。

二、信息管理技术的概念和影响

(一) 信息管理技术的概念

信息管理技术(information management technology)是指用于信息获取、组织、处理、存储、检索、传播、传递和保障信息管理安全的现代信息技术的统称。

按其功能不同,信息管理技术可分为信息获取技术、信息处理技术、信息组织技术、信息存储技术、信息检索技术、信息传输技术、信息传播技术、信息安全技术等。

1. **信息获取技术**　信息获取技术(information acquiring technology)是指延长人的感觉器官而收集信息的技术,主要包括摄影技术、录音技术和遥感技术等。这些技术极大地增强了人类搜集信息的能力。

2. **信息处理技术**　信息处理技术(information processing technology),也称信息加工技术,是指利用计算机对多种形式的信息进行转换、比较、运算、分析和推理的技术,主要包括计算机技术、人工智能技术等。

3. **信息组织技术**　信息组织技术(information organization technology)是指使零散、无序的信息实现有机联系和有序化的技术,主要包括数据库技术、超文本技术等。

4. **信息存储技术**　信息存储技术(information storage technology)是指跨越时间保存信息的技术,主要包括数据压缩技术、缩微存储技术、光盘存储技术等。

5. **信息检索技术**　信息检索技术(information retrieval technology)是在已建立的数据库和计算机网络中查找所需信息的技术,主要包括光盘检索技术、联机检索技术和网络检索技术等。

6. **信息传输技术**　信息传输技术(information transmission technology)是指一切能使信息跨越空间而流动的技术,主要包括通信技术、网络技术等。

7. **信息传播技术**　信息传播技术(information communication technology)是指加工处理后的信息主动或被动地向用户传递的技术,主要包括广播电视技术、电子出版技术、网络传播技术等。

8. **信息安全技术**　信息安全技术(information security technology)是保障信息管理系统、信息网络及其信息自身安全性的现代信息技术,主要包括访问控制技术、数据加密技术、安全认证技术、防病毒技术、防火墙技术等。

(二) 信息管理技术对信息管理的影响

信息管理技术的发展与应用给信息管理带来的机遇包括以下几个方面:

1. **拓展信息管理的社会功能**　信息管理技术的应用使传统信息管理的功能得以强化

和延伸。信息管理技术能促进传统信息服务业的发展和新兴信息服务业的诞生,使信息管理活动发展成为一项独立的事业,甚至成为信息产业的一个重要组成部分。社会信息化包括国家信息化、区域信息化、企业信息化、政府信息化、社区信息化、家庭信息化等领域,基于信息管理技术的信息管理能充分而高效地融入社会信息化的各个领域之中,推进电子商务、电子政务、数字城市和智能社区等方面的建设和发展。

2. 减少信息传输时间,提高信息存储容量,使信息管理成本大大下降。信息管理技术改变了传统信息管理机构的手工工作方式,计算机已成为信息管理机构搜集、组织、分析信息的必需工具,减少了信息传输时间,提高信息存储容量,而且,信息网络已成为信息管理人员与用户沟通、为用户服务的平台,利用高科技提供的方便为信息收集、传输、查询、检索等服务创造有利条件,使信息管理成本大大下降。

3. 利用现代信息技术推动工作效率、经济效益和社会效益,真正实现信息管理潜力。与传统信息技术相比,现代信息技术具有:①传递信息速度快、范围广、保真性能好;②处理信息速度快、准确性高;③存储信息密度高、容量大;④显示信息图文声像并茂、直观性强等优势。因此,运用信息管理技术,可以节约信息管理时间,提高信息管理质量,增大信息存储容量,降低信息管理成本,增强信息管理效果。

当然,现代信息管理技术给信息管理也带来了以下几方面的挑战:①传统信息技术与现代信息技术共存,相互影响,存在不少矛盾;②现代信息技术发展速度迅猛,给信息管理提出了更高的要求;③对新技术的不熟悉使信息接收者陷入困境;④信息的安全问题成为信息管理的重中之重,也是瓶颈所在。

三、信息获取与处理技术

(一) 遥感技术

1. 遥感技术的定义　遥感技术(remote sensing technique)是从远距离感知目标反射或自身辐射的电磁波、可见光、红外线,对目标进行探测和识别的技术。例如,航空摄影就是一种遥感技术。人造地球卫星发射成功,大大推动了遥感技术的发展。现代遥感技术主要包括信息的获取、传输、存储和处理等环节。完成上述功能的全套系统称为遥感系统,其核心组成部分是获取信息的遥感器。遥感器的种类很多,主要有照相机、电视摄像机、多光谱扫描仪、成像光谱仪、微波辐射计、合成孔径雷达等。传输设备用于将遥感信息从远距离平台(如卫星)传回地面站。信息处理设备包括彩色合成仪、图像判读仪和数字图像处理机等。

2. 遥感技术的基本原理　任何物体都具有光谱特性,具体地说,它们都具有不同的吸收、反射、辐射光谱的性能。在同一光谱区各种物体反映的情况不同,同一物体对不同光谱的反映也有明显差别。即使是同一物体,在不同的时间和地点,由于太阳光照射角度不同,它们反射和吸收的光谱也各不相同。遥感技术就是根据这些原理,对物体作出判断。

遥感技术通常是使用绿光、红光和红外光三种光谱波段进行探测。绿光段一般用来探测地下水、岩石和土壤的特性;红光段探测植物生长、变化及水污染等;红外段探测土地、矿产及资源。此外,还有微波段,用来探测气象云层及海底鱼群的游弋。

3. 遥感技术的分类

(1) 按常用的电磁谱段不同分为可见光遥感、红外遥感、多谱段遥感、紫外遥感和微波遥感。

1) 可见光遥感:应用比较广泛的一种遥感方式。对波长为 0.4~0.7μm 的可见光的遥感一般采用感光胶片(图像遥感)或光电探测器作为感测元件。可见光摄影遥感具有较高的地面分辨率,但只能在晴朗的白昼使用。

2) 红外遥感:又分为近红外或摄影红外遥感,波长为 0.7~1.5μm,用感光胶片直接感测;中红外遥感,波长为 1.5~5.5μm;远红外遥感,波长为 5.5~1000μm。中、远红外遥感通常用于遥感物体的辐射,具有昼夜工作的能力。常用的红外遥感器是光学机械扫描仪。

3) 多谱段遥感:利用几个不同的谱段同时对同一地物(或地区)进行遥感,从而获得与各谱段相对应的各种信息。将不同谱段的遥感信息加以组合,可以获取更多的有关物体的信息,有利于判释和识别。常用的多谱段遥感器有多谱段相机和多光谱扫描仪。

4) 紫外遥感:对波长 0.3~0.4μm 的紫外光的主要遥感方法是紫外摄影。微波遥感:对波长 1~1000mm 的电磁波(即微波)的遥感。

5) 微波遥感:具有昼夜工作能力,但空间分辨率低。雷达是典型的主动微波系统,常采用合成孔径雷达作为微波遥感器。现代遥感技术的发展趋势是由紫外谱段逐渐向 X 射线和 γ 射线扩展。从单一的电磁波扩展到声波、引力波、地震波等多种波的综合。

(2) 按传感器的运载工具不同,分为航空遥感和航天遥感。

(3) 按传感器记录方式的不同,遥感技术可分为图像方式和非图像方式两大类。

(4) 按被探测的目标对象领域的不同,遥感技术可分为农业遥感、林业遥感、地质遥感、气象遥感、海洋遥感和水文遥感等。

4. 遥感技术系统的组成　由遥感器、遥感平台、信息传输设备、接收装置以及图像处理设备等组成。

遥感器装在遥感平台上,它是遥感系统的重要设备,它可以是照相机、多光谱扫描仪、微波辐射计或合成孔径雷达等。

信息传输设备是飞行器和地面间传递信息的工具。图像处理设备对地面接收到的遥感图像信息进行处理(几何校正、滤波等)以获取反映地物性质和状态的信息。

图像处理设备可分为模拟图像处理设备和数字图像处理设备两类,现代常用的是后一类。

判读和成图设备是把经过处理的图像信息提供给判释人员直接判释,或进一步用光学仪器或计算机进行分析,找出特征,与典型地物特征进行比较,以识别目标。地面目标特征测试设备测试典型地物的波谱特征,为判释目标提供依据。

5. 遥感技术的优越性

(1) 探测范围大:航摄飞机高度可达 10km 左右;陆地卫星轨道高度达到 910km 左右。一张陆地卫星图像覆盖的地面范围达到 3 万多平方千米,约相当于我国海南岛的面积。我国只要 600 多张左右的陆地卫星图像就可以全部覆盖。

(2) 获取资料的速度快、周期短:实地测绘地图,要几年、十几年甚至几十年才能重复一次;陆地卫星每 16 天可以覆盖地球一遍。

(3) 受地面条件限制少:遥感技术不受高山、冰川、沙漠和恶劣条件的影响。

(4) 手段多、获取的信息量大:用不同的波段和不同的遥感仪器,取得所需的信息;不仅能利用可见光波段探测物体,而且能利用人眼看不见的紫外线、红外线和微波波段进行探测;不仅能探测地表的性质,而且可以探测到目标物的一定深度;微波波段还具有全天候工作的能力;遥感技术获取的信息量非常大,以四波段陆地卫星多光谱扫描图像为例,像元点的分辨率为 79m×57m,每一波段含有 7 600 000 个像元,一幅标准图像包括四个波段,共有

3200 万个像元点。

(二) 计算机网络技术

1. **计算机网络技术的定义** 计算机网络技术(computer network technology)是通信技术与计算机技术相结合的产物。计算机网络是按照网络协议,将地球上分散的、独立的计算机相互连接的集合。连接介质可以是电缆、双绞线、光纤、微波、载波或通信卫星。计算机网络具有共享硬件、软件和数据资源的功能,具有对共享数据资源集中处理及管理和维护的能力。

2. **计算机网络的发展历程**

(1) 第一阶段——诞生阶段:20 世纪 60 年代中期之前的第一代计算机网络是以单个计算机为中心的远程联机系统。典型应用是由一台计算机和全美范围内 2000 多个终端组成的飞机订票系统。终端是一台计算机的外部设备,包括显示器和键盘,无 CPU 和内存。随着远程终端的增多,在主机前增加了前端机(FEP)。当时,人们把计算机网络定义为"以传输信息为目的而连接起来,实现远程信息处理或进一步达到资源共享的系统",但这样的通信系统已具备了网络的雏形。

(2) 第二阶段——形成阶段:20 世纪 60 年代中期至 70 年代的第二代计算机网络是以多个主机通过通信线路互联起来,为用户提供服务,兴起于 60 年代后期,典型代表是美国国防部高级研究计划局协助开发的 ARPANET。主机之间不是直接用线路相连,而是由接口报文处理机(IMP)转接后互联的。IMP 和它们之间互联的通信线路一起负责主机间的通信任务,构成了通信子网。通信子网互联的主机负责运行程序,提供资源共享,组成了资源子网。这个时期,网络概念为"以能够相互共享资源为目的互联起来的具有独立功能的计算机之集合体",形成了计算机网络的基本概念。

(3) 第三阶段——互联互通阶段:20 世纪 70 年代末至 90 年代的第三代计算机网络是具有统一的网络体系结构并遵循国际标准的开放式和标准化的网络。ARPANET 兴起后,计算机网络发展迅猛,各大计算机公司相继推出自己的网络体系结构及实现这些结构的软硬件产品。由于没有统一的标准,不同厂商的产品之间互联很困难,人们迫切需要一种开放性的标准化实用网络环境,这样应运而生了两种国际通用的最重要的体系结构,即 TCP/IP 体系结构和国际标准化组织的 OSI 体系结构。

(4) 第四阶段——高速网络技术阶段:20 世纪 90 年代末至今的第四代计算机网络,由于局域网技术发展成熟,出现光纤及高速网络技术、多媒体网络、智能网络,整个网络就像一个对用户透明的大的计算机系统,发展为以 Internet 为代表的互联网。

3. **计算机网络的分类** 计算机网络可按网络拓扑结构、网络涉辖范围和互联距离、网络数据传输和网络系统的拥有者、不同的服务对象等不同标准进行种类划分。

一般按网络范围划分为:①局域网(LAN):局域网的地理范围一般在 10km 以内,属于一个部门或一组群体组建的小范围网,例如一个学校、一个单位或一个系统等;②城域网(MAN):城域网介于 LAN 和 WAN 之间,其范围通常覆盖一个城市或地区,距离从几十千米到上百千米;③广域网(WAN):广域网涉辖范围大,一般从几十千米至几万千米,例如一个城市、一个国家或者洲际网络,此时用于通信的传输装置和介质一般由电信部门提供,能实现较大范围的资源共享。

按网络的交换方式分类:①电路交换:电路交换方式类似于传统的电话交换方式,用户在开始通信前,必须申请建立一条从发送端到接收端的物理信道,并且在双方通信期间始终占用该通道。②报文交换：报文交换方式的数据单元是要发送的一个完整报文,其长度并无限制。报文交换采用存储 - 转发原理,这点有点像古代的邮政通信,邮件由途中的驿站逐个存储转发一样。报文中含有目的地址,每个中间节点要为途经的报文选择适当的路径,使其能最终到达目的端。③分组交换：分组交换方式也称包交换方式,1969 年首次在 ARPANET 上使用,现在人们都公认 ARPANET 是分组交换网之父,并将分组交换网的出现作为计算机网络新时代的开始。采用分组交换方式通信前,发送端现将数据划分为一个个等长的单位(即分组),这些分组逐个由各中间节点采用存储 - 转发方式进行传输,最终达到目的端。由于分组长度有限制,可以在中间节点机的内存中进行存储处理,其转发速度大大提高。除以上几种分类外,还可以按所采用的拓扑结构将计算机网络分为星型网、总线网、环形网、树形网和网形网;按其所采用的传输介质分为双绞线网、同轴电缆网、光纤网、无线网;按信道的带宽分为窄带网和宽带网;按不同的途径分为科研网、教育网、商业网、企业网、校园网等。

计算机网络由一组结点和链络组成。网络中的结点有两类：转接结点和访问结点。通信处理机、集中器和终端控制器等属于转接结点,它们在网络中转接和交换传送信息。主计算机和终端等是访问结点,它们是信息传送的源结点和目标结点。

计算机网络技术实现了资源共享。人们可以在办公室、家里或其他任何地方,访问查询网上的任何资源,极大地提高了工作效率,促进了办公自动化、工厂自动化、家庭自动化的发展,计算机网络是服务现代科技的开端。

21 世纪已进入计算机网络时代。计算机网络极大普及,计算机应用已进入更高层次,计算机网络成了计算机行业的一部分。新一代的计算机已将网络接口集成到主板上,网络功能已嵌入到操作系统之中,智能大楼的兴建已经和计算机网络布线同时、同地、同方案施工。随着通信和计算机技术紧密结合和同步发展,我国计算机网络技术飞跃发展。

(三) 多媒体技术

多媒体技术(multimedia technology),就是将文本、图形、图像、动画、视频和音频等形式的信息,通过计算及处理,使多种媒体建立逻辑连接,集成为一个具有实时性和交互性的系统化表现信息的技术。简而言之,多媒体技术就是综合处理图、文、声、像信息,并使之具有集成性和交互性的计算机技术。

1. 多媒体技术的基本类型

(1) 文本：文本是以文字和各种专用符号表达的信息形式,它是现实生活中使用的最多的一种信息存储和传递方式。用文本表达信息给人充分的想象空间,它主要用于对知识的描述性表示,如阐述概念、定义、原理和问题以及显示标题、菜单等内容。

(2) 图像：图像是多媒体软件中最重要的信息表现形式之一,它是决定一个多媒体软件视觉效果的关键因素。

(3) 动画：动画是利用人的视觉暂留特性,快速播放一系列连续运动变化的图形图像,也包括画面的缩放、旋转、变换、淡入淡出等特殊效果。通过动画可以把抽象的内容形象化,使许多难以理解的教学内容变得生动有趣。合理使用动画可以达到事半功倍的效果。

(4) 声音：声音是人们用来传递信息、交流感情最方便、最熟悉的方式之一。在多媒体课件中,按其表达形式,可将声音分为讲解、音乐、效果三类。

(5) 视频影像：视频影像具有时序性与丰富的信息内涵,常用于交代事物的发展过程。视频非常类似于我们熟知的电影和电视,有声有色,在多媒体中充当起重要的角色。

2. 多媒体技术的特点　多媒体是融合两种以上媒体的人 - 机交互式信息交流和传播

媒体,多媒体具有5个特点:①信息载体多样性:相对于计算机而言的,即指信息媒体的多样性;②多媒体交互性:是指用户可以与计算机的多种信息媒体进行交互操作,从而为用户提供了更加有效地控制和使用信息的手段;③集成性:是指以计算机为中心综合处理多种信息媒体,它包括信息媒体的集成和处理这些媒体的设备集成;④数字化:媒体以数字形式存在;⑤实时性:声音、动态图像(视频)随时间变化。

与之相应,多媒体技术的特点如下:①能够完成在内容上相关联的多媒体信息的处理和传送,如声音、活动图像、文本、图形、动画等;②交互式工作,而不是简单的单向或双向传输;③网络联结,即各种媒体信息是通过网络传输的,而不是借助 CD-ROM 等存储载体来传递的。

　　3. **多媒体技术的应用**　近年来,多媒体技术得到迅速发展,多媒体系统的应用更以极强的渗透力进入人类生活的各个领域,如游戏、教育、档案、图书、娱乐、艺术、股票债券、金融交易、建筑设计、家庭、通信等。其中,运用最多、最广泛也最早的就是电子游戏,许多青少年甚至成年人为之着迷,可见多媒体的威力。大商场、邮局里的电子导购触摸屏也是一例,它的出现极大地方便了人们的生活。近年来又出现了教学类多媒体产品,一对一专业级的教授,使莘莘学子受益匪浅。正因为如此,许多有眼光的企业看到了这个形势,纷纷运用其做企业宣传之用,甚至运用其交互能力加入了电子商务、自助式维护、教授使用的功能,方便了客户,促进了销售,提升了企业形象,扩展了商机,在销售和形象两方面都获益。

可以这样说,凡是一个有进取心的企业,都离不开这个最新的高技术产品。首先多媒体的运用领域十分广泛,注定了它可在各行各业生根开花。其二,随着计算机的普及,新一代在计算机环境中成长起来的年轻人,已经习惯了这一形式,作为一个有发展眼光的企业,是不会放弃这一个未来的消费主体的。其三,由于多媒体信息技术在国外已经非常普及,面对日益国际化的市场,只有跟上国际潮流,才能适应时代的发展。

　　4. **多媒体技术的应用领域**　多媒体技术的应用领域十分广泛,它不仅覆盖了计算机的绝大部分应用领域,而且还拓宽了新的应用领域。目前多媒体技术的主要领域有:

(1) 游戏和娱乐:游戏与娱乐是多媒体技术应用的极为成功的一个领域。人们用计算机既能听音乐、看影视节目,又能参与游戏,与其中的角色联合或者对抗,从而使家庭文化生活进入到一个更加美妙的境地。

(2) 教育与培训:多媒体技术为丰富多彩的教学方式又添了一种新的手段,它可以将课文、图表、声音、动画和视频等组合在一起构成辅助教学产品。这种图、文、声、像并茂的产品将大大提高学生的学习兴趣和接受能力,并且可以方便地进行交互式的指导和因材施教。

用于军事、体育、医学和驾驶等各方面培训的多媒体计算机,不仅可以使受训者在生动直观、逼真的场景中完成训练过程,而且能够设置各种复杂环境,提高受训人员对困难和突发事件的应付能力,还能极大地节约成本。

(3) 商业:多媒体技术在商业领域的应用十分广泛,例如利用多媒体技术的商品广告、产品展示和商业演讲等会使人有一种身临其境的感觉。

(4) 信息:利用 CD-ROM 和 DVD 等大容量的存储空间,与多媒体声像功能结合,可以提供大量的信息产品。例如百科全书、地理系统、旅游指南等电子工具,还有电子出版物、多媒体电子邮件、多媒体会议等都是多媒体在信息领域中的应用。

(5) 工程模拟:利用多媒体技术可以模拟机构的装配过程、建筑物的室内外效果等,这样借助于多媒体技术,人们就可以在计算机上观察到不存在或者不容易观察到的工程效果。

（6）服务：多媒体计算机可以为家庭提供全方位的服务，例如家庭教师、家庭医师和家庭商场等。

多媒体正在迅速地以意想不到的方式进入生活的各个方面，正朝着智能化、网络化、立体化方向发展。

（四）人工智能技术

1. 人工智能技术的含义与发展　人工智能（artificial intelligence，AI），它是研究、开发用于模拟、延伸和扩展人的智能的理论、方法、技术及应用系统的一门新的技术科学。

人工智能是计算机学科的一个分支，20 世纪 70 年代以来被称为世界三大尖端技术之一（空间技术、能源技术、人工智能）。也被认为是 21 世纪三大尖端技术（基因工程、纳米科学、人工智能）之一。这是因为近 30 年来它获得了迅速的发展，在很多学科领域都获得了广泛应用，并取得了丰硕的成果，人工智能已逐步成为一个独立的分支，无论在理论和实践上都已自成一个系统。

人工智能企图了解智能的实质，并生产出一种新的能以人类智能相似的方式做出反应的智能机器，该领域的研究包括机器人、语言识别、图像识别、自然语言处理和专家系统等。"人工智能"一词最初是在 1956 年 Dartmouth 学会上提出的。从那以后，研究者们发展了众多理论和原理，人工智能的概念也随之扩展。人工智能是一门极富挑战性的科学，从事这项工作的人必须懂得计算机知识、心理学和哲学。人工智能是包括十分广泛的科学，它由不同的领域组成，如机器学习、计算机视觉等，总的说来，人工智能研究的一个主要目标是使机器能够胜任一些通常需要人类智能才能完成的复杂工作。但不同的时代、不同的人对这种"复杂工作"的理解是不同的。例如，繁重的科学和工程计算本来是要人脑来承担的，现在计算机不但能完成这种计算，而且能够比人脑做得更快、更准确，因此当代人已不再把这种计算看作是"需要人类智能才能完成的复杂任务"，可见复杂工作的定义是随着时代的发展和技术的进步而变化的，人工智能这门科学的具体目标也自然随着时代的变化而发展。它一方面不断获得新的进展，一方面又转向更有意义、更加困难的目标。目前能够用来研究人工智能的主要物质手段以及能够实现人工智能技术的机器就是计算机，人工智能的发展历史是和计算机科学与技术的发展史联系在一起的。除了计算机科学以外，人工智能还涉及信息论、控制论、自动化、仿生学、生物学、心理学、语言学、医学和哲学等多门学科。人工智能学科研究的主要内容包括：知识表示、自动推理和搜索方法、机器学习和知识获取、知识处理系统、自然语言理解、计算机视觉、智能机器人、自动程序设计等方面。

2. 人工智能的主要技术　人工智能技术主要包括知识获取与表示技术、知识库技术、推理技术、搜索与数据挖掘技术和智能接口技术等。

（1）知识获取与表示技术："知识获取和表示（knowledge acquisition and representation）"是知识推理的前提条件，通过知识表示，将所获取的知识存储在知识库中，才能利用知识进行推理，求解问题。因此，知识获取是设计和建造各种人工智能和知识工程系统的关键问题。

所谓"知识获取（knowledge acquisition，KA）"是指在人工智能和知识工程系统中，机器（计算机或智能机）如何获取知识的问题。有两种定义：①狭义知识获取：指人们通过系统设计、程序编制和人 - 机交互，使机器获取知识，如知识工程师利用知识表示技术，建立知识库，使专家系统获取知识。也就是通过人工移植的方法，将人们的知识存储到机器中去。因此，狭义知识获取也可称为"人工知识获取"。②广义知识获取：除了人工知识获取之外，机器还可以自动或半自动地获取知识。如在系统调试和运行过程中，通过机器学习进行知识积累，或者通过机器感知直接从外部环境获取知识,对知识库进行增删、修改、扩充和更新。因此,广义知识获取包括人工知识获取、自动和半自动知识获取。

知识表达技术(knowledge representation technique)是研究在机器中表示知识的方法、可行性、有效性及一些通用的原则,以便于使用、修改、删除和更换。所谓知识的表示方法,就是用来描述和组织知识的规则符号、形式语言和网络图等。

近年来,知识表达技术引起了广泛的注意,已成为人工智能研究领域中最活跃的部分之一。目前有人正着手研究通用的知识表达语言,然而知识表示的完整理论还没有形成。这一方面是由于人工智能本身正处于发展过程。另一方面是由于人们对于自己头脑中的知识的形成及其结构等机制还没有弄得很清楚。因此,知识的表达还是按照各人的理解从不同的角度进行探索。

(2) 知识库技术:知识库技术(technology of knowledge base)是人工智能技术的重要组成部分。知识库管理系统具有知识的存储、编排、检索、增删、修改和扩充知识库的功能。建立知识库的目的就是为某特定专家系统保存相关的事实和信息。有关某具体领域和学科的知识库应与该领域的人类专家经多年工作而获得的知识、经验和总和十分相似。

(3) 推理技术:推理指从已知的事实出发,运用已掌握的知识,找出其中蕴含的事实性结论,或归纳出新的结论的过程。推理技术(reasoning technology)主要是具有某种逻辑运算功能和程序系统,它可以从知识库中搜寻信息和关系,并以人类专家的方式提供答案、预测和建议,还能从已有的知识推导出新的知识。推理可分为经典推理和非经典推理,前者包括自然演绎推理、归纳演绎推理和(或)形演绎推理等,后者主要包括多值逻辑推理、模态逻辑推理、非单调推理等。推理方式有反向推理、正向推理和双向推理等。反向推理法又叫回溯链法,是一种从结论出发向后追溯条件或事实的方法,即先假定结论正确,再去验证条件是否满足。若诸条件都满足,则证实结论正确;否则再由另一个假设去推断结论。对于一些结论可能已知的问题,这种方法的效率比正向推理法的效率高。正向推理法又叫前溯链法,是从条件或事实出发逐步向结论推进的方法。这种方法一般用在对于一个问题可能有多种解,即可能有若干种解释的情况。与反向推理法相比,这种方法能以较少的用户查询得出结论并生成更多的信息。但这种方法需要更多的处理和更高的先进性,从而价格也就较贵。双向推理法是一种把上述两种方法结合起来使用形成的新方法。在这种方法中,常常用正向推理法确定各种假设证实的先后次序,待确定次序后再用反向推理法验证假设是否成立。

(4) 搜索与数据挖掘技术:

1) 搜索(search)是根据问题的实际情况不断寻找可利用的知识,从而构造一条代价较小的推理路线。搜索分为盲目搜索和启发式搜索。盲目搜索是按预定的控制策略进行搜索,在搜索过程中获得的中间信息不用来改进控制策略。启发式搜索是在搜索过程中加入与问题有关的启发性信息,用于指导搜索朝着最有希望的方向前进,加速问题的求解过程,并找到最优解。

2) 数据挖掘(data mining)就是从大量的、不完全的、有噪声的、模糊的、随机的实际应用数据中,提取隐含在其中的、人们事先不知道的、但又是潜在有用的信息和知识的过程。这个定义包括好几层含义:数据源必须是真实的、大量的、含噪声的;发现的是用户感兴趣的知识;发现的知识要可接受、可理解、可运用;并不要求发现放之四海皆准的知识,仅支持特定的发现问题。

数据挖掘与传统分析方法的区别:数据挖掘与传统的数据分析(如查询、报表、联机应用分析)的本质区别是数据挖掘是在没有明确假设的前提下去挖掘信息、发现知识。数据挖掘所得到的信息应具有先前未知、有效和可实用三个特征。

先前未知的信息是指该信息是预先未曾预料到的,即数据挖掘是要发现那些不能靠直觉发现的信息或知识,甚至是违背直觉的信息或知识,挖掘出的信息越是出乎意料,就可能越有价值。在商业应用中最典型的例子就是一家连锁店通过数据挖掘发现了小孩尿布和啤酒之间有着惊人的联系。

数据挖掘不是为了替代传统的统计分析技术。相反,它是统计分析方法学的延伸和扩展。大多数的统计分析技术都基于完善的数学理论和高超的技巧,预测的准确度还是令人满意的,但对使用者的要求很高。而随着计算机计算能力的不断增强,我们有可能利用计算机强大的计算能力只通过相对简单和固定的方法完成同样的功能。

一些新兴的技术同样在知识发现领域取得了很好的效果,如神经元网络和决策树,在足够多的数据和计算能力下,它们几乎不用人的关照,自动就能完成许多有价值的功能。

数据挖掘就是利用了统计和人工智能技术的应用程序,把这些高深复杂的技术封装起来,使人们不用自己掌握这些技术也能完成同样的功能,并且更专注于自己所要解决的问题。

(5) 智能接口技术:智能接口技术(intelligent interface technology)是研究如何使人们能够方便自然地与计算机交流的技术。为了实现这一目标,要求计算机能够看懂文字、听懂语言、说话表达,甚至能够进行不同语言之间的翻译,而这些功能的实现又依赖于知识表示方法的研究。因此,智能接口技术的研究既有巨大的应用价值,又有基础的理论意义。

(6) 神经计算机:神经计算机(neurocomputer),又称第六代计算机,是模仿人的大脑判断能力和适应能力,并具有可并行处理多种数据功能的神经网络计算机。与以逻辑处理为主的第五代计算机不同,它本身可以判断对象的性质与状态,并能采取相应的行动,而且它可同时并行处理实时变化的大量数据,并引出结论。以往的信息处理系统只能处理条理清晰、经络分明的数据。而人的大脑却具有能处理支离破碎、含糊不清信息的灵活性,第六代电子计算机将类似人脑的智慧和灵活性。

四、信息组织与存储技术

信息组织(information organization)即信息的有序化与优质化,就是利用一定的科学规则和方法,通过对信息外在特征和内容特征排序,实现无序信息流向有序信息流的转换,从而使信息集合达到科学组合实现有效流通,促进用户对信息的有效获取和利用及信息的有效流通和组合。

(一) 信息组织工具的表示语言

1. **置标语言** 置标语言(markup language)即标记语言,是一种将文本以及文本相关的其他信息结合起来,展现出关于文档结构和数据处理细节的电脑文字编码。与文本相关的其他信息(包括例如文本的结构和表示信息等)与原来的文本结合在一起,但是使用标记进行标识。

标准通用置标语言(standard generalized markup language,SGML)是数据描述、数据模型化和数据交换的标准,是一种描述结构的模式语言,也是标识这些结构的置标语言,SGML是一个复杂的系统,就语言而言,它是一种电子文献的格式,即标准结构化文献格式,或描述文献的一种计算机语言,它有自己的语法和语义。SGML 文本由 SGML 声明、文档类型定义

(DTD)和文档实例3部分组成;SGML声明用于说明SGML某类文档中所使用的一般性的具体细节,如分界符(<、>、/等字符)的定义,对所采用字符集(ASCII或其他字符集)的规定等。就是说,SGML声明定义字符信息、具体语法规则、容量要求以及使用SGML的特征。文件类型定义(document type definition,DTD)用来规定标记某一类文档的规则,并定义该类文档相应的文档结构。对不同结构的文档来说,定义文档类型都是不同的。定义文档类型是应用标准中的核心部分,使用SGML,总是首先明确使用的是哪个定义文档类型。定义的结果用DTD来表示。文档实例中包含文件信息正文及标记,它一般由SGML声明中允许的字符组成,其中夹入的标记遵照此类文件的文件类型定义进行。SGML应用于文件及元数据格式的编码,成为多种元数据格式的基础。因SGML标记语言极其精密和复杂,故没有被广泛应用。

超级文本标记语言(hypertext markup language,HTML)是标准通用标记语言下的一个应用,也是一种规范、一种标准,它通过标记符号来标记要显示的网页中的各个部分。网页文件本身是一种文本文件,通过在文本文件中添加标记符,可以告诉浏览器如何显示其中的内容(如:文字如何处理、画面如何安排、图片如何显示等)。浏览器按顺序阅读网页文件,然后根据标记符解释和显示其标记的内容,对书写出错的标记将不指出其错误,且不停止其解释执行过程,编制者只能通过显示效果来分析出错原因和出错部位。但需要注意的是,对于不同的浏览器,对同一标记符可能会有不完全相同的解释,因而可能会有不同的显示效果。

随着Web文件越来越大、越来越复杂,HTML暴露出几个方面的缺陷:①扩展性很差,不允许用户设定自己文件的标签或者属性;②不支持描述数据库和面向对象层次的深层结构规范;③不支持检索输入数据合法性的语言规范。这些特性严重限制了它的应用。所以可扩展标记语言应运而生。

可扩展标记语言(extensible markup language,XML)是SGML的一个子集,一种用于标记电子文件使其具有结构性的标记语言。可扩展标记语言可以用来标记数据、定义数据类型,是一种允许用户对自己的标记语言进行定义的源语言。可扩展标记语言非常适合万维网传输,提供统一的方法来描述和交换独立于应用程序或供应商的结构化数据。XML文件可以独立于Internet存在,其平台无关性将对Web产生巨大的影响。XML保留了SGML在可扩展性、结构以及数据确认方面的主要优点,可支持建立用户定义的Web文件类型。

2. 元数据　元数据(metadata)是描述数据及其环境的数据,或者定义和描述其他数据的数据。

元数据是一种二进制信息,用以对存储在公共语言运行库可移植可执行文件(PE)或存储在内存中的程序进行描述。将代码编译为PE文件时,便会将元数据插入到该文件的一部分中,而将代码转换为Microsoft中间语言(MSIL)并将其插入到该文件的另一部分中。在模块或程序集中定义和引用的每个类型和成员都将在元数据中进行说明。当执行代码时,运行库将元数据加载到内存中,并引用它来发现有关代码的类、成员、继承等信息。

元数据的优点:对于一种更简单的编程模型来说,元数据是关键,该模型不再需要接口定义语言(interface definition language,IDL)文件、头文件或任何外部组件引用方法。元数据允许.NET语言自动以非特定语言的方式对其自身进行描述,而这是开发人员和用户都无法看见的。另外,通过使用属性,可以对元数据进行扩展。元数据具有以下主要优点:①自描述:公共语言运行库模块和程序集是自描述的。模块的元数据包含与另一个模块进行交互所需的全部信息。元数据自动提供COM中IDL的功能,允许将一个文件同时用于定义和实现。

运行库模块和程序集甚至不需要向操作系统注册。结果,运行库使用的说明始终反映编译文件中的实际代码,从而提高应用程序的可靠性。②设计:元数据提供所有必需的有关已编译代码的信息,以供从用不同语言编写的 PE 文件中继承类。可以创建用任何托管语言(任何面向公共语言运行库的语言)编写的任何类的实例,而不用担心显式封送处理或使用自定义的互用代码。

3. **都柏林核心元数据格式** 都柏林核心元数据格式(dublin core metadata,DC)是通过举办一系列研讨会的形式发展起来的。第一次研讨会于 1995 年 3 月在美国俄亥俄州(Ohio)的都柏林举办。这些研讨会和会后相关的工作最终产生了由 Weibel 等人于 1998 年提出的一个精简的元数据集——都柏林核心元素集(dublin metadata core elements set)。它所包含的 3 个大类 15 个要素,可基本揭示信息资源的特征。第一大类为描述资源内容的要素;第二大类为描述知识产权的要素;第三大类为描述资源外部属性的要素。15 种元数据元素包括:标题(title)、创建者(creator)、主题(subject)、描述(description)、发行者(publisher)、资助者(contributor)、日期(date)、类型(type)、格式(format)、标识符(identifier)、来源(source)、语言(language)、关系(relation)、范围(coverage)、权限(rights)。

4. **信息检索语言** 检索语言(retrieval language)是应文献信息的加工、存储和检索的共同需要而编制的专门语言,是表达一系列概括文献信息内容和检索课题内容的概念及其相互关系的一种概念标识系统。简言之,检索语言是用来描述信息源特征和进行检索的人工语言,可分为规范化语言和非规范化语言(自然语言)两类。

信息检索语言有几千种,依其划分方法的不同,其类型也不一样。

按照标识的性质与原理划分为:①分类法语言(classification language):是指以数字、字母或字母与数字结合作为基本字符,采用字符直接连接并以圆点(或其他符号)作为分隔符的书写法,以基本类目作为基本词汇,以类目的从属关系来表达复杂概念的一类检索语言。著名的分类法有《国际十进分类法》、《美国国会图书馆图书分类法》、《国际专利分类表》、《中国图书馆图书分类法》等。②主题法语言(subject language):指以自然语言的字符为字符,以名词术语为基本词汇,用一组名词术语作为检索标识的一类检索语言。以主题语言来描述和表达信息内容的信息处理方法称为主题法。主题语言又可分为标题词、元词、叙词、关键词。③代码语言(code language):指对事物的某方面特征,用某种代码系统来表示和排列事物概念,从而提供检索的检索语言。例如,根据化合物的分子式这种代码语言,可以构成分子式索引系统,允许用户从分子式出发,检索相应的化合物及其相关的文献信息。

按照表达文献的特征划分:①表达文献外部特征的检索语言:主要是指文献的篇名(题目)、作者姓名、出版者、报告号、专利号等。将不同的文献按照篇名、作者名称的字序进行排列,或者按照报告号、专利号的数序进行排列,所形成的以篇名、作者及号码的检索途径来满足用户需求的检索语言。②表达文献内容特征的检索语言:主要是指所论述的主题、观点、见解和结论等。

(二) 数据库技术

数据库技术(database technology)是通过研究数据库的结构、存储、设计、管理以及应用的基本理论和实现方法,并利用这些理论来实现对数据库中的数据进行处理、分析和理解的技术。即数据库技术是研究、管理和应用数据库的一门软件科学。

数据库技术研究和管理的对象是数据,所以数据库技术所涉及的具体内容主要包括:通过对数据的统一组织和管理,按照指定的结构建立相应的数据库和数据仓库;利用数据库管理系统和数据挖掘系统设计出能够实现对数据库中的数据进行添加、修改、删除、处理、分析、理解、报表和打印等多种功能的数据管理和数据挖掘应用系统;并利用应用管理系统最终实现对数据的处理、分析和理解。

1. 数据管理及其发展　数据管理技术(data management technology)是对数据进行分类、组织、编码、输入、存储、检索、维护和输出的技术。经历了人工管理、文件管理、数据库管理三个阶段。每一阶段的发展以数据存储冗余不断减小、数据独立性不断增强、数据操作更加方便和简单为标志,各有各的特点。下面简单描述数据管理的三个阶段:

(1) 人工管理阶段:20世纪50年代中期以前,在计算机出现之前,人们运用常规的手段从事记录、存储和对数据加工,也就是利用纸张来记录和利用计算工具(算盘、计算尺)来进行计算,并主要使用人的大脑来管理和利用这些数据。而早期的计算机主要用于数值计算,也无管理数据的软件,因此从计算机内记录的数据上看,数据量小,数据无结构。用户直接管理,且数据间缺乏逻辑组织,数据仅依赖特定的应用,缺乏独立性。

(2) 文件系统阶段:20世纪50年代后期到60年代中期,数据管理发展到文件系统阶段。这一阶段的数据管理技术得益于计算机的处理速度和存储能力的惊人提高,这一时期的数据处理系统是把计算机中的数据组织成相互独立的被命名的数据文件,并可按文件的名字来进行访问,对文件中的记录进行存取的数据管理技术。数据可以长期保存在计算机外存上,可以对数据进行反复处理,并支持文件的查询、修改、插入和删除等操作,这就是文件系统。文件系统实现了记录内的结构化,但从文件的整体来看却是无结构的。其数据面向特定的应用程序,因此数据共享性、独立性差,且冗余度大,管理和维护的代价也很大。

(3) 数据库系统阶段:20世纪60年代后期,计算机性能得到进一步提高,更重要的是出现了大容量磁盘,存储容量大大增加且价格下降。在此基础上,才有可能克服文件系统管理数据的不足,而满足和解决实际应用中多个用户、多个应用程序共享数据的要求,从而使数据能为尽可能多的应用程序服务,这就出现了数据库这样的数据管理技术。数据库的特点是数据不再只针对某一个特定的应用,而是面向全组织,具有整体的结构性,共享性高,冗余度减小,具有一定的程序与数据之间的独立性,并且对数据进行统一的控制。

由于数据库的这些特点,它的出现使信息系统的研制从围绕加工数据的程序为中心转变到围绕共享的数据库来进行。便于数据的集中管理,也提高了程序设计和维护的效率。提高了数据的利用率和可靠性。当今的大型信息管理系统均是以数据库为核心的。数据库系统是计算机应用中的一个重要方面。

2. 数据的组织　数据组织是把由计算机程序处理的大量数据,按一定的要求组织起来,以一定的形式存贮于各种硬件介质中。它既指数据在内存中的组织,又指数据在外存中的组织。文件组织是数据组织的一部分,主要指数据记录在外存设备上的组织。

3. 数据模型　数据模型是现实世界数据特征的抽象,用于描述一组数据的概念和定义。数据模型是数据库中数据的存储方式,是数据库系统的基础。在数据库中,数据的物理结构又称数据的存储结构,就是数据元素在计算机存储器中的表示及其配置;数据的逻辑结构则是指数据元素之间的逻辑关系,它是数据在用户或程序员面前的表现形式,数据的存储结构不一定与逻辑结构一致。

(1) 数据模型的研究包括以下三个方面:

1) 概念数据模型:这是面向数据库用户的现实世界的数据模型,主要用来描述世界的概念化结构,它使数据库的设计人员在设计的初始阶段,摆脱计算机系统及数据库管理系统的具体技术问题,集中精力分析数据以及数据之间的联系等,与具体的数据库管理系统无关。概念数据模型必须换成逻辑数据模型,才能在数据库管理系统中实现。

2) 逻辑数据模型:这是用户在数据库中看到的数据模型,是具体的数据库管理系统所支持的数据模型,主要有网状数据模型、层次数据模型和关系数据模型三种类型。此模型既要面向用户,又要面向系统,主要用于数据库管理系统的实现。在数据库中用数据模型来抽象、表示和处理现实世界中的数据和信息,主要是研究数据的逻辑结构。

3) 物理数据模型:这是描述数据在存储介质上的组织结构的数据模型,它不但与具体的数据库管理系统有关,而且还与操作系统和硬件有关。每一种逻辑数据模型在实现时都有与其相对应的物理数据模型。数据库管理系统为了保证其独立性与可移植性,将大部分物理数据模型的实现工作交由系统自动完成,而设计者只设计索引、聚集等特殊结构。

(2) 数据模型的三要素:数据模型所描述的内容有 3 个部分,分别是数据结构、数据操作和数据约束。

1) 数据结构:数据结构用于描述系统的静态特征,包括数据的类型、内容、性质及数据之间的联系等。它是数据模型的基础,也是刻画一个数据模型性质最重要的方面。在数据库系统中,人们通常按照其数据结构的类型来命名数据模型。例如,层次模型和关系模型的数据结构就分别是层次结构和关系结构。

2) 数据操作:数据操作用于描述系统的动态特征,包括数据的插入、修改、删除和查询等。数据模型必须定义这些操作的确切含义、操作符号、操作规则及实现操作的语言。

3) 数据约束:数据的约束条件实际上是一组完整性规则的集合。完整性规则是指给定数据模型中的数据及其联系所具有的制约和存储规则,用以限定符合数据模型的数据库及其状态的变化,以保证数据的正确性、有效性和相容性。例如,限制一个表中学号不能重复,或者年龄的取值不能为负,都属于完整性规则。

4. 数据库管理系统　数据库管理系统(database management system,DBMS)是一种操纵和管理数据库的大型软件,是用于建立、使用和维护数据库。它对数据库进行统一的管理和控制,以保证数据库的安全性和完整性。用户通过 dbms 访问数据库中的数据,数据库管理员也通过 dbms 进行数据库的维护工作。它提供多种功能,可使多个应用程序和用户用不同的方法在同时或不同时刻去建立,修改和询问数据库。它使用户能方便地定义和操纵数据,维护数据的安全性和完整性,以及进行多用户下的并发控制和恢复数据库。

数据库管理系统的层次结构:根据处理对象的不同,数据库管理系统的层次结构由高级到低级依次为应用层、语言翻译处理层、数据存取层、数据存储层、操作系统。①应用层:应用层是 DBMS 与终端用户和应用程序的界面层,处理的对象是各种各样的数据库应用;②语言翻译处理层:语言翻译处理层是对数据库语言的各类语句进行语法分析、视图转换、授权检查、完整性检查等;③数据存取层:数据存取层处理的对象是单个元组,它将上层的集合操作转换为单记录操作;④数据存储层:数据存储层处理的对象是数据页和系统缓冲区;⑤操作系统:操作系统是 DBMS 的基础。操作系统提供的存取原语和基本的存取方法通常是作为和 DBMS 存储层的接口。

典型的数据库管理系统包括以下几个:

(1) Oracle:Oracle 是一个最早商品化的关系型数据库管理系统,也是应用广泛、功能强大的数据库管理系统。Oracle 作为一个通用的数据库管理系统,不仅具有完整的数据管理功能,还是一个分布式数据库系统,支持各种分布式功能,特别是支持 Internet 应用。作为一个应用开发环境,Oracle 提供了一套界面友好、功能齐全的数据库开发工具。Oracle 使用 PL/SQL 语言执行各种操作,具有可开放性、可移植性、可伸缩性等功能。特别是在 Oracle 8i 中,支持面向对象的功能,如支持类、方法、属性等,使得 Oracle 产品成为一种对象/关系型数据库管理系统。目前最新版本是 Oracle 11g。

(2) PostgreSQL:PostgreSQL 是一个自由的对象-关系数据库服务器(数据库管理系统),它在灵活的 BSD-风格许可证下发行。它在其他开放源代码数据库系统(比如 MySQL 和 Firebird)和专有系统(比如 Oracle、Sybase、IBM 的 DB2 和 Microsoft SQL Server)之外,为用户又提供了一种选择。

(3) Microsoft SQL Server:Microsoft SQL Server 是一种典型的关系型数据库管理系统。可以在许多操作系统上运行,它使用 Transact-SQL 语言完成数据操作。由于 Microsoft SQL Server 是开放式的系统,其他系统可以与它进行完好的交互操作。目前最新版本的产品为 Microsoft SQL Server 2008,它具有可靠性、可伸缩性、可用性、可管理性等特点,为用户提供完整的数据库解决方案。

(4) Microsoft Access:作为 Microsoft Office 组件之一的 Microsoft Access 是在 Windows 环境下非常流行的桌面型数据库管理系统。使用 Microsoft Access 无需编写任何代码,只需通过直观的可视化操作就可以完成大部分数据管理任务。在 Microsoft Access 数据库中,包括许多组成数据库的基本要素。这些要素是存储信息的表、显示人机交互界面的窗体、有效检索数据的查询、信息输出载体的报表、提高应用效率的宏、功能强大的模块工具等。它不仅可以通过 ODBC 与其他数据库相连,实现数据交换和共享,还可以与 Word、Excel 等办公软件进行数据交换和共享,并且通过对象链接与嵌入技术在数据库中嵌入和链接声音、图像等多媒体数据。

(三) 超文本技术

1. **超文本的概念与优越性**　超文本(hypertext)是用超链接的方法,将各种不同空间的文字信息组织在一起的网状文本。超文本更是一种用户界面范式,用以显示文本及与文本之间相关的内容。现时超文本普遍以电子文档方式存在,其中的文字包含有可以链接到其他位置或者文档的链接,允许从当前阅读位置直接切换到超文本链接所指向的位置。我们日常浏览的网页上的链接都属于超文本。

"超文本"使得每个读者摆脱了文本线性的控制,读者可以随意地在某地方停下来,进入另一个文本。读者是最后的文本意义的生产者,在阅读新闻时,能按照自己的意愿和思路,实现新闻内容的"跳转"及表达方式的转换,更好地适应用户的主体地位及联想的思维规律。超文本结构是网络上信息的组织方式,大大增加了新闻报道的综合性、信息量、可选择性和自主性。

2. **超文本的特点**

(1) 超文本的基本特征就是可以超链接文档,可以指向其他位置,该位置可以在当前的文档中、局域网中的其他文档,也可以在因特网上的任何位置的文档中。这些文档组成了一个杂乱的信息网。目标文档通常与其来源有某些关联,并且丰富了来源;来源中的链接元素则将这种关系传递给浏览者。

(2) 超链接可以用于各种效果。超链接可以用在目录和主题列表中。浏览者可以在浏览器屏幕上单击鼠标或在键盘上按下按键,从而选择并自动跳转到文档中自己感兴趣的主题,或跳转到世界上某处完全不同的集合中的某个文档。

（3）超链接还可以向浏览者指出有关文档中某个主题的更多信息。例如，"如果您想了解更详细的信息，请参阅某某页面"。作者可以使用超链接来减少重复信息。例如，我们建议创作者在每个文档中都签署上自己的姓名。这样就可以使用一个将名字和另一个包含地址、电话号码等信息的单独文档链接起来的超链接，而不必在每个文档中都包含完整的联系信息。

（四）信息压缩技术

1. 基本概念 随着多媒体、视频图像、文档映象等技术的出现，数据压缩成了网络管理员的一个重要课题。数据压缩基本上是挤压数据使得它占用更少的磁盘存储空间和更短的传输时间。压缩的依据是数字数据中包含大量的重复，它将这些重复信息用占用空间较少的符号或代码来代替。

2. 处理多媒体信息的压缩标准 有如下几个：

（1）联合图像专家组压缩［joint photographic experts group（JPEG）compression］：JPEG 使用普通算法压缩静态图像。三维彩色和坐标图像信息首先被转换成更适于压缩的格式。颜色信息也被编码，如果系统不能使用的话，则删掉一部分。压缩值是用户可选的，取决于能容忍的图像降级的程度。一旦这些初始设置被确定，就可使用无失真或有失真压缩技术来压缩文件。JPEG 不是为处理视频图像而专门设计的，但通过压缩帧并减小帧的尺寸与频率，它在一定程度上做到了这一点。

（2）片段压缩（fractal compression）：在 Iterated Systems 公司开发的片段压缩技术中，随着压缩启动程序（一种专用版）使用一种以各种方式操作片段的数学变换来寻找图像中的匹配模式时，图像被分成越来越小的片段。重复的模式被保存起来以重建原始图，不匹配的数据被认为是不重要的并被删掉。用户可选择处理运行的时间量，它决定了对数据的压缩量。

（3）音频 - 视频交替（audio-video interleave，AVI）：AVI 由 Microsoft 开发，作为一种在 CD-ROM 盘上存储活动视频图像的方法。读取信息时使用软件解压。这种技术结合了无失真技术和一种快速但并非有效的特殊压缩算法。AVI 图像减少了每秒的帧数，从而产生令人不满意的图像。然而，对某些应用来说，这种技术是可以接受的。

（4）数字视频交互（digital video interactive，DVI）：DVI 是由 Intel 开发的活动视频图像压缩方案，被认为是事实上的标准。与 AVI 相似，它最初用于 CD-ROM 应用，并成功地把视频图像以这种格式带到了台式系统。

（5）Indeo 视频图像（Indeo video）：Indeo 视频是一种数字视频图像记录格式和压缩软件技术，它能够将视频图像文件压缩到未压缩前的 1/10~1/5。例如，Indeo 能将一个 50MB 的文件减小到 9MB。Indeo 类似的产品有 Microsoft Video for Windows、OS/2 操作系统和 Apple Quicktime for Macintosh and Windows。播放根据提供的硬件类型而优化，所以较快系统上的帧播放率会有所提高。视频图像的记录使用 Intel i750 视频图像处理器来优化，因为视频图像在接收时就被压缩，而不是先存储再压缩。它使用了多种压缩技术，包括有失真和无失真技术。

（6）运动图像专家组（motion picture experts group，MPEG）：MPEG 正在开发若干视频压缩标准，该标准定义国际通用格式、数据速率和压缩技术。MPEG-1 规范定义了音频和视频以及如何以 1.5~2Mbps 的速率从盘上访问全运动视频图像。MPEG-2 致力于提供质量超过 NTSC、PAI 和 SECAM 广播系统的全运动视频图像。

其他压缩方法正处于研究阶段，现有的方法也正被重新修订，国际电报电话咨询委员会

(international telephone and telegraph consultative committee，CCITT)正在从事可视电话和综合业务数字网(integrated services digital network，ISDN)上的电视会议以及其他一些服务的标准的制定。

(五) 光盘存储技术

光盘存储技术(optical disc storage technology)是一种通过光学的方法读写数据的信息存储技术。它的工作原理是改变存储单元的某种性质的反射率、反射光极化方向，利用这种性质的改变来写入存储二进制数据。在读取数据时，光检测器检测出光强和极化方向等的变化，从而读出存储在光盘上的数据。由于高能量激光束可以聚焦成约 0.8μm 的光束，并且激光的对准精度高，因此它比硬盘等其他存储技术具有较高的存储容量。

常用的光盘系统有：①光盘(CD)：存储数字音频信息的不可擦光盘，标准系统采用 12cm 大小，能记录连续播放 60 分钟以上的信息；②光盘只读存储器(CD-ROM)：是由音频光盘(简称 CD)发展而来的一种小型只读存储器，用于存储计算机数据的不可擦只读光盘。标准系统采用 12cm 大小，能存储大于 550M 字节的容量；③可刻录光盘(CD-R)；④可重写光盘(CD-RW)：使用光技术、但容易擦去和重复写入的光盘，有 3.25 英寸和 5.25 英寸两种，容量通常用 650M 字节；⑤数字化视频盘(DVD)：制作数字化的、压缩的视频信息以及其他大容量数字数据技术；⑥可刻录 DVD(DVD-R)；⑦可重写 DVD(DVD-RW)。

五、信息检索与传播技术

(一) 光盘信息检索技术

光盘信息检索(CD-ROM information retrieval)又称光盘数据库检索，即采用计算机作为手段、以光盘作为信息存储载体和检索对象进行的信息检索，是目前应用较为广泛的一种计算机信息检索。

光盘是集激光技术、计算机技术以及数字通信技术于一体的一种新兴的综合技术。荷兰菲利浦公司从 20 世纪 70 年代初开始研制激光唱盘，并于 1978 年推出第一代数字激光唱片。1983 年，只读式光盘诞生，其后光盘驱动器也逐渐成为微机的标准组件。1987 年，联机信息检索的霸主 DIALOG 系统推出了其 On Disc 光盘检索数据库，标志着光盘向信息检索领域的进军。因为光盘具有储存能力强、介质成本低、数据可靠性强、便于携带等优点，成为最新颖、有效的现代化信息储存和传播工具。特别是它与计算机相结合，给人们提供了一种新的检索环境和系统模式，对计算机信息检索和信息服务业产生了重要的影响，使得光盘信息检索迅速发展起来，成为现在计算机信息检索中的重要组成部分。

(二) 联机信息检索技术

联机信息检索(online information retrieval)是指利用计算机终端设备，通过通信线路或网络，与世界上的信息检索系统相连，从信息检索系统的数据库中进行检索并获得信息的过程。

联机信息检索允许用户以联机会话的方式直接访问系统及其数据库，检索是实时、在线进行的，并在检索过程中可随时调整检索策略。这种系统具有分时的操作能力，能够支持许多相互独立的终端同时进行检索。并且采用了实时操作技术，用户的提问一旦传到主机被接收后，计算机能及时处理、即刻回答，将检索结果很快传送到用户终端，用户可以浏览得到的信息，随时修改提问，直至得到满意的结果。随着通信技术的发展，利用公用通信网或专用通信网，联机信息检索已经超出一个地区、一个国家的范围，进入国际信息空间，出现了像 DIALOG、ORBIT 这样的国际联机系统。

(三)网络信息检索技术

网络信息检索（network information retrieval，NIR）一般指因特网检索，是通过网络接口软件，用户可以在一终端查询各地上网的信息资源。这一类检索系统都是基于互联网的分布式特点开发和应用的，即：①数据分布式存储：大量的数据可以分散存储在不同的服务器上；②用户分布式检索：任何地方的终端用户都可以访问存储数据；③数据分布式处理：任何数据都可以在网上的任何地方进行处理。

网络信息检索与联机信息检索最根本的不同在于网络信息检索是基于客户机/服务器的网络支撑环境的，客户机和服务器是同等关系，而联机检索系统的主机和用户终端是主从关系。在客户机/服务器模式下，一个服务器可以被多个客户访问，一个客户也可以访问多个服务器。因特网就是该系统的典型，网上的主机既可以作为用户的主机里的信息，又可以作为信息源被其他终端访问。

(四)信息传播技术

1. 信息传播技术的概念 信息传播技术（information communication technology）是将信息从一地传到另一地的技术。人类一直在改进信息传播的方式，从原始社会人们利用手势、声音、火光等方式传播信息到语言的产生；从文字的出现到纸张、印刷术的发明；从电话、电报到电视的问世；从通信卫星上天到因特网建成，使人类社会信息传播发生深刻的变化，每次变化都是划时代的革命。

2. 信息传播技术的特点

(1) 互动性：传播新媒介都带有某种程度的相互作用的特征，即信息的接收者或使用者都有向信息的提供者直接提出要求、作出反应的能力，就像两个人当面直接交流时一问一答那样相互交换信息。

(2) 异步性：信息传播技术的异步性是指新媒介能够让个人在较适宜的时间或打破正常顺序接收有关信息。

(3) 微型化：信息传播技术将日益微型化。1960年前后诞生的集成电路经过了10年的开发研究，可以在一个芯片上容纳一千个以上的晶体管。这种大规模集成电路（简称LSI）现仍在以惊人的速度不断提高，已能在大约一个手指尖大小的面积上容纳一千万个晶体管。目前的最新成果能够把原子像演杂技那样一层一层地重叠起来。由于半导体技术的发展和LSI的高集成化，如今的收录机只有孩子的巴掌大；有的收音机只有手表那么大；摄像机已经可以放进钱包内、装在眼镜上；日本埃普森公司已生产出对角线尺寸为13cm、重400g的带液晶屏幕的袖珍彩色电视机。不久的将来，电视机就可以像一幅挂历那样挂在墙上；只有巴掌大小的微型计算机已经问世，而原来同样功能的电子管计算机却要占据一间大房子。微型化一方面表现为多个不同功能的传播媒介将不断合理组合并变得日益精致。

(4) 小众化：小众化也叫个人化，指的是大众传播系统的控制权由讯息制造者移至讯息消费者。

(5) 信息化：信息传播技术是一种新的社会生产力，促进了社会的巨大发展，形成了人类新的生存方式，极大地改变了人类的世界观、价值观、人生观。人类必须广泛地利用信息传播技术，才能适应新的生存方式。信息社会是建立在电脑技术、数字化技术和生物工程技术等先进技术基础上实现的。它使信息传播的速度大大加快，费用降低，其结果是知识取代了劳动力、原材料和资本而变成最重要的生产因素。

信息传播技术使人类可以更迅速、更便捷地获得信息成果，并通过不同的方式传播人类的文明成果,在人人可以随时随地享用信息、利用信息的社会里,信息的功效被最大限度地开发出来,促进社会经济的持续发展,创造出人类更灿烂的文明世界,形成一个既有高度信息化的世界,又保留各民族自己特色文化的多彩世界。通过不同的信息传播方式,不同民族之间可以广泛地进行交流和沟通,有利于世界的和平与发展,促进人类的共同繁荣。

六、信息传输与安全技术

(一) 数据通信技术

数据通信(data communication)就是通过适当的传输介质(如双绞线、同轴电缆、光导纤维、微波、通信卫生等)将数据信息从一台机器传送到另一台机器。这里所指的机器可以是计算机、终端设备或其他任何通信设备。

数据通信是 20 世纪 50 年代随着计算机技术和通信技术的迅速发展以及两者之间的相互渗透与结合而兴起的一种新的通信方式,它是计算机和通信相结合的产物。随着计算机技术的广泛普及与计算机远程信息处理应用的发展,数据通信应运而生,它实现了计算机与计算机之间、计算机与终端之间的传递。

(二) 信息安全技术

信息安全技术(information security technology)是由密码应用技术、信息安全技术、数据灾难与数据恢复技术、操作系统维护技术、局域网组网与维护技术、数据库应用技术等组成的计算机综合应用技术。

1. 访问控制技术

(1) 访问控制的概念及目的:访问控制(access control)指系统对用户身份及其所属的预先定义的策略组限制其使用数据资源能力的手段。通常用于系统管理员控制用户对服务器、目录、文件等网络资源的访问。访问控制是系统保密性、完整性、可用性和合法使用性的重要基础,是网络安全防范和资源保护的关键策略之一,也是主体依据某些控制策略或权限对客体本身或其资源进行的不同授权访问。

访问控制的主要目的是限制访问主体对客体的访问,从而保障数据资源在合法范围内得以有效使用和管理。为了达到上述目的,访问控制需要完成两个任务:识别和确认访问系统的用户、决定该用户可以对某一系统资源进行何种类型的访问。

(2) 访问控制的类型:主要的访问控制类型有 3 种模式:自主访问控制、强制访问控制和基于角色访问控制。

1) 自主访问控制:自主访问控制(discretionary access control, DAC)是一种接入控制服务,通过执行基于系统实体身份及其到系统资源的接入授权。包括在文件、文件夹和共享资源中设置许可。用户有权对自身所创建的文件、数据表等访问对象进行访问,并可将其访问权授予其他用户或收回其访问权限。允许访问对象的属主制定针对该对象访问的控制策略,通常,可通过访问控制列表来限定针对客体可执行的操作。

2) 强制访问控制:强制访问控制(mandatory access control, MAC)是系统强制主体服从访问控制策略。是由系统对用户所创建的对象,按照规定的规则控制用户权限及操作对象的访问。主要特征是对所有主体及其所控制的进程、文件、段、设备等客体实施强制访问控制。在 MAC 中,每个用户及文件都被赋予一定的安全级别,只有系统管理员才可确定用户和组的访问权限,用户不能改变自身或任何客体的安全级别。系统通过比较用户和访问文件的安全级别,决定用户是否可以访问该文件。此外,MAC 不允许通过进程生成共享文件,以通过共享文件将信息在进程中传递。MAC可通过使用敏感标签对所有用户和资源强制执行安全策略,一般采用3种方法:限制访问控制、过程控制和系统限制。MAC常用于多级安全军事系统,对专用或简单系统较有效,但对通用或大型系统并不太有效。

MAC的安全级别有多种定义方式,常用的分为4级:绝密级(top secret,T)、秘密级(secret,S)、机密级(confidential,C)和无级别级(unclassified,U),其中T>S>C>U。所有系统中的主体(用户、进程)和客体(文件、数据)都分配安全标签,以标识安全等级。

3) 基于角色的访问控制:角色(role)是一定数量的权限的集合。指完成一项任务必须访问的资源及相应操作权限的集合。角色作为一个用户与权限的代理层,表示为权限和用户的关系,所有的授权应该给予角色而不是直接给用户或用户组。基于角色的访问控制(role-based access control,RBAC)是通过对角色的访问所进行的控制。使权限与角色相关联,用户通过成为适当角色的成员而得到其角色的权限。可极大地简化权限管理。为了完成某项工作创建角色,用户可依其责任和资格分派相应的角色,角色可依新需求和系统合并赋予新权限,而权限也可根据需要从某角色中收回。减小了授权管理的复杂性,降低管理开销,提高企业安全策略的灵活性。

2. **加密技术**　信息加密技术(information encryption technology)是利用数学或物理手段,对电子信息在传输过程中和存储体内进行保护,以防止泄露的技术。

保密通信、计算机密钥、防复制软盘等都属于信息加密技术。通信过程中的加密主要是采用密码,在数字通信中可利用计算机采用加密法,改变负载信息的数码结构。计算机信息保护则以软件加密为主。目前世界上最流行的几种加密体制和加密算法有:RSA算法和CCEP算法等。为防止破密,加密软件还常采用硬件加密和加密软盘。一些软件商品常带有一种小的硬卡,这就是硬件加密措施。在软盘上用激光穿孔,使软件的存储区有不为人所知的局部损坏,就可以防止非法复制。这样的加密软盘可以为不掌握加密技术的人员使用,以保护软件。由于计算机软件的非法复制,解密及盗版问题日益严重,甚至引发国际争端,因此对信息加密技术和加密手段的研究与开发,受到各国计算机界的重视,发展日新月异。

3. **认证技术**　在进行网络通信的过程中,除了对信息进行加密,以保证信息交流安全外,信息交流双方身份的认证也是至关重要的一环。计算机网络中的认证主要包括数字签名、身份验证以及数字证明。

4. **防病毒技术**　由于网络的互联性,因此计算机网络系统最易受到计算机病毒的攻击。从反病毒产品对计算机病毒的作用来讲,防毒技术可以直观地分为:病毒预防技术、病毒检测技术及病毒清除技术。

(1) 计算机病毒的预防技术:计算机病毒的预防技术就是通过一定的技术手段防止计算机病毒对系统的传染和破坏。实际上这是一种动态判定技术,即一种行为规则判定技术。也就是说,计算机病毒的预防是采用对病毒的规则进行分类处理,而后在程序运作中凡有类似的规则出现则认定是计算机病毒。具体来说,计算机病毒的预防是通过阻止计算机病毒进入系统内存或阻止计算机病毒对磁盘的操作,尤其是写操作。

预防病毒技术包括:磁盘引导区保护、加密可执行程序、读写控制技术、系统监控技术等。例如,大家所熟悉的防病毒卡,其主要功能是对磁盘提供写保护,监视在计算机和驱动器之间产生的信号,以及可能造成危害的写命令,并且判断磁盘当前所处的状态:哪一个磁盘将要进行写操作、是否正在进行写操作、磁盘是否处于写保护等,来确定病毒是否将要发作。计算机病毒的预防应用包括对已知病毒的预防和对未知病毒的预防两个部分。目前,对已知病毒的预防可以采用特征判定技术或静态判定技术,而对未知病毒的预防则是一种行为规则的判定技术,即动态判定技术。

(2) 检测病毒技术:计算机病毒的检测技术是指通过一定的技术手段判定出特定计算机病毒的一种技术。它有两种:一种是根据计算机病毒的关键字、特征程序段内容、病毒特征及传染方式、文件长度的变化,在特征分类的基础上建立的病毒检测技术。另一种是不针对具体病毒程序的自身校验技术。即对某个文件或数据段进行检验和计算并保存其结果,以后定期或不定期地以保存的结果对该文件或数据段进行检验,若出现差异,即表示该文件或数据段完整性已遭到破坏,感染上了病毒,从而检测到病毒的存在。

(3) 清除病毒技术:计算机病毒的清除技术是计算机病毒检测技术发展的必然结果,是计算机病毒传染程序的一种逆过程。目前,清除病毒大都是在某种病毒出现后,通过对其进行分析研究而研制出来的具有相应解毒功能的软件。这类软件技术发展往往是被动的,带有滞后性。而且,由于计算机软件所要求的精确性,解毒软件有其局限性,对有些变种病毒的清除无能为力。目前市场上流行的 Intel 公司的 PC_CILLIN、CentralPoint 公司的 CPAV 及我国的 LANClear 和 Kill89 等产品均采用上述三种防病毒技术。

在网络环境下,防范病毒问题显得尤其重要。这有两方面的原因:首先是网络病毒具有更大破坏力;其次是遭到病毒破坏的网络要进行恢复非常麻烦,而且有时恢复几乎不可能。因此,采用高效的网络防病毒方法和技术是一件非常重要的事情。网络大都采用"Client-Server"的工作模式,需要从服务器和工作站两个方面结合解决防范病毒的问题。在网络上对付病毒有以下四种基本方法:

1) 基于网络目录和文件安全性方法:以 NetWare 为例,在 NetWare 中,提供了目录和文件访问权限与属性两种安全性措施。访问权限有:访问控制权、建立权、删除权、文件扫描权、修改权、读权、写权和管理权。属性有:需归档、拷贝禁止、删除禁止、仅执行、隐含、索引、清洗、读审记、写审记、只读、读写、改名禁止、可共享、系统和交易。属性优先于访问权限。根据用户对目录和文件的操作能力,分配不同的访问权限和属性。例如,对于公用目录中的系统文件和工具软件,应该只设置只读属性,系统程序所在的目录不要授予修改权和管理权。这样,病毒就无法对系统程序实施感染和寄生,其他用户也就不会感染病毒。

由此可见,网络上公用目录或共享目录的安全性措施,对于防止病毒在网上传播起到积极作用。至于网络用户的私人目录,由于其限于个别使用,病毒很难传播给其他用户。采用基于网络目录和文件安全性的方法对防止病毒起到了一定作用,但是这种方法毕竟是基于网络操作系统的安全性的设计,存在着局限性。现在市场上还没有一种能够完全抵御计算机病毒侵染的网络操作系统,从网络安全性措施角度来看,在网络上也是无法防止带毒文件的入侵。

2) 采用工作站防病毒芯片:这种方法是将防病毒功能集成在一个芯片上,安装在网络工作站上,以便经常性地保护工作站及其通往服务器的路径。工作站是网络的门户,只要将这扇门户关好,就能有效地防止病毒的入侵。将工作站存取控制与病毒保护能力合二为一插在网卡的 EPROM 槽内,用户也可以免除许多繁琐的管理工作。Trend Micro Devices 公司解决的办法是基于网络上每个工作站都要求安装网络接口卡,网络接口卡上有一个 Boot Rom 芯片,因为多数网卡的 Boot Rom 并没有充分利用,都会剩余一些使用空间,所以如果安全程序够小的话,就可以把它安装在网络的 Boot Rom 的剩余空间内,而不必另插一块芯片。市场上 Chipway 防病毒芯片就是采用了这种网络防病毒技术。在工作站 DOS 引导过程中,

ROMBIOS、Extended BIOS 装入后，Partition Table 装入之前，Chipway 获得控制权，这样可以防止引导型病毒。Chipway 的特点是：①不占主板插槽，避免了冲突；②遵循网络上国际标准，兼容性好；③具有其他防病毒产品的优点。但目前，Chipway 对防止网络上广为传播的文件型病毒能力还十分有限。

3）采用 Station Lock 网络防毒方法：Station Lock 是著名防病毒产品开发商 Trend Micro Devices 公司的新一代网络防病毒产品。其防毒概念是建立在"病毒必须执行有限数量的程序之后，才会产生感染效力"的基础之上。例如，病毒是一个不具自我辨别能力的小程序，在病毒传染过程中至少必须拦截一个 DOS 中断请求，而且必须试图改变程序指针，以便让系统优先执行病毒程序，从而获得系统控制权。引导型病毒必须使用系统的 BIOS 功能调用，文件型病毒必须将自己所有的程序代码拷贝到另一个系统执行文件时才能复制感染。混合型病毒和多形体病毒在实施感染之前也必须获取系统控制权，才能运行病毒体程序而实施感染。Station Lock 就是通过这些特点，用间接方法观察，精确地预测病毒的攻击行为。其作用对象包括多型体病毒和未来型病毒。Station Lock 也能处理一些基本的网络安全性问题，例如存取控制、预放未授权拷贝以及在一个点对点网络环境下限制工作站资源相互存取等。Station Lock 能根据病毒活动辨别可能的病毒攻击意图，并在它造成任何破坏之前予以拦截。由于 Station Lock 是在启动系统开始之前，就接管了工作站上的硬件和软件，所以病毒攻击 Station Lock 是很困难的。Station Lock 是目前网络环境下防治病毒比较有效的方法。

4）基于服务器的防毒技术：服务器是网络的核心，一旦服务器被病毒感染，就会使服务器无法启动，整个网络陷于瘫痪，造成灾难性后果。目前基于服务器的防治病毒方法大都采用 NetWare 可加载模块（NetWare Load Module，NLM）技术以 NLM 模块方式进行程序设计，以服务器为基础，提供实时扫描病毒能力。市场上的产品如 Central Point 公司的 AntiVirus for Networks、Intel 公司的 LANdesk Virus Protect 以及南京威尔德电脑公司的 Lanclear for NetWare 等都是采用了以服务器为基础的防病毒技术。这些产品的目的都是保护服务器，使服务器不被感染。这样，病毒也就失去了传播途径，因而从根本上杜绝了病毒在网上蔓延。

5. **防火墙技术**　防火墙技术（firewall technology）最初是针对 Internet 网络不安全因素所采取的一种保护措施。顾名思义，防火墙就是用来阻挡外部不安全因素影响的内部网络屏障，其目的就是防止外部网络用户未经授权的访问。它是一种计算机硬件和软件的结合，使 Internet 与 Intranet 之间建立起一个安全网关（security gateway），从而保护内部网免受非法用户的侵入，防火墙主要由服务访问政策、验证工具、包过滤和应用网关 4 个部分组成，防火墙就是一个位于计算机和它所连接的网络之间的软件或硬件（其中硬件防火墙用的很少，只有国防部等地才用，因为它价格昂贵）。该计算机流入流出的所有网络通信均要经过此防火墙。

从实现原理上划分，防火墙的种类主要包括四大类：网络级防火墙（也叫包过滤型防火墙）、应用级网关、电路级网关和规则检查防火墙。它们之间各有所长，具体使用哪一种或是否混合使用，要看具体需要。

（1）网络级防火墙：一般是基于源地址和目的地址、应用、协议以及每个 IP 包的端口来作出通过与否的判断。一个路由器便是一个"传统"的网络级防火墙，大多数的路由器都能通过检查这些信息来决定是否将所收到的包转发，但它不能判断出一个 IP 包来自何方、去向何处。防火墙检查每一条规则直至发现包中的信息与某规则相符。如果没有一条规则能符合，防火墙就会使用默认规则。一般情况下，默认规则就是要求防火墙丢弃该包。其次，通过定义基于 TCP 或 UDP 数据包的端口号,防火墙能够判断是否允许建立特定的连接,如 Telnet、FTP 连接。

(2) 应用级网关:应用级网关能够检查进出的数据包,通过网关复制传递数据,防止在受信任服务器和客户机与不受信任的主机间直接建立联系。应用级网关能够理解应用层上的协议,能够做复杂一些的访问控制,并做精细的注册和稽核。它针对特别的网络应用服务协议即数据过滤协议,并且能够对数据包分析并形成相关的报告。应用网关对某些易于登录和控制所有输出输入的通信的环境给予严格的控制,以防有价值的程序和数据被窃取。在实际工作中,应用网关一般由专用工作站系统来完成。但每一种协议需要相应的代理软件,使用时工作量大,效率不如网络级防火墙。应用级网关有较好的访问控制,是目前最安全的防火墙技术,但实现困难,而且有的应用级网关缺乏"透明度"。在实际使用中,用户在受信任的网络上通过防火墙访问 Internet 时,经常会发现存在延迟并且必须进行多次登录(login)才能访问 Internet 或 Intranet。

(3) 电路级网关:电路级网关用来监控受信任的客户或服务器与不受信任的主机间的 TCP 握手信息,这样来决定该会话(session)是否合法,电路级网关是在 OSI 模型中会话层上过滤数据包,这样比包过滤防火墙要高两层。电路级网关还提供一个重要的安全功能:代理服务器(proxy server)。代理服务器是设置在 Internet 防火墙网关的专用应用级代码。这种代理服务准许网管员允许或拒绝特定的应用程序或一个应用的特定功能。包过滤技术和应用网关是通过特定的逻辑判断来决定是否允许特定的数据包通过,一旦判断条件满足,防火墙内部网络的结构和运行状态便"暴露"在外来用户面前,这就引入了代理服务的概念,即防火墙内外计算机系统应用层的"链接"由两个终止于代理服务的"链接"来实现,这就成功地实现了防火墙内外计算机系统的隔离。同时,代理服务还可用于实施较强的数据流监控、过滤、记录和报告等功能。代理服务技术主要通过专用计算机硬件(如工作站)来承担。

(4) 规则检查防火墙:该防火墙结合了包过滤防火墙、电路级网关和应用级网关的特点。它同包过滤防火墙一样,规则检查防火墙能够在 OSI 网络层上通过 IP 地址和端口号,过滤进出的数据包。它也像电路级网关一样,能够检查 SYN 和 ACK 标记和序列数字是否逻辑有序。当然,它也像应用级网关一样,可以在 OSI 应用层上检查数据包的内容,查看这些内容是否能符合企业网络的安全规则。规则检查防火墙虽然集成前三者的特点,但是不同于一个应用级网关的是,它并不打破客户机/服务器模式来分析应用层的数据,它允许受信任的客户机和不受信任的主机建立直接连接。规则检查防火墙不依靠与应用层有关的代理,而是依靠某种算法来识别进出的应用层数据,这些算法通过已知合法数据包的模式来比较进出数据包,这样从理论上就能比应用级代理在过滤数据包上更有效。

以上防火墙技术分别用于网络的不同层次,它们各有优劣,在实际应用中常常是将它们结合起来,充分发挥各自优势。但由于防火墙只能够对跨越网络边界的信息进行监测、控制,而对网络内部人员的攻击不具备防范能力,因此单纯依靠防火墙来保护网络的安全性是不够的,还必须与其他安全措施(如加密技术)综合使用,才能有效地达到目的。

(刘海霞)

第三章

妇幼卫生信息标准与规范

第一节　信息标准与规范概述

进入新世纪,信息量快速膨胀,信息事业高速发展,信息资源共享面临巨大挑战,制定信息标准与规范显得尤为重要。标准是各领域发展所依据的准则,对信息进行规范或者标准化是信息实现交换、传播和共享的基本保障。本节着重介绍信息标准与标准化的基本概念、内涵等内容,旨在为妇幼卫生信息标准与规范的学习提供基础。

一、标准、标准化与规范

(一) 标准概述

标准在日常生活中起着重要的作用,对于推动人类社会的发展意义重大。它们可能用于统一产品的大小、形状、性质,可能规定过程或系统,可能指定产品的性能或人员组成,还可以定义名词或术语,消除使用标准的误解。

1. **标准的定义和解释**　标准(standard)是信息管理的主要内容,是标准化科学中的核心概念。从哲学上讲,标准是客观事物所具有何种意义的一种参照物。而技术意义上的标准指一种以文件形式发布的统一协定,其中包含可用来为某一领域内的活动及其结果制订规则、导则或特性定义的技术规范或者其他精确准则,其目的是确保材料、产品、过程和服务能够符合需要。事实上,标准的定义和解释经历了一个较长的发展时期。

1934 年,盖拉德在其《工业标准化原理与应用》一书中给出世界上最早有关标准的定义,即"标准是对计量单位或基准、物体、动作、过程、方式、容量、功能、性能、办法、配置、状态、权限、义务、行为、态度、概念或想法的某些特征,给出定义、规范和说明,并采用语言、文件、图形等方式或利用模型、样本及其他具体方法呈现,在一定领域、时期、地域内普遍接受和适用"。该标准主要是针对工业机构内,适应工业生产规模化、标准化的需要,而没有体现现代标准的社会作用。1983 年,国际标准化组织(international standards organization,ISO)将标准定义为"标准是依据科学、技术与经验,由特定部门以促进最佳的公众利益为目的,协同起草、一致或基本上同意的技术规范或其他公开文件,并由标准化团体批准实施"。ISO对标准的定义主要是站在一个国际标准认证机构的立场上,强调了标准被公认的重要性,明确指出标准生效的条件就是需要得到公认,对于标准具体包含的内容和约束就交由标准制定单位来考虑,是一种典型的基于西方社会标准制定模式的定义。我国对标准概念的定义和解释以 1996 年修订的《中华人民共和国国家标准》(GB/T 20000.1-2002)《标准化和相关活动的通用词汇》给出的定义为准,即"为了在一定的范围内获得最佳秩序,经协商一致制定并由公认机构批准,共同使用的和重复使用的一种规范性文件。注:标准宜以科学、技术和实践经验的综合成果为基础,以促进最佳的共同利益为目的"。我国对标准的定义着重强调了标准制定的原则和应用目的,对标准的制定基础给予明确的规定。

2. 标准的基本特性 由标准的定义可以看出其以下几个方面的基本特性:

(1) 统一性:标准的本质属性,标准的统一性体现了标准的作用和社会功能,即标准的统一性。这种"统一规定"是作为有关各方行为"共同的准则和依据",而不同级别的标准在不同范围内统一,不同类型的标准从不同的侧面进行统一。

(2) 特定性:特定性指对制定标准的领域和对象所做的特殊规定性。广义上讲,人类生产和生活的一切领域都可以制定标准;但实际情况是,制定标准的对象需要表现出相关特征的重复性和多样性,常常限定在经济、技术领域。认识标准的特定性是理解标准概念和实施标准化的基础。

(3) 科学性:标准产生的客观基础是"科学、技术和实践经验的综合成果"。制定标准的基础是"综合成果",科技成果只有经过综合研究、比较、选择、分析其在实践活动中的可行性、合理性,才能成为标准。同理,实践经验只有总结其普遍性、规律性,经过科学论证,才能纳入标准。标准的科学性还表现在标准是把截至某一时间为止的"综合成果"上升为标准,具有一定时效性和不断发展性的特点,主要表现为标准的复查和修订期限。ISO 成员机构对所有国际标准至少每五年评审一次,我国《标准化法实施条例》则明确规定"标准复查周期一般不超过 5 年"。

(4) 民主性:标准要"经协商一致制定"。即在制定标准的过程中,对标准中规定的内容,需形成统一的或均可接受的意见,这保证了标准的社会性、公正性和民主性。标准的民主性越突出,标准就越有生命力。如制定产品标准不仅要有生产部门参加,还应当有用户、科研、检验等部门参加共同讨论研究,"协商一致",这样制定出来的标准才具有科学性、适用性和民主性。

(5) 权威性:标准文件有其独立的一套特定格式和制定颁布的程序。其编写、印刷、幅面格式和编号、发布等方面的统一,既可保证标准的质量,又便于资料管理,体现了标准文件的严肃性。而标准从制定到批准发布的一整套工作程序和审批制度,则是标准具有法规特性的表现。同时,标准必须由主管机构批准,以特定形式发布,一经批准发布,就"作为共同遵守的准则和依据"。"公认机构"是社会公认的或由国家授权的、有特定任务的、法定的组织机构或管理机构。经过该机构对标准制定的过程、内容竞选审查,确认标准的科学性、民主性、可行性,以特定的形式批准,保证了标准的严肃性、法规特性。

(6) 前瞻性:标准是对活动或其结果规定共同的和重复使用的规则、导则或特性的文件,不仅反映了制定标准的前提,而且也反映了制定标准的目的。如同一类技术活动在不同地点不同对象上同时或相继发生;某一种概念、符号被许多人反复应用等,具有重复性,人们根据积累起来的实践经验,制定标准,以便更好地去指导或规范未来的同一种实践活动等。

3. 标准的分级、分类、代号与编码 是识别和判定不同标准的属性和作用的重要依据,是标准的基本常识。

(1) 标准的分级:标准的分级是根据标准统一及适用的范围差异,将标准分为不同的级别。即可以将标准分为国际标准、区域标准、国家标准、行业标准、团体标准、地方标准和企业标准等。作为标准,它们常可以公开获得,以及必要时可通过修正或修订以保持与最新技术水平同步,所以,国际标准、区域标准、国家标准、行业标准和地方标准可视为公认的技术规则,又被称为可公开获得的标准。标准的具体分级如下:

1) 国际标准(international standard):指国际标准化组织(ISO)、国际电工委员会(IEC)和国际电信联盟(ITU)制定的标准,以及国际标准化组织确认并公布的其他国际组织制定的标准。国际标准在世界范围内统一使用。

2) 区域标准(regional standard):指由世界某一区域标准化团体所通过并公开发布的标准。如欧洲标准化委员会(CEN)、亚洲标准咨询委员会(ASAC)、泛美技术标准委员会(COPANT)等所制定的标准。

3) 国家标准(national standard):由国家标准机构通过并公开发布的标准。如日本工业标准(JIS)、德国标准(DIN)、英国标准(BS)等。

4) 行业标准(industrial standard):在没有国家标准而又需要在全国某个行业范围内统一技术要求的情况下而制定的标准。在我国,行业标准由国务院有关行政主管部门制定,并报国务院标准化行政主管部门备案,在公布国家标准之后,该项行业标准即行废止,故又称为部门标准。如我国电子行业标准(SJ)、通信行业标准(YD)等。

5) 团体标准(group standard):指由一个国家内权威团体制定的标准。如美国试验与材料协会(ASTM)、德国电气工程师协会(VDE)、挪威电气设备检验与认证委员会(NEMKO)等制定的标准。

6) 地方标准(provincial standard):在国家的某个地区通过并公开发布的标准。

7) 企业标准(company standard):企业根据生产、销售的需要制定的标准,通常仅限企业内部统一适用。

(2) 标准的分类:标准的分类是指根据标准化的对象不同及适用的专业领域差异,将标准分为不同类别。根据不同的划分原则和方法,可将标准区分为不同的类型。

1) 按标准的约束力分,标准可分为强制性标准、推荐性标准和指导性技术文件三种。这是我国特殊的标准种类划分法,在实行市场经济体制的国家,标准一般是自愿采纳。

强制性标准是指根据普遍性法律或法规中的唯一性引用加以强制应用的标准。国家标准大多数是这类强制性标准。

推荐性标准是标准化机构针对多样和复杂的事物制定的标准,并推荐给有关单位参照实行,不具有强制性,又称自愿性标准或非强制性标准。这类标准,任何单位有权决定是否采用,违反这类标准不构成法律方面的责任。但是,一经接受并采用,或各方商定同意纳入合同之中,就成为共同遵守的技术依据,具有法律上的约束性,各方必须严格遵照执行。

指导性技术文件是一种指导性、标准化的文件。它是为仍处于技术发展过程中的标准化工作提供指南或信息,供科研、设计、生产、使用和管理等有关人员参考使用而制定的标准文件。

2) 按标准的主题分,标准可分为基础标准、产品标准和方法标准。

基础标准是指具有广泛的适用范围或包含一个特定领域的通用条款的标准。

产品标准是指规定一个产品或一类产品应满足的要求以确保其适用性的标准。

方法标准是以测量、试验、检查、分析、抽样、统计、计算、设计或操作等方法为对象所制定的标准。

3) 依据标准对象所属学科差异,将标准进行分类。最普遍使用的分类法是《国际十进制分类法》(UDC),我国则依据国家标准总局制定的我国《标准文献分类法》,将标准分为24个学科门类,如:A 综合;B 农业;C 医药、卫生、劳动保护等。

(3) 标准的代号与编码:卫生信息标准代号可以采用以下代号:

1) UDC：国际十进制分类法（universal decimal classification，UDC），它后面的数字符号是该标准采用国际十进分类法分类的标识类号。这个类号是国家标准局在审批标准时参照UDC 类表的有关规定确定的。

2) GB：中华人民共和国国家标准，简称国标（guóbiāo，GB，按汉语拼音发音），由能在国际标准化组织和国际电工委员会代表中华人民共和国的会员机构——国家标准化管理委员会发布，也可简称国家标准。国家标准的编号由国家标准代号、标准发布顺序号和发布的年号组成。强制性国家标准代号为"GB"，推荐性国家标准代号为"GB/T"，指导性技术文件代号为"GB/Z"。示例：GB/T 20000.1-2002。

3) 行业标准的代号与编码：行业标准的编号一般由行业标准代号、标准发布顺序号和发布的年号组成。如卫生行业标准代号为"WS"（强制性标准）、"WS/T"（推荐性标准)和"WS/Z"（指导性技术文件)，其标准编号示例 WS/T1234-99。

4) 地方标准的代号与编码：地方标准编号由地方标准代号、地方标准顺序号和发布的年号三部分组成，即由汉语拼音字母"DB"加上省、自治区、直辖市行政区划代码前两位数字再加斜线，组成地方标准代号。如：山西省地方强制性标准代号为"DBl4/"，推荐性标准代号为" DB14/T"。

5) 企业标准代号与编码：根据《企业标准化管理办法》的规定，企业标准代号由汉语拼音字母"Q"加斜线再加上企业代号组成。企业代号用汉语拼音字母表示。企业代号由企业的有关行政主管部门统一管理。

（二）标准化

标准化是制定标准并就其达成一致意见的过程。标准化可以有一个或更多特定目的，使产品、过程或服务具有适用性、兼容性、互换性等。

1. 标准化的定义与解释　标准化（standardization）作为一门新兴的现代科学，在不同的背景下或者国家和学术团体里，对它的定义和内涵的描述不完全一致。在业务信息交换的背景下，标准化则指的是为特定的业务过程制定采用特定语法的数据交换标准。ISO 给"标准化"的定义为"标准化主要是对科学、技术与经济领域内应用的问题给出解决办法的活动，其目的在于获得最佳秩序。一般来说，包括制定、发布及实施标准的过程"。我国国家标准（GB/T 20000.1-2002)给出的"标准化"的定义为："为在一定的范围内获得最佳秩序，对实际的或潜在的问题制定共同的和重复使用的规则的活动。注 1：上述活动主要是包括制定、发布及实施标准的过程。注 2：标准化的重要意义是改进产品、过程和服务适用性，防止贸易壁垒，并促进技术合作"。

2. 标准化的内涵　标准化的特征体现在"通过制定、发布和实施标准"达到统一，把"统一"作为标准化的本质或内在特征，把制定、发布和实施标准当作达到统一的必要条件和活动方式。

（1）标准化是一项活动，这个活动是由三个环节组成，即制定、发布和实施标准，这已作为标准化工作的任务列入《中华人民共和国标准化法》的条文中："标准化工作的任务是制定标准、组织实施标准和对标准的实施进行监督"。这是对标准化定义内涵的全面概括。

（2）标准化过程在深度上是一个永无止境的循环上升过程。即制定、发布和实施标准，随着科学技术进步在实施中对原标准不断总结、修订，再实施，在新的水平上，充实新的内容，产生新的效果。同时，该过程在广度上也是一个不断扩展的过程。如过去标准化工作主要在工农业生产领域，现在已扩展到安全、卫生、环境保护、信息代码等。标准化正随着社会科学技术进步而不断地扩展和深化自己的工作领域。

（3）标准化的目的是"获得最佳秩序和社会效益"。最佳是指在一定范围、一定条件下，获得的最优结果；秩序指的是有条理、不混乱，井然有序；社会效益包括经济效益和环境效益，是指给社会带来的效益，这个效益不是只讲一个单位、一个企业、一个部门的效益，而是要讲全局的效益，是全局综合的效益。在开展标准化工作过程中可能会遇到贯彻一项具体标准对整个国家会产生很大的经济效益或社会效益，而对某一个具体单位、具体企业在一段时间内可能会受到一定的经济损失。但为了整个国家和社会的长远经济利益或社会效益，我们应该充分理解和正确对待"最佳"的要求。

（三）标准与规范

在信息化或工程建设领域，标准、规范出现频率较多。标准的概念前已述，规范一般是在工农业生产、工程建设以及各领域信息化建设中，对设计、施工、制造、检验等技术事项所做的一系列规定。标准、规范都是标准的一种具体表现形式，习惯上统称为标准，只有针对具体对象才加以区别。当针对产品、方法、符号、概念等基础标准时，一般采用"标准"，如《生活饮用水卫生标准》、《卫生统计指标标准》等；当针对规划、设计、施工等通用的技术事项作出规定时，一般采用"规范"，如《建设设计防火规范》、《全国妇幼保健机构信息工作管理规范（试行）》、《居民健康卡综合管理信息系统基本功能规范》等。在我国各领域建设标准化工作中，由于各主管部门在使用这三个术语时掌握的尺度、习惯不同，使用的随意性比较大，这是造成人们难理解这两个术语的根本原因。随着我国与国际惯例的逐步接轨，标准、规范在使用上都逐步在发生着变化。近年来，我国卫生部门把一些涉及技术规定的、具有一定强制性约束力的规范性文件，统一冠名为"技术规范"或"规范"，以区别与自愿采用或推荐性的标准等。

二、卫生信息标准与标准化

在信息化社会，信息活动的范围和深度越来越广。信息学就是关于信息、信息处理实践以及信息系统工程设计的一门科学。信息学作为基础，支撑着计算机与通信技术在医疗保健、健康教育以及生物医学研究领域的学术研究活动和实践工作。而信息标准则是针对信息领域所制定的各类规范和行为准则。因此，信息标准化问题是信息学持续发展的重要方面，信息标准化在信息科学领域发挥着越来越重要的作用，对于推动卫生信息学的发展同样意义重大。

（一）信息标准

1. **概述**　信息标准（information standard, IS）是专门为信息科学研究、信息生产、信息管理等信息领域所制定的各类规范和行为准则。狭义的信息标准仅指信息的表达标准，即人们在一定范围内能共同使用关于信息的某类、某些、某个客体抽象的描述与表达，包括在信息的产生、传输、交换和处理时采用的统一的规则、概念、名词、术语、传输格式、表达格式和代码等；广义的信息标准，指针对信息处理全过程的规范法则，包括信息传递与通信、信息处理的技术与方法、信息处理设备等。

信息标准的制定遵循科学性、实用性和可行性原则，适合一定时期经济、社会和科学技术发展阶段，为社会所公认，并以法令形式予以推行，并进行周期性修订和更新。信息标准除按前述方法和原则进行分级与分类外，根据信息标准化所涉及的内容不同，又可将信息标准分为普通信息标准和专门信息标准。

（1）普通信息标准：普通信息标准指不限定在特定学科或领域内使用，涉及范围广泛，如人机信息交换标准、中国国家信息交换标准编码（GB2312-80）等。

（2）专门信息标准：专门信息标准一般针对某个特定学科或信息领域制定统一的标准。如专门解决医学领域信息问题的《国际疾病伤害及死因分类标准（第10版）》（The International Statistical Classification of Diseases and Related Health Problems 10th Revision，ICD-10），是世界卫生组织（WHO）依据疾病的某些特征，按照规则将疾病分门别类，并用编码的方法来表示的系统。

2. **卫生信息标准与标准体系** 卫生信息标准（health information standard，HIS）是指信息标准在卫生领域的具体应用，是指导卫生信息系统建设、实现系统间数据交换与共享、规范卫生工作信息采集、存储与利用的重要准则和保证。卫生信息标准是为卫生信息产生、信息处理及信息管理与研究等信息领域制定的各类规范和行动准则，包括整个医学事务处理过程中在信息采集、传输、交换和处理等各环节所应遵循的统一规则、概念、名词、术语、代码及技术标准、管理标准等。一般意义上的卫生标准是从"生产"的角度、从标准的适用领域来定义，而卫生信息标准是从"互换"的角度、针对标准化的对象来定义的，两者概念上互相交叉，内容上互相包含；主要区别在于前者是产品标准，后者是数据标准，前者包括后者。

基于不同的分类概念和应用目的，可对卫生信息标准提出不同的分类方案，从而形成不同的标准体系。ISO卫生信息技术委员会（Technical Committee on Health Information，TC 215）是专门从事卫生信息国际标准和规范研发和制订的机构，它按照关注标准的类型将卫生信息标准分为基础标准、专项标准和标准协调三个工作组。其中，专项标准是基础标准在某一方面的应用；标准协调指ISO与国际其他组织的协作和协同。

根据国家卫生与计划生育委员会（原卫生部）对我国卫生信息标准化的规划，我国信息标准体系包括基础类、数据类、技术类和管理类四大类的标准体系，每类标准又可分为若干类（表3-1）。

3. **卫生信息标准的维护** 信息标准维护（information standard maintenance）是指保持信息标准处于适合使用的状态，以保证信息的准确、及时、安全和保密，满足信息的标准化、表达和传递等工作要求。依据信息标准的定义，信息标准维护的内容也有狭义和广义之分：狭义的信息标准维护指经常更新信息表达标准的具体内容，使其保持正常状态；广义的信息标准维护指信息系统建成后，为保证信息处理全过程标准化的持续、全部的信息管理工作。

前文已述，标准具有一定时效性和不断发展的特点，主要表现为标准的复查和修订期限。国际标准化组织（ISO）规定为5年，我国《标准化法实施条例》则明确规定"标准复查周期一般不超过5年"。信息标准维护的主要方式同大多数标准类似，即标准的修订。修订标准是指对一项已在生产实践中实施多年的标准进行修订。修订内容主要是生产实践中反映出来的不适应生产现状和科学技术发展的部分，或者修改其内容，或者予以补充，或者予以删除。经复审后的标准，若标准主要技术内容需要做较大修改才能适应当前生产、使用的需要和科学技术发展需要的，则应作为修订项目。标准修订的程序按制定标准的程序执行；修订后的标准顺序号不变，年号改为重新修订发布时的年号。

信息标准维护是信息管理的重要环节，没有好的信息标准维护，就没有好的信息使用，要克服重使用、轻维护的倾向，强调信息标准维护的重要性。卫生信息标准的维护是信息标准维护的重要领域，除严格按照法定程序执行外，卫生信息标准由于其行业特殊性，标准的修改应该额外考虑医学伦理学、患者利益等问题，应该持更加谨慎、科学和负责的态度，以保证医疗秩序的正常进行。

表 3-1　我国卫生信息标准体系与对应国际信息标准

我国卫生信息标准体系	分类	内涵	对应国际信息标准
基础类标准	标准体系表与标准化指南	标准体系表指一个由相互依存、彼此制约、不断优化和完善的标准组成的具有特定功能的体系(系统);标准化指南指对需要标准化的内容提出信息、指导或建议,而不涉及要求或程序	MDR
	术语标准	以各种专用术语为对象,对信息领域术语(概念)、技术标准在概念上进行统一,指导各项专业标准的修订	SNOMED CT
	卫生信息模型	采用 HL7 的开发框架建立模型,对信息交换内容、格式、交互顺序、交互参与角色进行抽象描述	HL7
数据类标准	数据元标准	对对象的属性进行一致性和精确性规范的标准,通过定位、获取和交换,增加其可用性和共享性	
	分类与代码标准	以学科分类代码为例,学科分类代码是基于一定原则对现实科学体系按其内在联系加以归类,以符合逻辑的排列形式表述出来并赋予代码	LOINC
	数据集标准	数据表达类标准;对数据元素表达格式、语义和内涵的确切定义;信息交换的基础	
	共享电子文档规范	说明卫生信息共享文档的分类体系,规定卫生信息共享文档的内容、架构和元素以及实施卫生信息共享文档的规则	HL7
技术类标准	系统建设技术规范	卫生信息系统建设所要依据的规范性文件或要求	DICOM
	系统功能规范	卫生保健信息系统应遵循的基本要求,是各级卫生保健机构开展卫生保健信息系统建设的指导性文件,是评价各地卫生保健信息系统建设和运行管理的基本标准	
	信息安全与隐私保护规范	信息安全标准是确保卫生信息安全的技术规范、技术依据;隐私保护规范明确对访问个人数据的权限控制	
管理类标准	测试与评估	对参评的卫生信息系统从软件功能、数据标准化和系统运行性能等三个方面进行的规范符合性测试和综合评价,对其是否符合国家标准和规范要求以及规范化符合程度,给出评估结论	IHE
	监理与验收	监理是受建设方的委托和授权,通过监督管理协助完成项目建设;验收指确认系统安装调试完成、系统功能达到设计要求、系统的有关文档资料齐全、遗留问题的处理方式及形成验收报告	
	其他管理标准		

(二) 卫生信息标准化

卫生信息学是位于信息科学、计算机科学以及医疗保健领域之间的一门交叉学科。其阐述的是在计算机科学、数学以及心理学等领域成果的影响下,卫生信息在医疗保健行业内部的交换、共享及使用。而标准化是信息化的基础,只有标准化才能做到信息资源的充分共享和利用,真正实现信息化。

1. 概述　信息标准化是研究、制定和推广应用统一的信息分类分级、记录格式及其转换、编码等技术标准的过程，以实现不同层级、不同部门信息系统间的信息共享和兼容。信息标准化与一般标准化过程类似，遵循简化统一、协调、最优化、一致同意等原理，以减少由于编码不统一造成的数据多次录入、高成本、高出错率等问题，实现信息标准化的过程就是信息整合的过程，主要包括信息分类、编码和技术等方面的标准化。

（1）信息分类及其标准化：信息分类指将具有某种共同属性或特征的信息归并在一起，把不具有上述共性的信息区分开来的过程。信息分类标准化就是将信息按照科学的原则进行分类，经有关方面协商一致，由标准化机构发布，作为各信息机构共同遵守的准则，并作为信息交流的共同标准。

（2）信息编码及其标准化：信息编码指人们对各种事物进行的代码表示。信息代码包括数字型、字母和混合型等代码。信息编码标准化指将表示信息的某种符号体系转换成便于信息存取、处理和交流的另一符号体系的过程。

（3）信息技术标准化：信息技术标准化是指对信息在收集、传递、处理、存储和共享等过程中所用设备和手段的标准化活动。

就卫生信息标准化而言，相关工作应该围绕卫生信息化发展的需求统筹规划，针对性地制定、推广、普及和应用标准。卫生信息标准化应该涉及：①统一的卫生信息分类体系和分级标准，包括各类信息详细分类分级、定义及其科学依据；②统一的卫生信息记录格式标准及不同标准格式之间的转换；③统一的卫生信息编码体系和标准等。总体而言，目前我国卫生信息标准化工作仍滞后于卫生信息化的建设与发展。

2. 卫生信息标准化的一般步骤简介　美国的信息标准制定，主要由国家信息标准组织（NISO）主导，NISO是由70余个出版社、图书馆、IT和媒体服务行业的领先组织作为投票成员组成协调一致的机构。标准具体制定过程由民间团体负责，信息领域内不同行业协会和学术性团体发挥其专业性作用，制定与本专业相关的标准草案，再由NISO组织专家评审投票，若通过评审会审议，则给予分类号并批准实施。而欧洲信息标准的制定主要由欧洲标准化委员会（CEN）针对市场的需求，由欧洲电信标准学会（ETSI）负责，ETSI由欧盟各国成员及相关行业协会成员组成。具体制定过程大致如下：先由四名以上成员国或欧盟确定项目并起草，制定草案后再交由各成员国及相关组织公开征求意见，最后对标准进行投票表决，如获71%赞成则通过并给予编号并实施。

在我国，标准按级别分为国家标准、行业标准、地方标准和企业标准四级。根据《国家标准制定程序的阶段划分及代码》，国家信息标准的制定主要由国家标准化委员会（SAC）进行，制定程序阶段划分为9个阶段。下面简要介绍国家标准，包括国家信息标准的制定程序或步骤：

（1）预研阶段（preliminary stage）：对将要立项的新工作项目进行研究及必要的论证，并在此基础上提出新工作项目建议，包括标准草案或标准大纲（如标准的范围、结构及其相互关系等）。

（2）立项阶段（proposal stage）：对新工作项目建议进行审查、汇总、协调、确定，直至下达《国家标准制、修订项目计划》，时间周期不超过三个月。

（3）起草阶段（preparatory stage）：项目负责人组织标准起草工作直至完成标准草案征求意见稿，时间周期不超过十个月。

（4）征求意见阶段（committee stage）：将标准草案征求意见稿按有关规定分发征求意见。

在回复意见的日期截止后,标准起草工作组应根据返回的意见,完成意见汇总处理表和标准草案送审稿。时间周期不超过五个月。若回复意见要求对征求意见稿进行重大修改,则应分发第二征求意见稿征求意见。此时,项目负责人应主动向有关部门提出延长或终止该项目计划的申请报告。

(5) 审查阶段(voting stage):对标准草案送审稿组织审查(会审或函审),并在(审查)协商一致的基础上,形成标准草案报批稿和审查会议纪要或函审结论。时间周期不超过五个月。若标准草案送审稿没有被通过,则应分发第二标准草案送审稿,并再次进行审查。此时,项目负责人应主动向有关部门提出延长或终止该项目计划的申请报告。

(6) 批准阶段(approval stage):

1) 主管部门对标准草案报批稿及报批材料进行程序、技术审核。对不符合报批要求的,一般应退回有关标准化技术委员会或起草单位,限时解决问题后再行审核。时间周期不超过四个月。

2) 国家标准技术审查机构对标准草案报批稿及报批材料进行技术审查,在此基础上对报批稿完成必要的协调和完善工作。时间周期不超过三个月。若报批稿中存在重大技术方面的问题或协调方面的问题,一般应退回部门或有关专业标准化技术委员会,限时解决问题后再行报批。

3) 国务院标准化行政主管部门批准、发布国家标准。时间周期不超过一个月。

(7) 出版阶段(publication stage):将国家标准出版稿编辑出版,提供标准出版物。时间周期不超过三个月。

(8) 复审阶段(review stage):对实施周期达五年的标准进行复审,以确定是否确认(继续有效)、修改(通过技术勘误表或修改单)、修订(提交一个新工作项目建议,列入工作计划)或废止。

(9) 废止阶段(withdrawal stage):对于经复审后确定为无存在必要的标准,予以废止。

(三) 卫生信息标准与标准化重要性

1. **卫生信息标准与标准化是数据整合与共享的前提** 卫生信息的搜集、存储、交换、分析与共享的首要条件就是卫生信息标准化与卫生信息标准。来自各医院、其他卫生保健机构以及卫生信息收集机构的基础数据如果存在很多不规范、不统一的内容,如数据项(字段)的定义与名称歧义、值域代码不统一,信息模型与资源内容缺乏统一描述和表达等,则卫生信息交换、共享与利用则会存在诸多限制。在卫生信息化快速发展的进程中,发展相对滞后的卫生信息标准及标准化已成为信息化建设的主要障碍,只有抓好信息标准化工作,才能推动卫生信息化的进一步发展。

2. **卫生信息标准与标准化是卫生信息化的基础** 卫生信息化建设的最终目的是实现资源的共享和业务的协同,其前提是卫生信息的标准化,在标准的基础上实现资源的共享,同时保证信息交换和利用的统一,充分体现数据的科学价值。国家卫生与计划生育委员会(原卫生部)在"十二五"卫生信息化建设指导意见和发展规划中,将卫生信息标准开发及应用工作列为首位,要求加强信息标准研究,促进互联互通、连点成面,逐步减少信息孤岛,有力支撑深化医改服务改革。医疗卫生服务模式及提供方式的转变和优化,需要连续、完整、统一的个体及群体健康信息支撑,并通过互不相同的卫生信息系统之间互相连接和协调来实现。制定和实施统一的卫生信息标准是实现这个目标的必经之路。

3. **卫生信息标准与标准化是整个卫生事业发展的需要** 加强卫生信息标准与标准化

研究是加快深化卫生服务模式转变、促进整个卫生事业发展的一个重要环节。在全国范围内建立统一、规范和可交换的妇幼卫生信息,有利于传统医疗服务模式向网络化、信息化为基础的新型医疗服务模式的转变,有利于增强各级卫生保健管理与服务功能与质量,有利于实现卫生保健信息的全国联网和有效利用,有利于政府的循证决策和管理,同时也有利于国际卫生保健合作。

第二节　国际卫生信息标准

本节主要简要介绍几种国际广泛应用的卫生信息标准及其在妇幼卫生信息领域的应用,主要包括元数据注册标准、术语类数据标准以及分类代码类数据标准等。

一、元数据注册标准

(一) 背景

理解数据是交换数据和协调使用的基础。在组织机构内部或组织机构之间,每当需要协调一致地使用、交换和复用数据的时候,就会需要元数据注册系统。元数据注册系统,又称为元数据注册库,是指在一家组织机构当中,用来采取某种受控和标准化的方法,存储和维护元数据定义的中枢部位。2004 年国际标准化组织(ISO)和国际电工委员会(IEC)联合制定和发布了国际标准:信息技术元数据注册标准〔ISO/IEC 11179 Metadata Registry(MDR) standard〕。我国也在 2009 年参照 ISO/IEC 11179 发布了元数据注册国家标准 GB/T18391-2009,该标准用于规范数据定义、数据表示方法和元数据注册。ISO/IEC 11179 是各类数据的通用描述框架,存储语义(数据元的含义)和系统特异性约束(比如字符串的最大长度),适用于任何组织、任何目的以及任何类型的数据。其主要目的是通过对数据的标准化描述,使得组织内与组织间的数据标准化和协同化,以达到对数据的一致性理解以及数据的复用和管理。

(二) 相关基本概念

数据(data)是载荷或记录信息的按一定规则排列组合的物理符号,并适宜于传输、理解以及分析处理的格式。

数据元(data element)是通过定义、标识、表示方法以及允许值等一系列属性描述的数据单元。在特定的语义环境中被认为是不可再分的最小数据单元。

元数据(metadata)最本质、最抽象的定义为关于数据的数据(data about data),表现为说明数据的一组属性,因此元数据也被称之为“诠释数据”。元数据可被存储于数据仓库中,可用数据模型来组织。

数据模型(data model)是数据特征的抽象,使用图形或词素形式表示和规定数据的属性、结构以及相互关系。而用来描述和规范其他数据模型的模型称之为元模型(meta model)。

元数据注册(metadata registry)是指对元数据的定义信息、置标方案、转换规则、著录规则、应用指南等规范进行发布登记管理和检索。

(三) 元数据注册标准的主要内容

ISO/IEC 主要包含了 6 个部分,各部分的主要内容简单介绍如下:

1. 框架　ISO/IEC11179-1 主要介绍了理解该标准所必备的数据元、值域、数据元概念、概念域以及分类体系,并叙述了 ISO/IEC11179 各个部分的关联。

数据元描述包括语义和表示两个方面。语义分为语境和符号两种类型。语境说明了数据对象的种类与可用来测量这些对象的特征,由数据元概念描述。一个数据元概念由对象类和特性两个部分组成,是能以一个数据元形式表示的概念。符号由概念域描述。数据元的表示指数据元所使用的允许值,一个允许值是某个值和该值含义的组合,其允许值的集合成为值域。值域规范所有的允许值,包括列举类、规则等形式。值域有两种互相排斥的类型:可枚举值域(由于允许值列表规定的值域)和不可枚举值域(由描述规定的值域)。一个值含义的集合成为概念域,也可以分为可枚举概念域和不可枚举的概念域。

ISO/IEC11179-1 给出了一个数据元概念模型(图 3-1),描述了数据元由数据元概念和表示两个基本组成部分。一个数据元概念是由对象类(可以对其接线盒含义进行明确标识并且特性与行为遵循相同规则的概念、抽象概念或显示世界中事物的

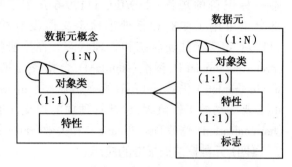

图 3-1 数据元的概念模型

集合)和特性(一个对象类所有成员所共有的特殊)两个部分组成。表示包括值域、数据类型、表示类(可选)和计量四个部分,其中任一部分发生变化都成为不同的表示。另外,ISO/IEC11179-1 还描述了数据元及其存在环境,即数据元作为数据库与数据文件的一部分或机构之间传输数据的一个交易集的情况。

2. **分类** ISO/IEC11179-2 描述了元数据库注册中如何管理分类体系。分类体系是基于通用特性将对象划分为组群的描述信息,包括分类体系的名称、定义、内容等。在 MDR 中对象类、属性、表示、值域、数据元概念及数据元都可以分类。分类可以帮助用户从众多的数据元中找出某个单一的数据元,方便对数据元的管理和分析。

3. **元模型及基本属性** ISO/IEC 11179-3 提出了一个注册元模型,该模型由概念层和表示层两个部分组成。概念层包括数据元概念类和概念域类。这两种类都表示概念。表示层包括数据元类和值域类。这两种类表示数据值的容器。ISO/IEC 11179-3(2003)定义了数据元通用属性(标识类、定义类、管理类、关系类)和特殊属性(数据元概念属性、数据元属性、概念域属性、值域属性、容许值属性、值含义属性)共 45 个数据元的基本数据型。每个属性都有相应的约束,包括必选(M)、条件可选(C)和可选(O)。

4. **数据定义的形成** ISO/IEC 11179-4 规定了构建数据和元数据定义的要求与建议,用来规范如何形成一个无歧义的数据定义。它要求数据具有唯一性,即每个定义必须区别于其他定义;在阐述数据元定义时要阐述其概念是什么,不是阐述概念不是什么(如果仅阐述不是什么,不能对概念作出唯一定义);要用描述性的短语或句子进行阐述;表述中不应该包括其他数据或基本概念的定义,不应该加入不同的数据元定义或应用下层概念。建议应尽量做到阐述概念的基本含义;简练、准确而不含糊;能单独成立;表述中不应加入理论说明、功能说明、范围信息或程序信息;避免相互依存;相关定义使用相同的术语和一致的逻辑结构。

5. **命名和标识原则** ISO/IEC 11179-5 为数据元概念、概念域、数据元和值域等管理项的命名和标识提供了规范和原则。标识是指识别、说明特定管理项的术语。命名约定规则包括了语义规则、句法规则以及针对数据元名称的词法规则。在同一相关环境中所有的名称是唯一的,名称中一般包括对象类词、特性词、表示词和限定词。为了区分不同的数据元,

用一组相关属性对其进行规范性、唯一性标识。在注册机构中注册的一个数据元至少应当有一个名称,根据该数据元的使用相关环境,可以分配多个名称,每个名称在特定的环境下有特殊的作用。在一个注册机构内每一个数据元必须有且只有一个标识符,可以由数据元的注册机构标识符、提交机构提供的内部标识符和版本号组合而成。

6. **注册**　ISO/IEC 11179-6 给出了对不同应用领域的管理项进行注册和指定国际唯一标识符的规程。ISO/IEC 11179-6 介绍了用于说明所有类型管理项的元数据。此部分也可用于注册和管理本地定义但没有在 ISO/IEC 11179-3 定义的管理项。ISO/IEC 11179-6 定义了注册状态和管理状态。在注册状态中将管理项的生命周期分为首选标准(preferred standard)、标准(standard)、合格(qualified)、已记录(record)、候选(candidate)、未完成(incomplete)、失效(retired)、替代等状态(superseded)。注册机构应该建立一套元数据注册的必要活动的工作流程,包括管理项的提交注册(submission)、升级(progression)、协调一致(harmonization)、修改(modification)和失效(retirement)等。

(四) 元数据注册标准的应用

ISO/IEC 11179 在数据标准化方面得到了广泛应用,例如:Apelon 医学注册系统(Apelon medical registry)、澳大利亚卫生与福利研究院(Australian institute of health and welfare)METeOR 元数据注册系统、都柏林核心元数据注册系统(Dublin core metadata registry)、美国癌症基因研究院的癌症数据标准储存库(cancer data standards repository,caDSR)、美国国家信息交换模型(national information exchange model)、美国国家科学数字图书馆(national science digital library,NSDL)元数据注册系统、美国国家标准及技术研究所 HL7/HIMSS/IHE ebXML 注册系统(NIST ebXML registry for HL7 / HIMSS / IHE)等。在我国卫生信息领域中参照 ISO/IEC 11179:2004《信息技术 元数据注册系统》和 GB/T18391-2001《信息技术 数据元的规范与标准化》制定了《卫生信息数据元标准化规则》(WS/T303-2009),规定了卫生信息数据元模型、属性、卫生信息数据元的命名、定义、分类以及卫生信息数据元内容标准编写格式规范。

1. **数据元的标准化描述**　下面以 METeOR 中"先天畸形"(congenital malformation)为例(表 3-2)。

表 3-2　数据元标注实例

标识语定义类属性

元数据项类型	数据元
技术名称	人的先天畸形,代码依据澳大利亚修订第 5 版 ICD-10(ICD-10-AM 第 5 版)ANN{.N ［N］}
METeOR 注册标志	333934
注册状态	标准 07/12/2005
定义	在出生时发现以及脱离保健服务之前诊断的结构异常(包括变形),用 ICD-10-AM 代码表示
背景	入院患者的护理

数据元概念属性

数据元概念	人的先天畸形
定义	在出生时发现以及脱离保健服务之前诊断的结构异常(包括变形)

对象类	人
特性	先天畸形
值域属性	
表示类属性	
分类方案	ICD-10-AM 第 5 版
标示类	代码
数据类型	字符
格式	ANN{.N〔N〕}
最大长度	6
来源及参考属性	
来源	ICD-10-AM 第 5 版
数据元属性	
数据采集及使用属性	
使用指南	使用 ICD-10-AM 疾病分类代码是一种对入院患者编码的优先方式。然而,对于围产期数据的收集则推荐更为详细的英国儿科协会疾病分类法(British paediatric association classification of diseases(1979)ANN.N〔N〕)
注解	需要监测先天畸形的发生趋势,探寻新的药物和环境致畸物,通过流行病学研究探寻潜在病因,确定生存率以及儿科医疗服务的利用
来源与参考属性	
提交机构	国家围产数据发展委员会(national perinatal data development committee)
关系属性	
相关元数据参照	取代人类先天异常 ICD-10-AM 第 4 版,取代日期 07/12/2005

2. **数据集的规范化**　数据集(data set)是在特定目的以及特定用途下而设定的一组数据的集合。我国《卫生信息数据集分类与编码规则》(WS/T306-2009)中对数据集的定义为"数据集是具有主题的、可标识的、能被计算机处理的数据集合"。为了保证数据集中每个数据项能被准确理解,在数据收集与使用过程中保持一致,数据集也可以根据 MDR,采用一组元数据进行规范化描述。以澳大利亚围产期数据集(perinatal data set specification)规范为例,其规范化描述如表 3-3 所示。

表 3-3　数据集规范(澳大利亚围产期数据集实例)

标识与定义类属性	
元数据项类型	数据集规范(data set specification,DSS)
METeOR* 标识符	461787
注册状态	健康领域,替代 07/02/2013
DSS 类型	国家最小数据集(NMDS)
范围	NMDS 的范围是在澳大利亚医院、出生中心和社区出生的所有新生儿。数据集包括所有孕 20 周及以上或出生体重≥400g 的出生儿(包括活产与死胎死产)的信息。这些数据有两个维度,包括新生儿和母亲。与出生相关的所有数据都传达了其中一个相关维度

续表

采集和使用属性

采集方法	国家报告安排州和领地的卫生部门提供数据,由澳大利亚健康和福利研究院围产流行病学与卫生统计学部负责每年数据的全国性收集和整理。这些数据收集和全国性整理截止于每财政年度的 6 月 30 日
实施起始日期	01/07/2012
实施终止日期	30/06/2013
关系属性	
相关元数据参考	替代围产期 NMDS2011-12 健康领域,替代日期 07/03/2012
数据集规范的执行	围产期数据集规范 2012-13 健康领域,注册日期 07/02/2013

本 DSS 中元数据项

元数据项	可选性	最大出现次数
出生事件 - 出生方式,代码 N	必选	1
出生事件 - 分娩数,代码 N	必选	1
出生事件 - 胎先露,代码 N	必选	1
出生事件 - 发作,代码 N	必选	1
出生事件 - 出生事件设定(实际),代码 N	必选	1
出生事件 - 出生地,代码 N	必选	1
出生 -Apgar 评分(5mins 时)代码 NN	必选	1
出生 - 出生顺序,代码 N	必选	1
出生 - 出生状态,代码 N	必选	1
出生 - 出生体重,克 NNNN	必选	1
收治患者护理事件 - 离院日期,DDMMYYYY	必选	2
建立 - 组织标识符(澳大利亚),NNX [X]NNNNN	必选	1
女性(孕妇)- 吸烟数量(孕 20 周后每天吸烟量),数量 N [NN]	可选	1
女性(孕妇)- 吸烟指标(孕 20 周后),是 / 否 代码 N	必选	1
女性(孕妇)- 吸烟指标(孕期头 20 周),是 / 否 代码 N	必选	1
人 - 常住址,统计地区水平 2(SA2)代码(ASGS 2011)N(9)	必选	1
人 - 出生国家,代码(SACC 2011)NNNN	必选	1
人 - 出生日期,DDMMYYY	必选	2
人 - 土著地位,代码 N	必选	2
人 - 标识符,XXXXXX [X(14)]	必选	2
人 - 性别,代码 N	必选	1
妊娠 - 预期妊娠持续时间(当第一次做产前检查时),完整孕周 N [N]	必选	1
妊娠产物 - 胎龄,完成孕周 N [N]	必选	1

　　说明:最大出现次数是说明元数据子集、实体或元素可以重复出现的次数。只允许出现一次的用"1"表示,允许重复出现(但重复的次数不是固定值)的用"N"表示

二、术语类标准

(一)医学系统命名法——临床术语

　　医学系统命名法——临床术语,即 systematized nomenclature of medicine — clinical terms

(SNOMED CT),是当前国际上使用最广泛的医学术语体系。2002 年,SNOMED RT 与英国国家卫生服务部(national health service,NHS)的临床术语第 3 版[clinical terms version 3(CVT3),又称为 read codes]相互合并,并经过扩充和结构重组,从而形成了 SNOMED CT。2002 年和 2003 年先后推出了 SNOMED CT 的西班牙文版和德文版。

SNOMED CT 采用多轴编码的命名方法,可用来编码、提取和分析临床数据,支持医学数据的一致性索引、存储、调用和跨专业、跨机构集成,是一部注重语义互操作性且便于计算机处理的医学术语集。其研发目的在于精确表达医学概念,提供一个医学数据存储及检索的工具。它的应用可使医学知识更加易于获得并应用于实践,从而为临床信息数据的采集、共享和分析提供基础。目前,SNOMED CT 与其他信息标准有广泛的合作,主要包括 ICD、LONIC、HL7、DICOM 等信息标准。

1. SNOMED CT 的基本结构　SNOMED CT 的核心内容主要是概念、描述和关系,还包括历史、ICD 映射和 LONIC 映射等。2012 年 1 月国际版 SNOMED CT 中包括超过 295 000 个有效概念,超过 769 000 个有效描述和超过 837 000 个已定义关系。每个概念都有唯一标识,可有多种描述,同一概念的所有描述均有关联;概念与概念之间通过层次关系彼此相连,同一概念可存在于多个层次中;关系还可应用于编码化的 SNOMED 数据的分组和归类。

(1) 概念:SNOTMED CT 中的一个"概念"代表一种可识别的临床意义,每个概念都有一个人类可读的完全指定名称(fully specified name,FSN)和机器可读的特殊数字标识符。准确定义的概念被分类编入 19 个顶层概念轴(top level concepts)中,每个顶级概念轴又细分为包含多层子系统的树形结构(表 3-4)。

表 3-4　SNOMED CT 的 19 个顶层概念

编号	概念名称	中文译名
1	clinical finding	临床发现
2	procedure	操作
3	observable entity	观察实体
4	body structure	身体结构
5	organism	生物体
6	substance	物质
7	pharmaceutical/biologic product	药物 / 生物制品
8	specimen	标本
9	special concept	特殊概念
10	physical object	物理客体(设备)
11	physical force	外力
12	event	事件
13	environments/geographical location	环境或地理位置
14	social context	社会背景
15	situation with explicit context	临床语境
16	staging and scales	分期和等级
17	linkage concept	关联概念
18	qualifier value	限定值
19	record artifact	记录

1) 概念层次:SNOMED CT 的概念具有层次结构,19 个顶层概念被称作"根概念"(roots),在全部概念中处于最高级别。各顶级概念及其下属的亚类概念都是 SNOMED CT 概念的亚类。概念层级体系具有向下的传递性,在概念颗粒度由"粗"到"细"逐层细化的同时,其特殊性也逐渐增强。层次结构通过该词条代码的树型构造表达(图 3-2)。

2) 概念标识符:概念标识符是概念表中的主键,是"概念"的唯一 SNOMED CT 标识符(SNOMED CT identifier,SCTID)。SCTID 有两个特点:一是允许其中部分代码代表一个"命名空间",该命名空间由国际医疗术语标准开发组织(international health terminology standards development organization,IHTSDO)授权的组织机构控制,非 IHTSDO 直接控制;二是扩展添加的具体内容不需要国际发布。SCTID 数据类型是

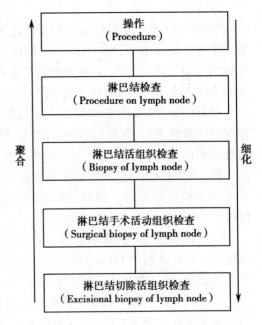

图 3-2 SNOMED CT 的概念层次

一个 64 位整数,约束条件包括:只允许正整数值;最低允许值是 100 000(6 位),最大允许值是 999 999 999 999 999 999(18 位)。SCTID 用十进制字符串表示,国际版组件 SCTID 和扩展组件 SCTID 的结构分别如图 3-3A 和图 3-3B 所示。

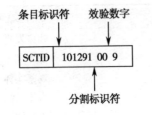

图 3-3A 国际版组件 SCTID 概念标识符结构

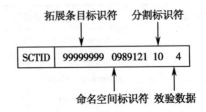

图 3-3B 拓展组件 SCTID 概念标识符结构

(2) 描述:描述是指赋予 SNOMED CT 概念的名称或术语。对于同一个医学概念,可能存在几个甚至十几个与之对应的术语,SNOMED CT 用描述来指定术语与概念的关系,也考虑到每个临床医师使用的术语可能存在一定的个性化特征。描述表中收录了上百万个术语,一个特定的概念有首选的描述术语,其他术语作为同义语存在。SNOMED CT 通过这种对概念和术语关系的编码化,使拥有相同或相近概念的术语之间关系清晰,从而让临床概念表达更加灵活,也便于计算机的数据挖掘和文本提取。

(3) 关系:关系用来连接 SNOMED CT 中的概念。关系的类型包括四种,分别是定义(defining)、限定(qualifying)、历史的(historical)、附加的(additional),最常见的是定义关系,用于模型化概念和建立它们的逻辑定义。在 SNOMEDCT 中,每一个概念都通过规定与其他概念的关系来获得逻辑含义。每个活动 SNOMED CT 概念(除了 SNOMED CT 根概念)都具有至少 1 个"IS A"关系。"IS A"关系和定义属性关系又被称为 SNOMEDCT 概念的"定义特性",

被用来逻辑地表示一个概念与其他概念的关系。"IS A"用来表示概念的父子关系,一个概念可以有多个父概念,但除了顶级层概念外,每个有效的概念至少有一个对"父概念"的"IS A"关系。属性关系则关联两个概念,表示了两个概念间关系的类型。"IS A"关系是 SNOMED CT 层次结构的基础(图 3-4)。

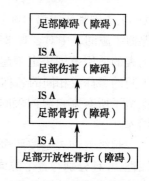

图 3-4 "IS A"关系层次结构

2. **SNOMED CT 中的属性** SNOMED CT 目前为规范概念定义使用了超过 50 个定义属性。每一个 SNOMED CT 属性常常只能用于一个层,而少数几个属性用于一个以上的层。在 SNOMED CT 中,每一条概念都有若干种属性用于准确具体地表示概念,同一层面中的概念的属性类型是相同的。SNOMED CT 有 19 个顶级概念分类,其中一部分概念分类在临床数据检索中最为有用、相关性最高,如"操作"、"临床发现"、"药物生物制品"、"事件"、"标本"等,被称为"主要概念分类"。这些主要概念分类是属性定义的对象即属性的适用范围,也称其为属性的"域"。还有一部分概念分类通常不被属性所定义,如"社会背景"、"物质"、"生物体"、"观察实体"等,其概念能够用于属性赋值,以定义主要分类中的概念,因此被称为"支撑性概念分类",与属性的"范围"相关。属性中"域"与"范围"概念的提出,为属性的使用制定了较为严格的规则,每一个属性均具有明确的适用范围,只能在有限的一个或数个概念分类定义中使用,连接词的取值也仅在有限范围内。这些规则保障了概念逻辑化定义的精确性,为实现语义关联的计算机自动化生成与识别提供了基础。以"临床发现"为例,临床发现概念的属性包括:发现部位、联合词、形态学、严重程度、发作情况、过程、解释、病理学等。

3. **SNOMED CT 的应用** SNOMED CT 是美国联邦政府指定的一套数据标准之一,旨在用于临床信息的电子交换。作为世界上主要的医学术语标准集,由于其灵活表示医学术语,并能反映临床术语间的逻辑关系,使得 SNOMEDCT 在世界上多个国家得到广泛应用,主要用于电子病历、电子处方、实验室医嘱录入、癌症报告、治疗决策支持、遗传数据库、放射图像银行、外科规程、文献编码、临床研究、流行病学及妇幼卫生监测系统等。

(二)一体化医学语言系统

一体化医学语言系统(unified medical language system,UMLS),又称为统一医学语言系统,是对生物医学科学领域内已有的多个受控词表的一部纲目式汇编。UMLS 提供的是一种位于这些词表之间的映射结构,使这些不同的术语系统之间能够彼此转换;同时,UMLS 也被视为是生物医学概念所构成的一部广泛全面的叙词表和本体。美国国立医学图书馆(national library of medicine,NLM)于 1986 年设计的 UMLS,具有集成性、跨领域和工具化的特点,目前还进一步提供有若干适用于自然语言处理的工具,旨在供医学信息学领域的信息系统开发人员使用。

1. **UMLS 的构成**

(1)超级叙词表:超级叙词表(metathesaurus)又称为元叙词表或元词典,是多个受控词表的概念和术语以及它们之间的关系所构成的集合,包含生物医学及与健康相关的概念及其名称和相互关系,是 UMLS 的基础和核心。

超级叙词表中有 200 多万个生物医学概念和上千万个概念名称,源自 UMLS 所收录的 100 多部受控词表和分类系统(称为源词表),如 ICD-9-CM、ICD-10、MeSH、SNOMED CT、LOINC、世界卫生组织药物不良反应术语集(WHO adverse drug reaction terminology,WHO-

ART)、英国临床术语(UK clinical terms,又称为 read codes)、RxNORM 和基因本体等。UMLS 保留了源词表中对客观事物的多样性认识和表述,包括概念、意义、名称和关系等。因此,源词表的适用范围决定着超级叙词表的适用范围。尽管不同的词表对于同一概念采用的是不同的名称或相同的名称,这些情况都会忠实地体现在超级叙词表之中。超级叙词表之中保留了所有来自源词表的层级结构信息,且可链接到该数据库之外的资源,如基因序列数据库。

　　超级叙词表是按照概念来组织编排的。每个概念都拥有若干用来定义其含义的具体属性,并且分别与各个源词表之中相应的概念名称相链接。而且,不同概念之间还表达有众多的关系;比如,用于表示子类关系的"is a"(是一种…)、用于表示亚单位关系的"is part of"(是…的组成部分)以及用于表示关联关系的"is caused by"(由…引起)或"in the literature often occurs close to"(在文献之中常常出现在…附近)。超级叙词表是通过自动化处理源词表的机读型版本,并在后续编辑和审核方面进行了人工处理。超级叙词表以 SQL 关系数据库的形式发布,可通过 Java 面向对象型应用编程接口(API)来访问。

　　(2) 语义网:语义网(semantic network)(不同于计算机科学领域所泛指的语义网络和语义网)用于对超级叙词表之中的条目加以分类和关联,为表中所有概念提供一致的分类及类之间的关系。超级叙词表之中的每个概念都指定有至少一种"语义类型(semantic type)",某些"语义关系"可以存在于多种语义类型的成员之间。语义网正是由这些语义类型和语义关系所构成的一种网络式目录。语义类型可分为实体(entity)和事件(event)两大类。实体指物理对象,如生物、解剖结构、物质、制品等;事件指社会活动,如行为、活动、研究过程等。

　　语义网通过用语言类型将概念组合起来,降低超级叙词表的复杂性。语义类型之间的基本链接是"is a"链接,又可称为类属关系。依靠这种关系建立起来的是一种由类型构成的层级结构,使我们能够找出最为特殊的语义类型,从而将其赋予某个超级叙词表概念。语义网络同时还备有 5 种主要类型的非层级结构关系,或者称为关联关系,它们分别是"physically related to"(物理上相关)、"spatially related to"(空间上相关)、"temporally related to"(时间上相关)、"functionally related to"(功能上相关)以及"conceptually related to"(概念上相关)。

　　(3) 专家词典:专家词典(specialist lexicon)是一个词典信息数据库,供自然语言处理工作使用,收录的是关于常见英语单词、生物医学术语以及存在于 MEDLINE 以及 UMLS 超级叙词表之中的术语的信息。其中,每个词条记录均详细描述自然语言处理系统所需要的词典信息,包括句法(如何将若干词语组合起来,创建出某种含义)、构词法(形式和结构)以及正字法(拼写)方面的信息。专家辞典条目可以是单个单词型或多个单词型的术语。相应的记录包括四个组成部分:基本形式、词类、唯一性标识符以及任何现成可用的拼写形式。专家词汇工具关注自然语言中词汇的多变性,将单词标准化,并将每个单词与超级叙词表中的字符串、术语和概念关联起来。

　　2. UMLS 的应用　　目前,研究人员所能获得和使用的生物医学资源数量庞大,UMLS 旨在通过促进能够理解生物医学语言的计算机系统的开发工作,来加强对于这些文献的获得和使用。UMLS 可用于设计信息检索或病历系统,促进不同系统之间的通信交流,或者用于开发能够解析生物医学文献的系统。目前,UMLS 已在信息检索、自然语言处理、电子病历、健康数据标准等方面得到了广泛的研究和应用。

三、分类与代码类标准

(一) 国际疾病分类

国际疾病分类(international classification of diseases, ICD)是世界卫生组织(WHO)依据疾病的某些特征,按照规则将疾病分门别类,并用编码的方法来表示的系统。ICD 涉及所有疾病和死亡原因,包括损伤和中毒及其外部原因的统计分类,具有权威性、科学性以及宏观反映居民健康状况的特征。目的在于对不同国家、地区在不同时间收集的死亡和疾病数据,应用同一标准进行系统记录、分析、解释和比较,并把疾病诊断和其他健康问题转换成编码,以便于分类检索和统计分析。1990 年国际疾病分类第十次修订版获得通过,自 1993 年 1 月 1 日起生效,ICD-10 进一步扩展为疾病和有关健康问题的国际统计分类(the international statistical classification of diseases and related health problems 10th revision)。新版本包括 15.5 万种代码,与 ICD-9 版本相比较,该版本增加了 1.7 万个代码,应用范围除了死因、疾病、损伤等统计外,还涉及流行病学调查(现场、临床、公卫、环境)及健康预测、卫生经济、医疗保险等。

1. ICD-10 **的结构和内容**　ICD-10 由三卷内容组成:第一卷是类目表;第二卷是指导手册;第三卷是字母顺序索引。其编码的组成是字母加数字,如 A00-Z99,不包括字母"U"。三卷书在使用上是一个整体,彼此相辅相成、互为补充,每一卷都具有不可替代的功能,不能割裂或轻视其中任何一卷书。三卷书的使用流程如图 3-5 所示。ICD-10 共包括 22 章,每章内再分节和小节。22 章内容如表 3-5 所示。

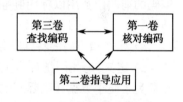

图 3-5　三卷书联合使用流程

表 3-5　ICD-10 各章主要内容

章	名称	节	类	范围	星	归类
Ⅰ	传染病和寄生虫病	21	171	A00-B99	0	病因
Ⅱ	肿瘤	7	149	C00-D48	0	病种
Ⅲ	血液和造血器官疾病及某些涉及免疫功能的异常	6	34	D50-D89	2	病因
Ⅳ	内分泌、营养和代谢疾病	8	73	E00-E90	2	病因
Ⅴ	精神和行为障碍	11	78	F00-F99	2	病因
Ⅵ	神经系统疾病	11	67	G00-G99	16	部位
Ⅶ	眼和附器疾病	11	47	H00-H59	12	部位
Ⅷ	耳和乳突疾病	4	24	H60-H95	5	部位
Ⅸ	循环系统疾病	10	77	I00-I99	8	部位
Ⅹ	呼吸系统疾病	10	63	J00-J99	3	部位
Ⅺ	消化系统疾病	10	71	K00-K93	5	部位
Ⅻ	皮肤和皮下组织疾病	8	72	L00-L99	6	部位
XIII	肌肉骨骼系统和结缔组织疾病	6	79	M00-M99	12	部位
XIV	泌尿生殖系统疾病	11	82	N00-N99	9	部位
XV	妊娠、分娩和产褥期疾病	8	75	O00-O99	0	病种
XVI	起源于围产期的某些疾病	10	59	P00-P96	1	病因
XVII	先天性畸形、变形和染色体异常	11	87	Q00-Q99	0	病种

续表

章	名称	节	类	范围	星	归类
XVIII	症状、体征和异常的临床和化验结果	13	90	R00-R99	0	症状
XIX	损伤、中毒和外因的某些其他结果	21	195	S00-T98	0	临床
XX	发病和死亡的外因	8	372	V01-Y98	0	外因
XXI	影响健康状况和接触健康服务的因素	7	84	Z00-Z99	0	非病
XXII	特殊用途编码	2	5	U00-U99	0	特殊

(1) 类目表:第一卷类目表是按照多层次的兼顾医学情况性质和解剖部位的分类轴心排列的,内容包括以下五部分:

1) 前言:简介 ICD 及 ICD-10 的修订工作。

2) 三(四)位数的类(亚)目:对 ICD 疾病编码(A00-R99)、损伤中毒的性质编码(S00-T98)和外因编码(V01-Y98)及非疾病理由就医情况的编码(Z00-Z99)的详细列表。

3) 肿瘤的形态学编码(M800-M998):可作为一种编码对肿瘤的形态学类型进行分类。编码的前四位数用以标明肿瘤的组织学类型,第五位数在一个斜线分隔符号之后,表示它的动态。

4) 死亡和疾病的特殊类目表:4 个死因类目表,1 个疾病类目表。

5) 定义:与死因统计有关的定义,这些定义已经被世界卫生大会所通过,它们被包括在此是为了便于数据在国际间的可比性。

(2) 指导手册:第二卷应用指导手册的内容包括对 ICD-10 的说明、如何使用 ICD-10、疾病和死亡编码规则和指导、统计报告以及 ICD 发展史。

(3) 字母顺序索引:索引字典可以帮助不熟悉第一卷内容的人员查阅编码,内容包括以下几部分:

1) 主导词:第三卷中出现并排列在最左侧的每个医学诊断或术语 (包括疾病名称、损伤性质和外因名称、药物和化学物质名称)均称为主导词。在该主导词下再重复出现的词则用 "－" 代替以节省篇幅。主导词的排列方法如图 3-6 所示。

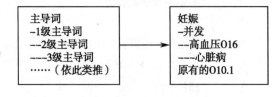

图 3-6 主导词的排列方法

2) 索引的三个部分:包括疾病、损伤的性质;损伤的外部原因及药物和化学物质中毒。

3) 交叉查找:索引采用交叉编排方式,而不是唯一编排方式,使查找编码可以通过多种渠道完成。

4) 交叉对照:使用交叉对照是为了避免在索引中过多的重复,同时便于查找。

2. ICD-10 **编码的特点**

(1) 病因不同编码不一:由于 ICD-10 分类法是以病因为主,因而当临床诊断相同而病因不同时编码不一。以女性不育症为例,ICD-9 采用双编码,即一个主要编码指明对于女性不育症诊断不孕原因,一个附加编码补充说明不育情况;而 ICD-10 对于女性不育症会根据不同病因用 N97 的亚目编码表示,病因不同编码也不同,但只用一个编码。如由于不排卵而不育为 N97.0;由于输卵管阻塞、闭锁、狭窄而不育为 N97.1;由于先天性子宫畸形、子宫黏连而不育为 N97.2;由于男方少精症而不育为 N97.4;由于阴道畸形等其他因素而不育为

N97.8 等。

（2）病程记录不同编码不一：以胎膜早破为例，必须参考病程记录才能准确编码胎膜早破在 24 小时之内产程开始为 O42.0；胎膜早破在 24 小时之后产程开始为 O42.1；胎膜早破由于治疗而使产程延迟为 O42.2；胎膜早破未能特指其他情况为 O42.9。

（3）疾病诊断相同但情况不同则编码各异：以妊娠分娩和产褥期水肿蛋白尿和高血压为例，不同情况有不同编码。妊娠前已有高血压或蛋白尿为 O10；妊娠后加重为 O11；原有高血压蛋白尿伴发先兆子痫为 O11；妊娠后引起水肿和蛋白尿但不伴有高血压为 O12；妊娠引起高血压但不伴有意义的蛋白尿为 O13；妊娠暂时性高血压为 O16；原有高血压伴先兆子痫编码为 O11；先兆子痫影响到胎儿或新生儿为 P00.0。由此可见现病史描述是否详细是决定编码的重要条件。

此外，当病因相同而临床表现不同或疾病的部位不同时，编码都有区别。

3. **ICD-10 在妇幼卫生工作中的应用** ICD-10 可以保证不同国家、地区以及不同时间健康相关数据的可比性，是目前国际上统一使用的疾病分类方法，我国已将其列为国家标准。ICD-10 是医院临床科研、教学中索引查询所需病案的重要工具，加强对 ICD-10 的应用可以促使我国病案工作与国际接轨。妇幼卫生信息管理是妇幼卫生工作的核心，近年来已有不少部门和医院将 ICD-10 编码应用于三网监测、病案管理和死因统计。ICD-10 中涉及妇幼卫生死因统计的主要内容如表 3-6 所示。

表 3-6　ICD-10 中涉及妇幼卫生死因统计的主要内容

章节	内容	编码范围
第十五章	妊娠/分娩和产褥期	O00-O99
	直接产科死亡原因	O00-O92
	间接产科死亡原因	O98-O99
	其他	O95-O97
第十六章	起源于围产期的某些情况	P00-P96
	受母体因素影响原因	P00-P04
	孩子本身疾病原因	P05-P96
第十七章	先天性畸形、变形和染色体异常	Q00-Q99
其他系统疾病死亡原因		—
损伤中毒外部原因		V01-Y98

（二）逻辑观察标识符命名和编码

自 1995 年以来，美国印第安纳大学医学中心（indiana university medical center）的 Regenstrief 研究院（regenstrief institute，RI）一直承担着开发和维护逻辑观察标识符命名和编码（logical observation identifiers names and codes，LOINC）的工作。LOINC 数据库为实验室和临床检查提供了一套统一的名称和标识码，旨在促进实验室和临床观测指标结果的交换与共享。LOINC 数据库内容覆盖面广，实验室部分所收录的术语涵盖了化学、血液学、血清学、微生物学（包括寄生虫学和病毒学）以及毒理学等常见类别或领域，还有与药物相关的检测指标，以及在全血或脑脊髓液的细胞计数指标等类别的术语。LOINC 数据库临床部分的术语则包括生命体征、血流动力学、液体的摄入与排出、心电图、产科超声、心脏回波、泌尿道成像、胃镜检查、呼吸机管理、精选调查问卷及其他领域的多类临床观测指标。

LOINC 分为四个部分,以实验室 LOINC(laboratory LOINC)为主;临床 LOINC(clinical LOINC)负责非实验室诊断检查、重症医学、医疗护理指征、病史及体格检查方面的内容;此外,还设有调查问卷和信息附件两大类。目前,LOINC 数据库收录的观测指标有 46 000 条以上,与 SNOMED、IUPAC 及 CPT 等国际专业标准建立了对照(映射)关系,也已被 UMLS 收录。

1. **LOINC 的内容** LOINC 数据库的构建依据的是一个六轴概念表达模型(six-axis concept representation model),而其主要内容则为 LOINC 代码(LOINC codes)和 LOINC 全称(fully specified LOINC names)。所有 LOINC 代码(LOINC codes)均分别与该数据库中所定义的实验室检验项目及临床观测指标呈一一对应关系。以下为组成 LOINC 全称的六个数据库字段(fields),并分别对应于上述模型的六个轴:

(1) 成分(component):或称分析物(analyte)。比如,钾、血红蛋白、丙型肝炎病毒抗原等。

(2) 属性类型(kind of property):即分析物被检测的属性的种类。如质量浓度、酶活性等。

(3) 时间特征(timing):即观测指标针对的是某一时刻,还是一段时间。如 24 小时尿液标本。

(4) 体系(system):对大多数实验室指标而言,又常常称为标本类型(type of sample)。如尿液、羊水和血清等。

(5) 标尺类型(type of scale):即观测指标属于定量型、等级型、名义型(如大肠埃希菌、金黄色葡萄球菌等),还是叙述型(如骨髓细胞分析结果中的诊断建议)。

(6) 方法(method):获得检测结果或其他观测指标数据时所采用的方法。

2. **LOINC 的编码** 每个 LOINC 概念都分别具有唯一性的代码,且恒久不变。对于组成最终 LOINC 概念定义的基本概念和组合概念及其相关术语也有编码,且这些概念的编码也恒定不变,有助于建立起其他相关术语系统与 LOINC 概念之间的对照关系(映射关系),便于不同术语系统之间的整合与协同。LOINC 代码并不是要传送试验或观测指标的所有可能的信息,而只是对试验结果或临床观测指标加以标识(identify)。有关样本和试验方法的非常详细的信息则可利用标准消息中的其他字段来传送。LOINC 编码标准的采用,将极大地提高本地代码与通用 LOINC 代码之间的对照效率和精确度,并有利于对照自动化的实现。

3. **LOINC 的应用** 目前,LOINC 同时备有来自非英语国家的多个语种的数据库及相关支持文档,包括简体中文、德语、法语、朝鲜语、葡萄牙语、西班牙语和爱沙尼亚语等。LOINC 代码在香港和台湾已率先得到认可;而在国外,许多医疗设备制造商、大型实验室和政府机构都在使用 LOINC 代码,如美国疾病控制与预防中心(CDC)和退伍军人事务部(department of veterans affairs)。此外,LOINC 代码还得到了美国健康保险法案(health insurance portability and accountability act,HIPAA)的认可。

四、其他国际卫生信息标准

(一) 美国卫生信息传输标准

HL7(health level seven)标准是由美国国家标准局(american national standards institute,ANSL)批准颁布实施,是开放系统互联七层协议中第七层(应用层)的协议,是规范各医疗机构之间及医疗机构与患者、医疗事业行政单位、保险单位及其他单位中不同信息系统之间进行医疗数据传递的卫生信息交换标准。自 1990 年正式颁布以来,由于其显著的完整性、可实现性、安全性、兼容和扩展性的特点,在医疗卫生机构中影响力日益广泛。目前,在美国采用此标准的机构已经涉及政府相关部门、医疗服务机构、保险公司、医疗仪器、设备制造商和医院信息系统集成商,HL7 的影响力也已扩大至澳大利亚、加拿大、英国、印度、南非、韩国等国家和地区,中国也于 2000 年成立了 HL7 中国委员会。

HL7 标准汇集了不同厂商用来设计应用软件间接口的标准格式和数据传递的基本元素和结构,使得医疗卫生服务行业及其相关领域可以进行数据信息交换。其信息框架包含患者管理、申请单、查询、财务管理、观察报告、病案管理等 11 项内容,主要规定了数据传递的基本元素、结构和格式等。但是,HL7 也存在一些内在的问题:它不是一种即插即用的界面标准,往往是数据交换双方的协商;有一些规定是含糊的、不明确的;其结构过于复杂,系统庞大,维护困难等。

HL7 是西方国家制订的应用于医学信息管理系统的通信标准,而医院信息管理系统不是一个简单的软件,它融合了医院的管理理念、各部门的业务经验,以及对计算机技术的恰当应用。国内无论是医疗机构,还是管理思想都与西方国家存在一定差别。并且国内的国情、文化背景及医疗保健制度等方面与国外存在巨大差异,数据交换的内容要求也存在差异。这就在一定程度上造成了 HL7 标准在国内的局限性。另外,在信息表达标准方面,HL7 的大多数信息代码表和代码元素没有规定明确的分类和代码,多为用户自定义。而且 HL7 提供的代码表也不一定完全适用,也就是说,就信息表达而言,HL7 并没有提供一个国际通用的卫生信息标准。

因此,即使我国卫生系统信息交换中采用 HL7 标准,其中的数据表达标准仍需要根据我国的实际情况和需求自行研制。HL7 中国委员会正积极参与 HL7 的研究与制定,使其在一定程度上符合中国医疗信息产业的实际情况;同时对国内医疗信息产业进行适当调整,使其在产业结构、管理等方面与国际接轨,在保持自己特色、适合国情的前提下,尽量适应 HL7 标准;而且还对 HL7 进行深入细致地分析和研究,提取其中的普遍成分,根据其普遍性制定适用于国内医疗信息领域的相应的通信标准。

(二) 医疗数字成像和传输标准

医疗数字成像和传输标准(digital imaging and communications in medicine,DICOM)是由美国放射协会(american college of radiology,ACR)和全美电器厂商联合会(national electrical manufactures'association,NEMA)联合组成委员会,在参考其他相关国际标准的基础上制定的一组医学影像的处理、储存、打印、传输方面通用的标准。该标准已发布 1.0 版(1985)、2.0 版(1988)、3.0 版(1993),已发展成医学影像信息学领域的通用国际标准。它的内容几乎涵盖了医学数字影像的采集、归档、通信、显示及查询等所有信息交换的协议。

第三节　我国妇幼卫生信息标准与规范

妇幼卫生信息化建设体系由信息技术应用、数据资源、信息网络、信息化人才、信息标准与规范等几个要素构成。建立妇幼卫生信息标准体系是全国妇幼卫生信息化建设的关键内容和首要任务。妇幼卫生信息标准化涉及患者信息、卫生统计信息、数据项目、术语等方面的内容。国内外许多标准化组织在这方面都做了相关的研究与标准的制定、研究、执行工作。国内妇幼卫生信息标准化工作近年来刚起步,本节重点介绍我国妇幼卫生信息标准化主要内容、现有妇幼卫生信息标准以及我国妇幼卫生信息标准建设历史进展等三个方面。

一、我国妇幼卫生信息标准化主要内容

1. **妇幼卫生信息标准的编制操作标准与规范**　信息标准的编制是一项技术性很强的工作。一个标准制定得是否先进合理、切实可行，直接影响到该标准的实施效果。因此，制定标准时必须要严格遵循统一的流程和规范。妇幼卫生信息标准的编制操作标准与规范是制定妇幼卫生信息标准的基本原则、基本方法和基本要求，包括标准的适用范围、引用标准、标准化对象的确定、命名、分类、编码和统计原则与方法等，是整个妇幼卫生信息标准的总则，是制定所有妇幼信息相关标准的依据和基础。

2. **妇幼保健基本数据集标准**　妇幼保健基本数据集标准以孕妇、婴幼儿和儿童为对象，根据国家妇幼保健业务流程，基于妇幼卫生信息系统需求对数据采集、报告、查询、分析、指控与管理等全过程所需要的基本内容与要求进行分析与研究，确定描述妇幼保健基本数据集的内容、数据元的基本属性，如名称、定义、数据长度、数据格式、值域、数据元代码等。

3. **妇幼保健信息共享文档规范**　妇幼保健信息共享文档规范具有妇幼保健业务逻辑特征和明确语义，是实现互联互通、信息共享为目的的妇幼卫生信息化建设的关键。妇幼保健信息共享文档规范是以妇幼保健数据集中的数据元来规范约束应用文档的数据元素，以模板库约束为手段来规范描述妇幼卫生信息共享文档的具体业务内容，从而清晰展示具体应用文档妇幼保健或临床语境以及数据单元之间的相互关系，从而支持更高层次的语义上的互联互通。

4. **妇幼保健信息系统基本功能规范**　规定妇幼保健信息系统的基本内容和基本功能，提出妇幼保健信息系统技术构架，定义业务流程规范、数据采集规范、IT 基础设施规范、安全规范以及信息系统性能要求，为信息系统开发的需供双方提供基本参考与依据。

5. **妇幼保健信息系统网络支撑平台技术规范**　主要包括妇幼保健信息系统的开发与运行管理所需的网络支撑平台的总体结构、技术平台选择、系统集成、服务器与存储、数据库平台、信息安全体系等主要技术内容。可供各级妇幼保健机构在进行妇幼保健信息网络系统建设的技术方案制定、工程招投标和建设实施过程参考使用。

二、我国现有妇幼卫生信息相关标准简介

(一) 我国妇幼卫生信息基础类标准

为了规范、指导我国卫生信息标准的编制，2009~2012 年我国相继制定并实施了《卫生信息数据元标准化规则》（WS/T 303-2009）、《卫生信息数据模式描述指南》（WS/T 304-2009）、《卫生信息数据集元数据规范》（WS/T 305-2009）、《卫生信息数据集分类与编码规则》（WS/T 306-2009）以及《卫生信息基本数据集编制规范》（WS 370-2012），这些基础标准的实施为我国妇幼卫生信息数据元以及数据集标准、共享文档规范的编制提供了指南。

WS/T 303-2009 是基于 ISO/IEC 11179:2004 和《信息技术 数据元的规范与标准化》（GB/T 18391-2001）的基础上，结合卫生信息领域数据元的特性进行了针对性扩展。该标准阐述了卫生信息数据元框架和基本概念及属性规范，规定了卫生信息数据元命名、定义、分类、注册管理等属性规范化描述的基本原则与方法，以及卫生信息数据元目录编写格式规范。WS/T 304-2009 是参照《信息技术 - 开放分布式处理 - 统一建模语言（UML）》（ISO/IEC 19501-2005）且根据卫生信息特征而制定的，建立了统一与标准的数据模式描述规则与方法，适用

于医药卫生领域信息资源的组织与规划、卫生信息系统设计与开发,以及具体数据资源描述中的数据模式描述。WS/T 305-2009 是对卫生信息数据集属性的统一规范化描述的规范,确定了卫生信息数据集元数据内容组成、层次结构、摘要描述和适用功能及内容框架,并规定了 18 项卫生信息数据集核心元数据,包括数据集名称、标识符、摘要、提交或发布方、关键词说明、语种、元数据创建日期与标识符等 8 个必选元数据元素或实体以及 10 个可选元数据元素与实体。WS/T 306-2009 制定了卫生信息数据集分类与编码需遵循的基本原则、技术方法以及应用规则,并规范地描述了数据集分类与编码标准文档结构。WS 370-2012 是基于 WS/T 303-2009、WS/T 303-2009 和 WS/T 303-2009 等基础标准而进一步制定的,其规定了卫生信息数据集的内容结构、数据集元数据、数据元属性、数据元索引表示方法,用于指导卫生信息相关数据集的标识与使用。

此类基础标准的编制在后来制定的妇幼卫生信息相关标准中得到了广泛应用,如《健康档案共享文档规范》(征求意见稿 2009)、《城乡居民健康档案基本数据集》(WS/T 365-2011)、《妇女保健基本数据集》(WS 377 -2013)以及《儿童保健数据集》(WS 376-2013)等。

(二) 我国妇幼卫生信息数据类标准

1. 妇幼卫生基本数据集标准 妇幼保健基本数据集是为了满足妇幼卫生信息系统规范化建设和领域内部以及领域间数据交换与共享需求,设计归纳的各个子系统(或功能模块)所包含的最小数据元素的集合。2007 年,我国制定了《中国公共卫生信息分类与基本数据集(第 1 版)》,该数据集表述了我国妇幼卫生数据元的一些基本属性(包括标识符、名称、英文简称、定义、数据类型、数据格式、值域与版本),介绍了涉及婚前保健服务、计划生育技术、孕产期保健服务、孕产妇死亡报告、妇女病查治、儿童健康体检管理、5 岁以下儿童死亡报告、出生缺陷登记、妇女儿童基础档案管理、孕产妇高危管理、妇女儿童基础档案、孕产妇高危管理、出生医学证明、产前筛查与诊断管理、新生儿筛查疾病管理以及体弱儿管理等数据元集。2009 年,为了进一步推进居民健康档案标准化和规范化建设工作,我国在前期工作基础上制定了《健康档案基本架构与数据标准(试行)》,规定了出生医学证明、预防接种等 11 个妇幼卫生数据集。2011 年,我国正式颁布了《城乡居民健康档案基本数据集》(WS/T 365-2011)。其中,该数据集标准涉及了多个妇幼信息数据元的专用属性,如新生儿家庭访视、儿童健康检查、产前随访、产后访视、产后 42 天健康检查、预防接种卡等方面的数据,并详细规定了其数据项的名称、数据类型、数据长度、值域数据类型、值域字典名称等专用属性内容。

2009~2013 年间,结合《健康档案基本架构与数据标准》试行情况与各地修订建议,再次组织起草了出生医学证明等 12 个妇幼保健基本数据集标准。2013 年底,我国正式发布了卫生行业强制性标准——《儿童保健数据集》(WS 376-2013)和《妇女保健基本数据》(WS 377 -2013)。WS 376-2013 涉及了出生医学证明、儿童健康体检、新生儿疾病筛查、营养性疾病儿童管理、5 岁以下儿童死亡报告等 5 个部分,而 WS 377-2013 涉及了婚前保健服务、妇女病普查、计划生育技术服务、孕产期保健服务与高危管理、产前筛查与诊断、出生缺陷监测、孕产妇死亡报告等 7 个部分。每个妇幼保健数据集都详细描述了数据集名称、标识符、数据发布方、关键词、语种、分类、摘要以及特征数据元等 8 个元数据项(以孕产期保健服务与高危管理基本数据集为例,如表 3-7) 及其元数据值,以及每个数据集中包含的所有数据元的标识类、定义类、关系类、表示类以及管理类等 14 个必选属性项(以数据元"产时并发症代码"为例,如表 3-8)。

表 3-7　孕产期保健服务与高危管理基本数据集元数据

元数据子集	元数据项	元数据值
标识信息子集	数据集名称	妇幼保健基本数据集 第四部分：孕产期保健服务与高危管理基本数据集
	数据集标识符	HDSB02.04
	数据集发布方 - 单位名称	国家卫生与计划生育委员会
	关键词	孕产期保健服务与高危管理
	数据集语种	中文
	数据集分类 - 类目名称	卫生服务—妇女保健
内容信息子集	数据集摘要	记录孕产期保健服务及高危妊娠管理的相关信息。包括孕产妇基本情况、产前检查、分娩记录、产后访视、产后 42 天检查和高危管理等内容
	据集特征数据元	本人姓名、末次月经日期、预产期、产前随访孕周、分娩日期时间、分娩结局、总产程时长、分娩方式代码、Apgar 评分值、孕产期高危因素代码、高危评分值、高危妊娠转归代码、孕产妇健康指导类别代码、危重孕产妇标志、产后 42 天健康指导类别代码

说明：摘自《妇幼保健基本数据集 第 4 部分：孕产期保健服务与高危管理》（WS 377.4-2013）

表 3-8　孕产期保健服务与高危管理基本数据集数据元——"产时并发症代码"属性表

属性种类	数据元属性名称	属性值	
标识类	内部标识符	HDSB02.04.125	
	数据元标识符	DE05.01.005.00	
	数据元名称	产时并发症代码	
	版本	V1.0	
	注册机构	国家卫生和计划生育委员会	
	相关环境	卫生信息	
定义类	定义	标识分娩时发生的产科并发症类别的代码	
关系类	分类模式	分类法	
表示类	数据类型	S3	
	表示格式	N2	
	数据元允许值	值	值含义
		01	产力异常
		02	胎位异常
		03	产程停滞
		04	胎儿窘迫
		05	脐带脱垂
		06	产后出血
		07	羊水栓塞

属性种类	数据元属性名称	属性值	
表示类	数据元允许值	08	弥散性血管内凝血
		09	产科休克
		10	子宫破裂
		99	其他
管理类	主管机构	中华人民共和国国家卫生和计划生育委员会统计信息中心	
	注册状态	标准状态	
	提交机构	中国疾病预防控制中心妇幼保健中心	

说明:摘自《妇幼保健基本数据集 第4部分:孕产期保健服务与高危管理》(WS 377.4-2013)

2. 居民健康档案共享文档　为进一步规范和指导各地推进以电子健康档案和电子病历为核心的区域医疗卫生信息化建设,建立全民健康保障综合信息服务平台和应用系统,实现医疗卫生服务信息化,提高管理水平、医疗服务水平和全民健康保障能力,中华人民共和国国家卫生和计划生育委员会(原卫生部)统计信息中心于2012年组织编制了《健康档案共享文档规范(征求意见稿)》。

该规范是遵照《卫生信息数据模式描述指南》、《卫生信息共享文档规范:总则(征求意见稿)》等相关标准基础上,结合卫生信息共享中个人基本健康信息登记业务活动实际需求进行制定。"规范"主要划分为个人基本健康信息登记、出生医学证明、新生儿家庭访视、儿童健康体检、首次产前随访服务、产前随访服务、产后访视等19部分内容,详细规定了个人基本健康信息登记的文档模板,对各部分术语和定义、文档内容构成、文档头和体规范等详细阐释,并遵循总则标准中文档架构的要求以及对文档头和文档体的一系列约束,广泛适用于个人基本健康信息登记文档等应用。

建立健全公民健康档案对完善我国公共卫生和医疗服务体系、加强疾病防治和预防保健等工作具有重要意义。但是,受我国传统医疗模式、医疗卫生文化、现行医疗支付体系等多方面的影响,阻碍健康档案数据共享除了标准、基础网络、资金、相关法律等客观因素之外,参与个人健康档案共享的各方,包括健康档案共享当事人、需要提交数据的各级医疗卫生机构等在主观上也存在不愿意共享或不希望积极推动共享的因素。同时,我国医疗卫生行业信息化正蓬勃发展,医院信息系统(HIS)、社区卫生服务系统(CHSS)等不断被开发和应用,而各信息系统难以互通,不能形成完整的社会健康信息,难以实现健康档案的有效共享。因此,阻碍健康档案共享的主客观因素仍然很多,《健康档案共享文档规范》的制定和实施将积极推动健康档案共享工作的开展,促进我国卫生信息化的发展。

3. ICD-10 北京临床版　WHO ICD主要为宏观的流行病学、疾病统计、死因统计和国际交流比较服务,其分类不需要太细,编码数量不需要太多。超出上述应用范围,例如应用于医学临床、疾病诊断相关分组(disease related groups,DRGs)等,则需要更能反映学科问题的细化分类,直接采用WHO ICD难以满足这些工作需要。因此,许多国家在WHO ICD基础上,根据国情和实际工作需要修改制定了细化的分类标准,适当进行增补、删除和扩展,并将之定为临床修订版或国家版本。2005年8月,以北京大学附属医院和教学医院为主的12家医院同时启动了国际疾病分类(ICD-10)北京临床版的研发工作,之后全北京市多家医院参与,于2006年底开发完成比较实用的ICD-10北京临床版。ICD-10北京临床版主要有以下特点：

（1）细目扩展：WHO ICD-10 分类到亚目的编码为 4 位（不算小数点），理论编码空间是 26 000，实际使用编码 1 万多；北京临床版将编码的码长最长扩展到了 8 位（变长），理论空间扩大了 1000 倍以上。

（2）通过分类归属编码的枚举表，约束并规范编码和诊断名称，控制编码质量：临床版通过列举每个标准类目或亚目下的准用标准诊断名称和编码，强制要求编码人员用而且只用临床版规范的标准诊断名称和标准编码，禁止自造诊断名称和编码，使编码人员在编码时必须明确标准编码和诊断名称的含义并作出正确选择，当编码员难于作出选择时，必须通过编码维护机制得到编码帮助或通过固定流程机制增加新诊断名称和编码。从而使编码工作的规范性和数据质量得到极大提高，同时保障编码结果的稳定性。

（3）严格与国际标准兼容：与其他国家的临床版不同，北京临床版没有对类目和亚目进行任何扩充，而是严格进行细目扩充，这种设计确保临床版的编码在截取前四位码时能够符合 WHO ICD-10 的要求并保持同层编码意义不变，这样既保证编码人员可以进行高质量细粒度地编码，又保留了标准编码的数据交换与共享能力，不对其他已开展的统计工作造成影响。

（三）我国妇幼信息技术类标准

随着国家对妇幼卫生工作的日益重视，政府卫生循证决策中无论对妇幼卫生信息种类、数量或是时效性的需求也日益增加。我国从 21 世纪初开始，在国家层面、地方层面都着手开发各种各样的妇幼卫生信息系统，以获取信息并使其成为政府宏观卫生决策和卫生管理作为参考依据的统计指标。然而，在妇幼卫生信息开发与管理过程中，如果没有一个比较健全和基础的信息系统标准体系，系统本身的信息交流、各系统之间的信息交换以及系统外的信息共享与比较，都会出现信息交换不通畅以及信息共享不可行等诸多问题。各类妇幼卫生信息系统建设规范和标准缺乏是制约妇幼卫生信息化建设的主要因素之一。我国自 2004 年 5 月组织启动了《中国妇幼卫生信息系统标准体系研制》项目。旨在通过信息系统标准体系的研制积极引导和促进各地妇幼卫生信息化发展，加强我国妇幼卫生信息系统的建设、管理和开发。《妇幼保健信息系统基本功能规范（试行）》以及《妇幼保健信息系统网络支撑评价技术指南（试行）》等信息技术类标准和规范已在 2007 年以后相继出台和应用。

《妇幼保健信息系统基本功能规范（试行）》是妇幼保健信息系统建设的基本要求，是各级妇幼保健机构开展妇幼保健信息系统建设的指导性文件，是评价各地妇幼保健信息系统建设和运行管理的基本标准。该规范是依据我国的 34 项法律法规和政策、标准等制定而成，共分为两篇十五章，它将妇幼保健信息系统准确地划分为妇女儿童基础档案管理系统、妇女保健信息系统、儿童保健信息系统、妇幼卫生统计报表系统等四个基本组成部分，以期实现妇幼保健信息系统数据采集、质量审核、查询统计、数据输出、传输及交换、权限控制等基本功能。

为了配合《妇幼保健信息系统基本功能规范》等国家卫生信息标准的制定与应用推广，国家信息化工作领导小组办公室依据 9 项规范性文件、标准等制定了《妇幼保健信息系统网络支撑平台技术指南》。该指南是各级妇幼保健机构在进行妇幼保健信息网络系统建设的技术方案制定、工程招投标和建设实施过程中的参考性依据和要求，适用于各级妇幼保健机构和卫生行政部门、妇幼保健信息网络系统承建单位和工程监理单位等。该指南明确了妇幼保健信息系统网络支撑平台的概念,即支持妇幼保健信息系统开发、集成、运行和管理的软硬件基础平台,包括支持妇幼保健信息系统运行的网络基础设施平台和支持妇幼保健信息系统开发及与其他异构信息系统集成应用的中间平台。因此,该指南主要包括妇幼保健信息系统的开发与运行管理所需的网络支撑平台的总体结构、技术平台选择、系统集成、服务器与存储、数据库平台、安全保障体系等主要技术内容,不涉及妇幼保健信息系统运行所需客户端设备的有关技术要求等内容(图3-7)。

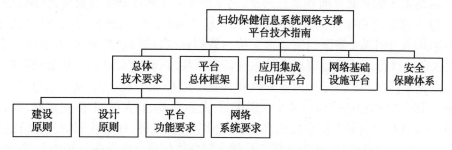

图 3-7　妇幼保健信息系统网络支撑平台技术指南主要内容

三、我国妇幼卫生信息标准建设进展

我国妇幼卫生信息标准的研制,相对于整个卫生信息化标准与规范的编制和修订工作起步较早,可分为 3 个阶段:

(一)早期妇幼卫生信息标准化项目研究阶段

2003 年,国家成立了中国疾病预防控制中心妇幼保健中心,承担全国妇幼保健的技术指导和监督工作,并在中心内设置了信息管理部,其职责就是配合行政管理部门,研究和制定一系列相关的妇幼保健信息系统和网络建设的标准、规范和方案。同年,国家卫生和计划生育委员会制定的《全国卫生信息化发展规划纲要(2003—2010 年)》,将"统一规范、统一代码、统一接口"即统一标准作为信息化建设的基础工作和信息交换与共享的基本前提,并作了中央、省、地市三级电子政务系统的规划;同时,公共卫生信息系统和预警报告机制的缺乏使信息化建设工作更加成为各级政府机构工作的重点,妇幼保健电子政务系统的搭建对于妇幼系统的工作开展也有着不可估量的促进作用。2004 年以来,中国疾病预防控制中心妇幼保健中心先后开展一系列妇幼卫生信息化标准与规范的研制工作,制定了《健康档案妇幼保健基本数据集标准》、《妇幼保健信息系统基本功能规范(试行)》、《妇幼保健信息系统网络支撑平台技术指南(试行)》等信息标准。这些成果较完整地制定了当前我国妇幼保健领域的首批国家级基础信息标准和技术规范,初步构建了中国妇幼保健信息系统标准体系的基本框架,填补了妇幼保健信息标准研究领域的空白,并为进一步加强我国妇幼保健信息资源的科学规划、管理和利用,实现妇幼保健机构与社区卫生、疾病控制以及计划生育、公安等相关部门的信息交流和资源共享铺平道路,对区域公共卫生信息化建设也起到促进作用。

(二)区域卫生信息化标准与规范的研究阶段

2008 年,为协助新的医药卫生体制改革,国家卫生和计划生育委员会(原卫生部)提出大力推进医药卫生信息化建设,加强我国卫生信息资源规划和信息标准化研究,提出国家卫生信息标准体系基本框架,推动以人的健康为中心、以居民健康档案为基础的区域卫生信息平台与业务应用系统建设;同年6月,中国疾病预防控制中心妇幼保健中心联合中国卫生信息学会妇幼保健信息专业委员会制定了《妇幼保健信息系统规范化评估工作管理办法(试行)》,由中国卫生信息学会妇幼保健信息专业委员会担任评估机构,依据该办法负责项目受理、专家评估、结果公布及争议处理、档案管理等各项工作,并根据需要开展业务培训、调研和学术交流活动,指导开展国家级妇幼保健信息系统规范化评估工作,以加强国家卫生信息标准和技术规范的贯彻落实和应用推广,规范各地妇幼保健信息化建设,实现全国妇幼保健机构信息网络系统的互联互通和信息共享,满足国家卫生和计划生育委员会(原卫生部)区域卫生信息资源规划和标准化健康档案建设要求;2009年5月,国家卫生和计划生育委员会(原卫生部)关于印发《健康档案基本架构与数据标准(试行)》的通知(卫办发〔2009〕46号)正式印发试行。针对健康档案的主要信息来源,该套标准制定出健康档案相关卫生服务基本数据集标准共32个。按照业务领域(主题)分为3个一级类目:基本信息、公共卫生、医疗服务。其中"公共卫生"包含4个二级类目:儿童保健、妇女保健、疾病控制、疾病管理。该套标准的试行是妇幼卫生信息化标准与规范研究的里程碑,标志着妇幼卫生信息标准化研究逐步进入了规范化管理,作为常规工作纳入到整体信息化建设中。2010年底,根据"基于区域卫生信息平台的妇幼保健信息系统试点示范工程"项目要求,为配合"十二五"医改卫生信息化工程的推进实施,建立健全国家妇幼卫生信息标准体系,加强对全国妇幼卫生信息化建设的标准化指导,中国疾病预防控制中心妇幼保健中心组织开展《健康档案基本架构与数据标准(试行)》中妇幼保健部分的修订工作;2010年,国家卫生和计划生育委员会(原卫生部)根据"十二五"卫生信息化建设发展规划要求,编制了《"十二五"卫生信息标准工作重点及实施方案》,提出"35212"工程建设要求,全面推进五大业务应用系统(公共卫生、医疗服务、医疗保障、基本药物制度、综合卫生管理)建设;2009~2011年两年多的时间,妇幼保健中心组织全国10余家省市级妇幼保健机构应用本套标准,收集总结实践中运用标准的经验与教训,再次组织相关起草单位和业务专家共同研究讨论,依据现行业务规范及标准,开展了《妇幼保健基本数据集》标准的修订工作。数据集标准修订后更符合现阶段全国妇幼保健信息化建设需要,贴合实际,为全国妇幼卫生信息化建设奠定了坚实的数据标准基础。

(三) 我国妇幼卫生信息标准体系建设完善阶段

2012年至今,妇幼卫生信息标准化体系逐步形成并稳定,工作重点从制定标准逐步过渡到标准"落地",国家妇幼保健中心受卫生信息标准专业委员会委托,承担《妇幼保健信息系统技术规范》标准研制任务,现已组织我国多个机构共同完成初稿编制,并在全国范围内征求修订意见与建议。下一步我国妇幼卫生信息标准研究工作将侧重于以下几方面:①继续加强妇幼卫生信息标准化体系建设:加大标准化研究资金投入,加快标准开发进度,今后将以推进信息标准形成、标准符合性测试、隐私保护规范等系列管理类标准为重点,结合妇幼卫生信息化建设的总体设计要求,研制开发基本的、适合全国使用的推荐性标准。②加强标准宣传:按照卫生信息标准专业委员会的总体工作要求,编写标准解读材料,通过会议、现场参观交流、相关文章发表等各种形式对全国妇幼卫生信息工作者进行多方面、多角度的宣传培训,并配合信息化建设项目试点单位在实际工作中广泛应用妇幼卫生信息相关标准,提高基层工作者对卫生信息标准的知晓率,扩大信息标准的影响面,使全国妇幼卫生信息化建设逐步形成规范化、标准化管理。③加强信息标准人才队伍建设:信息标准化研究近几年逐步规范,目前还缺乏完善的学科体系,也缺乏既熟悉医疗卫生业务,又掌握信息化建设知识的复合型人才。因此,在标准研发过程中要积极发掘并培养信息标准化领域的业务骨干,逐步形成一支熟悉业务、掌握技术的标准化人才队伍,提高标准开发的质量和效率,使信息标准化工作逐年常规化、稳固化,为卫生信息化建设奠定坚实基础。

妇幼保健信息系统是国家公共卫生信息网络平台的一个重要支干,要充分利用和发挥我国妇幼保健机构组织关系明确、管理与服务机制健全的特点和优势,在"统一标准"的基本前提下,积极引导和促进各地妇幼保健信息化发展,尽快建立健全我国妇幼保健专业领域的信息管理与服务系统及共享网络数据平台。在妇幼保健机构之间、妇幼保健机构与社会之间、妇幼保健机构与其他卫生机构之间建立网络化信息交流和数据共享通道,加强我国妇幼保健信息资源的集中管理、开发和利用,促进社区卫生服务和区域公共卫生信息化建设,加强卫生系统相关领域的合作与协调。加大力度进行妇幼卫生信息标准研究,在全国范围内建立统一的、规范和可交换的妇幼卫生信息,有利于实现妇幼保健信息的全国联网和有效利用,有利于政府的决策和管理,有利于妇幼保健资源的共享和机构的合作。健全标准化、规范化的妇幼保健信息管理与服务系统,将能极大地增强各级妇幼保健管理与服务的功能和质量。

(李小洪)

第四章

妇幼卫生指标体系

妇幼卫生指标体系是妇幼卫生信息管理的重要组成部分。妇幼卫生指标体系是将研究目标层层分解后获得的一组妇幼卫生指标,这组指标作为一个有机的整体,用于指导妇幼卫生数据的收集、整理、质控、分析与评价,以监测、评估、预测具有不同地域、时期、人群特点的妇幼卫生工作状况,为开展妇幼保健服务与管理、制定妇幼卫生政策与规划提供客观依据。

第一节 概 述

构建妇幼卫生指标体系应紧紧围绕工作目标,指标的遴选尽可能选用国际通用的指标和国内常用的指标,以便于开展不同时期、不同地区间的比较。本节重点介绍指标体系的相关概念及指标体系的构建原则。

一、基本概念

(一) 指标

1. **定义** 从统计学来说,指标(indicators)的概念有两种。一种是反映总体现象数量特征的概念及其具体数值,其构成要素包括指标名称、计量单位、计算方法、统计的时间界限和空间范围及其指标数值。例如,2013 年某医院的剖宫产率为 30%,就是一个完整的指标。另一种是反映总体现象数量特征的概念,其构成要素主要包括指标名称、计量单位、计算方法,不包括统计的时间界限、空间范围及其具体数值。其在表现形式上仅为一个指标名称,例如剖宫产率。

2. **指标描述** 为保证同一指标在不同地域、不同时期等条件下指标数值的可比性,通常应用标准化的元数据对指标属性进行规范性的描述,并在日常工作中要求应用此规范性描述对指标进行统计。例如,在中华人民共和国国家卫生和计划生育委员会制定、国家统计局批准的《全国妇幼卫生调查制度》中,即对妇幼卫生的指标进行规范性的描述,以便于不同地区、不同机构的妇幼卫生信息管理人员应用统一的标准进行数据的收集和指标的统计,以保证指标统计结果的客观性和可比性。

3. **指标分类** 为深入理解指标的特性,便于对指标进行正确的统计处理,通常会根据指标的特性对其进行分类。指标的分类有很多种,比如依据指标的表现形式不同,可以将指标分为绝对数指标、相对数指标和平均指标;依据指标的方向性不同,可以将指标分为正向指标、逆向指标和适度指标等;依据指标值的特征,可以将指标分为定性指标和定量指标等。

(二) 指标体系

1. **定义** 单一的指标可以反映事物某一具体特性,无法反映事物的全部特质。当需要对事物进行全面了解时,则需要建立并应用指标体系对其进行研究。指标体系(indication system)是由一系列反映事物某方面特性的指标所组成的有机体,是一系列指标的组合。指标体系可包括研究目标、具体指标、指标权重、评估标准等要素。

2. **结构分类**　指标体系大体可分为直线结构和树状结构两种。直线结构由一个一级统计指标和若干个二级统计指标组成,用于描述、评价微观领域不太复杂的事物。树状结构由若干个一级统计指标组成,每个一级指标下又可细分为若干个二级统计指标,二级指标下还可细分为若干个三级统计指标,形成这种递阶结构,用于综合评价宏观和中观领域较为复杂的问题。

(三) 妇幼卫生指标与指标体系

1. **妇幼卫生指标**　妇幼卫生指标是在开展妇幼卫生服务与管理活动过程中,将采集到的个体数据信息,应用统计学方法经由统计分析生成的,反映妇幼人群健康状况、妇幼保健服务管理状况及其服务利用程度等内容的统计指标。不同的妇幼卫生指标反映不同侧面的妇幼保健工作状况。

2. **妇幼卫生指标分类**　妇幼卫生指标可以依据指标不同的特性进行分类。例如,按照妇幼卫生项目管理分类,可以分为投入指标、过程指标、产出指标和结局指标;按照研究对象分类,可以分为儿童保健指标和妇女保健指标;按照指标反映的内容分类,可以分为反映妇幼人群健康状况的指标和反映妇幼保健服务提供与利用的指标。国家层面监测的妇幼卫生指标可以应用世界卫生组织推荐的国家卫生信息体系(country health information systems)的基本框架进行分类,该框架主要包括三个领域:①健康影响因素:主要包括人口学、社会经济因素、环境因素、行为因素等指标。②卫生体系:主要包括反映卫生体系的投入、产出和结果指标。卫生体系投入指标具体可分为卫生政策、卫生经费、卫生人力资源、卫生设施等管理指标;卫生体系产出指标包含向家庭提供的信息、服务可及性、可获得性、服务质量等指标;卫生体系结果指标主要指卫生服务覆盖率、利用率等指标。③健康状况:包括死亡、患病、残疾、生长发育及幸福感等指标。

3. **妇幼卫生指标集**　由多个不同的妇幼卫生指标组成的集合称为妇幼卫生指标集。不同级别的妇幼卫生行政与业务管理部门对妇幼卫生工作管理的范围和内容不同,从国家级到省、地、市、县(区)级,妇幼卫生管理的区域越来越小,管理的内容越来越具体。因此,各级用于描述、评价妇幼卫生工作的指标集不同,指标集数量的分布呈金字塔形状,即上一级指标集的指标数量少于下一级指标集的指标数量,下一级指标集包含上一级指标集。

4. **妇幼卫生指标体系**　与妇幼卫生指标集不同,妇幼卫生指标体系不是简单的指标的集合,而是应用科学的遴选方法、围绕明确的研究目标、将研究目标层层分解获得的、综合反映某项妇幼卫生工作状况的、由一系列妇幼卫生指标组成的有机整体。妇幼卫生指标体系用于监测、比较、评估、预测具有不同地域、时期、人群特点的妇幼卫生工作状况,为制定妇幼卫生政策与规划提供客观依据。

二、指标体系构建

(一) 遴选原则

构建指标体系是将研究对象按照其本质属性和特征的不同,将研究的各个方面的标识分解为具有行为化、可操作化的结构的过程。简单说,就是将研究目标分解为一系列可操作、可衡量的具体指标的过程。指标体系不是若干指标的简单堆积。为了使指标体系更加科学

化与规范化,在构建指标体系时,需要遵循一些通用的原则:

1. **一致性**　构建指标体系首先需要明确目标,然后围绕目标和具体实施策略对指标进行选择,以保证研究目标、实施策略和构建指标体系的一致性。

2. **系统性**　要求指标体系可以从不同侧面客观地反映研究对象的总体,同时又具有代表性。指标体系中的各指标之间既相互独立,又彼此联系,共同构成一个统一的有机整体。指标体系的构建应具有层次性,自上而下,从宏观到微观层层深入,形成一个不可分割的指标体系。指标体系中的各项指标相互配合,全面、系统地反映研究对象的特性。

3. **科学性**　指标体系的构建必须以科学理论为指导,在理论上科学可行,在实践上可行有效。选取的指标能够真实、客观反映研究对象的本质与特性。构建指标体系时通常应用信度和效度的检测来评价指标体系的科学合理性。

4. **可比性**　必须明确指标体系中每个指标的描述属性,包括指标的定义、数据来源、测量方法等,以确保评价结果能够进行横向和纵向的比较,便于更好地反映不同研究对象的实际水平和变化趋势。为了确保可比性,评估指标应尽可能采用相对数指标,少用绝对数指标。

5. **可行性**　该原则要求指标体系应具备三个特性:①数据资料的可获得性;②数据资料可量化;③指标尽可能少而精。

纳入的指标应在实际工作中易于获取,尽可能采用可量化的定量指标,如需采用定性指标,可通过多阶段评分标准将其量化,以增强测量的客观性和准确性。此外,应控制指标的数量,过多的指标会影响测评的效率、减弱指标的效用。

6. **导向性**　确保纳入指标具有持续性、导向性功能。研究的目的不是仅仅为了评价,更重要的是引导,通过研究能够客观地了解现状、发现问题,进而通过不断地改进得以提高,向既定的目标发展,以此体现并发挥指标体系的导向功能。

(二) 构建流程

构建指标体系,就是将研究目标层层分解,分解为若干方面的具体可测的若干个具体指标。首先依据实际情况确定研究目标与研究方向(即分类框架);然后应用专业知识进行筛选,通过文献检索、问卷调查、观察、测量、访谈等方法对相关指标进行初筛,建立一个较粗但较为全面的指标体系。接着再借助定性分析、定量分析或将两者相结合的筛选方法,对指标进行进一步的筛选。定性分析方法中用得较为普遍的是德尔菲法;定量分析方法较多,主要有基于指标区分度、相关性、代表性、层次分析法、回归方程法等方法。最后应用实例数据对指标体系进行信度效度的测试与修订,最终建立一个具有代表性、灵敏性、特异性、层次性、可操作性的评价指标体系。

三、妇幼卫生指标体系构建实例简介

妇幼卫生工作的目标是不断提高妇女儿童的健康水平。不同地域、不同时期、不同研究主题关注的工作内容不同,构建的妇幼卫生统计指标体系亦有所不同。但纳入指标体系中的统计指标通常为国际、国内妇幼卫生行业内定义明确的、通用的指标,以便于进行国际国内不同地域间的比较。下面以构建中国生殖健康监测指标体系为例介绍妇幼卫生指标体系的架构和内容。

为建立适合我国国情的生殖健康监测指标体系,推进我国生殖健康状况的改善和千年发展目标的实现,2008 年,在世界卫生组织和联合国人口基金会的资助下,国家卫生和计划生育委员会(原卫生部)委托北京大学妇儿保健中心和公共卫生学院研究建立适合我国国情的"中国生殖健康监测指标体系"。该指标体系以世界卫生组织和联合国人口基金会推荐的"实现普遍获得生殖健康监测指标体系"为蓝本,应用专家论证的定性分析方法完成了73个指标的筛选和定义,然后通过在国家层面和6个省和县查阅相关资料评估指标的重要性、可获得性和准确性后,再次组织专家精简,最终确定可反映中国生殖健康状况和进展的指标为67个,其中核心指标44个,附加指标23个;反映政策和社会决定因素的指标13个、服务可及性指标12个、服务利用性指标20个、产出/效果评价指标22个。指标体系的架构及其具体指标如表4-1所示。

表 4-1　中国生殖健康监测指标体系

所属部分	所属领域	指标名称	测量值	指标类型
第1部分 政策和社会决定因素指标	综合	性与生殖健康国家政策/战略	有/无	核心
		年度国家划拨生殖健康专项经费	有/无	核心
	计划生育	计划生育用品的年度采购计划	有/无	附加
	孕产妇/新生儿保健	确定了基本产前保健服务包	有/无	核心
		贫血检查被纳入产前保健基本服务包	有/无	核心
		出生医学证明	有/无	核心
		将避免过度使用剖宫产作为一项政策	有/无	附加
	生殖道感染/性传播疾病/艾滋病(RTI/STI/HIV)	宫颈癌筛查政策	有/无	核心
		性传播疾病感染控制政策	有/无	核心
	性健康/青少年性健康	禁止性别歧视/身体/智力残疾歧视的法律	有/无	核心
		强制性学校性教育	有/无	核心
	性暴力	法律禁止性暴力	有/无	核心
		防止和应对性暴力的策略或计划	有/无	核心
第2部分 服务可及性指标	计划生育	每50万人口拥有的计划生育服务机构数目	比率	核心
		每50万人口拥有的能够提供计划生育服务的卫生服务机构数目	比率	核心
		已婚妇女中计划生育方面需求未得到满足的比例	百分比	核心
		未婚妇女计划生育方面需求未得到满足的比例	百分比	核心
	孕产妇/新生儿保健	每50万人口拥有的5所产科急诊机构(EmOC)中,至少有1所能提供综合性产科服务的比例	率	核心
		经过培训能够提供完全合法的安全流产服务的人员比例	百分比	附加
		至少知道3个与妊娠并发症有关的危险因素的人群比例	百分比	附加
		了解提供妊娠相关并发症服务的人群比例	百分比	附加
	RTI/STI/HIV	能知晓预防HIV性传播方法的青年或危险人群的比例	百分比	核心
		有性传播疾病/生殖道疾病诊断、治疗和咨询服务标准与规范的卫生机构比例	百分比	核心
	青少年性健康	能够提供青少年友好服务的服务点比例	百分比	附加
	性暴力	为遭遇强奸/乱伦的人提供医疗、心理、法律援助的服务机构数量	百分比	附加

续表

所属部分	所属领域	指标名称	测量值	指标类型
第3部分服务利用性指标	计划生育	避孕率	率	核心
		已婚育龄妇女避孕率	率	核心
	孕产妇/新生儿保健	孕期至少接受5次产前保健的孕妇比例	百分比	核心
		接受艾滋病病毒检测的产妇比例	百分比	核心
		做过梅毒检测的产妇比例	百分比	核心
		孕期做过贫血检测的产妇比例	百分比	核心
		由熟练的卫生保健人员接生比例	百分比	核心
		住院分娩率	百分比	附加
		剖宫产率	百分比	核心
		高危妊娠的住院分娩率	百分比	核心
		接受过产后计划生育咨询的妇女比例	百分比	附加
		接受过流产后计划生育咨询的妇女比例	百分比	附加
		产后6个月母乳喂养比例	百分比	附加
	RTI/STI/HIV	最近一次高危性行为中使用了安全套的比例	百分比	核心
		初次性交时用了避孕套的比例	百分比	附加
		接受规范治疗梅毒感染孕产妇的比例	百分比	附加
		HIV感染孕产妇接受全程抗逆转录病毒治疗比例	百分比	核心
		HIV感染孕产妇所生婴儿出生时接受抗逆转录病毒治疗的比例	百分比	核心
		20~64岁接受宫颈癌筛查的妇女比例	百分比	附加
	青少年性健康	在学校已经接受过全面性与生殖健康教育的青少年比例	百分比	附加
第4部分产出/效果评价指标	综合	划拨给卫生事业的政府预算比例	百分比	核心
		划拨给性与生殖健康部分的政府预算比例	百分比	核心
	计划生育	总和生育率	率	核心
		青少年生育率(15~19岁组)	率	核心
		过去3~5年,生育间隔不足24个月的妇女比例	百分比	附加
		育龄妇女不孕率	率	附加
	孕产妇/新生儿保健	育龄妇女贫血检出率	百分比	核心
		孕产妇死亡率	率	核心
		直接产科死亡比例	百分比	附加
		围产儿死亡率	率	核心
		死胎、死产率	率	核心
		新生儿死亡率	率	核心
		低出生体重儿比例	率	核心
		新生儿破伤风发生率	率	核心
		出生人流比	率	附加
		归因于流产孕产妇死亡的比例	百分比	核心

续表

所属部分	所属领域	指标名称	测量值	指标类型
第4部分产出/效果评价指标	RTI/STI/HIV	产妇产前检查中梅毒临床确诊比例	百分比	核心
		产妇产前检查中的HIV抗体阳性比例	百分比	核心
		15~49岁男性尿道炎感染率	百分比	附加
	青少年性健康	青少年初次/上次性行为时采取避孕措施的比例	百分比	附加
		坚持使用安全套的性活跃未婚青少年比例	百分比	附加
		15岁前有过性行为的青少年比例	百分比	附加

备注:指标类型中,核心指标指所有国家都应报告的指标;附加指标指一些国家根据其特殊需求、国情特征和能力(例如在核心指标覆盖率高的情况下)所要报告的指标。

第二节　国际通用妇幼卫生指标

国际通用的卫生指标,具有明确的指标定义和规范的元数据描述,同时具有良好的可获得性和数据质量保证,定期对这些指标进行收集汇总分析,可为综合评价国家卫生状况及卫生体系提供基础信息。同样,国际通用的妇幼卫生指标也具备上述特征,定期对妇幼卫生指标进行汇总分析,可以动态、全面了解妇幼人群健康状况和妇幼卫生工作水平。本节将通过简介联合国千年发展目标和世界卫生统计指标,重点介绍国际通用的妇幼卫生指标。

一、千年发展目标

千年发展目标(millennium development goals,MDGs),是2000年9月在联合国千年首脑会议上,包括147个国家首脑在内的189个国家签署的《千年宣言》中,就消除贫穷、饥饿、疾病、文盲、环境恶化和对妇女的歧视,制定的八项目标:①消灭极端贫穷和饥饿;②普及小学教育;③促进男女平等并赋予妇女权利;④降低儿童死亡率;⑤改善孕产妇健康;⑥与艾滋病毒/艾滋病、疟疾和其他疾病作斗争;⑦确保环境的可持续能力;⑧建立全球发展伙伴关系。此八项目标统称为联合国千年发展目标,此目标要求完成的时间为2015年。在每项千年发展目标下还设有具体的目标和进展监测指标,这些目标及监测指标构成联合国千年发展目标的指标体系,依据监测指标的数据可综合判断各国目标完成的情况。千年发展目标、具体目标及其与卫生相关的监测指标如表4-2所示,带*的监测指标为与妇幼卫生工作直接相关的指标,共计9个。

表4-2　千年发展目标及其与卫生相关的监测指标一览表

目标和具体目标	进展监测指标数量	与卫生相关的监测指标
目标1:消灭极端贫穷和饥饿		
具体目标1.A:1990~2015年,将每天收入低于1美元的人口比例减半	3	无
具体目标1.B:使包括妇女和青年人在内的所有人都享有充分的生产性就业和适合的工作	4	无

续表

目标和具体目标	进展监测指标数量	与卫生相关的监测指标
具体目标 1.C:1990~2015 年,将挨饿人口的比例减半	2	5 岁以下年龄别低体重儿比例 *
目标 2:普及小学教育		
具体目标 2.A:确保到 2015 年,世界各地的儿童,不论男女,都能完成小学全部课程	3	无
目标 3:促进男女平等并赋予妇女权利		
具体目标 3.A:争取到 2005 年消除小学教育和中学教育中的两性差距,最迟于 2015 年在各级教育中消除此种差距	3	无
目标 4:降低儿童死亡率		
具体目标 4.A:1990~2015 年,将 5 岁以下儿童死亡率降低 2/3	3	5 岁以下儿童死亡率 * 婴儿死亡率 * 1 岁以下儿童麻疹疫苗接种率
目标 5:改善孕产妇健康		
具体目标 5.A:1990~2015 年,将孕产妇死亡率降低 3/4	2	孕产妇死亡率 * 专业医务人员接生百分比 *
具体目标 5.B:到 2015 年普遍享有生殖保健	4	避孕率 * 青少年女性生育率 * 至少 1 次产前检查覆盖率 / 至少 4 次产前检查覆盖率 * 计划生育需求未满足的百分比 *
目标 6:与艾滋病病毒 / 艾滋病、疟疾和其他疾病作斗争		
具体目标 6.A:到 2015 年遏制并开始扭转艾滋病病毒 / 艾滋病的蔓延	4	15~24 岁人口艾滋病病毒感染率 最近一次高风险性行为中使用避孕套的比例 15~24 岁人群中全面正确了解艾滋病病毒 / 艾滋病的人口比例
具体目标 6.B:到 2010 年向所有需要者普遍提供艾滋病病毒 / 艾滋病治疗	1	晚期艾滋病感染者中接受抗反转录病毒药物治疗的比例
具体目标 6.C:到 2015 年遏制并开始扭转疟疾和其他主要疾病发病率的增长	5	疟疾发病率和死亡率 5 岁以下儿童睡在经杀虫剂处理的蚊帐中的比例 5 岁以下发烧儿童接受抗疟疾治疗的比例 肺结核发病率、患病率和死亡率 采用短期直接观察处置疗法发现并治愈的肺结核患者比例
目标 7:确保环境的可持续能力		
具体目标 7.A:将可持续发展原则纳入国家政策和方案,扭转环境资源流失	7	无

目标和具体目标	进展监测指标数量	与卫生相关的监测指标
具体目标 7.B:减少物种多样性的丧失,到 2010 年将物种多样性丧失率显著降低		
具体目标 7.C:到 2015 年将无法持续获得安全饮用水和基本卫生设施的人口比例减半	2	使用改善饮用水源的人口比例 使用改善的公共卫生设施的人口比例
具体目标 7.D:到 2020 年使至少 1 亿贫民窟居民的生活有明显改善	1	无
目标 8:建立全球发展伙伴关系		无
具体目标 8.A:进一步发展开放的、有章可循的、可预测的、非歧视性的贸易和金融体制	12	无
具体目标 8.B:满足最不发达国家的特殊需要		无
具体目标 8.C:满足内陆发展中国家和小岛屿发展中国家的特殊需要		无
具体目标 8.D:通过国家和国际措施全面处理发展中国家的债务问题,使债务可以长期持续承受		无
具体目标 8.E:与制药公司合作,在发展中国家提供负担得起的基本药品	1	无
具体目标 8.F:与私营部门合作,普及新技术、特别是信息和通信技术的好处	3	无

二、世界卫生统计

世界卫生组织每年在官方网站上以《世界卫生统计(world health statistics,WHS)》一书的形式对外发布其 193 个会员国年度的汇总统计数据,以及实现与卫生相关的千年发展目标和具体指标的进展概要。《世界卫生统计》纳入指标的标准主要基于这些指标当年与全球卫生的相关性、各项指标的可获得性及数据质量保证以及利用这些指标进行评估的可靠性与可比性。这套指标用于综合评价国家卫生现状和卫生体系的工作状况,每年选取的指标基本恒定、略有不同。其中包括了国际上通用的妇幼卫生指标。下面以最新发布的 2013 年《世界卫生统计》的指标为例,介绍卫生指标在各领域的分布数量及其与妇幼卫生工作直接相关的指标。

2013 年《世界卫生统计》发布的指标主要涉及九个领域:

1. **预期寿命和死亡率** 共计 7 个指标,其中与妇幼卫生工作直接相关的指标包括死产率、新生儿死亡率、婴儿死亡率、5 岁以下儿童死亡率。

2. **特殊死因死亡率和发病率** 共计 8 个指标,其中与妇幼卫生工作直接相关的指标包括 5 岁以下儿童死亡数、5 岁以下儿童死因构成、孕产妇死亡率。

3. **部分传染病** 共计 18 个指标。

4. **卫生服务覆盖率** 共计 18 个指标,其中与妇幼卫生工作直接相关的指标包括计划生育需求未满足的百分比、避孕普及率、产前检查覆盖率、专业医务人员接生百分比、剖宫产率、产后两天内访视比例、HIV 阳性孕妇接受规范性治疗预防母婴传播的比例。

5. **危险因素** 共计 17 个指标,其中与妇幼卫生工作直接相关的指标包括早产率、婴儿 6 个月内纯母乳喂养率、5 岁以下儿童消瘦率、5 岁以下儿童发育迟缓率、5 岁以下儿童低体重率、5 岁以下儿童超重率。

6. **卫生人力资源、基础设施与基本药物** 共计 14 个指标,其中与妇幼卫生工作直接相关的指标为护理人员及助产士密度。

7. **卫生费用** 共计 12 个指标。

8. **卫生不公平** 共计 6 个指标,其中与妇幼卫生工作直接相关的指标包括现代方法避孕普及率、至少 4 次的产前检查率、5 岁以下儿童发育迟缓率、专业医务人员接生百分比、5 岁以下儿童死亡率。

9. **人口和社会经济统计** 共计 16 个指标,其中与妇幼卫生工作直接相关的指标为总和生育率、青少年女性生育率。

三、国际通用妇幼卫生指标简介

本部分依据世界卫生组织"国家卫生信息体系"的指标分类框架,将国际上常用的妇幼卫生指标,应用英文名称、指标类别、指标定义、计算方法四个元数据进行规范的描述,具体内容如表 4-3 所示。

表 4-3 国际通用妇幼卫生指标

序号	指标名称	英文名称	指标类别	指标定义	计算方法
1	总和生育率	total fertility rate (per woman)	健康影响因素	假设女性一生中以给定的年龄段生育率生育,每名妇女在育龄期间平均生育的子女数	育龄妇女各年龄别生育率之和
2	青少年女性生育率	adolescent fertility rate (per 1000 women)	健康影响因素	每千名 15~19 岁妇女中生育的比例	15~19 岁妇女分娩活产数 / 同期 15~19 岁妇女总数 ×1000‰
3	护理人员及助产士密度(每万人)	density of nursing and midwifery personnel (per 10 000 population)	卫生体系 - 投入	每万人口护理人员及助产士数量	统计当前职业为护理或助产士的人数 / 同期总人口数 ×10 000/10 000
4	产前检查率—至少 1 次	antenatal care coverage-at least one visit (%)	卫生体系 - 结果	一定时期内,分娩活产儿的 15~49 岁妇女至少在妊娠期接受过 1 次由技术熟练的医护人员(医师、护士或助产士)提供的产前保健的百分比	一定时期内,分娩活产儿的 15~49 岁妇女中,妊娠期至少接受过 1 次由技术熟练的医护人员(医师、护士或助产士)提供的产前保健的妇女人数 / 同期分娩活产儿的 15~49 岁妇女总数 ×100%

续表

序号	指标名称	英文名称	指标类别	指标定义	计算方法
5	产前检查率—至少4次	antenatal care coverage-at least four visits（%）	卫生体系-结果	一定时期内,分娩活产儿的15~49岁妇女接受过4次及以上产前保健的百分比	一定时期内,分娩活产儿的15~49岁妇女中接受过4次及以上产前保健的妇女人数/同期分娩活产儿的15~49岁妇女总数×100%
6	专业医护人员接生百分比	births attended by skilled health personnel（%）	卫生体系-结果	由专业医护人员接生的比例	专业医护人员(医师、护士或助产士)接生的活产数/同期活产总数×100%
7	剖宫产率	births by caesarean section（%）	卫生体系-结果	一定时期内,所有活产中,采用剖宫产手术分娩的活产百分比	一定时期内的剖宫产活产数/同期活产总数×100%
8	产后两天内访视比例	postnatal care visit within two days of childbirth（%）	卫生体系-结果	分娩后两天内接受产后保健的百分比	调查期间内分娩后两天内接受产后保健的产妇数/同期分娩活产儿的产妇数×100%
9	避孕率	contraceptive prevalence	卫生体系-结果	已婚或同居的15~49岁妇女或其性伴侣目前使用至少一种避孕方法的百分比	目前使用至少一种避孕方法的已婚或同居的15~49岁妇女人数/同期已婚或同居的15~49岁妇女总数×100%
10	计划生育需求未满足的百分比	unmet need for family planning（%）	卫生体系-结果	已婚或同居的15~49岁妇女中计划生育需求未得到满足的比例。比如,不想再要孩子或希望两年后再要孩子的,却未采取避孕措施的妇女	有一次未被满足的计划生育需求的已婚或同居的15~49岁妇女数/已婚或同居的15~49岁妇女总数×100%
11	婴儿6个月内纯母乳喂养率	exclusive breastfeeding under 6 months（%）	卫生体系-结果	0~5个月婴儿中纯母乳喂养的比例	调查前一天仅使用母乳喂养的0~5个月婴儿数/调查的0~5个月婴儿总数×100%
12	孕产妇死亡率(每10万活产)	maternal mortality ratio (per 100 000 live births)	健康状况-死亡	某年每10万活产中,妇女在妊娠期、分娩期或妊娠结束后42天以内,由于任何与妊娠或妊娠处理有关的或由此而加重了的原因导致的死亡人数,无论妊娠的时期与部位,但不包括意外事故死亡者	某年孕产妇死亡数/同年活产总数×100 000/100 000

续表

序号	指标名称	英文名称	指标类别	指标定义	计算方法
13	5岁以下儿童死亡率(每千活产儿的5岁以前死亡概率)	under-five mortality rate (probability of dying by age 5 per 1000 live births)	健康状况-死亡	5岁以下儿童死亡率不是率,而是从寿命表推算出来的从出生到满5岁期间的死亡概率,表达为每千活产的死亡率	一定时期内5岁以下儿童死亡数/同期活产总数×1000‰
14	5岁以下儿童死因构成	distribution of causes of death among children aged <5 years(%)	健康状况-死亡	5岁以下儿童主要死亡原因的构成,占死亡人数的百分比。死亡原因采用ICD-10定义的"主要死亡原因"	某类死因别的5岁以下儿童死亡数/同期5岁以下儿童死亡总数×100%
15	婴儿死亡率(每千活产儿的1岁以前死亡概率)	infant mortality rate (probability of dying between birth and age 1 per 1000 live births)	健康状况-死亡	婴儿死亡率不是率,而是从寿命表推算出来的从出生到满1岁期间的死亡概率,表达为每千活产的死亡率	一定时期内1岁以下儿童死亡数/同期活产总数×1000‰
16	新生儿死亡率	neonatal mortality rate (per 1000 live births)	健康状况-死亡	每千活产中出生28天内的新生儿死亡数	出生后28天内死亡的新生儿数/同期活产总数×1000‰
17	死胎率	stillbirth rate (per 1000 total births)	健康状况-死亡	用于国际间比较,死胎定义为妊娠晚期的胎儿死亡(≥1000g或≥28周)	死胎数/同期出生总数×1000‰
18	5岁以下儿童低体重百分比	children aged < 5 years underweight(%)	健康状况-生长发育	5岁以下儿童中低体重(年龄别体重小于世界卫生组织儿童生长标准的中位数减去两个标准差)所占百分比	年龄别体重小于世界卫生组织儿童生长标准的中位数减去两个标准差的5岁以下儿童数/5岁以下儿童总数×100%
19	5岁以下儿童消瘦率	children aged <5 years wasted(%)	健康状况-生长发育	5岁以下儿童中消瘦(身高别体重小于世界卫生组织儿童生长标准的中位数减去两个标准差)所占百分比	身高别体重小于世界卫生组织儿童生长标准的中位数减去两个标准差的5岁以下儿童数/5岁以下儿童总数×100%
20	5岁以下儿童发育迟缓率	children aged <5 years stunted(%)	健康状况-生长发育	5岁以下儿童中发育迟缓(年龄别身高小于世界卫生组织儿童生长标准的中位数减去两个标准差)所占百分比	年龄别身高小于世界卫生组织儿童生长标准的中位数减去两个标准差的5岁以下儿童数/5岁以下儿童总数×100%
21	5岁以下儿童超重率	children aged <5 years overweight(%)	健康状况-生长发育	5岁以下儿童中超重(身高别体重大于世界卫生组织儿童生长标准的中位数加上两个标准差)所占百分比	身高别体重高大于世界卫生组织儿童生长标准的中位数加上两个标准差的5岁以下儿童数/5岁以下儿童总数×100%

第三节 我国常用的妇幼卫生指标

我国常用的妇幼卫生统计指标是参考国际通用的妇幼卫生指标框架,依据我国妇幼卫生服务与管理的重点工作进行不断地修订和完善,从各个业务领域反映我国妇幼保健人群与妇幼卫生工作的状况。

本节提及的我国常用的妇幼卫生工作指标,主要包括全国妇幼卫生调查制度统计的指标、中国妇女儿童发展纲要妇女儿童健康监测评估指标体系,以及中国儿童营养与健康监测方案、中国危重孕产妇医院监测方案、全国县级妇幼卫生工作绩效考核实施方案、国家基本公共卫生服务规范、国家重大公共卫生服务工作中涉及的主要指标。本节将应用英文名称、指标定义、计算方法、指标说明 4 个元数据重点介绍上述业务工作开展与考核评估常用的妇幼卫生相对数指标,并依据世界卫生组织"国家卫生信息体系"的指标分类框架将指标分为卫生体系领域的投入指标、结果指标,健康状况领域的死亡指标、患病指标、生长发育指标五个方面分别介绍,共计 88 个指标,具体内容如表 4-4~4-8 所示。

表 4-4 我国妇幼卫生工作中常用的卫生体系领域的投入指标

序号	中文名称	英文名称	指标定义	计算方法	指标说明
1	全人口年人均妇幼卫生事业经费	per capital of government maternal and child health expenditure	指辖区内妇幼卫生经费投入总额与常住人口数之比	某年某地区妇幼卫生经费投入总额 / 同期同地区常住人口数	妇幼卫生经费投入总额:某年某地区各级政府投入的妇幼卫生经费总额
2	产科医师密度	density of obstetricians (per 10 000 population)	每万人口产科医师数量	某时期某地区产科医师数量 / 同期同地区人口数 × 10 000/10 000	产科医师数量:具有助产技术考核合格证,在依法开展助产技术服务的医疗保健机构中从事助产技术服务的执业(助理)医师数量,不包括实际从事管理工作的执业(助理)医师人数
3	儿科医师密度	density of pediatricians (per 10 000 population)	每万人口儿科医师数量	某时期某地区儿科医师数量 / 同期同地区人口数 × 10 000/10 000	儿科医师数量:某时期某地区具有《医师执业证》及其"级别"为"执业医师"或"执业助理医师"且实际从事儿科临床工作的人员数,不包括实际从事管理工作的执业(助理)医师人数
4	护士与助产士密度	density of nursing and midwifery personnel (per 10 000 population)	每万人口中护士与助产士的数	某时期某地区护士与助产士总人数 / 同期同地区人口数 × 10 000/10 000	护士与助产士总人数:某时期某地区各个医疗机构内持有注册护士证书的护士和助产士人数
5	妇幼保健人员密度	density of MCH workers (per 10 000 population)	每万人口妇幼保健人员数量	某时期某地区妇幼保健人员数量 / 同期同地区人口数 × 10 000/10 000	妇幼保健人员数量:某时期某地区各级机构内从事妇幼保健的人员数量

表 4-5 我国妇幼卫生工作中常用的卫生体系领域的结果指标

序号	中文名称	英文名称	指标定义	计算方法	指标说明
6	婚前医学检查率	coverage of pre-marital medical examination	结婚登记的人群中进行了婚前医学检查的比例	某时期某地区婚前医学检查人数/同期同地区结婚登记人数×100%	婚前医学检查人数:对准备结婚的男女双方进行结婚和生育相关疾病的医学检查人数(即按照《婚前保健工作规范》要求进行婚前医学检查的人数) 结婚登记人数:结婚登记的人数(含初婚、再婚)
7	婚前卫生咨询率	counseling rate of premarital health	结婚登记人群中进行了婚前卫生咨询的比例	某时期某地区婚前卫生咨询人数/同期同地区结婚登记人数×100%	婚前卫生咨询人数:婚检医师针对医学检查结果发现的异常情况以及服务对象提出的具体问题进行解答、交换意见、提供信息,帮助受检对象在知情的基础上作出适宜决定的人数 结婚登记人数定义同前
8	农村妇女叶酸服用率	rate of Folic acid supplements among women in rural areas	农村地区新增应服用叶酸的妇女中实际服用叶酸的比例	某时期农村新增叶酸服用人数/同期农村新增叶酸应服用人数×100%	农村新增叶酸服用人数:某农村地区新增的服用叶酸的妇女人数 农村新增叶酸应服用人数:同地区新增的准备怀孕的妇女人数
9	某项计划生育技术服务百分比	proportion of certain family planning service	计划生育技术服务总例数中施行某项计划生育技术服务所占比例	某时期某地区(某机构)某项计划生育技术服务例数/同期同地区(同机构)各项计划生育技术服务总例数×100%	某项计划生育技术服务总例数:施行的某项计划生育技术服务例数。分施行放、取宫内节育器术;输精管、输卵管绝育术;人工流产(负压吸引术、钳刮术、药物流产、中期引产术);放置和取出皮下埋植分别统计 各项计划生育技术服务总例数:施行放、取宫内节育器术;输精管、输卵管绝育术;人工流产(负压吸引术、钳刮术、药物流产、中期引产术);放置和取出皮下埋植的例数之和。要求按手术的次数计算,如一人在同期内接受两次人工流产术,统计例数应为2

续表

序号	中文名称	英文名称	指标定义	计算方法	指标说明
10	避孕率	contraceptive prevalence（%）	已婚或同居的15~49岁妇女或其性伴侣目前使用至少一种避孕方法的百分比	某时期某地区使用至少一种避孕方法的已婚或同居的15~49岁妇女人数/同期同地区已婚或同居的15~49岁妇女总数×100%	使用至少一种避孕方法的已婚或同居的15~49岁妇女人数：已婚或同居的15~49岁妇女或其性伴侣目前使用至少一种避孕方法的妇女人数 已婚或同居的15~49岁妇女总数：调查期间已婚或同居的15~49岁妇女总数
11	妇女常见病筛查率	screening coverage of gynecological diseases and breast diseases	按照计划应进行妇女常见病筛查的妇女中实际筛查的比例	某时期某地区实查人数/同期同地区应查人数×100%	实查人数：20~64岁户籍妇女中实际进行妇女常见病筛查的人数，妇女常见病主要包括阴道炎、宫颈炎、尖锐湿疣、子宫肌瘤、宫颈癌、乳腺癌、卵巢癌等疾病（不包括因疾病到妇科门诊就诊的人数） 应查人数：按照计划应进行筛查的20~64岁户籍妇女人数
12	宫颈癌早诊率	diagnosis rate of cervical cancer at early stage	宫颈癌早期诊断妇女中CIN2及以上病变的比例	某时期某地区宫颈癌早期诊断人数/同期同地区CIN2及以上病变的人数×100%	宫颈癌早期诊断人数：在妇女宫颈癌筛查中，经病理学检查确诊为CIN2、CIN3、原位腺癌及微小浸润癌的人数 CIN2及以上病变的人数：在妇女宫颈癌筛查中，经病理学检查确诊为CIN2、CIN3、原位腺癌、微小浸润癌及浸润癌的人数
13	宫颈浸润癌治疗率	treatment rate of invasive cervical cancer	宫颈浸润癌患者中接受规范治疗的比例	某时期某地区宫颈浸润癌治疗人数/同期同地区宫颈浸润癌患病人数×100%	宫颈浸润癌治疗人数：病理检查结果为微小浸润癌或浸润癌者接受了手术、化疗或放疗等规范治疗的宫颈浸润癌人数 宫颈浸润癌患病人数：在妇女宫颈癌筛查中，经病理学检查确诊为宫颈浸润癌（包括微小浸润癌和浸润癌）的人数
14	乳腺癌早诊率	diagnosis rate of breast cancer at early stage	乳腺癌患者中早期诊断的比例	某时期某地区乳腺癌早期诊断人数/同期同地区乳腺癌患病人数×100%	乳腺癌早期诊断人数：经诊断无远处转移的乳腺癌人数 乳腺癌患病人数：在妇女乳腺癌筛查中，经病理学检查确诊为乳腺癌的人数

续表

序号	中文名称	英文名称	指标定义	计算方法	指标说明
15	乳腺癌治疗率	treatment rate of breast cancer	指乳腺癌患者中接受规范治疗的比例	某时期某地区乳腺癌治疗人数/同期同地区乳腺癌患病人数×100%	乳腺癌治疗人数:接受了规范治疗的乳腺癌人数 乳腺癌患病人数定义同前
16	产妇建卡率	health care recording coverage for pregnant women	一定时期内产妇孕期建卡的比例	某时期某地区产妇建卡人数/同期同地区产妇数×100%	产妇建卡人数:在医疗保健机构建立了保健卡、册的产妇数 产妇数:妊娠满28周及以上(如孕周不清楚,可参考出生体重达1000g及以上)的分娩人数
17	早孕建册率	health care recording coverage for pregnant women at first trimester	一定时期内产妇孕早期建卡的产妇数	某时期某地区孕早期建册的产妇数/同期同地区产妇数×100%	孕早期建册产妇数:于孕13周内(不满13周)在医疗保健机构建立了保健卡、册的产妇数 产妇数定义同前
18	孕早期检查率	antenatal care coverage at first trimester	每100例活产中孕13周内接受产前检查的产妇人数	某时期某地区产妇孕早期产前检查人数/同期同地区活产数×100%	产妇孕早期产前检查人数:孕13周内(不满13周)接受产前检查的产妇人数 活产数定义同前
19	产前检查率	antenatal care coverage-at least one visit(%)	每100例活产中接受过一次及以上产前检查的产妇人数	某时期某地区产妇产前检查人数/同期同地区活产数×100%	产妇产前检查人数:接受过一次及以上产前检查的产妇人数(仅做妊娠试验的初次检查、因临产入院进行的产前检查不计算在内) 活产数定义同前
20	5次及以上产前检查率	antenatal care coverage-at least five visits(%)	每100例活产中接受过5次及以上产前检查的产妇人数	某时期某地区产妇产前检查5次及以上人数/同期同地区活产数×100%	5次及以上产前检查人数:产前接受过5次及以上产前检查的产妇人数(仅做妊娠试验的检查、因临产入院进行的产前检查不计算在内) 活产数定义同前
21	产后访视率	coverage of postnatal care visit within 28 days of childbirth	每100例活产中接受产后访视的产妇人数	某时期某地区产妇产后访视人数/同期同地区活产数×100%	产妇产后访视人数:产后28天内接受过一次及以上产后访视的产妇人数 活产数定义同前
22	孕产妇系统管理率	systematic management coverage for pregnant women	每100例活产中接受系统管理的产妇人数	某时期某地区产妇系统管理人数/同期同地区活产数×100%	产妇系统管理人数:按孕产妇系统管理程序要求,从妊娠至产后28天内有过孕早期产前检查、至少5次产前

序号	中文名称	英文名称	指标定义	计算方法	指标说明
					检查、新法接生和产后访视的产妇人数 活产数定义同前
23	住院分娩率	institutional delivery rate	活产儿中住院分娩的比例	某时期某地区住院分娩活产数/同期同地区活产数×100%	住院分娩活产数:在取得助产技术资质的机构分娩的活产数 活产数定义同前
24	剖宫产率	births by caesarean section（%）	活产儿中采用剖宫产手术分娩的比例	某时期某地区剖宫产活产数/同期同地区活产数×100%	剖宫产活产数:采用剖宫产手术分娩的活产数 活产数定义同前
25	非住院分娩中新法接生率	births attended by skilled health personnel out of institution（%）	非住院分娩活产儿中采用新法接生的比例	某时期某地区非住院分娩中新法接生活产数/同期同地区非住院分娩的活产数×100%	非住院分娩中新法接生活产数:在非住院分娩的活产中采用新法接生的活产数,其中新法接生是指产包、接生者的手、产妇的外阴部、脐带四消毒并由医师、助产士和接受过培训并取得《家庭接生人员合格证》的人员接生的活产数(不含只用脐带卷接生的活产数) 非住院分娩活产数:未在取得助产技术资质的机构分娩的活产数
26	新法接生率	births attended by skilled health personnel（%）	活产儿中新法接生的比例	某时期某地区新法接生活产数/同期同地区活产数×100%	新法接生活产数:在非住院分娩的活产中采用新法接生的活产数与住院分娩活产数的合计 活产数定义同前
27	高危产妇管理百分比	proportion of management among high-risk pregnant women	高危产妇中按照高危管理要求进行了管理并登记的比例	某时期某地区高危产妇管理人数/同期同地区高危产妇人数×100%	高危产妇管理人数:对筛出的高危孕产妇按照高危管理的要求进行了管理并登记的产妇人数 高危产妇人数:在妊娠期有某种病理因素或致病因素可能危害孕妇、胎儿与新生儿或导致难产的产妇人数。孕期只要出现高危因素,无论临产前是否纠正均按一例高危统计

续表

序号	中文名称	英文名称	指标定义	计算方法	指标说明
28	高危产妇住院分娩百分比	proportion of institutional delivery among high-risk pregnant women	高危产妇中住院分娩的比例	某时期某地区高危产妇住院分娩人数 / 同期同地区高危产妇人数 ×100%	高危产妇住院分娩人数:年内住院分娩的高危产妇人数 高危产妇人数定义同前
29	农村高危孕产妇住院分娩率	institutional delivery rate among high-risk pregnant women in rural areas	农村户籍高危孕产妇所娩活产儿中住院分娩的比例	某时期某地区农村户籍高危孕产妇住院分娩活产数 / 同期同地区农村户籍高危孕产妇分娩的活产数 ×100%	农村户籍高危孕产妇住院分娩活产数:农村户籍高危孕产妇在取得助产技术资质的机构分娩的活产数 农村户籍高危孕产妇分娩的活产数:农村户籍高危孕产妇分娩的活产数合计,包括住院分娩活产数和非住院分娩活产数
30	孕产妇艾滋病病毒检测率	HIV testing coverage among pregnant women	产妇中接受艾滋病病毒抗体检测的比例	某时期某地区产妇接受艾滋病病毒检测人数 / 同期同地区产妇数 ×100%	产妇艾滋病病毒检测人数:年内孕期至产时接受过一次及以上艾滋病病毒抗体检测的产妇人数,接受过多次检测的按一人统计 产妇数定义同前
31	孕产妇梅毒检测率	syphilis testing coverage among pregnant women	产妇中接受梅毒检测的比例	某时期某地区产妇梅毒检测人数 / 同期同地区产妇数 ×100%	产妇梅毒检测人数:孕期至产时接受过一次及以上梅毒检测的产妇人数。接受过多次检测的按一人统计 产妇数定义同前
32	孕产妇乙肝表面抗原检测率	HBsAg testing coverage among pregnant women	产妇中接受乙肝表面抗原检测的比例	某时期某地区产妇乙肝表面抗原检测人数 / 同期同地区产妇数 ×100%	产妇乙肝表面抗原检测人数:孕期至产时接受过一次及以上乙肝表面抗原检测的产妇人数。接受过多次检测的按一人统计 产妇数定义同前
33	孕产妇产前筛查率	prenatal screening coverage	每 100 例产妇中接受产前筛查的孕产妇人数	某时期某地区孕产妇产前筛查人数 / 同期同地区产妇数 ×100%	孕产妇产前筛查人数:在孕早期和孕中期(7~20 周)用血清学方法对胎儿进行唐氏综合征(21- 三体)、18- 三体和神经管缺陷这三种先天性缺陷和遗传性疾病筛查的孕产妇人数(进行过多次筛查者按一人统计)。暂不包括超声学筛查 产妇数定义同前
34	孕产妇产前诊断率	prenatal diagnosis rate of birth defects	每 100 例产妇中接受产前诊断的孕产妇人数	某时期某地区孕产妇产前诊断人数 / 同期同地区产妇数 ×100%	孕产妇产前诊断人数:由所属省、自治区、直辖市人民政府卫生行政部门审查批准的具有产前诊断资质的

续表

序号	中文名称	英文名称	指标定义	计算方法	指标说明
					医疗保健机构对胎儿进行先天性缺陷和(或)遗传性疾病诊断的孕产妇人数。包括超声诊断、细胞遗传学诊断和分子遗传学诊断(不包括只做遗传咨询者) 产妇数定义同前
35	可避免的孕产妇死亡比例	proportion of evitable maternal death	孕产妇死亡评审中评审结果为可避免死亡的比例	某时期某地区评审结果为可避免死亡的孕产妇数 / 同期同地区孕产妇死亡评审总数 ×100%	可避免死亡的孕产妇数:参与孕产妇死亡评审的病例中,评审结果为可避免死亡的病例数
36	出生医学证明当年签发率	rate of birth certificate issued by the end of the year which the baby born	当年活产中出生医学证明首次签发的比例	某年某地区(机构)当年活产中出生医学证明首次签发数 / 同期同地区(机构)活产数 ×100%	当年活产中出生医学证明首次签发数:承担助产技术服务的医疗保健机构或指定机构为当年分娩的新生儿第一次签发出生医学证明的数量之和 活产数定义同前
37	出生医学证明废证率	rate of birth certificate cancelled	一定时期内出生医学证明使用总数中作废的比例	某时期某地区(机构)废证数 / 同期同地区(机构)出生医学证明使用合计 ×100%	废证数:运输、发放、存储过程中毁损、遗失的空白《出生医学证明》或因打印、填写错误未签发的证件数量 出生医学证明使用合计:签发与作废的《出生医学证明》总数,包括机构内及机构外出生的首次签发、补发、换发及作废的证件数量
38	新生儿甲状腺功能减退症筛查率	screening coverage of newborn congenital hypothyroidism	活产儿中接受过甲状腺功能减退症筛查的比例	某时期某地区新生儿甲状腺功能减退症筛查人数 / 同期同地区活产数 ×100%	新生儿甲状腺功能减退症筛查人数:按照国家卫生和计划生育委员会(原卫生部)《新生儿疾病筛查管理办法》接受过甲状腺功能减退症筛查的新生儿数。一人筛查多次按一人上报 活产数定义同前
39	新生儿苯丙酮尿症筛查率	screening coverage of newborn phenylketonuria	活产儿中接受过苯丙酮尿症筛查的比例	某时期某地区新生儿苯丙酮尿症筛查人数 / 同期同地区活产数 ×100%	新生儿苯丙酮尿症筛查人数:按照国家卫生和计划生育委员会(原卫生部)《新生儿疾病筛查管理办法》接受过苯丙酮尿症筛查的新生儿数。一人筛查多次按一人上报 活产数定义同前

序号	中文名称	英文名称	指标定义	计算方法	指标说明
40	新生儿听力筛查率	coverage of new-born hearing screening	活产儿中接受过听力筛查的比例	某时期某地区新生儿听力筛查人数/同期同地区活产数×100%	新生儿听力筛查人数：按照国家卫生和计划生育委员会（原卫生部）《新生儿疾病筛查管理办法》接受过听力筛查的新生儿数。一人筛查多次按一人上报 活产数定义同前
41	新生儿访视率	coverage of neonatal care visit	活产儿中接受过新生儿访视的比例	某时期某地区新生儿访视人数/同期同地区活产数×100%	新生儿访视人数：生后28天内接受1次及1次以上访视的新生儿人数 活产数定义同前
42	可避免的新生儿死亡比例	proportion of evitable neonatal death	新生儿死亡评审中评审结果为可避免死亡的比例	某时期某地区可避免死亡的新生儿数/同期同地区新生儿死亡总数×100%	可避免死亡的新生儿数：参与新生儿死亡评审的病例中，评审结果为可避免死亡的病例数
43	早开奶率	early initiation of breastfeeding (%)	24月龄内儿童生后1小时内开始吸吮的比例	某时期某地区生后1小时内吸吮的24月龄内儿童数/同期同地区未满24月龄的儿童总数×100%	生后1小时内吸吮的24个月内儿童数：调查的24月龄以内儿童中在出生后1小时内开始吃母乳的人数 未满24月龄的儿童总数：进行了喂养调查的24月龄以内的儿童人数
44	6个月内婴儿纯母乳喂养率	exclusive breastfeeding under 6 months (%)	0~5个月婴儿中纯母乳喂养的比例	某时期某地区纯母乳喂养人数/同期同地区母乳喂养调查人数×100%	纯母乳喂养人数：调查的0~5个月婴儿中过去24小时内纯母乳喂养的人数。纯母乳喂养是指调查前24小时内，除喂母乳外，不添加任何辅助食品和饮料及水，但在有医学指征情况下可加少量维生素、矿物质和药物 母乳喂养调查人数：0~5个月婴儿进行母乳喂养调查的人数
45	6个月内婴儿母乳喂养率	breastfeeding under 6 months (%)	0~5个月婴儿中母乳喂养的比例	某时期某地区母乳喂养人数/同期同地区母乳喂养调查人数×100%	母乳喂养人数：调查的0~5个月婴儿中过去24小时内（调查前24小时内）喂养过母乳的人数，含纯母乳喂养 母乳喂养调查人数定义同前

序号	中文名称	英文名称	指标定义	计算方法	指标说明
46	12~15 月龄儿童继续母乳喂养率	children aged 12~15 months who received continued breastfeeding（%）	调查的12~15 月龄儿童中继续母乳喂养的比例	某时期某地区继续母乳喂养人数 / 同期同地区母乳喂养调查人数 ×100%	继续母乳喂养人数：调查的12~15 月龄儿童中过去 24 小时内（调查前 24 小时内）喂养过母乳的人数，含纯母乳喂养 母乳喂养调查人数定义同前
47	3 岁以下儿童系统管理率	systematic management rate for aged < 3 years	3 岁以下儿童中接受过系统管理的比例	某时期某地区 3 岁以下儿童系统管理人数 / 同期同地区 3 岁以下儿童数 ×100%	3 岁以下儿童系统管理人数：3 岁以下儿童按年龄要求接受生长监测或 4：2：2 体格检查（身高和体重等）的总人数（新生儿访视时的体检次数不包括在内） 3 岁以下儿童数：报告期末不满 3 周岁的全部儿童数
48	7 岁以下儿童健康管理率	health management coverage among aged < 7 years	7 岁以下儿童中接受过健康管理的比例	某时期某地区 7 岁以下儿童健康管理人数 / 同期同地区 7 岁以下儿童数 ×100%	7 岁以下儿童健康管理人数：7 岁以下儿童接受 1 次及以上体格检查（身高和体重等）的总人数。一个儿童在年内如接受了多次查体，也只按 1 人计算 7 岁以下儿童数：报告期末不满 7 周岁的全部儿童数

表 4-6 我国妇幼卫生工作中常用的健康状况领域的死亡相关指标

序号	中文名称	英文名称	指标定义	计算方法	指标说明
49	孕产妇死亡率	maternal mortality ratio（per 100 000 live births）	每 10 万活产儿中的孕产妇死亡数	某时期某地区孕产妇死亡数 / 同期同地区活产数 ×100 000/10 万	本指标实际为孕产妇死亡比。孕产妇死亡率的分母应为该年该地区育龄妇女总数，其数值的高低不仅反映每次妊娠或分娩时的死亡风险，还反映了人群的生育水平。而孕产妇死亡比仅反映每次妊娠或分娩时的死亡风险，不反映人群的生育水平。因此，国际通用的指标为孕产妇死亡比，在我国一般称为孕产妇死亡率 孕产妇死亡人数：妇女在妊娠期至妊娠结束后 42 天以内，由于任何与妊娠或妊娠处理有关的或由此而加重了的原因导致的死亡人数，但不包括意外事故死亡人数 活产数定义同前

续表

序号	中文名称	英文名称	指标定义	计算方法	指标说明
50	孕产妇死因构成	distribution of causes of maternal death	孕产妇死亡中因某种(类)疾病死亡的比例	某时期某地区因某种(类)疾病死亡的孕产妇数／同期同地区孕产妇死亡总人数×100%	因某种(类)疾病死亡的孕产妇数:不同死因类别的孕产妇死亡数 孕产妇死亡总人数:妇女在妊娠期至妊娠结束后42天以内,由于任何与妊娠或妊娠处理有关的或由此而加重了的原因导致的死亡总人数,但不包括意外事故死亡人数
51	危重孕产妇与死亡孕产妇比	the ratio of maternal near miss and mortality	危重孕产妇数与死亡孕产妇数之比	某时期某地区危重孕产妇数／同期同地区孕产妇死亡数	危重孕产妇数:在怀孕、分娩或产后42天内濒临死亡,但被成功抢救或由于偶然因素而继续存活的孕产妇数。危重孕产妇判定标准采用WHO定义的危重孕产妇标准,包括临床症状、体征、实验室检查和治疗措施4个方面的内容 孕产妇死亡人数:妇女在妊娠期至妊娠结束后42天以内,由于任何与妊娠或妊娠处理有关的或由此而加重了的原因导致的死亡人数,但不包括意外事故死亡人数
52	孕产妇死亡指数	maternal mortality index	死亡孕产妇数占危重孕产妇及死亡孕产妇总数的比例	某时期某地区孕产妇死亡数／同期同地区危重孕产妇数与孕产妇死亡数之和	孕产妇死亡人数:妇女在妊娠期至妊娠结束后42天以内,由于任何与妊娠或妊娠处理有关的或由此而加重了的原因导致的死亡人数,但不包括意外事故死亡人数 危重孕产妇数:在怀孕、分娩或产后42天内濒临死亡,但被成功抢救或由于偶然因素而继续存活的孕产妇数。危重孕产妇判定标准采用WHO定义的危重孕产妇标准,包括临床症状、体征、实验室检查和治疗措施4个方面的内容
53	围产儿死亡率	perinatal mortality rate	每1000例围产儿的围产儿死亡数	某时期某地区围产儿死亡数／同期同地区围产儿总数×1000‰	围产儿死亡数:死胎死产数与早期新生儿死亡数的合计。死胎死产数指妊娠满28周及以上(如孕周不清楚,可参考出生体重达1000g及以上)的胎儿在宫

序号	中文名称	英文名称	指标定义	计算方法	指标说明
					内死亡(死胎)以及在分娩过程中死亡(死产)的例数。早期新生儿死亡数指妊娠满28周及以上(如孕周不清楚,可参考出生体重达1000g及以上)的新生儿在产后7天内死亡的人数 围产儿总数:活产数与死胎死产数的合计
54	新生儿死亡率	neonatal mortality rate(per 1000 live births)	每1000例活产儿的新生儿死亡数	某时期某地区新生儿死亡数/同期同地区活产数×1000‰	新生儿死亡数:出生至28天内(0~27天)死亡的新生儿数。满28天死亡的新生儿不计在内 活产数定义同前
55	婴儿死亡率	infant mortality rate(per 1000 live births)	每1000例活产儿的婴儿死亡数	某时期某地区婴儿死亡数/同期同地区活产数×1000‰	准确地说,婴儿死亡率不是率,而是从寿命表推算出来的死亡概率,表达为每千活产的死亡率 婴儿死亡数:出生至不满1周岁的活产婴儿死亡人数(满1周岁的儿童死亡不计在内) 活产数定义同前
56	婴儿死因构成	distribution of causes of death among infants	1岁以下儿童死亡中因某类疾病或损伤死亡的比例	某时期某地区因某类疾病或损伤死亡的1岁以下儿童数/同期同地区婴儿死亡总数×100%	因某种(类)疾病死亡的1岁以下儿童数:不同死因类别的1岁以下儿童死亡数 婴儿死亡总数:出生至不满1周岁的活产婴儿死亡总人数(满1周岁的儿童死亡不计在内)
57	5岁以下儿童死亡率	under-five mortality rate(per 1000 live births)	每1000例活产儿的5岁以下儿童死亡数	某时期某地区5岁以下儿童死亡数/同期同地区活产数×1000‰	准确地说,5岁以下儿童死亡率不是率,而是从寿命表推算出来的死亡概率,表达为每千活产的死亡率 5岁以下儿童死亡数:出生至不满5周岁的儿童死亡人数(满5周岁的儿童死亡不计在内) 活产数定义同前
58	5岁以下儿童死因构成	distribution of causes of death among children aged <5 years(%)	5岁以下儿童死亡中因某类疾病或损伤死亡的比例	某时期某地区因某类疾病或损伤死亡的5岁以下儿童数/同期同地区5岁以下儿童死亡总数×100%	因某种(类)疾病死亡的5岁以下儿童数:不同死因类别的5岁以下儿童死亡数 5岁以下儿童死亡总数:出生至不满5周岁的儿童死亡总人数(满5周岁的儿童死亡不计在内)

表 4-7　我国妇幼卫生工作中常用的健康状况领域的患病相关指标

序号	中文名称	英文名称	指标定义	计算方法	指标说明
59	婚前医学检查疾病检出率	positive rate of premarital medical examination	接受婚前医学检查的人群中检出疾病的比例	某时期某地区检出疾病人数 / 同期同地区婚前医学检查人数 ×100%	检出疾病人数:检出至少一种对婚育有影响的疾病的人数(包括指定传染病、严重遗传性疾病、有关精神病、生殖系统疾病、内科系统疾病等) 婚前医学检查人数:对准备结婚的男女双方进行结婚和生育相关疾病的医学检查人数(即按照《婚前保健工作规范》要求进行婚前医学检查的人数)
60	妇女常见病检出率	detection rate of gynecological diseases and breast diseases among women	实际进行妇女常见病筛查的妇女中检出疾病的比例	某时期某地区筛查妇女中常见病检出总人数 / 同期同地区实查人数 ×100%	妇女常见病检出总人数:进行妇女常见病筛查时查出的患生殖系统疾病和乳腺疾病的人数(如一人患两种病按一个人统计) 实查人数:实际进行妇女常见病筛查的 20~64 岁户籍妇女人数(不包括因疾病到妇科门诊就诊的人数)
61	宫颈癌检出率	detection rate of cervical cancer	进行宫颈癌筛查的妇女中确诊为宫颈癌的比例	某时期某地区宫颈癌患病人数 / 同期同地区宫颈癌筛查人数 ×100 000/10 万	宫颈癌患病人数:根据病史、临床表现、实验室检查、病理诊断确诊为宫颈癌的人数 宫颈癌筛查人数:进行宫颈癌筛查的 20~64 岁户籍妇女人数(不包括因疾病到门诊就诊的人数)
62	乳腺癌检出率	detection rate of breast cancer	进行乳腺癌筛查的妇女中确诊为乳腺癌的比例	某时期某地区乳腺癌患病人数 / 同期同地区乳腺癌筛查人数 ×100 000/10 万	乳腺癌患病人数:根据病史、临床表现、实验室检查、病理诊断确诊为乳腺癌的人数 乳腺癌筛查人数:进行乳腺癌筛查的 20~64 岁户籍妇女人数(不包括因疾病到门诊就诊的人数)
63	宫颈浸润癌检出率	detection rate of invasive cervical cancer	进行宫颈癌筛查的妇女中确诊为宫颈浸润癌的比例	某时期某地区宫颈浸润癌患病人数 / 同期同地区宫颈癌筛查人数 ×100 000/10 万	宫颈浸润癌患病人数:在妇女常见病筛查中,经病理确诊为宫颈浸润癌(包括微小浸润癌和浸润癌)的人数 宫颈癌筛查人数:进行宫颈癌筛查的 20~64 岁户籍妇女人数(不包括因疾病到门诊就诊的人数)

序号	中文名称	英文名称	指标定义	计算方法	指标说明
64	某项计划生育手术并发症发生率	complication incidence of certain family planning surgery	提供的某项计划生育技术服务中发生手术并发症的比例	某时期某地区该项计划生育手术并发症发生例数/同期同地区某项计划生育技术服务总例数×10 000/万	某项计划生育手术并发症例数:在某项计划生育手术中因各种原因造成的术中或术后生殖器官或邻近器官和组织的损伤、感染等病症的例数。如同一病例存在两种以上情况时,只填一种主要的,如子宫穿孔后感染,只填子宫穿孔 某项计划生育技术服务总例数:施行的某项计划生育技术服务例数。分施行放、取宫内节育器术;输精管、输卵管绝育术;人工流产(负压吸引术、钳刮术、药物流产、中期引产术);放置和取出皮下埋植分别统计。要求按手术的次数计算,如一人在同期内接受两次人工流产术,统计例数应为2
65	孕产期贫血检出率	detection rate of maternal anemia	孕产期接受过血红蛋白检测的产妇中检出贫血的比例	某时期某地区产妇孕产期贫血人数/同期同地区产妇孕产期血红蛋白检测人数×100%	产妇孕产期贫血人数:孕期和产后42天内至少一次检查发现患有贫血的产妇人数。贫血的诊断标准为血红蛋白含量小于100g/L 产妇孕产期血红蛋白检测人数:孕期和产后42天内至少接受过一次血红蛋白检测的产妇人数
66	孕产期中重度贫血检出率	detection rate of maternal anemia with Hb under 80g/L	孕产期接受过血红蛋白检测的产妇中检出中重度贫血的比例	某时期某地区产妇孕产期中重度贫血人数/同期同地区产妇孕产期血红蛋白检测人数×100%	产妇孕产期中重度贫血人数:孕期和产后42天内至少1次检查发现患有中重度贫血的产妇人数,中重度贫血诊断标准为血红蛋白含量小于80g/L 产妇孕产期血红蛋白检测人数:孕期和产后42天内至少接受过一次血红蛋白检测的产妇人数
67	孕产妇艾滋病病毒检出率	HIV detection rate among pregnant women	孕产妇艾滋病病毒感染人数与产妇艾滋病病毒检测人数之比	某时期某地区孕产妇艾滋病病毒感染人数/同期同地区产妇艾滋病病毒检测人数×100%	孕产妇艾滋病病毒感染人数:孕期至产时接受艾滋病病毒抗体检测的孕产妇中艾滋病病毒抗体确证试验阳性的人数,包括孕期至产时艾滋病病毒抗体确证试

序号	中文名称	英文名称	指标定义	计算方法	指标说明
					验阳性的产妇人数,以及孕期艾滋病病毒抗体确证试验阳性的在孕28周前终止妊娠或失访的孕妇人数。产妇指怀孕28周及以上并有妊娠结局的妇女 产妇艾滋病病毒检测人数:孕期至产时接受过一次及以上艾滋病病毒抗体检测的产妇人数。接受过多次检测的按一人统计
68	孕产妇梅毒检出率	syphilis detection rate among pregnant women	接受梅毒检测的产妇中确诊感染的比例	某时期某地区产妇梅毒感染人数 / 同期同地区产妇梅毒检测人数 ×100%	产妇梅毒感染人数:接受梅毒检测的产妇中确诊为感染梅毒的人数。诊断标准要求梅毒螺旋体抗原血清学试验(TPHA/TPPA/ELISA)和非梅毒螺旋体抗原血清学试验(RPR/TRUST)均阳性 产妇梅毒检测人数:孕期至产时接受过一次及以上梅毒检测的产妇人数。接受过多次检测的按一人统计
69	孕产妇乙肝表面抗原检出阳性率	positive rate of HBsAg among pregnant women	接受乙肝表面抗原检测的产妇中检出乙肝表面抗原阳性的比例	某时期某地区产妇乙肝表面抗原阳性人数 / 同期同地区产妇乙肝表面抗原检测人数 ×100%	产妇乙肝表面抗原阳性人数:接受乙肝表面抗原检测的产妇中乙肝表面抗原阳性的人数 产妇乙肝表面抗原检测人数:孕期至产时接受过一次及以上乙肝表面抗原检测的产妇人数。接受过多次检测的按一人统计
70	高危产妇占产妇总数的百分比	proportion of pregnant women with high risk factors	产妇中筛出高危的比例	某时期某地区高危产妇人数 / 同期同地区产妇数 ×100%	高危产妇人数:在妊娠期有某种病理因素或致病因素可能危害孕妇、胎儿与新生儿或导致难产的产妇人数。孕期只要出现高危因素,无论临产前是否纠正均按一例高危统计 产妇数定义同前
71	孕产妇产前筛查高危百分比	positive rate of prenatal screening	孕产妇产前筛查中筛出高危的比例	某时期某地区孕产妇产前筛查高危人数 / 同期同地区孕产妇产前筛查人数 × 100%	孕产妇产前筛查高危人数:接受产前血清学筛查的孕产妇中筛出高危的人数,暂不包括超声学筛查出可疑胎儿畸形的孕产妇人数

序号	中文名称	英文名称	指标定义	计算方法	指标说明
					孕产妇产前筛查人数:在孕早期和孕中期(7~20周)用血清学方法对胎儿进行唐氏综合征(21-三体)、18-三体和神经管缺陷这三种先天性缺陷和遗传性疾病筛查的孕产妇人数(进行过多次筛查者按一人统计)。暂不包括超声学筛查
72	孕产妇产前诊断确诊率	detection rate of prenatal birth defects diagnosis	进行产前诊断的孕产妇中确诊先天性缺陷和(或)遗传性疾病的比例	某时期某地区孕产妇产前诊断确诊人数/同期同地区孕产妇产前诊断人数×100%	孕产妇产前诊断确诊人数:接受产前诊断的孕产妇中确诊的先天性缺陷和(或)遗传性疾病的人数孕产妇产前诊断人数:由所属省、自治区、直辖市人民政府卫生(卫生计生)行政部门审查批准的具有产前诊断资质的医疗保健机构对胎儿进行先天性缺陷和(或)遗传性疾病诊断的孕产妇人数,包括超声诊断、细胞遗传学诊断和分子遗传学诊断(不包括只做遗传咨询者)
73	危重孕产妇发生率	maternal near miss ratio	每1000例活产儿中危重孕产妇数	某时期某地区危重孕产妇数/同期同地区活产数×1000‰	危重孕产妇数:在怀孕、分娩或产后42天内濒临死亡,但被成功抢救或由于偶然因素而继续存活的孕产妇数。危重孕产妇判定标准采用WHO定义的危重孕产妇标准,包括临床症状、体征、实验室检查和治疗措施4个方面的内容活产数定义同前
74	孕产妇严重结局发生率	severe maternal outcome ratio	每1000例活产儿中的危及生命孕产妇数	某时期某地区危及生命孕产妇数/同期同地区活产数×1000‰	危及生命孕产妇数:危重孕产妇及死亡孕产妇例数之和活产数定义同前
75	新生儿破伤风发病率	prevalence of neonatal tetanus	每1000例活产儿的新生儿破伤风发病数	某时期某地区新生儿破伤风发病数/同期同地区活产数×1000‰	新生儿破伤风的诊断标准:①活产,生后2天内正常吸吮,哭叫;②出生后第3~28天内发病;③发病后不能吸吮,进食困难,强直,抽搐。必须符合上述三项标准者才可诊断为新生儿破伤风活产数定义同前

序号	中文名称	英文名称	指标定义	计算方法	指标说明
76	儿童先天梅毒发病率	prevalence of congenital syphilis	每 10 万例活产儿的先天梅毒儿童数	某时期某地区儿童先天梅毒病例报告数 / 同期同地区活产数 ×100 000/ 100 000	儿童先天梅毒病例数:各级各类医疗卫生保健机构执行职务的医务人员按照国家卫生和计划生育委员会(原卫生部)卫生行业标准《梅毒诊断标准》(WS 273-2007)进行诊断,并通过传染病网络直报系统上报的儿童先天梅毒病例数 活产数定义同前
77	5 岁以下儿童贫血检出率	children aged <5 years anemia (%)	接受血红蛋白检测的 6~59 月龄儿童中检出贫血的比例	某时期某地区 6~59 月龄儿童贫血患者数 / 同期同地区 6~59 月龄儿童血红蛋白检测人数 × 100%	6~59 月龄儿童贫血患病人数:在进行了血红蛋白检测的 6~59 月龄儿童中,发现患有贫血的人数。贫血的诊断标准为血红蛋白小于 110g/L 6~59 月龄血红蛋白检测人数:6~59 月龄儿童应检测血红蛋白者中,进行了血红蛋白检测的人数
78	5 岁以下儿童中重度贫血检出率	children aged <5 years moderate to severe anemia (%)	接受血红蛋白检测的 6~59 月龄儿童中检出中重度贫血的比例	某时期某地区 6~59 月龄儿童中重度贫血患病人数 / 同期同地区 6~59 月龄儿童血红蛋白检测人数 ×100%	6~59 月龄儿童中重度贫血患病人数:在进行了血红蛋白检测的 6~59 月龄儿童中,发现患有中重度贫血的人数。中重度贫血的诊断标准为血红蛋白 <90g/L 6~59 月龄血红蛋白检测人数定义同前
79	5 岁以下儿童疑似肺炎两周患病率	two-week prevalence of suspected pneumonia among children aged <5 years	调查的 0~59 月龄儿童中,近两周患疑似肺炎的比例	某时期某地区 0~59 月龄儿童近两周患疑似肺炎的人数 / 同期同地区调查的 0~59 个月儿童数 × 100%	0~59 月龄儿童近两周患疑似肺炎的人数:调查前两周内患咳嗽并伴有气喘或呼吸加快的 0~59 月龄儿童人数 调查的 0~59 个月儿童数:接受了调查的 0~59 月龄儿童人数
80	5 岁以下儿童腹泻两周患病率	two-week prevalence of diarrhea among children aged <5 years	调查的 0~59 月龄儿童中,近两周患腹泻的比例	某时期某地区 0~59 月龄儿童近两周患腹泻的人数 / 同期同地区调查的 0~59 个月儿童数 ×100%	0~59 月龄儿童近两周患腹泻的人数:调查前两周内曾发生过大便次数在 4 次 / 天或 4 次以上 / 天,同时伴有大便性状改变的 0~59 月龄儿童人数 调查的 0~59 个月儿童数定义同前

表 4-8 我国妇幼卫生工作中常用的健康状况领域的生长发育相关指标

序号	中文名称	英文名称	指标定义	计算方法	指标说明
81	出生缺陷发生率	prevalence of birth defects	围产儿中患有先天性缺陷的比例	某时期某地区患有先天性缺陷的围产儿数 / 同期同地区围产儿数 ×10 000/万	出生缺陷:胚胎或胎儿发育过程中结构或功能发生的异常 围产儿数:包括孕 28 周至产后 7 天正常和缺陷的活产、死胎和死产,此数按例数统计,单胎计 1 例,双胎计 2 例,三胎计 3 例,余类推
82	低出生体重率	low-birth-weight newborns(%)	活产儿中出生体重低于 2500g 的百分比	某时期某地区低出生体重儿数 / 同期同地区活产数 ×100%	低出生体重儿数:出生体重低于 2500g 的活产数 活产数定义同前
83	巨大儿出生率	macrosomia newborns(%)	活产儿中出生体重 ≥4000 克的百分比	某时期某地区巨大儿数 / 同期同地区活产数 ×100%	巨大儿人数:出生体重 ≥4000g 的活产数 活产数定义同前
84	早产率	premature infant (%)	活产儿中早产的百分比	某时期某地区早产儿数 / 同期同地区活产数 ×100%	早产儿数:妊娠不满 37 周分娩出的活产数 活产数定义同前
85	5 岁以下儿童生长迟缓率	children aged <5 years stunted (%)	进行身高(长)体重测量的 5 岁以下儿童中生长迟缓的比例	某时期某地区 5 岁以下儿童年龄别身高(长)<(中位数 –2SD)人数 / 该年该地区 5 岁以下儿童身高(长)体重检查人数 ×100%	5 岁以下儿童生长迟缓人数:对照 WHO 标准的身高(长)参考值,计算 5 岁以下儿童在某时间段内一次测量身高(长)低于同年龄标准人群身高(长)中位数减 2 个标准差的人数 5 岁以下儿童身高(长)体重检查人数:5 岁以下儿童进行身高(长)和体重测量的实际人数。进行体检但未测量身高(长)和(或)体重,或仅在出生时测量身长和(或)体重的人不计在内。同期内进行多次身高(长)和体重测量者也只按 1 人统计
86	5 岁以下儿童低体重率	children aged<5 years under-weight(%)	进行身高(长)体重测量的 5 岁以下儿童中低体重的比例	某时期某地区 5 岁以下儿童年龄别体重 <(中位数 –2SD)人数 / 同期同地区 5 岁以下儿童身高(长)体重检查人数 ×100%	对照 WHO 标准的体重参考值,计算 5 岁以下儿童在某时间段内至少有一次测量体重低于同年龄标准人群体重中位数减 2 个标准差的人数(低出生体重不包括在内) 5 岁以下儿童身高(长)体重检查人数定义同前

续表

序号	中文名称	英文名称	指标定义	计算方法	指标说明
87	5 岁以下儿童超重率	children aged <5 years overweight (%)	进行身高(长)体重测量的 5 岁以下儿童中超重的比例	某时期某地区 5 岁以下儿童年身高(长)体重 ≥(中位数 +1SD) 且小于(中位数 +2SD) 人数 / 同期同地区 5 岁以下儿童身高(长)体重检查人数 ×100%	5 岁以下儿童超重人数：对照 WHO 标准的身高(长)别体重参考值，计算 5 岁以下儿童在某时间段内至少有一次测量身高(长)别体重大于或等于同年龄标准人群身高(长)别体重中位数加 1 个标准差且小于同年龄标准人群身高(长)别体重中位数加 2 个标准差的人数 5 岁以下儿童身高(长)体重检查人数定义同前
88	5 岁以下儿童肥胖率	children aged <5 years Obesity (%)	进行身高(长)体重测量的 5 岁以下儿童中肥胖的比例	某时期某地区 5 岁以下儿童身高(长)别体重 ≥(中位数 +2SD) 人数 / 同期同地区 5 岁以下儿童身高(长)体重检查人数 ×100%	5 岁以下儿童肥胖人数：对照 WHO 标准的身高(长)别体重参考值，计算 5 岁以下儿童在某时间段内至少有一次测量身高(长)别体重大于或等于同年龄标准人群身高(长)别体重中位数加 2 个标准差的人数 5 岁以下儿童身高(长)体重检查人数定义同前

　　我国上述常用的妇幼卫生统计指标中,部分指标与国际通用指标概念完全一致,本章介绍的指标包括护士与助产士密度、婴儿 6 个月内纯母乳喂养率、5 岁以下儿童死因构成、5 岁以下儿童低体重百分比、5 岁以下儿童消瘦率、5 岁以下儿童发育迟缓率。但部分指标与国际通用指标相比,在定义上有条件限定上的不同,本章介绍的指标包括剖宫产率、新法接生率、产前检查率、孕产妇死亡率、5 岁以下儿童死亡率、婴儿死亡率、新生儿死亡率,主要区别在于国内对活产的定义是从妊娠满 28 周及以上,如孕周不清楚,则参考出生体重达 1000g 及以上的活产。而国际上部分国家采用的活产定义为妊娠满 20 周或 24 周以上。此外,产前检查率 - 至少 1 次这个指标对产妇数的统计,国际上定义为具有"分娩活产儿的 15~49 岁妇女",国内则使用的是"同期活产数"作分母。部分指标与国际通用指标相比概念完全不同,本章介绍的指标为 5 岁以下儿童超重率,5 岁以下儿童超重的定义在国际上为 5 岁以下儿童身高别体重大于世界卫生组织儿童生长标准的中位数加上两个标准差,在国内为 5 岁以下儿童身高别体重大于世界卫生组织儿童生长标准的中位数加上一个标准差同时小于或等于两个标准差。因此,对数据进行国家与国家之间的比较时,应了解指标定义范围和计算方法,明确相互间的共同点和差异点,才能更好地揭示数据所显示的真正含义。另外一个方面,其指标的定义和计算方法也应尽量同国际接轨,只有这样才能使指标更具有可比性,才能使数据发挥更大的作用。

（武明辉）

第五章

妇幼卫生信息收集和整理

妇幼卫生信息收集主要指妇幼卫生信息工作者依据一定的目的,通过有关的信息媒介和信息渠道,采用相适宜的方法,有计划地获取信息的工作过程。信息收集是信息利用的第一步,也是关键的一步。信息收集工作的好坏,直接关系到整个信息管理工作的质量和效果。从各方面收集到的信息是分散零乱不完整的,甚至是虚假错误的。因此,对这类信息必须经过整理、筛选、去伪存真、去粗存精,然后进行分类、编辑、处理,才能成为准确、效用价值高的信息。信息整理是信息有效利用的前提。

第一节　妇幼卫生信息来源

妇幼卫生信息可以分为原始信息和加工信息两大类。原始信息是指在妇幼卫生工作开展过程中直接产生或获取的数据、概念、图片、文件、知识、经验及其总结,是未经加工的信息。加工信息则是对原始信息经过加工、分析、提炼和重组而形成的具有新形式、新内容的信息。

妇幼卫生信息来源主要有基于人口的信息来源和基于机构的信息来源。基于人口的信息来源主要有人口普查、公民登记、人口调查等;基于机构的信息来源主要有卫生部门活动及卫生部门以外的公安、民政、统计等部门活动所获得的信息。其中卫生部门的卫生服务活动是主渠道。卫生服务活动是指卫生系统借助一定的卫生资源,向个人和人群提供的医疗、预防、保健、康复等有益于健康的医学行为活动的总称。妇幼卫生服务活动是卫生服务活动的重要组成部分,涉及妇女儿童健康保护、保健促进的各个方面。

一、基于人口的信息来源

以人群为基础的妇幼卫生信息主要来源于特定人群的个体数据,既可以是总人口(如人口普查和居民登记)的数据,也可以是代表人群或亚人群的数据(如家庭和其他人口调查)。这些数据包括行政部门记录的连续性数据信息(如居民登记机构)和周期性数据信息(如住户的横断面调查)。这类信息源主要包括人口普查、公民登记、人口调查。

1. **人口普查**　为更好地制定和实施经济社会发展政策,为经济社会全面协调可持续发展提供重要依据。可以为政府合理分配公共资源、推进公共服务均等化、加强社会管理提供重要的参考依据。可以保障流动人口、计划外生育者等人群的基本权利,使其享有同样的社会福利、医疗、教育权利。可以及时准确了解人口状况,掌握性别、年龄等信息,有利于国家及时调整人口战略、维持社会的稳定与和谐。人口普查要掌握的基本信息有:居民住房的建筑面积和房间数、住房空置情况以及房地产开发企业的住房待售率等住房基本信息;人口数量,人口分布,人口素质,性别比例,人口结构,来历不明以及失踪、被拐的儿童和妇女的情况;一人多户、有户无人等人口虚假情况以及人口增减等变动情况。

2. **公民登记** 按照法律法规对公民重要生活、身份事件相关内容进行连续、永久登记,主要有出生、死亡、结婚、离婚等登记。如出生登记,国家卫生和计划生育委员会(原卫生部)、公安部联合发文规范《出生医学证明》管理、签发、业务流程及有关部门的职责任务,要求具有助产技术服务资质的医疗保健机构内出生的新生儿,应发放国家统一制发的《出生医学证明》,内容主要包括分娩信息、新生儿姓名及其父母相关信息及签发机构等。对于死亡登记,国家卫生和计划生育委员会(原卫生部)、公安部和民政部联合印发的《关于进一步规范人口死亡医学证明和信息登记管理工作的通知》规范了死亡医学证明签发及使用工作流程。人口死亡医学证明和信息登记对研究人口死亡水平、死亡原因及变化规律和进行人口管理发挥着基础性作用,也是制订社会经济发展规划、评价居民健康水平、优化卫生资源配置的重要依据。要求各地医疗卫生机构使用全国统一制定的新版《居民死亡医学证明(推断)书》,未经救治的非正常死亡证明由公安司法部门按照规定及程序办理。主要内容包括死亡者基本信息、致死的主要疾病诊断、ICD 编码、死亡调查记录等。

3. **人口调查** 主要通过全面调查、重点调查、抽样调查了解有关儿童和孕产妇死亡率、妇女儿童健康与营养、卫生服务利用、保健知识知晓、健康状况评估和危险因素、相关疾病的预防和传播、健康结果和获得医疗服务的公平性等。

二、基于机构的信息来源

以机构为基础的妇幼卫生信息主要来源于业务、服务、行政等机构的日常工作。这些信息不仅来自卫生部门和卫生服务机构(各级临床、保健、妇幼卫生行政部门等)的工作,还包括来自研究机构、教学院校等通过报表、记录获得的信息。因此,该类信息主要包括通过常规登记获取的信息和通过专项监测获取的信息。

1. **妇幼卫生日常工作记录** 妇幼卫生日常工作记录是妇幼卫生实物型信息源的重要来源。主要包括临床工作和保健工作开展的常规登记表、卡、册等记录。

临床工作开展的常规记录有:出入院登记本、病案首页、住院分娩登记本、引产登记本(流产或引产登记本)、危重患者抢救登记本、危重患者讨论登记本、死亡登记本、死亡医学证明书、出生缺陷儿登记卡等。

保健工作开展的常规记录有:孕产妇保健手册、儿童保健手册、居民健康档案、预防接种卡、出生医学证明、新生儿疾病筛查登记、育龄妇女花名册、妇女病查治登记表、7 岁以下儿童保健服务登记册、孕产妇保健服务登记册、高危孕产妇管理登记册、高危儿管理登记册、婚前医学检查表、孕前医学检查表等。这些妇幼卫生日常工作记录和表、卡、册为妇幼卫生基本统计指标的计算提供了原始的资料,用以评价妇幼卫生的工作状况和管理水平。

2. **妇幼卫生统计报表与监测报表** 妇幼卫生实物型信息源的另一个重要来源是妇幼卫生法定报表和其他妇幼卫生监测报表。

妇幼卫生法定报表包括:孕产妇保健和健康情况年报表、住院分娩情况月报表、7 岁以下儿童保健和健康情况年报表、非户籍儿童与孕产妇健康状况年报表、妇女常见病筛查情况年报表、计划生育手术情况年报表、中期引产情况年报表、计划生育咨询随访服务年报表、病残儿和计划生育手术并发症情况年报表、婚前保健情况年报表、出生医学信息报告卡、孕产妇死亡报告卡、孕产妇死亡监测表、儿童死亡报告卡、5 岁以下儿童死亡监测表、医疗机构出生缺陷儿登记卡、围产儿数季报表、居委会(村)出生缺陷儿登记表、出生情况及婴儿随访登记表等19种报表。

其他妇幼卫生监测报表主要包括：妇幼卫生监测区县基本情况年报表、孕产妇死亡报告卡及孕产妇死亡报告调查附卷、孕产妇死亡监测质量调查表、儿童死亡监测质量调查表、出生缺陷监测质量调查表；儿童营养与健康监测中的新生儿家庭访视记录表、1~6岁儿童健康检查记录表、5岁以下儿童营养与健康监测记录册、儿童营养与健康监测质量控制表；危重孕产妇医院监测网中的孕产妇个案调查表、危重孕产妇医院监测机构调查表、危重孕产妇医院监测质量调查表等。

这些报表是由各级医疗保健机构收集、填写和逐级上报，全面、连续提供了妇幼卫生常规工作开展的主要数据和现状，为制订妇幼卫生工作计划、检查与总结工作、临床防治等提供了科学依据，同时也给科学研究的开展提供了基础资料。

3. **妇幼保健临床病案**　妇幼保健临床病案是妇女儿童处于亚健康或疾病状态下住院治疗的病历资料。主要有妇科、产科、儿科、新生儿科等住院病历，临床工作中的病案也是妇幼卫生信息来源的一个重要渠道。

4. **妇幼卫生督导与考核**　妇幼卫生管理工作中一个重要工作内容是基层督导和考核，其方式有：现场考察、调研、特派专家、专家蹲点等所形成的相关工作记录、总结、报告；在基层督导时会有现场指导、工作开展中的特色和问题总结、相应解决措施等指导工作记录表，工作结束时会有基层指导报告。为促进妇幼卫生行业管理，规范妇幼保健技术服务，落实妇幼卫生工作任务；提高妇幼卫生服务能力，提高妇女儿童健康水平，政府与卫生行政部门常规的妇幼卫生绩效考核所用的妇幼卫生工作绩效考核表的内容。

三、其他信息来源

1. **相关文献信息**　文献信息检索是妇幼卫生信息来源的另一渠道。主要包括期刊、图书、产品目录、专利、标准、报纸、公文、技术报告、会议文献和学位论文文献等，可利用计算机检索、网络检索和数据库的检索与使用。国内重要图书馆资源主要有国家科技图书文献中心及其检索、清华大学图书馆及其检索、中国高等教育文献保障体系及其检索、国家图书馆及其检索；国外重要图书馆资源有美国国会图书馆及其检索、大英图书馆；国内期刊全文数据库有中国期刊全文数据库、重庆维普中文科技期刊数据库、万方数据资源系统；现行三大检索刊物及其检索有SCI及其检索、EI及其检索、ISTP及其检索。

2. **妇幼卫生专题调查和实验研究**

(1) 专题调查：为了某一特定目的，专门组织在特定的地点、人群中了解情况、收集资料和数据的活动。妇幼卫生专题调查根据妇幼卫生政策制定、项目启动、实施、评价等不同的需求，常需要组织专题调查。如：孕期妇女缺铁性贫血调查、儿童维生素A缺乏调查、乡镇卫生院产科情况调查、孕产妇艾滋病感染情况调查等。其获得的调查数据及信息也是妇幼卫生信息的重要来源，可以弥补常规信息来源不够全面的问题。

(2) 实验研究：对影响妇女儿童健康的相关疾病及发病机制，利用现代生物技术、临床医学、免疫学、药物学、纳米生物技术材料学等多学科进行交叉与融合，进行妇女儿童重大疾病治疗的基础研究、应用基础研究、关键技术及产品研发所产生的信息资源。

3. **妇幼卫生法律法规与规章**　妇幼卫生依法开展工作的政策法规与规章为文献型信息源。主要包括：《中华人民共和国母婴保健法》《中华人民共和国人口和计划生育法》《中华人民共和国母婴保健法实施办法》、中国妇女发展纲要、中国儿童发展纲要、妇幼保健机构管理办法、人类遗传资源管理暂行办法、关于做好提高出生人口素质工作的意见、国家卫生和计划生育委员会(原卫生部)关于进一步加强妇幼卫生工作的指导意见、孕产期保健工作管理办法、孕产期保健工作规范、孕前保健服务工作规范(试行)、婚前保健工作规范(修订)、全国儿童保健工作规范(试行)、新生儿疾病筛查管理办法、儿童健康检查服务技术规范、新生儿访视技术规范、儿童喂养与营养指导技术规范、儿童营养性疾病管理技术规范、儿童心理保健技术规范等。

4. **其他来源的信息**　如从国土部门获得地理资料(山川、河流、湖泊、地形、地貌等),从气象部门获得气温、雨量、湿度等资料,从统计部门获得经济资料(人均GDP、人均纯收入、卫生事业经费等)、人口资料(人口总数、性别、人口构成、民族、流动人口等),从卫生和计划生育部门获得卫生学资料、妇幼保健机构资料等。

第二节　妇幼卫生信息常用收集方法

妇幼卫生实际工作中,信息的来源是多方面的,也是纷繁复杂的;需要借助各种调查工具和信息化工具,如调查问卷、工作报表、互联网络、遥感设备等对信息进行采集,妇幼卫生信息的收集方法很多,也有相应的要求。

一、妇幼卫生信息收集方法

妇幼卫生工作中常用信息收集方法主要有定量资料的收集方法、定性资料的收集方法、信息检索及其他方法。

(一) 定量资料的收集方法

定量研究资料主要是得到发生某种事件的数量指标如发病率、死亡率、百分比等。在妇幼卫生信息资料收集中,用此方法获取大量的定量信息,如孕产妇死亡人数、儿童死亡人数、出生缺陷发生人数等,再采用定量研究方法进行数据统计、趋势研究等,从而深度挖掘和利用数据信息,为妇幼卫生领域日常工作、政策制定、效果评估、项目开展等提供理论依据和技术指导,通常采用的调查法有抽样调查、普查和实验法等。

1. **调查法**　是指为了达到设想的目的,制订某一计划全面或比较全面地收集研究对象的某一方面情况的各种材料,并作出分析、综合,得到某一结论的研究方法。一般分为普查和抽样调查两大类。

(1) 普查:即全部调查、记录、处理特定总体中所有个体的有关指标值。由于对每一个个体都进行了调查,理论上其结果可以全面反映相关人群的真实情况。目前认为最理想的情况为10年内进行1次普查,并在2年内提供所收集到的数据结果。

(2) 抽样调查:根据统计学原理和方法,从被调查对象的总体中抽取部分作为样本的个体进行调查,然后用所得到的数据推断总体数量特征。抽样调查是较常用的调查方法,也是统计学研究的主要内容。

抽样调查的关键是样本抽样方法、样本量大小的确定等。抽样调查结果是否科学可信很大程度上取决于样本量大小的确定是否科学、抽样及分组(观察组与对照组)是否具有代表性和随机性、数据统计处理方法及结果的表达等是否正确。抽样方法一般分为非随机抽样、随机抽样和综合抽样。

　　无论普查或抽样调查,如果调查对象是人,在信息资料收集时主要采用问卷调查法进行,此方法是一种包含统计调查和定量分析的信息收集方法。这种方法主要考虑的问题是:所收集信息的内容范围和数量,所选定的调查对象的代表性和数量,问卷的精心设计,问卷的回收率控制等。具有调查面广、费用低的特点,但可能存在对调查对象无法控制、问卷回收率不高、回答质量较差等缺点,受访者的态度具有决定性影响。

　　2. **实验法**　实验法是通过实验室或现场的实验过程,操纵一个或一个以上的变量,并且控制研究环境,借此衡量自变量与因变量间的因果关系的研究方法。实验过程中由于实验者可以主动控制某些实验条件,例如对实验对象的严格选择、对信息产生条件的恰当限定和对信息产生过程的合理设计,从而可以获得在真实状况下用调查方法或观察方法难以获得的一些重要信息,还可以在一定程度上直接观察研究某些变量之间的相互关系,因而是科学研究与项目管理中不可缺少的获取信息的手段。其获得信息的客观、准确性,主要决定于实验设计的科学性和实验过程中各种条件的控制质量(例如实验对象的确定、抽样、分组、实施研究因素、现象与结果记录的随机、客观、双盲等)。实验法获得的某些重要的、能客观反映事物本质的有效信息,还可以在一定程度上直接观察研究某些参量之间的相互关系,有利于对事物本质的研究。

　　实验方法有多种形式,如实验室实验、现场试验、计算机模拟实验、计算机网络环境下人机结合实验等。

　　(二) 定性资料的收集方法

　　定性研究资料主要是以开放式的问题或访谈提纲的形式来收集资料,所收集的资料通过整理和分析可以客观、准确了解人类行为及其理由。定性研究方法通常要更深入地调查人类决策制定的理由和方法,而不仅限于研究对象作出决定的结局。因此,相对于量化研究,定性研究更加专注于更小但更集中的样本,收集关于特定研究个案的更详细和深入的信息或知识。在妇幼卫生信息研究中,对于妇幼卫生信息工作遇到的难以采用定量方法收集的信息,如工作中积累的经验和教训、困难和问题、受众对妇幼卫生服务的理解和满意度等,采用定性研究方法可以最大化地获得这些信息,并用于分析和处理,最终为妇幼卫生信息工作者所利用。

　　1. **观察法**(observation)　是通过对事件和观察对象行为的直接观察来收集非语言资料的一种重要手段,尤其适用于其他方法不便进行的场合。观察法主要包括结构性观察或者非结构性观察,结构性观察需要观察者对观察事件事先进行设计,统一观察标准和要求,而非结构性观察只要求观察者有一个总的观察目标和范围,由观察者根据具体的情况来选择观察方式。两种形式各有特点,在实际工作中,可以根据不同的研究目的选取相应的观察形式。如可以通过开会、深入现场、实地采样、进行现场观察并准确记录(包括录音、录像、拍照、笔录等)调研情况。主要包括两个方面:一是对人的行为的观察;二是对客观事物的观察。观察法应用很广泛,常和询问法、收集实物结合使用,以提高所收集信息的可靠性。

　　2. **访谈法**(interview)　是指通过口头交流的形式与访谈对象直接交谈来获取信息的方法。一般来说,访谈法具有广泛性、深入性、灵活性等特点。访谈法也分为结构式或非结构式访谈。结构式访谈,又被称为标准化访谈,是按照事先进行设计的访谈提纲或问卷进行的一种高度控制性的访谈方式,虽然结构式访谈的操作性较好,但是访问内容往往会受到限制;非结构式访谈是指在访谈之前,可简要编制访谈的提纲,也可不受提纲限制,采用随意访谈的方式向被访问者了解信息,在交谈中了解到需要的信息。非结构式访谈在提问方式上具有灵活性,且大部分问题是开放性的,可收集到丰富的信息。访谈需要作好充分准备,确定访谈工具,认真选择调查对象,了解调查对象,收集有关业务资料和相关的背景资料。其主要优点是可以就问题进行深入的讨论,获得高质量的信息;缺点是费用高,访谈对象不可能很多,因此受访者要具有代表性。它对访谈者的语言交流素质要求较高。其他定性资料收集方法还有专题小组调查、选题小组或者文件阅读等。

(三) 信息检索

信息检索的主要途径是文献检索,就是从浩繁的文献中检索出所需信息的过程。文献检索分为手工检索和计算机检索。

手工检索主要是通过信息服务部门收集和建立的文献目录、索引、文摘、参考指南和文献综述等来查找有关的文献信息。计算机文献检索是文献检索的计算机实现,其特点是检索速度快、信息量大,是当前收集文献信息的主要方法。

文献检索过程一般包括三个阶段:①分析研究课题和制订检索策略;②利用检索工具查找文献线索;③根据文献出处索取原始文献。详见第六章。

(四) 其他方法

1. **信息平台** 是连接区域内医疗卫生机构及其他相关行业基本业务信息系统的数据交换和共享平台,是不同系统间进行信息整合的基础和载体。平台可支撑多种业务,各业务活动在平台上进行信息交换、共享,因此,通过信息平台在取得相应认证资质和权限的情况下可获取大量的信息。信息平台的产生,在主客观之间嵌入了新的结构,改变了人与世界的关系,引发了当代的信息中介革命。信息平台是信息的数字化存在方式。作为信息平台的信息,信息的性质、存在方式和传递方式发生了根本性变化。信息平台是一种新的分布式中介系统。

2. **遥感技术** 遥感是指从远处探测、感知物体或事物的技术。即不直接接触物体本身,从远处通过仪器(传感器)探测和接收来自目标物体的信息(如电场、磁场、电磁波、地震波等信息),经过信息的传输及其处理分析,识别物体的属性及其分布等特征的技术。遥感技术包括传感器技术;信息传输技术;信息处理、提取和应用技术;目标信息特征的分析与测量技术等。遥感技术在妇幼卫生工作中可用于获取孕产妇与儿童的健康追踪管理信息、妇女儿童环境影响因素监测和规划管理信息等,从而获取其他方法难以得到的信息。

3. **平板电脑采集信息** 平板电脑是当代计算机发展的一个方向,其便捷性和较强数据图形处理功能为妇幼卫生信息收集提供了一个全新的手段。平板电脑强大的数据处理和图形编辑功能使信息采集一体化成为现实,伴随新兴的 3G 网络服务,使采集信息数据传输的地域差异消失,为规划数据库的及时更新、检查提供保障。平板电脑采用无线网络技术连接数据库服务中心,保证了妇幼卫生信息采集、数据处理和图形编辑不受时空的限制,做到真正的移动办公及医疗保健机构内外业务一体化操作。同时为妇幼卫生信息发展带来更大的社会效益,与网络技术及地理信息系统结合延伸了妇幼卫生信息的价值。

二、妇幼卫生信息收集基本要求

妇幼卫生信息收集的好坏直接关系到信息的质量和信息的利用,信息收集要求做到全面、准确和真实,应遵循一定的原则和要求。

（一）信息收集基本原则和要求

信息收集基本要求应符合：实事求是地准确反映妇幼卫生工作及客观事物的真实情况；应和妇幼卫生工作开展及妇女儿童健康及危险因素干预等实际情况保持一致；要注重信息收集的效率和信息利用的需求。信息收集应遵循有用、准确、全面、及时原则。

1. **有用性原则** 收集信息的时候，应考虑是否是工作所必需的、为谁服务的问题，也就是信息一定有用，能为工作、生活、科研、决策服务。

2. **准确性原则** 要求所收集的信息要真实、客观、可靠。此原则是信息收集工作的最基本的要求。为达到这样的要求，信息收集者就必须对收集到的信息反复核实、审核，力求把误差减少到最低限度。

3. **全面性原则** 要求所收集的信息全面完整。只有广泛、全面地搜集信息，才能完整地反映妇幼卫生管理活动和决策对象发展的全貌，为决策的科学性提供保障。当然，实际工作中所收集的信息不可能做到绝对的全面完整，因此，如何在不完整、不完备的信息下作出科学的决策就是一个非常值得探讨的问题。

4. **及时性原则** 信息的利用价值取决于该信息是否能及时地提供和被利用，即它的时效性。信息只有及时、迅速地提供给它的使用者才能有效地发挥作用。特别是决策对信息及时的要求更为紧迫。所以，只有信息是"事前"的，对决策才是有效的。

（二）信息收集的范围

信息收集的范围可从三种角度来分类：

1. **内容范围** 内容范围是指根据信息收集的目标、需求等特征来确定信息收集的内容，包括目标需求内容范围和环境内容范围。目标需求内容范围是由事物自身信息相关内容特征组成的范围，如妇女保健服务、儿童保健服务等。环境内容范围是事物所处的环境特征，妇女儿童生活的环境如山区、湖泊、河流等。

2. **时间范围** 时间范围是指根据信息收集目标和需求特征所确定的信息收集的时间范围。这是由信息的历史性和时效性所决定的。妇幼卫生信息可以按每天、每月、每季度、每年等时间范围进行收集。

3. **地域范围** 地域范围是指根据信息收集目标和需求的特征所确定的信息收集发生的区域范围。这是由信息的地域分布特征和信息收集的相关性要求所决定的。如村、乡、县、地（市）、省、医疗保健机构、托幼机构、学校等。

（三）信息收集步骤

信息收集的过程一般包括以下步骤：

1. **制订收集计划** 根据信息收集的目的，明确要解决的问题，制订出周密、切实可行的信息收集计划，指导整个信息收集工作正常地开展。

2. **设计收集提纲和表格** 为了便于信息的加工、贮存和传递，在进行信息收集以前，要选择好信息媒介、信息将传输的渠道、信息收集的方法等，按照信息收集的目的和要求设计出切合实际的收集提纲和表格。

3. **组织实施** 明确信息的组织框架、人力资源、基本工具等，安排具体的时间、地点，加强收集过程的信息沟通，保证信息收集的质量。信息收集方式有询问获取、观察获取、定时获取等。信息收集的过程中，必须遵循准确性、及时性、适用性和经济性原则。要以调查报告、资料摘编、数据图表等形式把获得的信息整理出来，并要将这些信息资料与收集计划进行对比分析，如不符合要求，还要进行补充收集。

第三节　妇幼卫生信息整理与保存

妇幼卫生信息整理是对信息进行加工处理的过程。由于收集的信息是原始信息,在利用前必须进一步整理,筛选出对目标、任务有用的信息。整理后的信息要按照一定的规则和要求进行长期、安全保存。

一、妇幼卫生信息整理

妇幼卫生信息整理是妇幼卫生信息管理过程中的重要环节。信息管理资料的档案管理是信息资料整理的核心内容,应做到各门类档案收集齐全、分类规范,使信息资料管理工作标准化、规范化,有效地保护和利用妇幼卫生信息资料档案,更好地为妇幼卫生工作和管理服务。

(一) 妇幼卫生信息整理的内容

妇幼卫生信息整理主要有:

1. **信息的检查与核实**　检查核实的内容主要包括:信息的来源;提供者是否符合要求;提供的情况是否符合客观实际;数据资料是否完整、准确;有无差错等。

2. **剔除**　按照信息管理的要求,剔除错误的、虚伪的、过时的、无用的和多余重复的信息。

3. **补充**　对不全面、不完善的信息按需要进行补充。

4. **评价**　评价信息的可信度和价值性。例如,审查定性是否充分,推断是否严谨,阐述是否全面,观点是否正确;对有关定量的信息则审查其真实性、准确性。

5. **信息编辑**　将整理加工后的信息按分类要求进行编目、编审,使之条理化、适用化、档案化、电脑化等。

(二) 妇幼卫生信息整理的原则与要求

1. **整理的原则**　遵循妇幼卫生信息资料形成规律,保持信息资料之间的有机联系,区分不同价值,便于保管和利用。

2. **整理的方法**　将应归档的信息资料,依分类方法要求,按不同年度、不同机构、不同问题划分,将反映同一问题的信息资料集中,反映不同问题的信息资料区分开来,按信息资料产生的时间先后进行排序,确定保管期限,逐件加盖归档章,进行归档文件编号、编目、装盒,实行以件为管理单位的文件整理归档过程。

3. **整理的要求**　根据信息资料归档范围,收集相应学科应当归档的信息资料,在信息资料收集齐全完整的基础上进行整理;尊重历史事实和信息资料形成的客观性,按照信息资料的历史过程及本来面貌收集;按照妇幼卫生工作中的关系,保持各妇幼卫生学科间形成信息资料之间的联系;按照信息资料之间的有机联系,保持反映同一问题信息资料的完整性;区分不同保管期限的归档资料,将同一期限归档资料排列组合在一起。

二、妇幼卫生信息存储

妇幼卫生信息存储是将整理后的妇幼卫生信息移到一个单独的存储设备和地方,进行长期保存的过程。信息存储由原始数据组成,由于它是妇幼卫生工作、科研等所需要的很重要的数据,必须遵循一定规则来存储。妇幼卫生信息存档具有索引和搜索功能,可以很容易地找到所需要的文件。

(一) 存储原则

1. **资料价值** 依照国家有关规定,区分归档范围内不同文件的价值,划定不同保管期限。整理归档文件所使用的书写材料、纸张、装订材料等应符合档案保护要求。

2. **资料相互联系** 遵循文件的形成规律,保持文件之间的有机联系。文件的形成有其自身的规律和特点。不同的部门,尽管其职能和业务范围各不相同,但各项职能活动总是存在着各方面的联系,所形成的文件之间必然有一定规律,这种规律也就是文件之间有机联系的具体表现。文件之间的这种联系既能反映出部门职能活动的历史面貌,同时也符合人们查找利用档案的心理预期,为检索提供了线索。因此,进行归档文件整理工作,必须遵循文件的形成规律,保持文件之间的有机联系。

3. **齐全完整** 保管和利用是归档文件整理最基本的原则,归档文件应齐全完整。已破损的文件应予修整,字迹模糊或易退变的文件应予复制。

(二) 文本文件归档的方法

1. **装订** 归档文件应按件装订。装订时,正本在前,定稿在后;正文在前,附件在后;原件在前,复制件在后;转发文在前,被转发文在后;来文与复文作为一件时,复文在前,来文在后。

2. **分类** 归档文件可以采用年度 - 机构(问题)- 保管期限或保管期限 - 年度 - 机构(问题)等方法进行分类。同一卷宗应保持分类方案的稳定。

(1) 按年度分类:将文件按其形成年度分类。

(2) 按保管期限分类:将文件按划定的保管期限分类。

(3) 按机构(问题)分类:将文件按其形成或承办机构(问题)分类(本项可以视情况予以取舍)。

3. **排列** 归档文件应在分类方案的最低一级类目内,按事由结合时间、重要程度等排列。会议文件、统计报表等成套性文件可集中排列。

4. **编号** 归档文件应依分类方案和排列顺序逐件编号,在文件首页上端的空白位置加盖归档章并填写相关内容。归档章设置卷宗号、年度、保管期限、件号等必备项,并可设置机构(问题)等选择项。

(1) 卷宗号:档案馆给立档单位编制的代号。

(2) 年度:文件形成年度,以四位阿拉伯数字标注公元纪年,如 2013。

(3) 保管期限:归档文件保管期限的简称或代码。

(4) 件号:文件的排列顺序号。件号包括室编件号和馆编件号,分别在归档文件整理和档案移交进馆时编制。室编件号的编制方法为在分类方案的最低一级类目内,按文件排列顺序从 "1" 开始标注。馆编件号按进馆要求标注。

(5) 机构(问题):作为分类方案类目的机构(问题)名称或规范化简称。

5. **编目** 归档文件应依据分类方案和室编件号顺序编制归档文件目录。

(1) 归档文件应逐件编目:来文与复文作为一件时,只对复文进行编目。归档文件目录设置件号、责任者、文号、题名、日期、页数、备注等项目。

1) 件号:填写室编件号。

2) 责任者:制发文件的组织或个人,即文件的发文机关或署名者。

3) 文号:文件的发文字号。

4）题名：文件标题。没有标题或标题不规范的，可自拟标题，外加"〔　〕"号。

5）日期：文件的形成时间，以 8 位阿拉伯数字标注年月日，如 20130909。

6）页数：每一件归档文件的页数。文件中有图文的页面为一页。

7）备注：注释文件需说明的情况。

（2）归档文件目录用纸幅面尺寸采用国际标准 A4 型（长 × 宽为 297mm×210mm）。

（3）归档文件目录应装订成册并编制封面：归档文件目录封面可以视需要设置全宗名称、年度、保管期限、机构（问题）等项目。其中卷宗名称即立档单位的名称，填写时应使用全称或规范化简称。

6. 装盒　将归档文件按室编件号顺序装入档案盒，并填写档案盒封面、盒脊及备考表项目。

（1）档案盒：档案盒封面应标明全宗名称。档案盒的外形尺寸为 310mm×220mm（长 × 宽），盒脊厚度可以根据需要设置为 20mm、30mm、40mm 等。档案盒应根据摆放方式的不同，在盒脊或底边设置全宗号、年度、保管期限、起止件号、盒号等必备项，并可设置机构（问题）等选择项。其中，起止件号填写盒内第一件文件和最后一件文件的件号，中间用"-"号连接；盒号即档案盒的排列顺序号，在档案移交进馆时按进馆要求编制。档案盒应采用无酸纸制作。

（2）备考表：备考表置于盒内文件之后，项目包括：盒内文件情况说明、整理人、检查人和日期。

1）盒内文件情况说明：填写盒内文件缺损、修改、补充、移出、销毁等情况。

2）整理人：负责整理归档文件的人员姓名。

3）检查人：负责检查归档文件整理质量的人员姓名。

4）日期：归档文件整理完毕的日期。

7. 归档的要求　对信息资料的管理部门，实行集中统一管理，确保存储档案的完整与安全，以便开发利用。任何部门和个人不得保存已办理完毕的文件材料，也不得擅自销毁文件材料。严格执行文件材料形成部门立卷归档制度，坚持做到"三纳入"、"四同步"。将立卷归档工作纳入妇幼卫生工作计划，纳入管理制度，纳入有关人员的工作职责范围；在布置、检查、总结、验收各项工作开展的同时，进行布置、检查、总结、验收的档案归档工作。明确妇幼卫生信息档案的收集范围，做好归档的分工。

（三）电子文件存储

电子文件的形成、积累、整理、归档及电子档案的存储是妇幼卫生信息管理中的一个重要内容，应实行全过程管理，应当由主管部门统一协调，指定专门机构或人员负责，保证管理工作的连续性。

1. 电子文件与种类

（1）电子文件是指在数字设备及环境中生成、以数码形式存储于磁带、磁盘、光盘等载体，依赖计算机等数字设备阅读、处理，并可在通信网络上传递的文件。

电子文件的基本特征：第一，电子文件是由电子计算机生成和处理，其信息以二进制数字代码记录和表示，因此亦可称为"数字文件"。这是电子文件与以往所有其他形式文件的基本区别，也是电子文件信息与其他数字信息的共同点。第二，电子文件是文件的一种类型，应该具有文件的各种属性，特别是要有特定的用途和效力。这是电子文件与其他数字信息的基本区别，也是电子文件与其他形式文件的共同点。

(2) 电子文件的种类:电子文件按电子文件的信息存在形式分为:①文本文件(text):或称为字(表)处理文件,指使用文字处理软件生成的,由字、词、数字或符号表达的文件;②数据文件(data):亦称为数据库电子文件,指在事务处理系统中单独承担文件职责,或者作为文件的重要组成部分出现的数据库对象,或者以数据库形式存在具有文件属性的记录;③图形文件(graphic):指根据一定算法绘制的图表,包括几何图形和把物理量如应力、强度等用图标表示的图形等;④图像文件(image):指使用数字设备采集或制作的画面,如用扫描仪扫描的各种原件画面、用数码相机拍摄的照片等;⑤影像文件(video):指使用视频捕获设备录入的数字影像或使用动画软件生成的二维、三维动画等各种动态画面;⑥声音文件(audio):指用音频设备录入或用编曲软件生成的文件;⑦命令文件:亦称计算机程序(program),指为处理各种事务用计算机语言编写的程序,是一种计算机软件。另外,也可以按电子文件的功能分类,分为主文件和支持文件、辅助性、工具性文件。主文件是指表达作者意图、行使职能的文件。支持文件主要指生成和运行文件的软件,辅助性、工具性文件主要是指在制作、查找主文件过程中起辅助、工具作用的文件。

2. 电子文件的管理原则与特点　电子文件的管理原则有:完整性、可读性、可靠性、电子文件与相同的纸质文件双套归档制等原则。有如下特点:

(1) 电子文件的数字化:信息形态电子文件是在电子计算机中产生和处理,其信息形态是数字化的。在电子计算机内部,无论是传输还是存储等处理,电子文件均以数字编码的形式存在。

(2) 电子文件对设备及标准的依赖性:电子文件对设备依赖性,从以下几个方面体现:一是数字编码;二是硬件;三是软件;四是技术设备更新;五是加密。

(3) 电子文件载体的非直读性:电子文件的非直读性体现在很多方面:一是数字编码记录于载体上,人的眼睛无法直接分辨,且磁性载体上的"磁畴"极性是物质内部的物理性质,根本不可能看到;二是载体上的信息记录密度极大;三是载体上的数字信息往往进行过压缩编码、加密等处理,即使有设备,如果不解压或解密也不能读取其内容。

(4) 电子文件的复杂性与对元数据的依赖性:电子文件的物理结构是指其存储在载体上的位置及分布情况。信息的逻辑结构是指其自身的结构。电子文件物理结构和逻辑结构往往是不一致的。同一个电子文件的正文、图形、批示、附件等可以不在载体上连续存放,甚至可以存放在不同的载体上,而不影响其正常的显示输出。

元数据是电子档案的技术数据,电子文件的元数据必须附在文件信息中,否则将无法恢复电子文件的原貌。电子文件一般是在网络上传输运行,操作者之间互不见面,如果不提供或补充元数据,就会给电子文件的解读和归档带来问题,这就是电子文件对元数据的依赖性。

(5) 电子文件信息与载体相分离性:电子文件内容存放的位置不是固定的,而是可以变化,甚至可以从一个载体转换到另一个载体,其内容却不发生任何变化。还可以通过网络传给远方的一个或多个接收者。对于有特殊保密要求的网络传输中,可以采取把电子文件的内容分解后分别通过不同的路径传递,存放在不同地点不同设备的处理方式,只是在需要时才临时把文件的内容装配起来。

(6) 电子文件信息共享性及不安全性:电子文件可以实现用网络上的任何终端设备去读取存储在某一个设备上的电子文件。另一方面,一个终端上的电子文件也可以同时发给若干个网络终端,就像发布文告一样。电子文件由于不受物理载体传递的限制,所以对信息获得者来说,可以实现资源共享,从而摆脱时间和空间的制约。随着网络化的发展,网络安全问题已日益突出,电子文件信息共享对其安全提出了更高的要求。

(7) 电子文件信息的易更改性:电子文件在起草阶段或做其他处理时的突出优点就是增、删、改很方便,改后又不留痕迹。

3. 电子文件归档方法与流程　电子文件归档一般采用的方法:①将应归档的电子文件最终版本存入磁、光记录介质上。②压缩归档:采用数据压缩工具,对电子计算机网络上应归档的电子文件,经过一段时间积累后进行压缩操作,录入到磁、光记录介质上。③备份系统归档:一般是在电子计算机网络环境下采用。将归档的电子文件在网上进行一次备份操作,就可将归档的电子文件记录在磁、光记录介质上。

电子文件归档的流程主要有:确定电子文件是经过审批的最终"版本";电子文件的积累和整理;编制目录;整理归档的电子文件;鉴定归档的电子文件;检测归档的电子文件;编制归档说明;存入磁、光记录介质;复制备份,确定保存方法和地址;确定载体标识。

(四) 常用存储介质

1. 磁带存储介质　尽管现在许多存储管理员选择磁盘作为备份的介质,但磁带存储介质仍然是使用最广泛的归档介质,这主要是因为它的容量成本比高。

2. 光学介质存储　光学介质存储曾经在归档领域非常流行,因为它是最早提供一次写入、多次读取数据重写保护的格式之一,也就是一旦这种介质被写入,它只能读取,无法重写。

3. 磁盘存储　作为数据存档介质的选择,磁盘存储已经成为磁带的最大挑战者。高达 2TB 容量的 SATA 驱动器的可用性以及低于 150 美元的成本,使得它可以与磁带相竞争。

4. 移动磁盘存储　U 盘、移动硬盘提供了磁带便携性与基于磁盘的归档的所有好处。

5. 云存储　对于存储符合规范的相关数据而言,云技术显然非常合适。软件即服务供应商也将其服务定义为一种更经济的方式,将很少访问而要求很高安全性和访问控制的数据从主站点存储上分离出来。不过在没有仔细检查第三方服务的情况下,将数据通过云存储的方式存放可能会带来风险。

第四节　妇幼卫生信息收集质量管理

妇幼卫生信息质量管理体系是妇幼卫生工作组织内部建立的、为实现妇幼卫生信息质量目标所必需的、系统的质量管理模式,是妇幼卫生信息工作的一个核心内容。它是将妇幼卫生相关资源与妇幼卫生信息工作过程结合,以过程管理方法进行的系统管理。

一、信息质量管理

信息质量管理通常包括信息质量方针、目标、计划、控制与信息质量改进。

1. 信息质量方针和目标　信息质量方针是指由妇幼卫生信息工作管理部门正式发布信息质量宗旨和方向。信息质量方针是妇幼卫生工作总方针的组成部分,是妇幼卫生管理者对信息质量的指导思想和承诺。妇幼卫生工作管理者应确定信息质量方针并形成文件。信息质量方针的基本要求应包括信息供方的组织目标和信息需方的期望和需求,是信息供方质量行为的准则。

信息质量目标是妇幼卫生工作在信息质量方面所追求的目的,是妇幼卫生信息质量方针的具体体现,目标既要先进,又要可行,便于实施和检查。

2. **信息质量计划**　信息质量计划是信息质量管理的一部分,致力于制定信息质量目标并规定必要的运行过程和相关资源以实现信息质量目标。信息质量计划的关键是制定信息质量目标并设法使其实现。信息质量目标所追求的目的,其通常依据妇幼卫生工作的信息质量方针制定。并且对妇幼卫生工作的相关职能和层次分别制定信息质量目标。

3. **信息质量控制**　信息质量控制是信息质量管理的一部分,致力于满足信息质量要求而开展的活动。作为信息质量管理的一部分,信息质量控制适用于任何妇幼卫生信息质量的控制,不仅仅限于信息产生领域,还适用于信息收集的设计、登记、管理、采集、上报、审核、整理、分析等环节。

信息质量控制的目的是保证信息质量,满足妇幼卫生决策、临床防治、科学研究的要求。为此,要解决质量控制的要求或标准、实现的过程、控制的内容等问题。信息质量控制是一个设定标准(根据信息质量要求)、测量结果,判定是否达到预期要求,对信息质量问题采取措施进行改进并防止再发生的过程,信息质量控制不单是一项检验工作。总之,信息质量控制是一个确保信息源及传播并满足要求的过程。

4. **信息质量改进**　信息质量改进是信息质量管理的一部分,致力于增强满足信息质量要求的能力。信息质量改进的对象涉及妇幼卫生工作的管理体系、过程和信息产品,也可能会涉及妇幼卫生工作的诸多方面。同时,由于每个环节的要求不同,为确保有效性、效率或可追溯性,应注意识别需要改进的内容和关键信息质量要求,考虑改进所需的方法、资源和效果,以增强妇幼卫生信息工作的能力。

二、信息质量管理体系

妇幼卫生信息应及时、准确、连续、可靠和完整,只有这样才能客观真实地反映妇幼卫生工作进展和现状。但由于各地工作模式与工作基础的差异、信息收集的内容不同,因此,有必要建立信息质量管理体系来促进信息质量的提高和改善。

(一) 信息质量管理体系主要框架

1. **信息质量手册**　是妇幼卫生信息质量管理体系的重要工具。通常由妇幼卫生信息行政主管部门与业务部门共同制定。编制信息质量手册的目的是通过文件的形式来制定妇幼卫生信息质量管理体系。信息质量手册的内容至少应包括:信息质量管理体系的目的、目标、范围、对象、活动、流程、计划、控制措施、组织实施、改进措施和效果、信息质量管理体系过程之间相互作用等主要内容。

2. **信息质量管理体系**　是在信息质量方面,指挥和控制妇幼卫生信息工作建立方针和目标,并实现这些目标的相互关联或相互作用的一组要素。信息质量管理体系的作用是用以指挥和控制妇幼卫生信息质量方针、目标的建立与实施,目的是实现信息质量提高的目标,结构和内容是相互关联或相互作用的一组要素。

3. **信息质量管理程序**　为进行某项活动或过程所规定的途径。

4. **文件信息及其承载媒体**　媒体可以是纸张;计算机磁盘、光盘或其他电子媒体;照片或标准样品,或它们的组合。

示例:记录、规范、程序文件等。文件由两部分组成:一是信息;二是信息的承载媒体。文件能够沟通意图、统一行动。

5. 信息质量管理记录 阐明所取得的结果或提供完成活动的证据的文件。记录可用于为可追溯性提供文件,并提供验证、预防和纠正措施的证据。通常记录不需要控制版本。

(二) 信息质量管理体系实现方法

信息质量管理体系实现方法是为帮助妇幼卫生工作组织致力于信息质量管理,建立一个协调的、有效运行的信息质量管理体系,从而实现妇幼卫生信息质量方针和目标而提出的一套系统而严谨的逻辑步骤和运作程序。它是将信息质量管理中"管理的系统方法"原则应用于信息质量管理体系研究的结果。

1. 建立和实施信息质量管理体系方法的步骤 ①确定信息需方和其他方的需求和期望;②建立妇幼卫生信息质量方针和信息质量目标;③确定实现信息质量目标必需的过程和职责;④确定和提供实现信息质量目标必需的资源;⑤规定测量每个过程的有效性和效率的方法;⑥应用这些测量方法确定每个过程的有效性和效率;⑦确定防止不合格信息并消除产生原因的措施;⑧建立和应用持续改进信息质量管理体系的过程。

2. 过程方法 任何一个过程都是资源输入一个系统后转化为输出的一个活动。通常情况下,一个过程的输出直接成为下一个过程的输入。系统地识别和管理组织所应用的过程,特别是这些过程之间的相互作用,被称为过程方法。它是建立信息质量管理体系的具体方法,由此形成了以过程为基础的信息质量管理体系模式。主要包括四个阶段,即:"计划(plan)—执行(do)—检查(check)—处理(act)"四阶段的循环方式,简称 PDCA 循环。

(1) 计划阶段:分析现状,找出存在的信息质量问题;分析产生信息质量问题的各种原因或影响因素;找出影响信息质量的主要因素;针对影响信息质量的主要因素,提出计划,制定措施。

(2) 执行阶段:执行计划,落实措施。

(3) 检查阶段:检查计划的实施情况。

(4) 处理阶段:总结经验,巩固成绩,工作结果标准化;提出尚未解决的问题,转入下一个循环。

三、信息收集质量控制

信息收集的质量控制涉及较多的方面,以下主要介绍妇幼卫生年报与监测中的信息收集的质量控制(图 5-1)。

1. 确定信息质量控制范围 确定妇幼卫生工作中不同级别的信息质量控制范围:

(1) 乡(镇)卫生院、城市社区卫生服务中心利用每月例会或定期下村(居委会)收集出生、死亡、保健等各项数据与指标。每月随机抽取一定比例的村(居委会)核实原始资料的准确性及完整性。

(2) 县(市、区)妇幼保健院(所)负责指导乡(镇、街道)、村(居委会)作好各种原始记录的登记,正确收集、汇总各种原始表、卡、册。每季度随机抽取一定比例的乡以及一定比例的村,核实原始资料的准确与完整性。

(3) 地、市、州妇幼保健院(所)负责本区域的技术咨询与指导,督促各级层层把好质量关。每 6 个月抽查一次,每次随机抽取管辖的全部县(市、区)中一定比例的乡以及一定比例的村。

(4) 省级妇幼保健机构负责全面技术的指导、各种资料的审核、计算机的汇总、分析与产出等工作。在卫生和计划生育行政部门领导下制订设计全省的信息管理方案,负责基层的

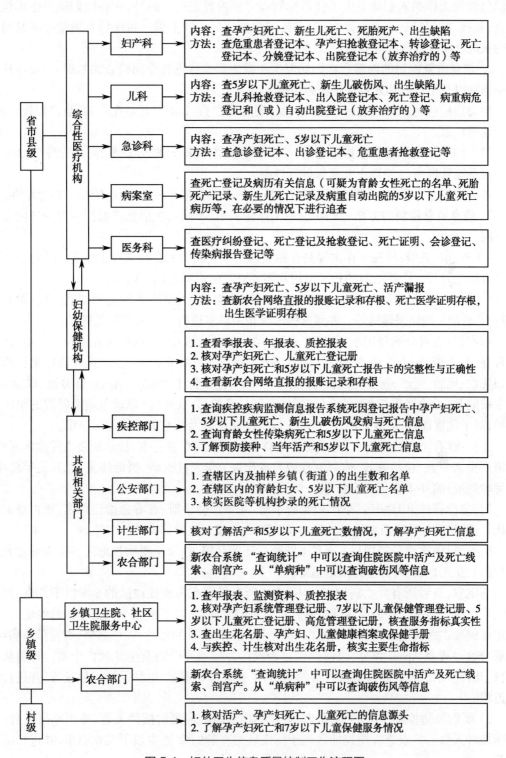

图 5-1　妇幼卫生信息质量控制工作流程图

信息管理与计算机的应用培训工作。每年对一定比例的地、市、州进行1~2次不定期的检查,将信息管理工作纳入妇幼卫生工作目标管理考核内容之一。另外,在各级妇幼卫生机构中抽查、复核、补漏等必须有原始登记,并连同数据指标一同上报。每次信息质量控制时间范围均从统计年度的第一天开始。

2. 信息质量控制的内容　在妇幼卫生年报主要指标进行全面检查的基础上,重点核查生命指标以及孕产妇和儿童保健服务指标。

生命指标包括:活产数、新生儿死亡数、婴儿死亡数、1~4岁儿童死亡数、孕产妇死亡数、围产儿死亡数。

孕产妇和儿童保健服务指标包括:孕产妇系统管理率、住院分娩率、高危管理率、3岁以下儿童系统管理率、7岁以下儿童保健管理率。

各级质控基本情况:县级、乡级和村级质控的原始上报数和漏报数、质控工作总结等。

3. 信息质量控制的方法　妇幼卫生工作体系中,不同层次信息质量控制方法与内容有所不同。

(1) 省、市、县级:质控工作主要是在相关部门寻找相关死亡病例漏报线索,了解人口数、出生数的差异等。需要访问的相关机构和需要查看的资料有以下内容:

1) 省、市、县医疗保健机构:包括综合医院、中医院、大型厂矿医院和部队医院(设有妇产科、儿科的)、妇幼保健院等。并到这些医院相关科室进行调查获取相关资料。

妇产科:查看分娩登记本、剖宫产登记、孕产妇死亡登记本、危重患者抢救登记本、计划生育登记(上取环、人工流产、引产、结扎手术)、围产儿死亡登记本,抄录所查质控地区的孕产妇死亡、死胎、死产、新生儿死亡、高危人群(出生体重低于1500g、Apgar评分低、双胎等)、出生缺陷儿(无论严重与否)名单(包括父亲和母亲姓名、住址等)以及危重而转院的孕产妇名单,对于危重而转诊、放弃治疗、自动出院等的孕产妇及儿童要进行随访追踪。

儿科:查看出入院登记本、危重患者抢救登记本及死亡登记本,抄录所要质控地区死亡、病情严重未痊愈(包括好转、放弃治疗或自动出院)、先天性疾病、极低体重(尤其是年龄小、住院时间短)的0~4岁儿童的名单。

门、急诊科或ICU病房:孕产妇保健手册、儿童保健手册、查看急诊记录本、死亡登记本或死亡证明存根,抄录所要质控地区0~4岁死亡儿童及育龄妇女死亡名单。

医务科(医院感染管理科):查看本院死亡证明存根,抄录所要质控地区0~4岁死亡儿童及育龄妇女死亡名单,并进行随访追踪。

病案室:查看所有死亡病例登记本,查找所有科室有关质控地区的5岁以下儿童、育龄妇女死亡所有名单。并需要详细查看死亡育龄妇女病历,以了解其个人史中的月经史,以便确定该例死亡病例是否属于孕期死亡。根据从妇产科抄录的死胎、死产名单,查看母亲病历,了解分娩过程及Apgar评分,以便确定是否误诊为死胎死产的新生儿死亡个案。查阅从妇产科、儿科抄录的死亡者及高危人群的病历,了解其父母姓名、电话及详细地址等,并进行随访追踪。

2) 疾病预防控制中心:了解全市、县及抽样乡镇的应预防接种人数(即当年出生数)及实际接种人数。重点查看质控地区死于传染病的育龄妇女、5岁以下儿童名单,并进行随访追踪。

3) 人口计划生育部门:了解全市、县、区及抽样乡镇(街道)的出生情况,询问统计时限(一般为上年10月1日至次年9月30日),了解是否包括流动人口等。查看质控地区的育龄妇女、5 岁以下儿童死亡名单,并进行随访追踪。

4) 公安局:在户籍管理科了解全市、县、区及抽样乡镇(街道)的出生数,询问统计时限(一般为 1 月 1 日~12 月 31 日),了解是否包括流动人口等。根据死亡销户记录,调取并查看本辖区的育龄妇女、5 岁以下儿童死亡名单,并进行随访追踪。核实医院等机构抄录的死亡情况,了解是否有销户记录。

5) 其他:从民政部门或殡仪馆的火化证明中查找育龄妇女、5 岁以下儿童死亡病例线索。到社会福利院查 5 岁以下儿童死亡线索,并进行随访追踪。

(2) 乡镇(街道、社区卫生服务中心)级:

1) 乡镇计生办或街道办事处:将出生登记和 5 岁以下儿童死亡名单、育龄妇女及孕产妇死亡名单,与乡镇(街道)卫生院的"孕产妇系统管理登记册"、"7 岁以下儿童系统管理登记册"、"5 岁以下儿童死亡登记册"相互核对。

2) 乡镇(街道)派出所:将乡镇(街道)派出所的户籍登记和 5 岁以下儿童死亡名单、育龄妇女死亡名单,与乡镇(街道)卫生院 0~4 岁儿童花名册或出生花名册、儿童死亡登记册、育龄妇女死亡登记表相互核对。核实从医院等机构抄录的死亡情况,了解死亡者是否有销户记录,查找户主的姓名、住址等。

3) 乡镇(街道)卫生院:将抽样村(居委会)的 7 岁以下儿童系统管理登记册、孕产妇系统管理登记册与乡镇(街道)卫生院的出生医学证明、产房分娩登记本、儿童预防接种卡、产后访视卡互相核对,了解抽样村(居委会)活产漏报情况。查阅乡镇(街道)卫生院近 5 年的儿童预防接种卡,对预防接种中断的儿童进行追踪。将围产儿死亡报告卡与儿童死亡登记册核对。将在医院、公安分局、疾病预防控制中心、计划生育委员会抄录的活产及死亡名单,与乡镇(街道)卫生院的 0~4 岁儿童花名册、儿童死亡登记册、孕产妇死亡记录及育龄妇女死亡登记表核对。注意翻阅乡镇(街道)卫生院近 5 年内的 0~4 岁儿童花名册,了解是否存在 5 岁以下儿童死亡有登记而漏报死亡卡的情况。

(3) 村(居委会)级:将从市、县、乡镇(街道)各级医院、公安局、疾病预防控制中心、人口计划生育部门等相关机构和部门抄录的该村(居委会)活产及死亡名单,与村医、村接生员(保健员)、村妇女主任处所掌握的有关出生及死亡记录进行核对,并入户调查核实。还应随机入户访谈,了解本村出生、死亡情况。

(杜其云)

第六章

妇幼卫生信息检索

随着现代科学技术前所未有的快速发展,包括妇幼保健研究在内的医学科学研究交叉、渗透、整合愈加明显,医学信息的数量以指数级迅速增长,医务人员及医学科学研究人员对医学信息的依赖程度进一步提高。医务工作者在职业生涯中将扮演"终生学习者、临床医师、教育者/交流者、研究者、管理者"的角色,医学信息对于这些角色至关重要。如何从浩如烟海的医学信息中根据所研究的问题,利用检索工具查询、鉴别、获取、分析、创新和利用有关的信息,是医学毕业生必备的技能之一。

第一节　信息检索基础

一、信息资源的类型

信息资源是人们在科研活动、生产经营和其他一切活动中所产生的成果和各种原始记录,以及对这些成果和原始记录加工整理所得的成品。根据信息存放的形式,又可进一步分为文献信息源和非文献信息源。非文献信息源包括口头信息源、实物信息源等,绝大多数信息以文献信息的形式存在。

文献信息是指通过文字、图形、符号、音频、视频等多种方式表现,并记录在各种物质载体上的信息资源。记录文献的载体有多种多样,从古至今有甲骨、金石、简牍、兽皮、泥板、缣帛、纸质、缩微胶片、磁盘、光盘等类型。只要文献的载体不损坏或消失,文献信息资源就可以跨越时空保存、传递和利用。文献信息源是正式信息交流的利用对象,是人们获取全面系统的信息的主要途径。

随着信息的存贮、加工、组织技术的发展,文献信息呈现出多样化的形态和特征。按载体的不同,文献分为纸介型文献、缩微型文献、声像型文献、电子型文献;按出版发行形式的不同,文献分为图书、期刊、报纸和特种文献;按信息加工深度的不同,文献分为零次文献、一次文献、二次文献和三次文献。

(一) 不同载体类型的文献

1. **纸介型文献**　纸介型(paper-based)文献是以纸张为载体,以手写和印刷技术为记录手段形成的文献。这是人们可随处阅读、习惯使用的传统文献形式,它的缺点是存储密度小,体积庞大,加上纸张的化学、物理特性,对保存造成一定的困难。

2. **缩微型文献**　缩微型(micro form)文献是以感光材料为载体,利用光学技术将文字、图形、影像等信息符号按比例缩小的文献形式。缩微技术经历了一百多年的发展,目前最常用的是缩微胶卷(microfilm)和缩微平片(microfiche)。缩微型文献最显著的优点是体积小、存储密度高、易保存和流通。许多报刊、学位论文、科技报告等学术文献都被制成缩微品。

3. **声像型文献**　也称视听型（audio-visual form）文献，指通过特定设备，使用声、光、磁、电等技术将信息表现为声音、图像、影视和动画等形式，给人以直观、形象的感受。声像型信息是人们认知、学习、娱乐和获取信息的重要来源。

4. **电子型文献**　电子型（electronic form）文献采用高技术手段，将信息存储在磁盘、磁带、光盘等电子介质中，通过计算机对电子格式的信息进行存取和处理。电子文献具有较高的信息存储密度和信息存取速度，并具有电子加工、出版和传递功能。电子型文献包括电子图书、电子期刊、电子新闻、各种联机信息库、光盘数据库等。

多媒体（multimedia）是电子媒体的另一种形式，由多媒体构成的电子文献是将文字、数字、图像、图形、音频、视频等多种形式的信息，集成输入到一个系统中，由计算机综合控制，采用人机交互的方式处理、编辑、存储、获取和展示文献中的信息。在信息形式上，是以声、文、图并茂，多种媒体形式来交流信息。人们可以与计算机进行对话，互相传递信息，并可随心所欲地对媒体信息内容进行处理。它综合处理与利用不同类型信息的功能，改变了以往主要以字符形式进行媒体信息交流的方式。

（二）不同出版形式的文献

文献根据出版发行形式不同可分为图书、期刊、报纸和特种文献。其中特种文献包括学位论文、专利文献、标准文献、科技报告、会议文献、政府出版物、技术档案、产品资料等非书刊类的文献。

1. **图书**　图书是记录和保存知识、表达思想、传播信息最古老、最主要的文献资源。图书所包含的信息比较系统、全面、成熟，有较高的知识价值和学术价值。图书主要包括专著、丛书、教科书、词典、手册、百科全书等。

2. **期刊**　期刊是具有固定名称、顺序号、定期或不定期的连续性出版物。期刊的特点是数量大、品种多、内容丰富、出版周期短、报道速度快、发行流通面广、连续性强，是研究人员获取最新信息经常使用的一种出版物，具有较高的研究参考价值。科技期刊按内容和性质划分，主要有学术性期刊、综述与述评性期刊、检索性期刊等。

3. **特种文献**　科技类的特种文献包括学位论文、专利文献、标准文献、科技报告、会议文献、政府出版物、技术档案、产品资料等。

（1）学位论文：学位论文（thesis, dissertation）是著者为取得专业资格的学位而提交的论文，通过学位论文介绍研究方法、研究发现、研究成果等，有学士、硕士、博士论文的层次之分。

（2）专利文献：专利文献（patent document）是专利局公布或归档的专利文件的统称，包括专利说明书、专利公报、专利分类表、专利检索工具以及专利的法律性文件等。

（3）标准文献：标准文献（standard document）是经过公认的权威当局批准和公布的标准化技术规定，可以采用文件形式或规定基本单位两种形式固定下来，形成文献，并且有一定的法律效力，可以反映当时的经济技术政策和技术工艺水平。

（4）科技报告：科技报告（technical report）是报道科学技术研究项目和开发调查工作的成果总结，或是进展中的阶段性报告。科技报告每份单独成册，有专门编号，以供识别报告本身及其主持机构。

（5）会议文献：会议文献（conference paper）是在各种学术、专题会议上发表的论文和报告。

(6) 政府出版物：政府出版物（government document）是各国政府部门及其所属机构所发表的文件，内容主要分行政性文件和科技文件两大类。

(7) 技术档案：技术档案（technical records）是指在生产建设中和技术活动中形成的技术文件、图表、照片、原始记录的总称，内容包括任务书、协议书、技术经济指标和审批文件、研究计划、实施方案、技术措施、实验记录等。

(8) 产品资料：产品资料（product literature）是对产品的性能、原理、构造、规格、用途、操作规程和使用方法的具体说明，包括产品样本、产品标准、产品说明书、产品目录、厂商介绍等。

（三）不同加工深度的文献

根据对文献内容的加工处理深度不同，文献可分为零次文献、一次文献、二次文献和三次文献。

1. **零次文献**　零次文献（zero-level literature）是指未经刊载或未进入社会交流的最原始的文献，如私人笔记、设计草图、实验记录、文章草稿、发言稿、会议记录、书信以及各种内部档案等。它是一次文献的素材，对一次文献的形成具有重要作用。这类文献除作者及特定人员外，其他人员极难获得。

2. **一次文献**　一次文献（primary literature）是作者以本人的工作经验或科研成果为依据进行创作并公开交流的文献，一般包括期刊论文、专著、科技报告、专利说明、会议论文、学位论文、技术标准等。一次文献是最基本的文献类型，也是最主要的文献情报源，是产生二、三次文献的基础，是文献检索的主要对象。

3. **二次文献**　二次文献（secondary literature）是对一次文献进行加工、压缩、整理后衍生得到的文献，如书目、索引、文摘、题录、简介等。其主要功能是检索、通报，帮助人们在较少时间内获得较多的文献信息，故又称为"检索性文献"或"通报性文献"。二次文献具有汇集性、工具性、综合性、系统性等特点，能够为查找大量分散的一次文献提供线索。

4. **三次文献**　三次文献（tertiary literature）是在充分利用一次文献和二次文献的基础上，通过分析、综合、提炼、重组而形成的概括性再生文献。主要包括三种类型：①综述研究：如专题述评、评论、动态综述、进展通信、信息预测、未来展望等；②参考工具书：如年鉴、手册、百科全书、词典、大全等；③文献指南：如专科文献指南、索引与文摘、服务目录、工具书目录等。它来源于一次文献和二次文献，又高于一次文献和二次文献，是人们掌握情报源的主要资料。三次文献的特点是：内容更集中，针对性更强，具有参考性和指引性。

二、文献信息检索

文献信息检索（information retrieval）是指以文献信息为检索对象，利用相应的方式与手段，在存贮文献的检索工具或文献数据库中，查寻在特定的时间和条件下所需文献或文献信息的过程。其原理是将信息用户的需求，与检索工具中的信息集合进行比较与选择，即信息检索标识与信息存储标识的匹配过程。

文献信息检索是信息工作的一项重要内容，文献信息检索的早期阶段主要是以手工检索为主，伴随着现代科学技术的发展，计算机信息检索已发展成为主要的检索方式。

在信息检索过程中，要查询的每一种或每一件信息都包含有其内部与外部两种特征（即信息的属性），这些特征可以用来作为检索的出发点或匹配的依据，我们把这些检索的出发点或依据称作检索点（access point）。这些检索点一般包括：分类号、主题概念词汇、著者姓名、代码等。

(一) 文献信息检索方法

文献检索方法是为实现检索计划、达到检索目的而采取的具体操作方法或手段的总称。检索方法根据检索系统的不同而变换,在一定条件下,某种方法比较可行,在另一种条件下,某种方法却可能行不通。在检索过程中,应根据检索系统的性能、用户的实际需要和检索工作中遇到的实际情况,灵活运用各种检索方法,以取得满意的检索效果。在一般检索条件下,常用的检索方法有工具法、追溯法、循环法等。

1. **工具法** 工具法是指利用各种检索工具进行常规性文献检索的方法,又称"常用法"或"一般查找法",包括顺查法、倒查法、抽查法以及渐进法等。利用此方法可以及时发现大量的新的文献线索,检索关键在于根据学科特点、检索条件和检索要求选择检索工具,并注意发挥各种检索工具的个体功能和整体功能。

2. **追溯法** 追溯法是指利用已知文献的引用文献或参考文献进一步查找相关文献的方法,又称"追踪法"或"引文追溯法"。追溯法包括两种情况,一种是利用原始文献所附参考文献进行追溯,一种是利用各种引文索引进行追溯。前者一般利用与研究课题相关的综述或专著,因为其后所附的参考文献实际上相当于专题索引,以此为起点进行追溯,可以得到很多针对性较强的文献;后者则利用引文索引进行追溯,以某位著者为起点利用引文索引可以查到引用者的姓名和引用文献来源,再以此为起点进行循环追溯,可以查到许多相互引用的作者和文献。追溯法的优点是,在没有检索工具或检索工具不全的情况下,借助于参考文献也能追查到一些相关文献。

3. **循环法** 其含义是将以上两种检索方法结合起来,交替使用,发挥它们的综合优势。既使用检索系统作常规检索,也借助文献后面所附的参考文献作追溯检索,这样交替循环地进行,可获得对课题较全面、准确的解答。

(二) 文献信息检索途径

不同的检索工具,在使用时除了有不同的检索方法以外,还由于采用标引语言的差异构成不同的检索途径。常用检索工具的检索途径主要分为以下几种:

1. **题名途径** 题名途径是利用文献题目、书名、刊名等名称编制成的目录、索引进行文献检索的途径。由于文献题目一般能反映文献的主要内容,因此利用题名途径可以较为准确地查找到所需的文献,是查找文献最简便的途径。

2. **著者途径** 著者途径是根据文献上署名的著者、译者、编者的姓名或机构、团体编制成的索引查找文献。

3. **序号途径** 利用根据文献的各种代码编制的索引查找文献称为序号途径。许多文献都编有序号,比如专利号、化学物质登记号、科技报告号、技术标准号、国际标准书号、国际标准刊号等。

4. **分类途径** 分类途径是根据文献主题内容所属的学科属性分类编排,以学科属性为分类标准编制索引查找文献,检索标识是分类号或类目名称。分类法的主要优点是根据科学分类的逻辑规律并结合图书类别特点进行分类,由上级到下级,层次分明,能反映学科概念上的隶属、等级、派生和平行关系,同类书、刊集中,检索容易。但涉及相互交叉的学科或分化较快的学科时,此法专指性不强。

5. **主题途径** 利用主题词索引查找文献,其检索标识是主题词,便于查找与主题词相关内容的文献。主题途径表达概念准确灵活,尽管不如分类法具有系统性和稳定性,但在对学科相互交叉、相互渗透的课题进行检索时具有优势。

主题词表是标引和检索人员的共同依据,各种检索工具有各自的主题词表,并通过参照关系做规范化处理,使同义词、近义词、同族词、相关词、主题词与非主题词一目了然。也可通过参照关系指引读者,查找作为主题词和与主题有关的主题词,扩大检索范围。

6. **关键词途径**　关键词途径是通过表达文献内外特征的具有实质意义的关键性词语,从关键词索引去查找文献的途径。关键词是直接从文献中抽出来的具实质性意义的词,其主要特点是未经规范化处理,也不受主题词表的控制,又称自由词。

7. **自由词途径**　自由词途径和关键词途径有些相似,一般特指在利用计算机检索工具进行数据库检索时,所使用出现在检索文档中任意字段、任意标识形式的检索词。如果没有特别指定字段或用词表功能检索时,一般的检索都是自由词检索。数据库中的自由词来源于所有字段的单词、词组、数字、字符组合(禁用词除外)。

8. **分类主题途径**　分类主题途径是分类途径与主题途径相结合的一种检索途径。如美国《生物学文摘》(简称 BA)的目次表,即属这一类。

9. **其他检索途径**　其他检索途径包括化学物质的分子式途径、地名、机构名途径等。

(三) 检索工具

文献信息检索工具也称检索系统,是以各种类型的原始文献信息为素材,在广泛收集并进行严格筛选后,通过特定的信息工作手段,分析和揭示其外部特征和内容特征,用选定的检索语言进行描述和标引,然后按照一定的编制规则和方法,将文献组织起来便于检索和利用。按信息存储手段和检索方法,可将检索工具分为手工检索工具、计算机数据库检索工具和网络检索工具三类。

1. **手工检索工具**　手工检索简称手检,通常是指用于人工检索的印刷型文献,包括书本或卡片式的题录、文摘及其所附的索引。

2. **计算机数据库检索工具**　是指以计算机为主的检索,简称机检,使用的是计算机检索系统。检索是针对数据库进行的,数据库是计算机可读数据的集合。从计算机存储的大量数据中自动分拣出用户所需要的,即与用户提问相关的信息。检索过程是在人和机器的协同作用下完成的。匹配由机器执行,人则是整个检索方案的设计者与操纵者。利用计算机系统进行检索,其检索的本质没有发生变化,变化的只是信息的媒体形式、存储方式和匹配方法。

计算机检索按其工作方式又可分脱机批处理检索、联机检索、光盘检索和网络检索。

(1) 脱机批处理检索:脱机批处理检索是指用户不直接参与检索工作,而是按照检索系统的要求,预先填好申请单,由专门的计算机检索人员根据申请单的内容,编写成检索提问式,将需检索课题的提问式,包括打印指令集中在一起,成批地输入计算机。用户可利用已存入数据库的检索策略进行定题检索和回溯检索。

(2) 联机检索:联机检索以大、中型计算机做主机,通过终端直接和主机实现联机对话,检索主机系统所拥有的数据库。随着大容量计算机分时系统以及相应检索软件的研制成功,联机检索由最先的内部使用,发展到面向社会公众的商业性服务;由区域性、全国性的联机检索系统,发展成为跨国性的远距离联机检索。

(3) 光盘检索:光盘检索是利用光盘存储器、微机、光盘驱动器进行的一种文献信息检索方式。光盘具有存储量大、读取快、相容性好、保存持久、方便、廉价、使用不受时间限制等优点,目前成为信息检索和教学的主要媒体。随着光盘塔的问世,光盘检索网络化,使光盘资源实现了共享。

（4）网络检索：网络检索是利用网上查询工具及网上信息资源进行信息检索的一种方式。Internet 实现了全球通信和资源共享。目前有成千上万个科研机构、联机信息系统、高等院校的图书馆等，都将自己的资源作为 Web 文档置于网上，供人们随时获取和利用。

（四）文献信息检索步骤

文献信息检索策略是为实现检索目标而制订的检索方案或对策，指导着整个检索过程。检索策略一般包括：分析信息需求，明确检索提问；选择工具资源；选择检索词，确定检索方法，构造表达式；提交检索、调整策略。文献信息检索步骤是检索策略的制定和实施过程。正确的检索步骤，可以优化整个检索过程，提高检索效率。检索步骤具体如下：

1. **分析信息需求**　分析信息需求是实施检索的第一步，指在检索前对问题或课题进行分析，明确问题或课题的主题内容、主题的广度和深度、研究要点、学科性质、语种范围、时间范围、文献类型等基本信息，分析检索的真正意图和实质。这是制订检索策略的根本出发点，是检索效率高低或成败的关键。

2. **选择检索工具**　根据信息需求分析确定的研究主题的学科属性，结合检索工具和资源系统的功能和特点，选择检索工具。选择检索工具系统必须考虑到相关的条件因素，如系统的文献类型、收录的信息时间范围、更新周期等。

3. **选择检索词、构造检索表达式**　选择检索词、构造检索表达式是实现检索的重要环节。检索词是表达文献信息需求的基本元素，是计算机检索系统中有关数据进行匹配的基本单元，检索表达式是计算机信息检索系统中用来表达检索提问的逻辑表，由检索词和各种运算符及系统规定的其他组配符构成。

4. **提交检索、调整策略**　检索词及检索表达式确定以后，便可上机进行实际检索，经过对检索表达式的不断修正，准确表达检索提问，再与检索系统中的文献标识进行比较，找到符合课题要求的文献线索。

5. **获取原始论文**　在现代网络环境下，可通过联机检索系统、网络邮件系统等方式获取原文。

第二节　中文医学文献信息资源

一、中国生物医学文献服务系统

（一）数据库简介

中国生物医学文献服务系统（SinoMed）由中国医学科学院医学信息研究所/图书馆开发研制。其涵盖资源丰富，能全面、实时地反映国内外生物医学领域研究的新进展；功能强大，是集检索、开放获取、个性化定题服务、全文传递服务于一体的生物医学中外文整合文献服务系统。根据美国国立医学图书馆最新的《医学主题词表》（即 MeSH 词表）、中国中医研究院中医药信息研究所《中医药学主题词表》及《中国图书馆分类法·医学专业分类表》（第4版）进行主题标引和分类标引。

该数据库的特点是：

1. **收录年限长、期刊种数多、文献量大**　数据库学科范围覆盖基础医学、临床医学、预防医学、药学、口腔医学、中医学及中药学等生物医学的各个专业领域。收录了1978年以来

1600余种中国生物医学专业期刊、汇编、会议论文的文献题录。

2. 兼容性好 中国生物医学文献数据库检索系统与目前流行的 MEDLINE 光盘检索系统及相应的 Internet 检索系统具有良好的兼容性。SinoMed 题录数据库已与维普全文数据库实现无缝链接。检索、浏览题录信息的同时,点击全文下载的图标,可下载全文。全文文献为国际通用的 PDF 格式,文献清晰,文字内容可复制粘贴。

3. 检索功能完备 支持基本检索、分类检索、作者检索、主题检索、期刊检索等,拥有文本词、著者、著者单位、刊名、年代、卷期、文献类型等 30 多个检索入口,可以进行截词检索、通配符检索及各种逻辑组配检索。独特的 MeSH 主题词表,可进行主题词的扩展检索、预扩展检索、加权检索、主题词与副主题词的组配检索等。

(二) 检索方法

在 IE 等浏览器中输入中国生物医学文献数据库所在服务器的地址后,进入数据库的检索界面,初始界面即为基本检索界面(图 6-1、6-2)。

1. 选择检索字段

(1) 缺省字段:在中国生物医学文献数据库(CBM)中,是中文标题、摘要、作者、关键词、主题词和刊名内容的组合。

(2) 全部字段:表示在所有可检索的字符型字段中查找用户输入的检索词。

(3) 特定字段:仅在某一指定字段内检索用户输入的检索词,如中文标题、英文标题、作

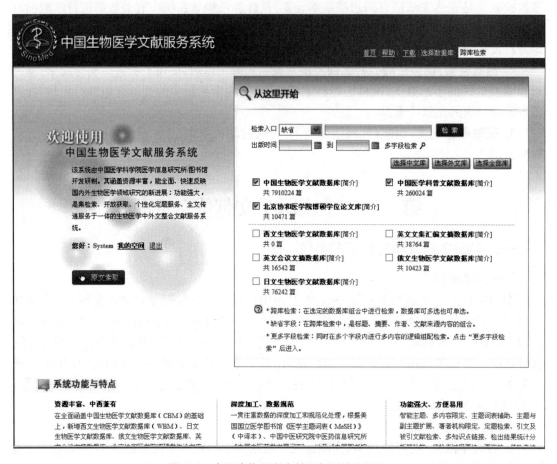

图 6-1 中国生物医学文献服务系统主界面

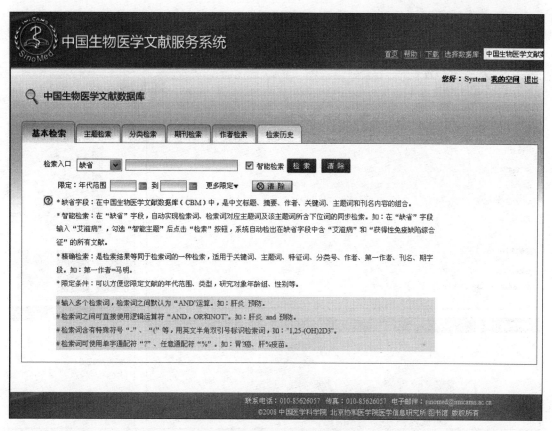

图 6-2　CBMweb 基本检索界面

者、地址、期刊等。

2. 在检索式输入框键入检索词或检索式,点击"检索"按钮。

3. 在检索式输入框键入检索词,表示对所选字段的任意片段进行查找。

4. **精确检索**　是检索结果等同于检索词的一种检索,适用于关键词、主题词、特征词、分类号、作者、第一作者、期刊名等字段。如:第一作者 = 马明。

二、万方数据资源

(一) 数据库简介

万方医学信息系统包含医药期刊类、学位论文类、会议论文类、成果专利类、中外标准类、法规全文类、外文文献类、企业机构类及参考类共 9 类子库。医药期刊分为"医药期刊全文数据库"和"中华医学会期刊数据库"两部分。医药期刊全文数据库收录 1998 年至今的中国医药科技核心期刊及部分其他期刊,目前期刊总量 1000 余种,期刊的专业范围覆盖生物、医药、科研管理、图书情报及档案学、自动化与计算机技术和部分其他学科;中华医学会期刊数据库收录 1998 年至今的中华医学会系列期刊,目前期刊总量 115 种。

(二) 检索方法

在 IE 等浏览器中输入所在服务器的地址后,进入万方医学网主页,进行登录(图 6-3)。

1. **经典检索**　经典检索针对具体数据资源的特点,为用户提供了一个方便易用、组配灵活的检索入口,用户只需通过下拉菜单点选所要检索的字段,输入相应检索词,便可组配

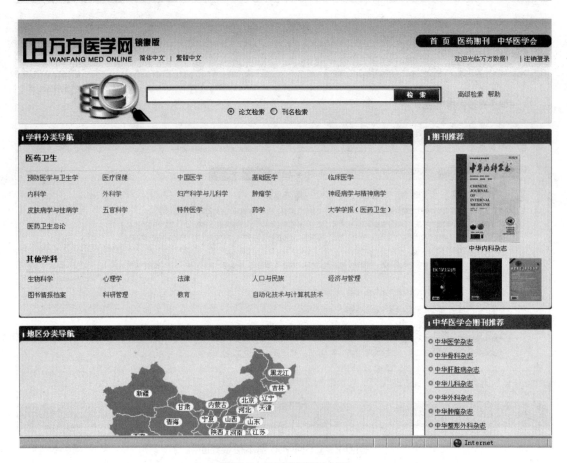

图 6-3　万方医学网主页

出比较复杂的检索表达式,查找出相关信息。通过经典检索可在标题、作者、作者单位、刊名、期、中图分类号、关键词、摘要、DOI 中的 5 字段同时进行匹配(图 6-4)。

2. **高级检索**　高级检索能进行快速有效的组合查询,优点是查询结果冗余少,命中率高。在经典检索的基础上,还能进一步限定发表日期、被引用次数、有无全文以及检索结果的排序(图 6-5)。

三、中国知网

(一) 数据库简介

中国知网中国学术期刊网络出版总库(CNKI)收录了自 1915 年至今出版的我国学术类中文期刊 9634 种,部分期刊回溯至创刊。内容覆盖自然科学、工程技术、农业、哲学、医学、人文社会科学等各个领域,分为十大专辑,即基础科学、工程科技Ⅰ、工程科技Ⅱ、农业科技、医药卫生科技、哲学与人文科学、社会科学Ⅰ、社会科学Ⅱ、信息科技、经济与管理科学。十大专辑下分为 168 个专题。数据库内容按月更新(与印刷版期刊基本同步),提供从索引、题录、摘要到全文等不同层次的文献信息检索服务。

(二) 检索方法

在 IE 等浏览器中输入所在服务器的地址后,进入中国知网中国学术期刊网络出版总库主页,进行登录(图 6-6)。

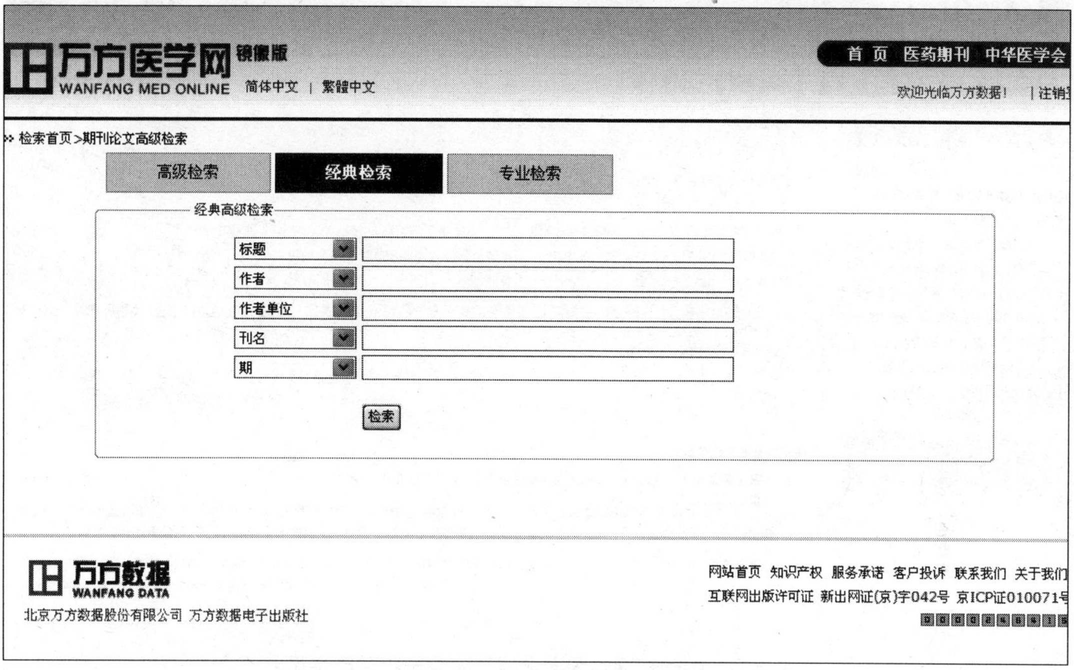

图 6-4　经典检索界面

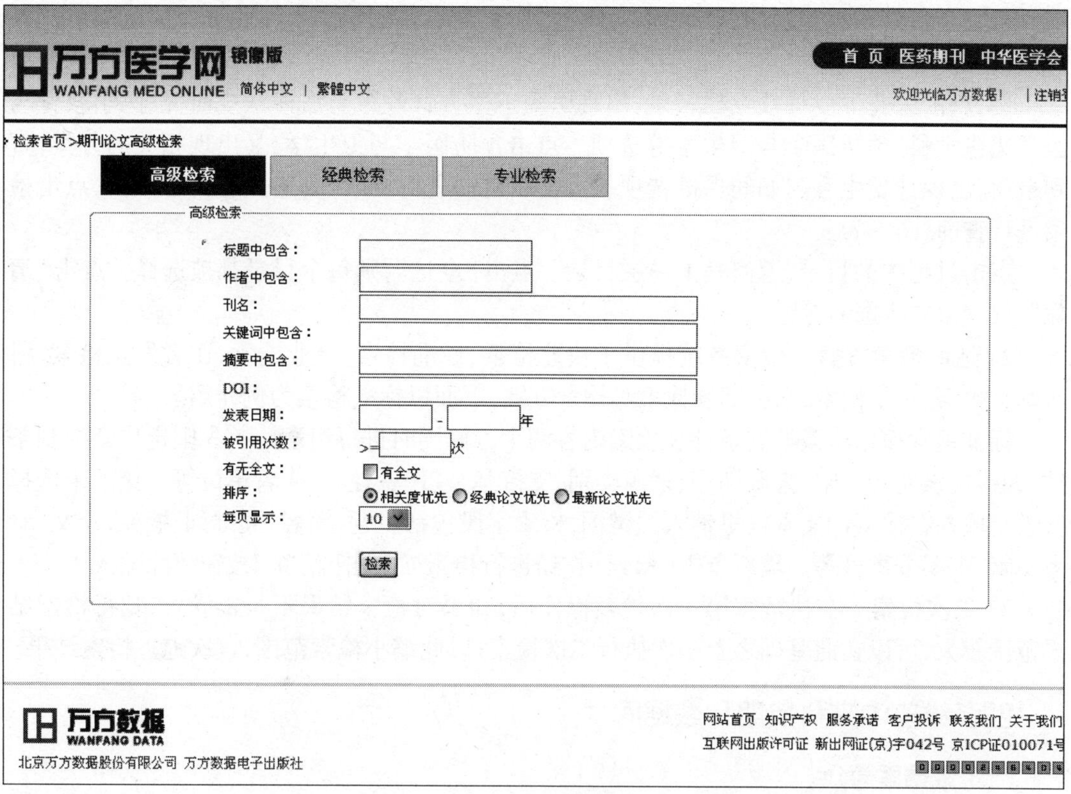

图 6-5　高级检索界面

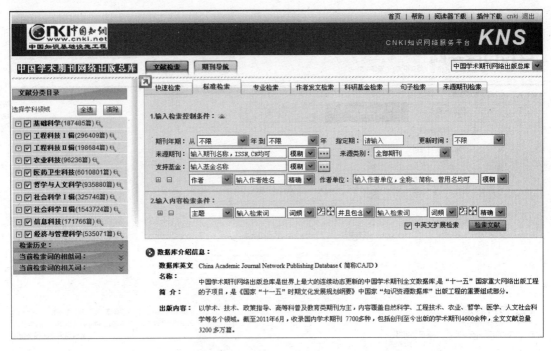

图6-6 中国知网中国学术期刊网络出版总库主页

1. 选取学科领域 登录全文检索系统后,在主页面左侧的导航栏中选取检索的学科领域。打开专辑察看下一层的目录,同样步骤操作直到要找的范围。在要选择的范围前选择"√",点击"检索"。

例:点击医药卫生科技专栏目录,出现医药卫生方针政策与法律法规研究、医学教育与医学边缘学科、预防医学与卫生学等选项。点击预防医学与卫生学,又出现相关的分类,直到最后,出现计划生育与妇幼保健选项。双击后自动进行检索,或选择前面的"√",点击检索进行查询(图6-7)。

点击过程中的目录,返回其上一层目录。点击"全选",则每个目录都被选择。点击"清除",仅仅清空所选的专题。

2. 选取检索方案 检索系统提供了快速检索、标准检索、专业检索、作者发文检索、科研基金检索、句子检索、来源期刊检索等检索方案,下面以标准检索为例介绍。

标准检索根据检索控制条件和检索内容两个方面同时进行组配。首先限定检索控制条件,如待检索期刊年限、来源期刊、来源类别、支持基金、作者姓名、作者单位等。接下来选择检索字段并在检索词文本框里输入关键词,检索字段包括主题、篇名、关键词、摘要、全文、参考文献、中图分类号等。最后点击[检索]按钮进行检索或点击[清除]按钮清除输入。

3. 二次检索 在执行完第一次检索操作后,如果对检索结果不是很满意,觉得检索结果范围较大,可以在此基础之上多次执行二次检索,以此缩小检索范围,逐次逼近检索结果。

四、维普中文科技期刊数据库

(一) 数据库简介

维普中文科技期刊数据库(VIP)源于重庆维普资讯有限公司于1989年创建的《中文科技期刊篇名数据库》,经过20年的推广使用和完善,全面解决了文摘版收录量巨大但索取原

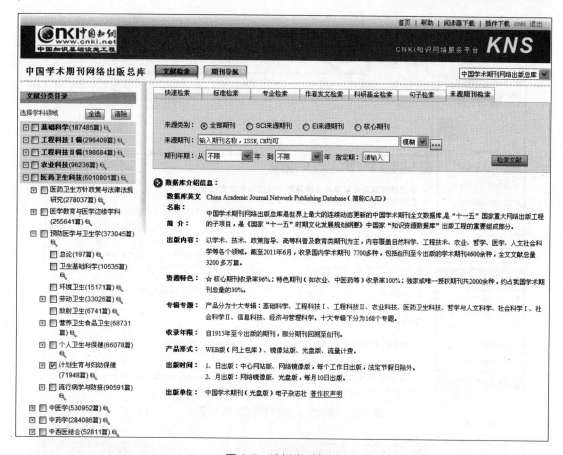

图 6-7　选择学科领域

文繁琐的问题。该数据库包含了 1989 年至今的 12 000 余种期刊,每年递增文献 180 万篇。学科范围涵盖社会科学、自然科学、工程技术、农业、医药卫生、经济、教育和图书情报等学科的 12 000 余种中文期刊。其分类体系按照《中国图书馆分类法》进行分类,所有文献被分为 8 个专辑,即社会科学、自然科学、工程技术、农业科学、医药卫生、经济管理、教育科学和图书情报。

（二）检索方法

在 IE 等浏览器中输入所在服务器的地址后,进入维普中文科技期刊数据库主页,进行登录(图 6-8)。

期刊文献检索方法有基本检索、传统检索、高级检索等方案。下面以高级检索为例进行介绍。

点击"中文科技期刊全文数据库"页面中的高级检索功能选项进入相应的检索界面,可以进行功能更强、灵活度更大的检索。

1. 检索途径的选择　在检索入口后边有一个下拉菜单,提供 14 种检索途径:任意字段、关键词、刊名、作者、第一作者、机构、题名、文摘、分类号等。可任选一种,如果不选,系统默认为"任意字段",前面的字母为检索途径代码,如 K 代表关键词、T 代表题名、A 代表作者、F 代表第一作者。在"检索式"后的方框内输入与检索途径相匹配的检索词时,系统会在全文库中全面搜索(图 6-9)。

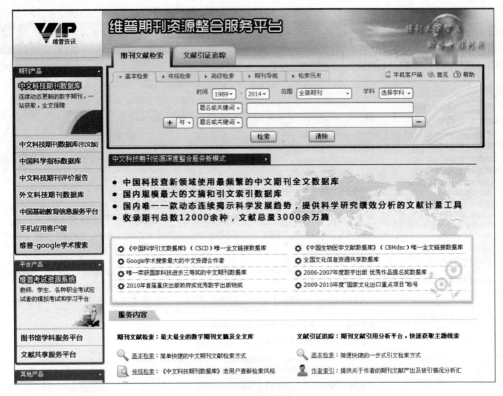

图 6-8 维普中文科技期刊数据库主页

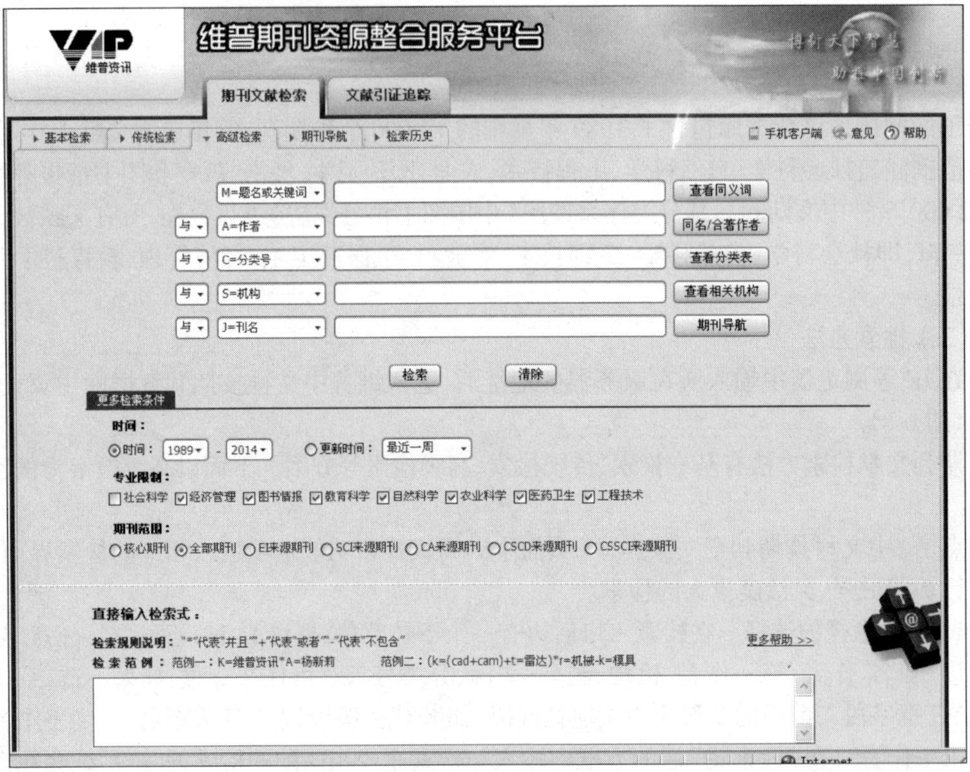

图 6-9 维普中文科技期刊全文数据库高级检索界面

同义词库只有选择了"关键词"检索途径时才有效,平时关闭。使用方法如下:在检索入口选项中选"关键词";在同义词前的方框内打√;在检索框内输入关键词,点击"检索"按钮;如果在同义词表中有该关键词的同义词,系统就会显示出来,让用户决定是否也用这些同义词检索,选中后打√,点击"确定"按钮。

同名作者库功能与同义词库类似,默认关闭,选中即打开;只有在选择了作者、第一作者检索途径时才生效。输入作者姓名检索时系统会提示同名作者的单位列表,选择想要的单位,点击"确定"按钮,可检出该单位的该姓名作者的文章。

2. **检索范围**　期刊年限默认为 1989 年至现在,但用户可以自行选择所需文献的年限,如同一年限,选择 1998~1998;一定范围的年限,选择 1998~2002。

专业限制默认为全部学科专业,或根据检索需要自行选定。

期刊范围默认为全部期刊,但同样可选择指定范围的期刊。

第三节　英文医学文献信息资源

一、英文医学文献数据库 Medline 与 PubMed

(一) 简介

PubMed 系统是由美国国立生物技术信息中心(national center for biotechnology information,NCBI)开发的用于检索 MEDLINE、PreMED-LINE 数据库的网上检索系统。MEDLINE 是美国国立医学图书馆(U. S. national library of medicine)最重要的书目文摘数据库,内容涉及医学、护理学、牙科学、兽医学、卫生保健和基础医学。收录了全世界 70 多个国家和地区的 4000 余种生物医学期刊,时间起自 1966 年。PreMEDLINE 是一个临时性医学文献数据库。它每天都在不断地接受新数据,可为用户提供基本的文献条目和文摘,其文献条目在标引和加工后每周向 MEDLINE 移加一次。

PubMed 系统的主要特点:

1. **词汇自动转换功能**(automatic term mapping)　在 PubMed 主页的检索提问框中键入检索词,系统将按顺序使用如下 4 种表或索引,对检索词进行转换后再检索。

(1) MeSH 转换表(MeSH translation table):包括 MeSH 词、参见词、副主题词等。如果系统在该表中发现了与检索词相匹配的词,就会自动将其转换为相应的 MeSH 词和 TextWord 词(题名词和文摘词)进行检索。例如:键入"Vitamin h",系统将其转换成"Biotin[MeSH Tems]OR Vitamin h[Textword]"后进行检索。

(2) 刊名转换表(journal translation table):包括刊名全称、MEDLINE 形式的缩写和 ISSN 号。该转换表能把键入的刊名全称转换为"MEDLINE 缩写[Journal Name]"后进行检索。如在检索提问框中键入:"new england journal of medicine",PubMed 将其转换为"N Engl J Med[Journal Name]"后进行检索。

(3) 短语表(phrase list):该表中的短语来自 MeSH、含有同义词或不同英文词汇书写形式的统一医学语言系统和补充概念(物质)名称表。如果 PubMed 系统在 MeSH 和刊名转换表中未发现与检索词相匹配的词,就会查找短词表。

(4) 著者索引(author index):如果键入的词语未在上述各表中找到相匹配的词,或者键入的词是一个后面跟有 1~2 个字母的短语,PubMed 通过著者索引检索。如果仍然找不到匹配词,PubMed 就会把该词断开后再重复上述自动词汇转换过程,直到找到与键入的词语相匹配词语为止。若仍然没有匹配词,单个词会被联一起(用 AND)在全部字段中检索。如:"single cell",系统就会自动将其分成两个词:"single" 和 "cell" 检索,其检索表达式为:"single AND cell"。要查验检索词的转换情况,可点击 "Details" 键。

2. **截词检索功能**　PubMed 允许使用 "*" 号作为通配符进行截词检索。如:键入 "bacter*",系统会找到前一部分是 bacter 的单词(如 bacteria、bacterium、bacteriophage 等),并对其分别进行检索。截词功能只限于单词,对词组无效。如:"infection*" 包括 "infections",但不包括 "infection control" 等。

使用截词功能时,PubMed 系统会自动关闭词汇转换功能。

3. **强制检索功能**　在 PubMed 主页的检索提问框中键入一个短语后点击 "Go",系统会高速用自动转换功能查找到相应的匹配词后再进行检索;但是,当键入的词语无匹配词时,PubMed 就会将键入的词语断开后再重复上述自动词汇转换过程,若仍然没有匹配词,系统就将短语分解成单词,再用 AND 联在一起在全部字段中检索。很明显,这样检索的结果是不符合用户要求的。因此,PubMed 允许使用双引号(" ")强制系统进行短语检索。例如,在 PubMed 主页的检索提问框中键入 "Single cell",并用双引号引起来,然后点击 "Go",系统会将其作为一个不可分割的词组在数据库的全部字段中进行检索。

使用双引号检索,会自动关闭词汇转换功能。

4. **链接功能**

(1) 链接相关文献:PubMed 系统中的每条文献记录均有一个相关文献链接,在检索结果的显示状态下,每条记录的右边均有 "Related Articles" 超链。点击该链接,系统按文献的相关度从高到低显示相关文献。利用检索历史(history)按钮能进一步限制相关文献。点击 "History",把相关检索式的编号录入检索提问框,然后再键入附加条件词,最后点 "Go"。

(2) 链接 NCBI 数据库:PubMed 在其主页上与 NCBI 的多个数据库建立了超链接。这些数据库包括 Protein(氨基酸 / 蛋白质序列)数据库、Nucleotide(DNA 序列)数据库、Structure(分子结构模型)数据库、Genome(基因组序列)数据库等。

(3) 链接外部资源:PubMed 提供检索结果、期刊全文、生物学数据、序列中心等的链接。该功能通过链接上述资源站点的方式来实现。在检索结果显示状态下,点击 "LinkOut" 进入相关网站。

(4) 链接相关图书:点击 "Books",可参考相关书籍的文摘页。书籍文摘页上的某些短语是超链接,点击短语超链,可连到相关图书的页码表,可在表上找到有关短语。

此外,PubMed 系统允许用户查看被引期刊名称表,点击主页上的 PubMed Journal Brower 即可,PubMed 向用户提供期刊的缩写名称和 ISSN 号。

(二) PubMed 检索方法

通过 IE 等浏览器进入 Pubmed 主页:http://www.ncbi.nlm.nih.gov/pubmed。

1. **选择数据库**　在 PubMed 主页的左侧提问框中选择相应的数据库,可选择其中的某一个数据库如 "Pubmed",亦可选择全部数据库 "All Databeses"(图 6-10)。

2. **输入检索词**　在 PubMed 主页的右侧提问框中键入英文单词或短语(大写或小写均可),PubMed 即使用其词汇自动转换功能进行检索,并将检索结果直接显示在主页下方。例如:键入 "birth defect",PubMed 开始检索并显示检索结果(图 6-11)。

3. **高级检索**(advanced)　如果检索结果不符合要求,可以使用高级检索(Advanced)功

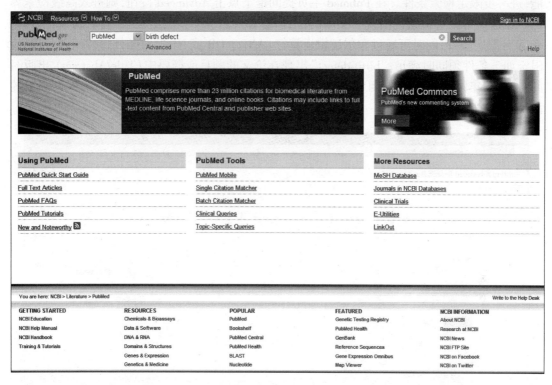

图 6-10　PubMed 主页

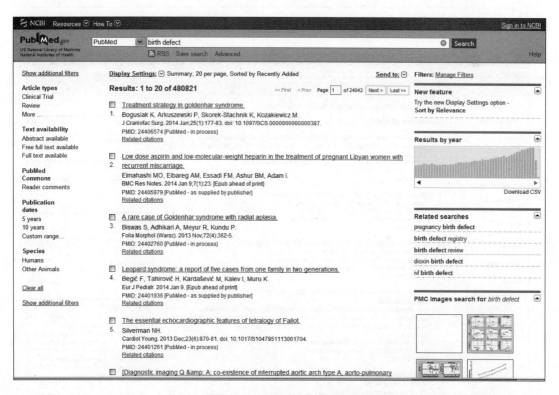

图 6-11　PubMed 检索结果

能，进一步限定检索条件。在 Pubmed 主页提问框下点击 Advanced 按钮，则进入高级检索界面。在这里可限定检索词出现在文中的位置、著者姓名、期刊名、出版时间、期刊号、语种等 40 余种限定条件，同时可通过布尔逻辑运算符（AND、OR 或 NOT）对条件进行组合。例如：限定如下条件须同时满足："birth defect" 出现在论文的题目或摘要中（Title/Abstract），出版时间是 2000 年 1 月 1 日至今，且语言为英文（图 6-12）。在以上限定条件下检索，检索结果的范围大大缩小（图 6-13）。

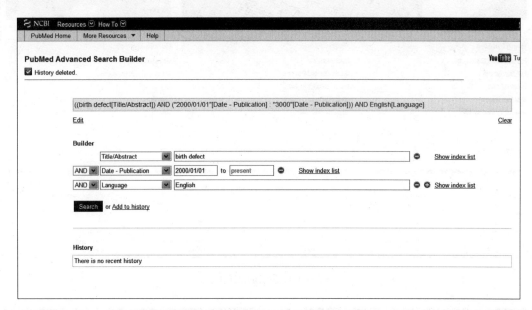

图 6-12　PubMed 高级检索界面

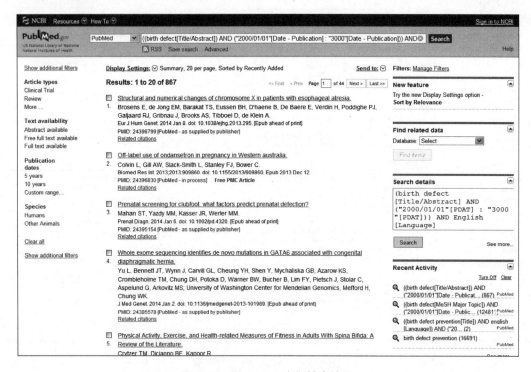

图 6-13　PubMed 高级检索结果

4. 检索历史　检索历史(history)主要用于查看检索策略,也可用于查看检索结果记录数量。点击 History,显示检索历史:检索号、检索策略、检索时间和检索结果数。要查看检索到的记录,直接点击检索结果数。在 History 状态下,可以将检索式用逻辑运算符连接起来后再检索。PubMed 最多可保留 100 个检索式,超过 100 个时自动删除最早的检索式。

二、英文引文数据库科学引文索引

(一) 简介

《科学引文索引》(science citation index expanded,SCI)是由美国科学信息研究所(institute for scientific information,ISI)于 1961 年创办出版的引文索引数据库,内容覆盖生命科学、临床医学、物理化学、农业、生物、兽医学、工程技术等多方面刊物。Web of Science 是 ISI 建设的引文数据库的 Web 版,Web of Science 由 7 个独立的数据库组成,SCI 是 7 个子库之一。Web of Science 利用 Web of Knowledge 平台发布。

Web of Science 包括著名的三大引文索引(science citation index expanded、social sciences citation index 和 arts & humanities citation index)、两大会议索引(conference proceedings citation index - science 和 conference proceedings citation index - social science & humanities)及两大化学信息数据库(current chemical reactions 和 index chemicus)。每条文献的信息包括论文的参考文献列表,允许用户通过被引作者或被引文献的出处展开检索,可轻松地追溯课题的起源和发展,揭示研究之间隐含的联系,全面掌握有关某一研究课题的过去、现在与将来。Web of Science 所独有的引文检索机制提供了强大检索能力,既可以分库检索,也可以多库联合检索。

Web of Science 不仅收录核心期刊中的学术论文,而且也收录期刊中发表的信件、更正、补正、编者按、评论、会议文摘等其他文献数据库一般不收录的文献类型。

(二) 使用方法

通过浏览器进入 Web of Science 主页面,Web of Science 提供了较完善的检索功能,主要有基本检索、作者检索、被引参考文献检索、化学结构检索和高级检索等几种检索方式。

基本检索的界面与其他检索工具相似,主要通过主题、作者、作者地址、来源期刊、题名等多个内容进行组合检索(图 6-14)。

作者检索提供了作者姓名、研究领域、所在组织机构三个检索途径(图 6-15)。

被引参考文献检索提供了被引作者、被引文献、被引时间等多种引文检索途径。Advanced Search 可以提供更加复杂的检索策略(图 6-16)。

对于任何一个检索结果,Web of Science 都提供了三个重要的引文链接:times cited、cited references 以及 related records。通过这三个重要的链接,Web of Science 将整个记录组织成为一个网状结构,用户利用这些链接可以轻松地完成各种查询。

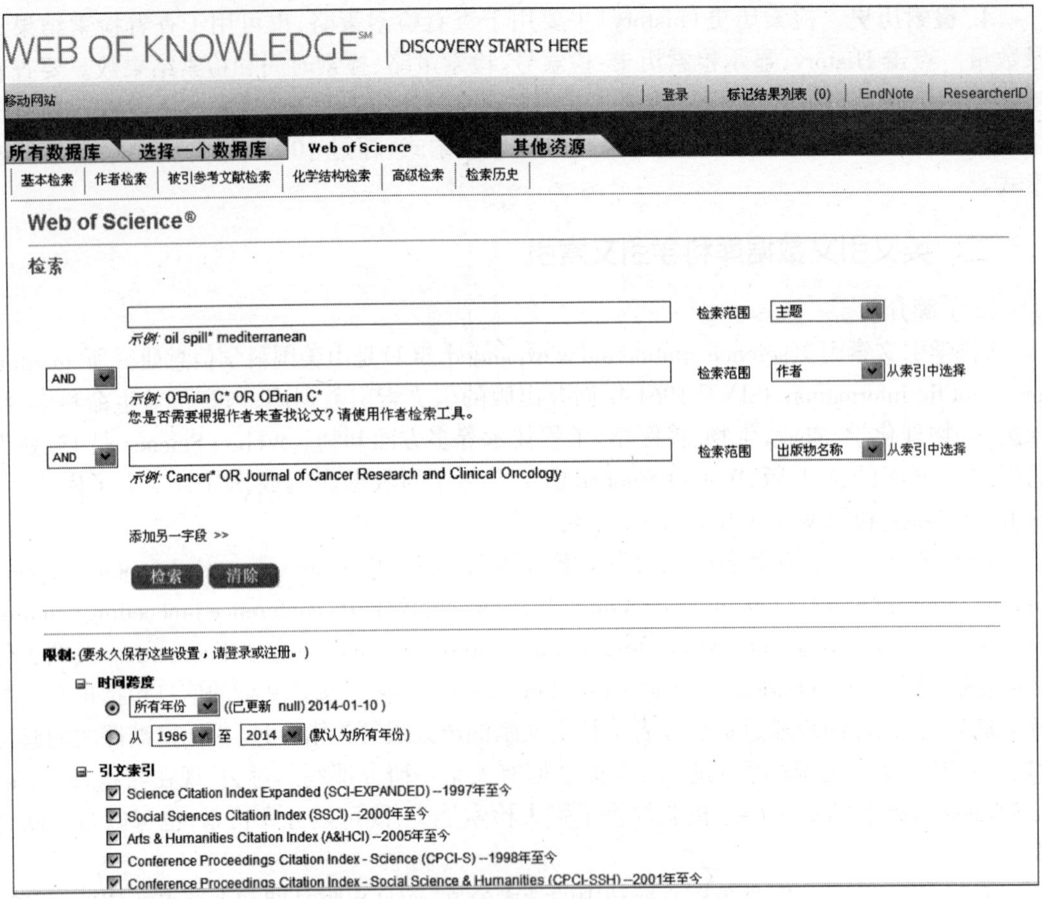

图 6-14　Web of Science 基本检索界面

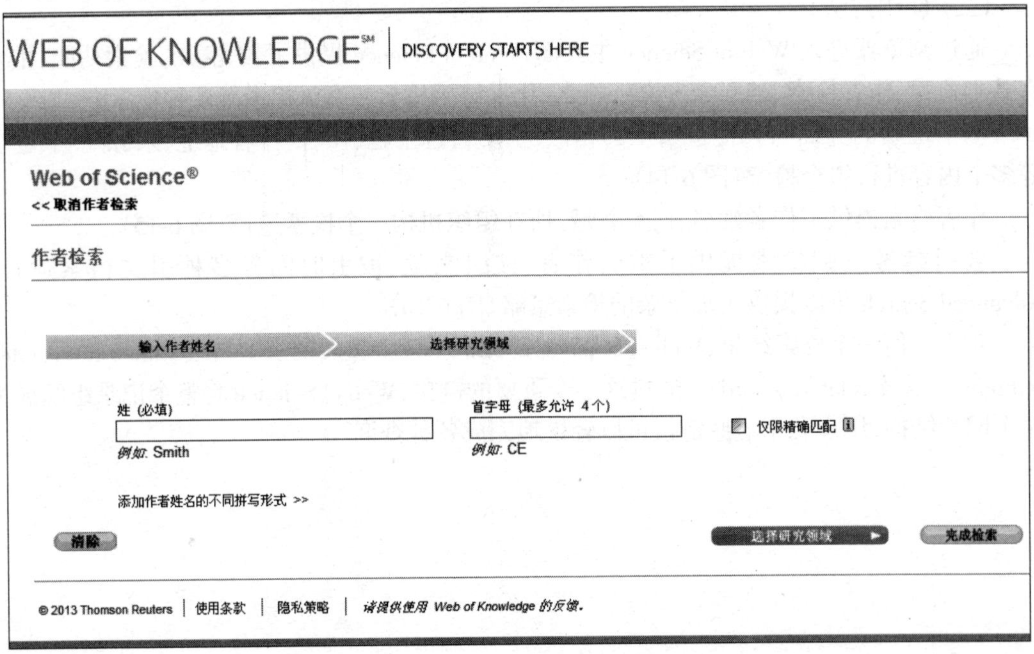

图 6-15　Web of Science 作者检索界面

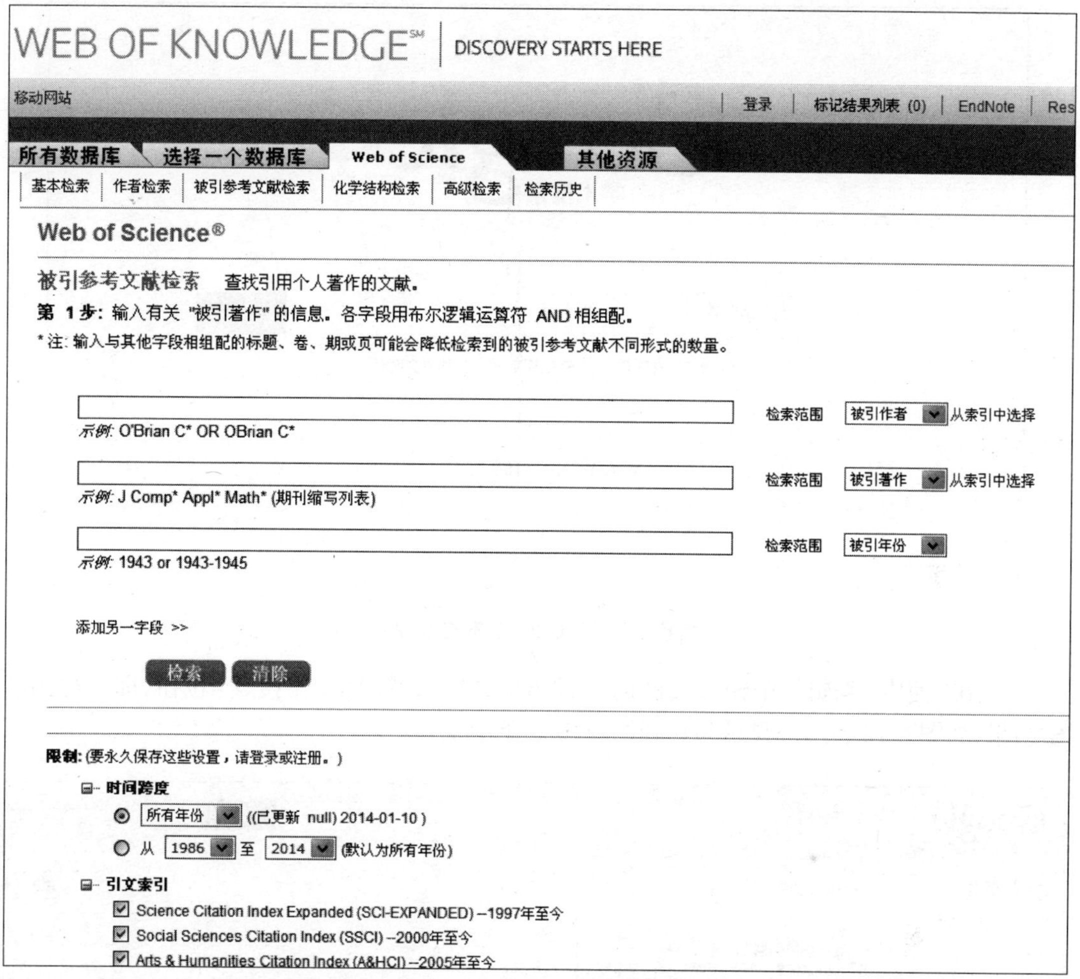

图 6-16 Web of Science 被引参考文献检索界面

第四节 其他网络信息资源

一、Google 学术搜索

(一) 简介

Google 学术搜索(Google Scholar)是一个可以免费搜索学术文章的网络搜索引擎,2004年 11 月,Google 第一次发布了 Google 学术搜索的试用版。Google 学术搜索涵盖了多方面的信息,信息来源包括各文献信息系统、学术著作出版商、专业性社团、其他学术组织及网上可以搜索到的各类文章、论文、图书、摘要、技术报告等文献信息。Google Scholar 同时提供中、英文版界面,能供中国用户更方便地搜索全球的学术科研信息。单击"Google Scholar in English"即可进入英文界面。

(二) 搜索方法

1. 通过浏览器直接访问网址:http://scholar.google.com.hk/,打开 Google 学术搜索中文页面(图 6-17)。

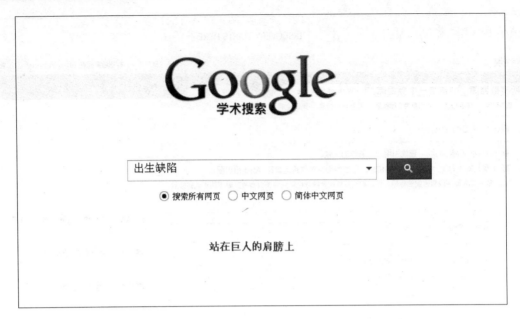

图 6-17 Google 学术检索界面

2. 在［搜索］编辑框中输入关键词,如"出生缺陷",然后单击［搜索］按钮,即可得到搜索结果,如图 6-18 所示。显示共找到约 60 000 条结果。

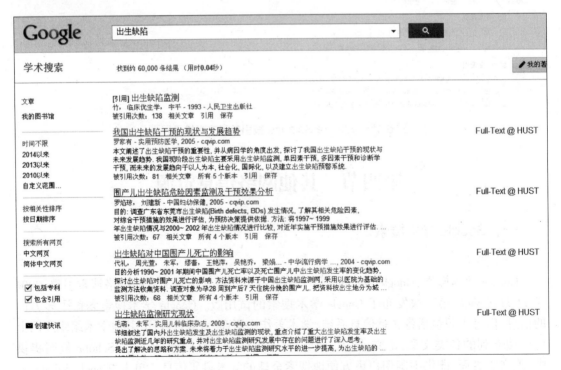

图 6-18 Google 学术检索结果

3. **搜索结果的相关信息解读** 以"我国出生缺陷干预的现状与发展趋势"为例:

(1) 论文题名:我国出生缺陷干预的现状与发展趋势。

(2) 论文作者:罗家有。

（3）刊登该论文的期刊：实用预防医学，发表时间：2003 年。

（4）此记录信息来源网站：cqvip.com。

（5）论文摘要：本文阐述了出生缺陷干预的重要性，并从病因学的角度出发，探讨了我国出生缺陷干预的现状与未来发展趋势。我国现阶段出生缺陷主要采用出生缺陷监测、单因素干预、多因素干预和诊断学干预，而未来的发展趋向于以人为本、社会化、国际化以及建立出生缺陷预警系统……

（6）被引用次数：81，有 81 篇论文引用了该论文的数据或论述。

（7）相关文章：点击可查找与该论文相关或类似的其他论文。

（8）所有 5 个版本：表示通过 Google 学术搜索能找到收录了该论文电子版的数据库或网站的数量是 5 个。

（9）引用：点击可将该论文加以引用，通过复制并粘贴一种已设定格式的引用方法，或利用其中一个链接导入到参考书目管理软件中。

（10）Full-Text @ HUST：在该网站可获取全文。

（三）搜索技巧

通过添加适当的"操作符"，可以提高搜索的准确性和有效性，优化搜索结果。以下是最常见的 Google 学术搜索方式：

1. **标题搜索**　采用学术著作、论文或报告的标题作为关键词进行搜索，可查找到更准确的学术信息。

标题搜索的具体操作是，在 Google 学术搜索页面的[搜索]编辑框中输入加英文引号的标题，然后单击[搜索]按钮即可得到检索结果（图 6-19）。

与图 6-18 的搜索结果比较发现，本次搜索找到约 17 100 条结果，数量明显减少，这是因

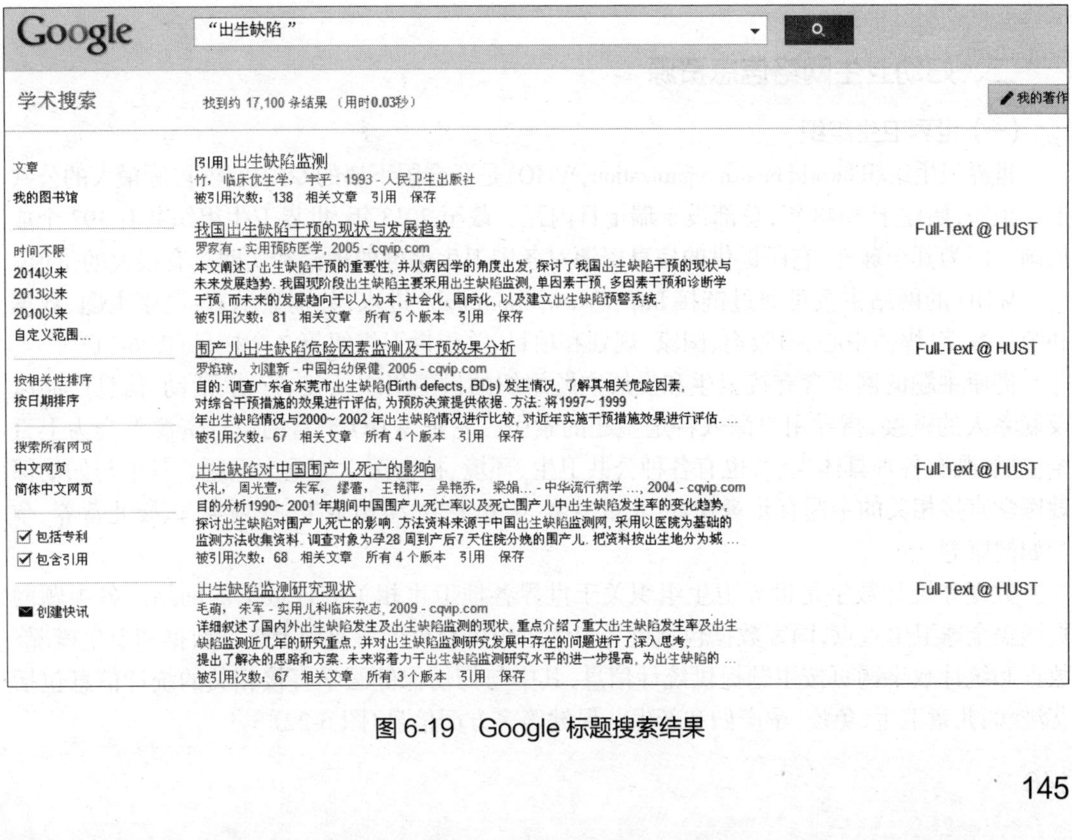

图 6-19　Google 标题搜索结果

为将关键词"出生缺陷"限定在标题中。

2. **作者搜索**　通过作者搜索可限定某位作者发表的论文,这是找到某篇特定文章最有效的方式之一,可以更准确地查找到所需的学术信息。

作者搜索的具体操作是,在 Google 学术搜索页面的[搜索]编辑框中输入"作者:关键词",然后单击[搜索]按钮,即可得到与该作者相关的学术信息。

3. **高级搜索**　在 Google 学术搜索页面,单击右侧的[高级搜索]链接,将会打开 Google 高级学术搜索页面,可以完成对特定学术资源(如特定作者、特定出版物和特定日期等)的搜索操作(图 6-20)。

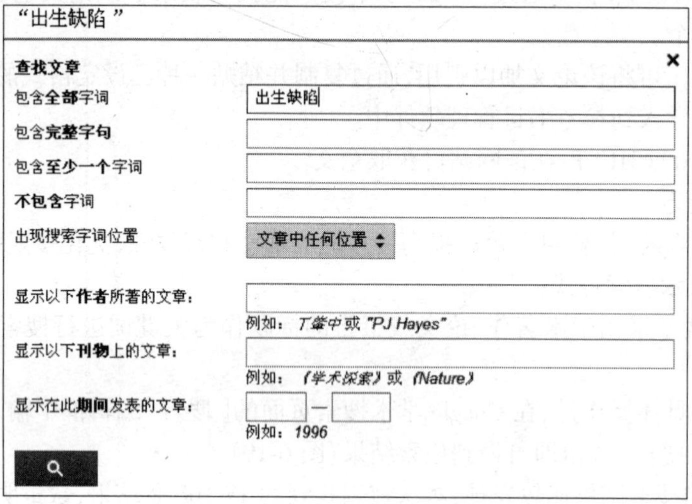

图 6-20　Google 高级学术搜索页面

二、妇幼卫生网络信息资源

(一) 世界卫生组织

世界卫生组织(world health organization,WHO)是联合国下属的专门机构,国际最大的公共卫生组织,始建于 1948 年,总部设于瑞士日内瓦。截至 2013 年,世界卫生组织共有 193 个成员国。因为其全球性,它所提供的信息资源对各国卫生保健的理论和实践具有很大的价值。

WHO 的网站主页可通过链接 http://www.who.int/zh/ 进入,分别显示有:健康主题、数据和统计数字、媒体中心、出版物、国家、规划和项目、关于世卫组织等 7 个栏目(图 6-21)。

健康主题的网页含有按卫生和发展主题组织的世卫组织项目、行动、活动、信息产品以及联系人的链接,指导用户深入特定主题的索引。它把 WHO 丰富的信息资源整合为上百个主题,既有各种具体疾病,也有各种公共卫生、环境、社会医学等重大问题。其中与妇幼保健医学直接相关的主题有儿童发育、儿童卫生、妇女卫生、生殖卫生、计划生育、婴儿营养、孕产妇健康等。

数据和统计数字是世界卫生组织关于世界各地卫生相关统计数据的网站。各主题网页涵盖全球卫生重点,国家数据包括世界卫生组织可获得的所有国家统计数据和卫生概况。数据和统计数字网页按主题提供统计信息,其中与妇幼保健医学直接相关的统计信息包括艾滋病、儿童卫生、免疫、孕产妇和新生儿保健等多方面信息(图 6-22)。

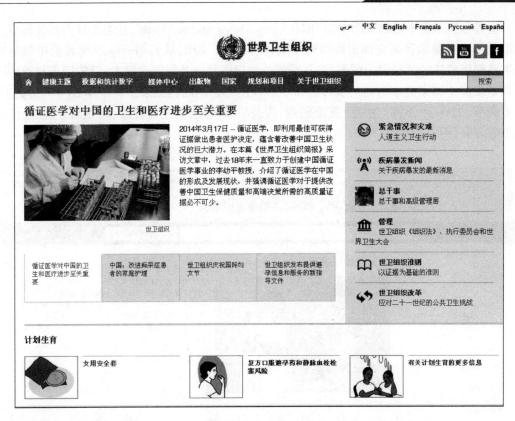

图 6-21　WHO 主页

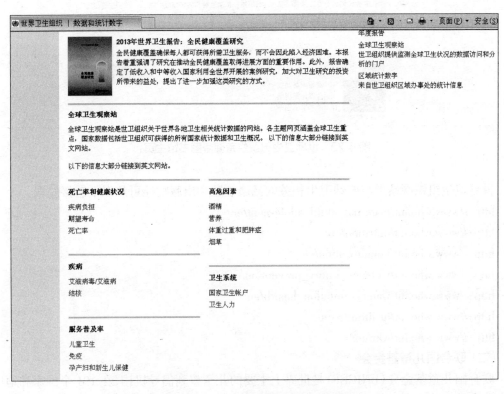

图 6-22　WHO 数据和统计数字主页

世界卫生组织生殖健康图书馆（RHL），http://apps.who.int/rhl/zh/，是瑞士日内瓦世界卫生组织总部生殖健康和研究部出版的电子版评价杂志。RHL 从 Cochrane 系统评价中收集性与生殖健康最佳的可利用的证据，将其奉献给临床医师以及制定政策者，以应用于改善各国尤其是发展中国家健康结局的实际工作中。该图书馆的内容涵盖了青少年性与生殖健康、生育调节、妇科学、不育与癌症、艾滋病毒、改进临床实践、新生儿健康、妊娠与分娩、性传播感染等方面（图 6-23）。

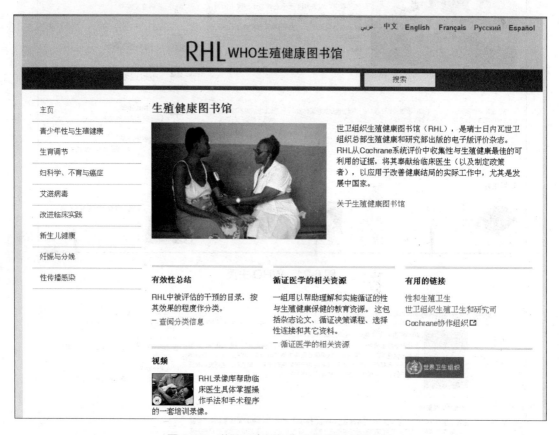

图 6-23　世界卫生组织生殖健康图书馆主页

世界卫生组织网站中与妇幼卫生相关的健康主题和出版物还可从以下链接获取：

http://www.who.int/maternal_child_adolescent/en/

http://www.who.int/nutrition/en/

http://www.who.int/immunization/en/

http://www.who.int/violence_injury_prevention/en/

http://www.who.int/water_sanitation_health/en/

http://www.who.int/healthinfo/en/

http://www.who.int/whr/en/

（二）联合国儿童基金会

联合国儿童基金会（UNICEF）是世界上主要的儿童权利倡导机构，在 191 个国家和地区设有办事处。其中文网站的地址是：http://www.unicef.org/chinese/（图 6-24）。

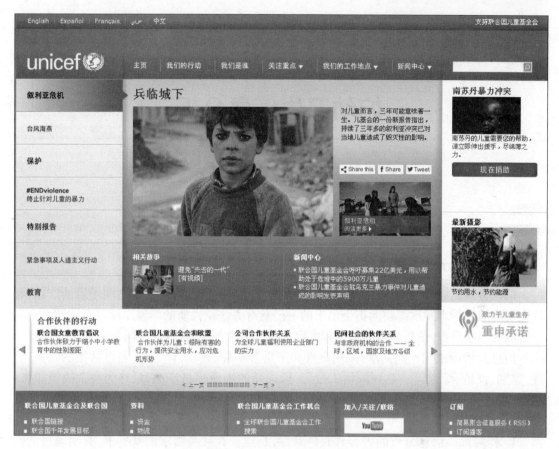

图 6-24　联合国儿童基金会中文主页

有关儿童和妇女健康状况的统计信息和 UNICEF 的出版物可通过以下链接获取：

http://www.childinfo.org/

http://www.childinfo.org/publications_sowc.html

（三）中国疾病预防控制中心

中国疾病预防控制中心提供的中国妇女和儿童健康状况的统计信息和出版物可通过以下链接获取：

http://www.chinacdc.cn/jkzt/

http://www.chinacdc.cn/jkzt/fybj/

http://www.chinacdc.cn/tjsj/

（陈　辉）

第七章

妇幼卫生信息分析

第一节 概　　述

一、信息分析概念

信息分析是人类社会无限增长的信息数据与有限的信息管理手段之间矛盾的产物,是适应现代信息管理发展需要而衍生出来的一门具有方法论性质的学科。随着经济和社会科学发展的不断进步,信息分析的范围和内容不断扩展和深化,呈现学科间交叉融合的趋势。

信息分析指根据不同需求,采用定性和定量等多种数理统计方法,通过数据的收集、整理、鉴别、评价、综合等一系列深加工过程,形成新的增值信息产品,最终为科学决策服务。信息分析是一项高层次的信息服务,是具有科学研究性质的智能活动。信息分析通常具有以下几个特点:

1. **针对性**　信息分析的内容具有针对性,是建立在社会需求的基础上,有明确目的性的一项社会活动。

2. **系统性**　信息组织是信息分析的前提和基础,可以使不同来源的零散杂乱的海量数据转变为有价值的、方便进行后续分析的信息。

3. **科学性**　运用正确的信息分析技术和方法进行信息的评价和预测是信息分析的核心部分,决定着整个分析活动的成败。

4. **应用性**　信息的利用和决策转化是信息分析的根本目的。

妇幼卫生信息分析是信息分析技术在妇幼卫生信息领域的具体应用,并致力服务于卫生决策、临床防治、医学教学、科学研究、服务管理等方面,通过数据挖掘等有效的信息分析技术,为决策提供循证的信息支撑。它借助数理统计学、计算机网络技术、可视化技术、量化分析方法等理论和方法,对妇幼卫生领域的相关数据进行信息浓缩(information consolidation)、数据处理(data processing)、数据分析(data analysis),从而产生新的增值信息,通过促进信息的利用和决策转化,为妇幼卫生实践服务。

二、目的和意义

信息分析(data analysis)是利用科学客观的分析方法,对所搜集的原始数据进行深加工的过程,对于指导社会实践、促进决策转化具有重要的指导价值和现实意义。信息分析在卫生领域的目的和意义主要包括以下几个方面:

1. 信息分析有利于从多渠道、多领域的信息中捕捉和挖掘有用的信息,结合多种数据分析技术,进行医学科学研究。

信息分析是开展医学科学研究的有效手段。通过大量的数据挖掘,有助于发现疾病的危险因素,进行病因推断和效果评价。全国妇幼卫生监测办公室在妇幼卫生信息的利用和挖掘方面,进行了一系列的研究和探索。例如,利用地理信息系统(GIS)空间分析技术、数据挖掘技术、数理统计技术等多学科交叉分析技术,结合流行病学、人群干预等专题研究,提出了出生缺陷预测预警等新方法,揭示了孕产妇、儿童死亡或疾病分布及时间趋势、健康不公平程度、死亡或疾病发生影响因素以及防治措施群体干预效果等。通过对 GIS 空间分析技术与数理统计技术的协同应用,明确了汶川地震灾区 5 岁以下儿童不同区域的死亡风险,揭示了灾区地理地貌、坡度、地震烈度以及社会、经济、人口因素与 5 岁以下儿童死亡的定量关系。

2. 信息分析有利于分析和评价医疗卫生信息,从个体层面指导临床决策和诊疗实践。

近年来,迅速发展的循证医学不断倡导:在医疗实践中,应改变仅通过专家意见、教科书和未经严格评价的文献报道进行决策的传统理念,应根据所能获得的最好研究证据,确定患者的治疗措施。因此,医师开具处方、制订医疗方案和实践指南、政府制定医疗卫生决策时,都应根据现有的最好的研究证据来进行。

3. 信息分析有利于综合利用各项卫生信息系统,动态监测疾病发生发展的规律,从公共卫生层面进行慢性病、传染病及突发公共卫生事件的预测预警。

目前,公共卫生领域已经建立了一系列的卫生信息系统,包括疾病预防控制信息系统、疫情和突发事件监测系统、社区卫生信息系统、妇幼保健信息系统等。这些不断发展完善的信息系统每天都在产生和收集大量的医疗卫生数据,如何利用这些宝贵的信息资源,使其发挥更大的效用,为卫生决策服务,成为信息统计部门和公共卫生研究机构迫切要解决的问题。例如,通过长期动态地监测慢性疾病的分布和趋势,有助于提出有针对性的干预措施,促进公共卫生服务开展,提高公共卫生服务质量。通过对疫情和突发事件的实时监测,使得传染病等突发公共卫生事件的预测预警成为可能,从而及时发布预警信息,提高医疗救治、科学决策以及对突发公共卫生事件的应急指挥能力。

4. 信息分析有利于指导卫生决策和管理,从国家或群体层面开展有针对性的干预措施和卫生防治项目。

我国政府开展的"降低孕产妇死亡率和消除新生儿破伤风"(简称"降消项目")重大项目就得益于对妇幼卫生监测信息的分析和利用。1996~1999 年中国妇幼卫生监测结果显示,我国孕产妇死亡率年平均下降速率为 2.8%,较 1990~1995 年年平均下降速率趋缓,进入平台期,如不采取强有力的干预措施,难以实现我国政府向国际社会承诺的千年发展目标。同时孕产妇死亡评审专题研究发现:绝大部分农村孕产妇死亡病例由于经济原因而选择在家分娩,导致就诊延误、抢救不及时而死亡,而产科出血是造成孕产妇死亡的最主要原因。由此,提出一系列有针对性的干预措施:农村地区为降低孕产妇死亡风险优先干预区域;加强危重孕产妇急救能力,建立孕产妇急救"绿色通道",为基层医疗机构提供急救基本设备;制订基层处理胎盘滞留临床技术指南,并广泛培训基层产科医师;提供住院分娩补助,提高服务可及性,并且加强健康教育,提倡住院分娩。在严峻的数据形势的推动下,国务院妇女儿童工作委员会、财政部和国家卫生和计划生育委员会(原卫生部)于 2000 年在西部地区的 12 个省 378 个项目县,联合实施"降消项目"。经过 10 年的努力,我国农村地区住院分娩率从 2001 年的 58.8% 增加至 2011 年的 98.4%,项目县的孕产妇死亡率持续下降,下降幅度达64.1%。该项目成为我国政府新中国成立以来对妇女儿童健康投入最大、产出最具有成本效益的项目。

实践表明,只有获取真实可靠的数据,并加以提炼分析,才能为卫生行政部门和政策制定部门提供有效的数据支撑,从而决定下一步工作发展方向,指导开展重点的卫生干预服务项目。因此,信息分析对于综合利用和评价妇幼卫生信息,推动政策制定和决策转化具有极其重要的意义。

5. 信息分析是医学生和医务工作者需具备的基本专业技能和职业素养,对于发展现代医学教育具有重要的方法学意义。

国际医学教育专门委员会(IIME)制订的"全球医学教育最基本要求"提出,医学毕业生必须具备从不同的数据库中检索、收集、组织和分析医学相关信息的能力,能够利用高质量的循证医学证据,结合临床技能和实践,运用科学思维,去分析、识别和解决临床问题。

国内外的医科院校中,卫生信息分析已成为医学教育的重要的专业课程内容,特别是卫生管理学、卫生统计学、循证医学等专业的核心课程之一。信息分析能力是一项技术要求很高的综合能力,决定着医学生对医学相关信息的掌握和驾驭能力,是今后开展临床诊疗实践、医学科学研究、卫生服务管理等工作所需的一项重要的专业技能。因此,提高医学生的信息意识和信息素养,增强医务工作者的信息检索能力、信息分析能力和信息利用能力,是整个医学教育和卫生行业的重要战略任务和战略举措。

三、妇幼卫生信息分析资料类型

(一) 定量资料

定量资料是指从定量研究获取的资料,一般以数字形式呈现。定量资料可以做统计分析,得出的结果可推论到总体,用来验证假设。

1. **计量资料**(measurement data) 使用测量或其他定量方法获得每个观察单位的某个变量的定量观察结果资料,一般有计量单位。如新生儿体重(g)、年龄(岁)、脉搏次数(次/分钟)。

2. **计数资料**(count data) 将观察单位按某些属性分组计数得到的资料。分为两种:一种是二分类资料(binary data),只有两类观察结果,如性别、患病与否等;另一种是无序多分类资料,不同结果间没有数值大小和顺序的关系,如血型、民族等。

3. **等级资料**(ordinary data) 是将观察单位按某种属性的不同程度或次序分等级后分组计数的观察结果。如胎盘成熟度指标分为 0 级、Ⅰ级、Ⅱ级、Ⅲ级四个等级。四个等级随胎盘状态改变而改变,且不同等级的次序不可改变,具有大小先后顺序。由于等级资料不能用数据大小精确表示,所以其准确性和客观性不如计量分析资料。

(二) 质性资料

质性资料来源于定性研究,通常以文字、图形、录音、录像等非数字形式表现。质性资料来源于小样本非结构式、探索性的研究方法,是对人们的态度、观念、感觉、偏爱、行为上可理解的基本原因和动机的探索结果。质性资料有两个来源——实地源和文献源。

1. **实地源** 包括访谈、个案研究、开放式问卷、非结构观察。根据研究对象,实地源又分为人物信息源、实物信息源及机构信息源。人物信息源的核心信息是聚积与人物从事的工作领域内各类事物发展动态有关的信息,也是妇幼卫生信息分析者可利用的最有价值的信息。如与妇幼卫生领域的核心科学家交流后所获得的针对性信息等;实物信息源包括对自然物和人造物的信息采集。如医疗设备、个体组织标本等。实物信息源具有客观、易收集、便于观察、易解释等特点;机构信息源即组织层面的信息源,包括社会专职的信息机构和有自己独特的业务职能的组织和机构。前者如信息所(中心)、档案馆,后者为医院、学会等。

2. 文献源　包括与研究主题相关的图书、期刊、学位论文、标准文献、报告、档案、政府出版物等。具有信息量大、可靠性强、公开程度高、获取途径较多等特点,是使用最广泛、最频繁的重要信息源。近年来电子出版物大量涌现,使得电子文献成为该类信息源最主要的一个贮存场所。

四、信息分析流程

妇幼卫生信息分析的基本流程包括:针对特定信息需求确定信息分析的目的,从而制订研究分析方案;根据研究目的和研究方案,有目的、有计划、有步骤地收集相关信息资料;经过技术加工整理与数据评价,使信息内容系统化、条理化、目的化;并在此基础上运用科学的理论、方法和技术,分析妇幼信息所反映客观事物的变化规律,并对客观事物的未知信息作出合理的分析、预测和解释,最后将分析结果和结论形成信息产品,传递给不同的信息需求方以影响或指导需求方的决策或行为,其信息分析基本步骤如图7-1所示。

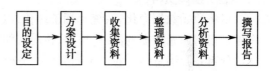

图7-1　妇幼卫生信息分析的基本步骤

(一) 目的设定

妇幼信息分析目的设定是整个信息分析活动的首要步骤,目的设定决定了方案的设计、资料收集与整理以及分析内容与方法、报告撰写等后续步骤。目的设定其实质是基于充分需求分析的基础上对研究问题进行界定,从而设定信息分析所需达成的目标。在目的设定中有两个关键点:①充分的需求分析:需求分析是整个信息分析的出发点和着眼点。需求的提出必须是明确、有针对性且有可操作性。有时需方的需求可能比较模糊,此时应采用需方征集多方意见、专家研讨、需求方自身反复讨论等方式提出明确切实的需求。②明确的问题界定:研究问题的界定其实质是需求的具体化。例如,某地政府卫生管理部门需要了解本辖区孕产妇健康现状,以确定下个阶段的妇幼卫生工作重点,那么该研究分析目的可以设定为"掌握该辖区孕产妇健康现状"。但是,在目的的设定过程中,需要对分析的问题进行必要的界定,如对"孕产妇健康"的界定,关注孕产妇生理健康还是心理健康? 还是两者都需要关注? 问题界定的实质还是根据信息需方的需求决定的。对于目的界定越清晰,信息分析的结果越准确。

(二) 方案设计

信息分析方案设计是一项科研型活动,是影响整个信息分析活动最关键的环节。设计的内容包括分析内容、资料收集内容与方法、分析方法、参与人员分工、实施步骤与计划安排、风险分析、预期产出以及经费预算。例如,在设计研究某辖区孕产妇健康现状的方案设计中,必须要明确阐述健康状况分析的内容,如分析孕产妇合并症或并发症的患病率、孕产妇死亡率、围产期抑郁症患病率等,然后根据分析内容有目的地确定信息收集内容;根据资料收集内容选择合适的资料收集方案,是通过人群抽样调查、普查还是已有历史信息资料的收集;根据资料收集类型,确定定量分析或定性分析方法及其分析具体步骤;确定整个研究工作的人员安排与分工;安排调查与分析工作的具体实施步骤;最需根据每个实施步骤的工作量,合理地安排每个步骤的时间进度;在整体设计过程中,方案设计者必须对每个研究环节中存在的技术、管理、伦理等方面的风险要有预见性,提出风险管理方案;此外,方案的设计者必须明确提出预期产出,如解决科学问题、产出科学产品、培养人才团队等;最后根据整个研究工作预计投入人力、物力,作出合理的经费预算,以寻求需方经费支持。

(三) 收集资料

指采取措施取得准确可靠的原始分析数据或资料。对于资料收集来源有很多,如统计报表、经常性工作记录、专题调查或实验研究、统计年鉴或统计数据专辑、研究文献等等。资料收集需要充分考虑分析活动目的与内容,尽量经济、科学、合理地选择收集资料内容与方法。例如,对于某地区孕产妇妊娠合并症或并发症的患病率分析,资料收集来源可以是来自医院病案资料、危重孕产妇监测系统等现有资料,也可来源于社区抽样调查或是普查获得的最新的分析资料。当然,不同的来源的资料在资料准确性、完整性、人群代表性以及人力物力投入等方面有各自的优缺点,研究者需要经过综合考虑选定合适的收集内容与方法。

(四) 整理资料

指将原始数据净化、系统化和条理化,以便于下一步计算和分析打好基础的过程。所谓净化是指对原始数据的清理、检查、核对和纠正错误等。系统化和条理化是指根据原始数据合理分组并归纳总结。对于不同类型的分析资料其资料整理过程是不同的。

1. 定量资料的整理　对于定量分析资料首先要对数据完整性、逻辑性进行检查,发现问题及时处理或纠正;经过变量或指标定义,录入数据构建原始数据库。然后根据研究目的,将数据进行归纳汇总。例如,要分析孕产妇妊娠高血压患病率的不同教育程度的差异,我们必须将原始数据(如受教育年限)分为若干不同教育程度组,如"小学及以下"、"初中"、"高中"、"大学及以上"。

2. 质性资料的整理　质性资料整理可以与资料收集过程同步。通过将资料与研究目的不断对照,研究者能够对刚刚收集到的资料进行各方面考核。在此过程中,研究者能及时发现资料存在的缺陷,有可能采取有效措施加以补救。例如,研究者在访谈过程中发现谈话的内容偏离了研究主题,可以用一定的访谈技巧把谈话重新聚焦到研究主题上。资料整理过程也可以在资料收集过程以后的一段时间内集中进行。在此情况下,研究者面对的资料比较全面,进行的活动比较单一,能够提高整理的效率和水平。在现实的研究中,两种做法互不矛盾,经常结合在一起使用。

(五) 分析资料

分析资料是整个信息分析流程中最重要的一环,是一项综合性很强的思维活动。其目的是运用各种方法、手段将获得的经过整理加工后的信息进行定量或定性分析,表达数据特征,从而得出事物内在联系和规律性。在分析资料过程中,首先需判断分析资料的类型,然后根据资料类型,采取不同的分析手段和方法。对于定量分析资料主要采取定量分析方法,通过统计描述或建立数理模型等可重复检验的手段表达数据内涵,妇幼卫生信息定量分析常用方法包括描述性分析和因素分析等统计分析方法。对于定性研究资料主要采取定性分析方法,包括定性的比较、分类、类比、分析与综合等方法。本章将重点介绍不同资料的分析方法。

(六) 撰写报告

报告撰写是妇幼信息分析最后一道工序,旨在用文字记录的方式将研究分析成果展示出来。报告撰写一般包括序言、摘要、正文、结论、附录和参考文献等6个部分。

1. 序言　要清楚阐述研究问题的背景、意义和目的。

2. **摘要**　应用最简洁的文字概括整个分析研究的目的、方法、结果与结论,使读者能在很短的时间内了解整个分析研究情况。

3. **正文**　要展示作为论证或预测所依据的事实和数据,论证或预测所采取的方法以及详细的推演、论证及预测过程。

4. **结论**　是对最重要和最新颖的研究结果,通过论证、解释和预测而得出的研究论断。

5. **附录**　一般是将分析报告中经常引用的图和数据表等重要资料作为附录放在结论部分后面。

6. **参考文献**　研究报告为了提高整个研究的可信度,为类似研究提供研究线索,通常应在报告最后列出若干在报告撰写时参考的核心、重要的文献目录。在报告撰写过程中,研究者需要考虑不同的读者,在内容安排、文字表达等方面应有所区别。如针对是妇幼卫生管理或决策者,在内容上要侧重研究发现、研究结论以及政策建议,对于分析方法、演算与预测过程不必过分强调;在文字上尽量避免使用难以理解的专用术语,文字要有易读性。如针对是科研工作者,除重点论述研究结果和研究结论外,在分析思路、研究方法、演算或预测过程上同样需要详细描述,确保分析研究的可重复性;在文字表达上可较多使用专业术语,尽量清晰、简洁。

第二节　定量资料的统计分析

定量资料包括计量资料、计数资料和等级资料。对定量数据的分析通常可以分为两个方面:首先通过描述性分析的方法了解研究变量的分布规律和特征,其次通过因素分析的方法探索变量之间的联系。

一、描述性分析方法

实际工作中,为了解数据的分布规律,需借助统计方法加以描述。主要统计方法有两大类,一类是用统计图表,主要是频数分布表(图);另一类是选用适当的统计指标。

(一) 数值变量资料的频数表

统计描述是用统计指标、统计图或统计表描述资料的分布规律及其数量特征。频数表是统计描述中经常使用的基本工具之一。

1. **频数表**(frequency table)**的编制**　在观察值个数较多时,为了解一组同质观察值的分布规律和便于指标的计算,可编制频数分布表,简称频数表。

(1) 求全距(range):找出观察值中的最大值与最小值,其差值即为全距(或极差),用 R 表示。

(2) 确定组段和组距:根据样本含量的大小确定"组段"数,一般设 8~15 个组段,观察单位较少时组段数可相对少些,观察单位较多时组段数可相对多些,常用全距的 1/10 取整做组距,以便于汇总和计算。第一组段应包括全部观察值中的最小值,最末组段应包括全部观察值中的最大值,并且同时写出其下限与上限。各组段的起点和终点分别称为下限和上限,某组段包含下限,但不包含上限,其组中值为该组段的(下限 + 上限)/2。相邻两组段的下限之差称为组距。

2. **频数分布的特征**　由频数表可看出频数分布的两个重要特征:集中趋势(central tendency)和离散程度(dispersion)。身高有高有矮,但多数人身高集中在中间部分组段,以中等身高居多,此为集中趋势;由中等身高到较矮或较高的频数分布逐渐减少,反映了离散程度。对于数值变量资料,可从集中趋势和离散程度两个侧面去分析其规律性。

3. **频数分布的类型** 频数分布有对称分布和偏态分布之分。对称分布是指多数频数集中在中央位置,两端的频数分布大致对称。偏态分布是指频数分布不对称,集中位置偏向一侧,若集中位置偏向数值小的一侧,称为正偏态分布;集中位置偏向数值大的一侧,称为负偏态分布,如冠心病、大多数恶性肿瘤等慢性病患者的年龄分布为负偏态分布。临床上正偏态分布资料较多见。不同的分布类型应选用不同的统计分析方法。

4. **频数表的用途** 可以揭示资料分布类型和分布特征,以便选取适当的统计方法;便于进一步计算指标和统计处理;便于发现某些特大或特小的可疑值。

(二) 集中趋势的统计描述指标

描述一组同质观察值的平均水平或中心位置的常用指标有均数、几何均数、中位数等。

1. **均数**(mean,average) 是算术均数(arithmetic mean)的简称。常用 $\overline{X}$ 表示样本均数,μ 表示总体均数。均数用于反映一组同质观察值的平均水平,适用于正态或近似正态分布的数值变量资料。其计算方法有:

(1) 直接法:用于样本含量较少时,其公式为:

$$\overline{X} = \frac{\sum X}{n} = \frac{X_1 + X_2 + \cdots X_n}{n} \qquad (式 7-1)$$

式中,希腊字母 Σ(读作 sigma)表示求和;$X_1, X_2, \cdots, X_n$ 为各观察值;n 为样本含量,即观察值的个数。

(2) 加权法(weighting method):用于频数表资料或样本中相同观察值较多时,其公式为:

$$\overline{X} = \frac{f_1 X_1 + f_2 X_2 + \ldots + f_k X_k}{f_1 + f_2 + \ldots + f_k} = \frac{\sum fX}{\sum f} \ (cm) \qquad (式 7-2)$$

式中,$X_1, X_2, \cdots, X_k$ 与 $f_1, f_2, \cdots, f_k$ 分别为频数表资料中各组段的组中值和相应组段的频数(或相同观察值与其对应的频数)。

2. **几何均数**(geometric mean) 用 G 表示,适用于:①对数正态分布,即数据经过对数变换后呈正态分布的资料;②等比级数资料,即观察值之间呈倍数或近似倍数变化的资料。如医学实践中的抗体滴度、平均效价等。其计算方法有:

(1) 直接法:

$$G = \sqrt[n]{X_1 X_2 \ldots X_n}$$

或 $$G = \lg^{-1}\left(\frac{\lg X_1 + \lg X_2 + \ldots + \lg X_n}{n}\right) = \lg^{-1}\left(\frac{\sum \lg X}{n}\right) \qquad (式 7-3)$$

(2) 加权法:

$$G = \lg^{-1}\left(\frac{f_1 \lg X_1 + f_2 \lg X_2 + \ldots + f_k \lg X_k}{f_1 + f_2 + \ldots + f_k}\right) = \lg^{-1}\left(\frac{\sum f \lg X}{\sum f}\right) \qquad (式 7-4)$$

注意:计算几何均数时观察值中不能有 0,因 0 不能取对数;一组观察值中不能同时有正或负值。

3. **中位数**(median) 用 M 表示。中位数是一组由小到大按顺序排列的观察值中位次居中的数值。中位数可用于描述:①非正态分布资料(对数正态分布除外);②频数分布的一端或两端无确切数据的资料;③总体分布不清楚的资料。在全部观察中,小于和大于中位数的观察值个数相等。

(1) 直接法:将观察值由小到大排列,按式 7-5 或式 7-6 计算。

n 为奇数, $$M = X_{(n+1)/2}$$ （式 7-5）

n 为偶数, $$M = \frac{1}{2}(X_{\frac{n}{2}} + X_{\frac{n}{2}+1})$$ （式 7-6）

式中下标 $\frac{n}{2}$、$\frac{n}{2}+1$、$\frac{n+1}{2}$ 为有序数列的位次。$X_{(\frac{n+1}{2})}$、$X_{(\frac{n}{2})}$、$X_{(\frac{n}{2}+1)}$ 为相应位次的观察值。

(2) 频数表法:用于频数表资料。

计算步骤是:①计算 $\frac{n}{2}$ 的大小,并按所分组段由小到大计算累计频数和累计频率。②确定 M 所在组段:累计频数中大于 $\frac{n}{2}$ 的最小数值所在的组段即为 M 所在的组段;或累计频率中大于 50% 的最小频率所在的组段即为 M 所在的组段。③按式 7-7 求中位数 M。

$$M = L + \frac{i}{f_M}\left(\frac{n}{2} - \sum f_L\right)$$ （式 7-7）

式中:L、i、f_M 分别为 M 所在组段的下限、组距和频数;$\sum f_L$ 为小于 L 的各组段的累计频数。

例 7.1 由表 7-1 计算中位数 M。

表 7-1　199 名食物中毒患者潜伏期的 M 和 P_X 的计算

潜伏期(小时) (1)	人数 f (2)	累计频数 Σf (3)	累计频率(%) (4)=(3)/n
0~	30	30	15.1
12~	71	101	50.8
24~	49	150	75.4
36~	28	178	89.4
48~	14	192	96.5
60~	6	198	99.5
72~84	1	199	100.0
合计	199		

本例 $n=199$,根据表 7-1 第(2)栏数据,自上而下计算累计频数及累计频率,见第(3)、(4)栏。$\frac{n}{2}$ =99.5,由第(3)栏知,101 是累计频数中大于 99.5 的最小值,或由第(4)栏知 50.8% 是大于 50% 的最小的累计频率,故 M 在"12~"组段内,将相应的 L、i、f_{50}、$\sum f_L$ 代入式 7-8,求得 M。

$$M = P_{50} = L + \frac{i}{f_{50}}\left(n.50\% - \sum f_L\right) = 12 + 12/71(199\times50\% - 30) = 23.75(小时)$$

4. 百分位数(percentile)　用 P_x 表示。一个百分位数 P_x 将一组观察值分为两部分,理论上有 X% 的观察值比它小,有 (100−X)% 的观察值比它大,是一种位置指标。中位数是一个特定的百分位数,即 $M=P50$。百分位数的计算步骤与中位数类似,首先要确定 P_x 所在的组段。先计算 $n \cdot x\%$，累计频数中大于 $n \cdot x\%$ 的最小值所在的组段就是 Px 所在组段。计算见公式7-8。

$$Px = L + \frac{i}{f_x}\left(n. X\% - \sum f_L\right) \qquad (式 7\text{-}8)$$

式中：L、i、f_x 分别为 Px 所在组段的下限、组距和频数；为小于 L 的各组段的累计频数。

百分位数用于描述一组数据某一百分位位置的水平，多个百分位数的结合应用时，可描述一组观察值的分布特征；百分位数可用于确定非正态分布资料的医学参考值范围。应用百分位数，样本含量要足够大，否则不宜取靠近两端的百分位数。

(三) 离散程度的统计描述指标

描述数值变量资料频数分布的另一主要特征是离散程度，用变异指标表示。只有把集中指标和离散指标结合起来才能全面反映资料的分布特征。常用变异指标有全距、四分位数间距、方差、标准差、变异系数。

1. **全距**（range）　简记为 R，亦称极差，是一组同质观察值中最大值与最小值之差。它反映了个体差异的范围，全距大，说明变异度大；反之，全距小，说明变异度小。用全距描述定量资料的变异度大小，虽然计算简单，但不足之处有：①只考虑最大值与最小值之差异，不能反映组内其他观察值的变异度；②样本含量越大，抽到较大或较小观察值的可能性越大，则全距可能越大。因此，样本含量相差悬殊时不宜用全距比较。

2. **四分位数间距**（quartile）　简记为 Q，为上四分位数 Q_U（即 P_{75}）与下四分位数 Q_L（即 P_{25}）之差。四分位数间距可看成是中间 50% 观察值的极差，其数值越大，变异度越大，反之，变异度越小。由于四分位数间距不受两端个别极大值或极小值的影响，因而四分位数间距较全距稳定，但仍未考虑全部观察值的变异度，常用于描述偏态频数分布以及分布的一端或两端无确切数值资料的离散程度。

3. **方差**（variance）　为了全面考虑观察值的变异情况，克服全距和四分位数间距的缺点，需计算总体中每个观察值 X 与总体均数 μ 的差值（X–μ），称之为离均差。由于 $\Sigma(X-\mu)=0$，不能反映变异度的大小，而用离均差平方和 $\Sigma(X-\mu)^2$（sum of squares of deviations from mean）反映之，同时还应考虑观察值个数 N 的影响，故用式 7-9 即总体方差 σ^2 表示。

$$\sigma^2 = \frac{\Sigma(X-\mu)^2}{N} \qquad (式 7\text{-}9)$$

在实际工作中，总体均数 μ 往往是未知的，所以只能用样本均数 $\overline{X}$ 作为总体均数 μ 的估计值，即用 $\sum(X-\overline{X})^2$ 代替 $\sum(X-\mu)^2$，用样本例数 n 代替 N，但再按式 7-9 计算的结果总是比实际 σ^2 小。英国统计学家 W. S. Gosset 提出用 $n-1$ 代替 n 来校正，这就是样本方差 s^2 其公式为：

$$S^2 = \frac{\sum(X-\overline{X})^2}{n-1} \qquad (式 7\text{-}10)$$

式中的 $n-1$ 称为自由度（degree of freedom）。

4. **标准差**（standard deviation）　方差的度量单位是原度量单位的平方，将方差开方后与原数据的度量单位相同。标准差大，表示观察值的变异度大；反之，标准差小，表示观察值的变异度小。计算见公式 7-11 和 7-12。

$$\sigma = \sqrt{\frac{\sum (X - \mu)^2}{n}} \qquad (式7\text{-}11)$$

$$S = \sqrt{\frac{\sum (X - \bar{X})^2}{n-1}} \qquad (式7\text{-}12)$$

离均差平方和 $\sum (X - \bar{X})^2$ 常用 SS 或 l_{xx} 表示。数学上可以证明：$SS = l_{xx} = \sum (X - \bar{X})^2 = \sum X^2 - \frac{(\sum X)^2}{N}$，所以，样本标准差的计算公式可写成：

直接法：
$$S = \sqrt{\frac{\sum X^2 - \frac{(\sum X)^2}{n}}{n-1}} \qquad (式7\text{-}13)$$

加权法：
$$S = \sqrt{\frac{\sum fX^2 - \frac{(\sum fX)^2}{\sum f}}{\sum f - 1}} \qquad (式7\text{-}14)$$

5. **变异系数**（coefficient of variation） 简记为 CV，常用于比较度量单位不同或均数相差悬殊的两组或多组资料的变异度。其公式为：

$$CV = \frac{S}{\bar{X}} \times 100\% \qquad (式7\text{-}15)$$

(四) 常用相对数及其意义

相对数（relative number）是两个相关总量指标间的比值。其意义在于可以将基数不同的指标转换为基数相同的指标，使其具有可比性。常用的相对数有率、构成比、相对比。

1. **强度相对数** 简称率（rate），又称为频率指标，表示在一定条件下某种现象实际发生的观察单位数与可能发生该现象的总观察单位数之比。用来说明该现象发生的频率大小或强度。常以百、千、万、十万等为比例基数。比例基数的选择主要根据习惯和使算得的率呈现一定的有效位数，方便阅读。如常见病的发生率习惯用百分率（%）或千分率（‰）；罕见病的发生率多用万分率（1/万）或十万分率（1/10万）；出生率、粗死亡率习惯用千分率（‰），肿瘤死亡率习惯于用十万分率（1/10万）等。

计算公式为：
$$率 = \frac{发生某现象的观察单位数}{可能发生该现象的观察单位数} \times 比例基数 \qquad (式7\text{-}16)$$

用符号表示为：
$$率 = \frac{A(+)}{A(+) + A(-)} \times 比例基数$$

妇幼卫生常用的率有：患病率、发病率、死亡率、病死率、治愈率、孕产妇死亡率、婴儿死亡率等。

由于我国生命统计制度不健全，还存在活产、孕产妇死亡、儿童死亡漏报。因此，妇幼卫生信息质量控制工作主要是查漏。漏报率包括活产漏报率和死亡漏报率。

$$活产漏报率 = \frac{漏报活产数}{上报活产数 + 漏报活产数} \times 100\% \qquad (式7\text{-}17)$$

$$死亡漏报率 = \frac{漏报死亡数}{上报死亡数 + 漏报死亡数} \times 100\% \qquad (式\ 7\text{-}18)$$

另外,在妇幼卫生有关表卡质量检查中有:

(1) 完整性检查:检查各种数据资料,从各种原始表卡,到计算机录入的各个环节数据资料的完整性和每一份表卡中各项目填写的完整性。

$$卡片完整率 = \frac{完整卡片数}{检查卡片数} \times 100\% \qquad (式\ 7\text{-}19)$$

(2) 正确性检查:检查死因诊断、死因分类的正确性,各种表卡填写方法的正确性,以及各项目数据范围和逻辑关系的正确性。

$$死因错误率 = \frac{错误诊断、分类卡片数}{检查卡片数} \times 100\% \qquad (式\ 7\text{-}20)$$

$$卡片错漏项率 = \frac{全部卡片的错漏项数}{每张卡片的项目数 \times 检查卡片数} \times 100\% \qquad (式\ 7\text{-}21)$$

$$诊断不明率 = \frac{死因诊断不明的卡片数}{全部死亡卡片数} \times 100\% \qquad (式\ 7\text{-}22)$$

2. 结构相对数　又称为构成比(proportion)、百分比(percentage),表示某一事物内部各组成部分所占的比重或分布。常以百分数表示。用来描述疾病或死亡的顺位、位次或所占比重。

计算公式为:

$$构成比 = \frac{某一组成部分的观察单位数}{同一事物各组成部分的观察单位总数} \times 100\% \qquad (式\ 7\text{-}23)$$

用符号表示为:

$$构成比 = \frac{A}{A + B + C + D + ...} \times 100\%$$

在计算构成比时,各个分子的综合等于分母,即构成比的总和为 100%。表 7-2 是孕产妇的死因构成,横向合计为 100%。

表 7-2　2011 年各地区孕产妇死因构成(%)

地区	产科出血	妊娠高血压疾病	产褥感染	内科合并症	羊水栓塞	其他	合计
北京市	20.0	10.0	0.0	40.0	0.0	30.0	100
天津市	33.3	0.0	0.0	33.3	0.0	33.3	100
河北省	11.7	9.6	1.1	24.5	24.5	28.7	100
山西省	21.4	8.9	0.0	21.4	35.7	12.5	100
内蒙古	12.5	15.6	0.0	31.3	9.4	31.3	100

注:数据来源《2012 年中国卫生统计年鉴》

3. 比较相对数　又称作比值(ratio),常用 R 表示,是两个相关指标之比。用以描述两者的对比水平。说明 A 是 B 的若干倍或百分之几。通常用倍数或分数表示。

计算公式为:

$$比 = \frac{A\ 指标}{B\ 指标} \qquad (式\ 7\text{-}24)$$

相比较的两个指标可以性质相同,如一个地区的人口性别比;也可以性质不同,如人口数与耕地面积之比。医学人口学中最常见的相对比有性别比、儿童妇女比等。如某年某地出生婴儿中,男性婴儿有185人,女性婴儿有176人,则出生婴儿性别比为:

$$185/176=1.05(倍)　或者　176/185×100\%=95.14\%$$

但实际工作中出生性别比常用男性出生数/女性出生数。

计算相对比时,A、B两指标既可以是绝对数,也可以是相对数。例如,研究吸烟与肺癌的关系时,在一组吸烟人群中统计得到肺癌死亡率为54.0/10万;在非吸烟组中(对照组)肺癌死亡率为9.0/10万。则吸烟者与不吸烟者相比,肺癌死亡率的相对危险度为:54.0/9.0=6.0(倍)

4. 应用相对数的注意事项

(1) 率与构成比的区别:率和构成比是两种性质不同的指标,构成比只能说明事物内部各组成部分的比重,不能说明某现象发生的频率或者强度。但在实际工作中,以构成比代替率的错误现象时有发生。例如,某地某年门诊诊断儿童流感患者共274 267人,其中城市儿童有154 241人,占56.24%,农村儿童有120 026人,占43.76%,这时容易错误地得出儿童流感发病率高的结论。实际上这组数据只反映出医院门诊诊断流感患者中城市儿童多于农村儿童,不能反映流感发病率。农村可能由于当地家长对流感不了解或不重视,到医院就诊比例小。要计算流感发病率,必须用发生流感的病例数除以当地当时儿童数。

(2) 计算相对数时分母不宜过小:计算相对数时分母过小会使得相对数不稳定,波动较大。观察单位足够多时,计算相对数比较稳定,能够正确反映实际情况。如用孕产妇死亡率甲县某年孕产妇死亡8例,甲县当年的活产数为8300人,孕产妇死亡率96.4/10万,乙县某年孕产妇死亡6例,乙县当年的活产数为5600人,孕产妇死亡率107.1/10万,两者之间波动太大,这时候最好用绝对数表示。如果必须用率表示,则可同时列出可信区间。

(3) 平均率(总率)的计算:对于观察单位不等的几个率,不能直接相加求其平均率,而应该用合计的数据来计算(表7-3)。

表7-3　某市妇女病患病率

地　名	妇女人数	妇女病例数	发病率(%)
甲县	100 000	20 000	20.0
乙县	80 000	12 000	15.0
丙县	40 000	6500	16.3
合计	220 000	38 500	17.5

表7-3中求平均率时将三个县各自的发病率相加或相加后除以3求平均都是错误的,正确的平均发病率(又可以称为总发病率)=38 500/220 000×100%=17.5%。

5. 资料的可比性　决定率或者构成比等相对数大小的因素是多方面的。所以进行两个或者多个率或者构成比比较时,除了所研究的因素外,还有其他重要的影响因素应相同或者相近,要在相同的条件下比较,应注意以下两方面内容:

(1) 研究方法相同,观察对象同质,观察时间相等,地区、民族等客观条件一致。例如,比较不同抗生素治疗儿童肺炎患者疗效,要求给药方式一样、剂量一致、用药时间相同,而且患者的客观条件要尽可能一致,如:均为12岁男孩,生活在同一个城市,病情一样且无其他并发症状。

(2) 其他影响因素在各组的内部构成是否相同。如果两组资料的年龄、性别等构成不同时，只能分年龄、性别比较各小组的率或者对各组进行标准化后再比较（见下节）（表7-4）。

表7-4　甲乙两县各年龄组人口数及食管癌死亡率（1/10万）

年龄组（岁）(1)	甲县				乙县			
	人口数(2)	人口构成(3)	食管癌死亡数(4)	食管癌死亡率(5)	人口数(6)	人口构成(7)	食管癌死亡数(8)	食管癌死亡率(9)
0~	1 756 897	0.6520	0	0	1 725 819	0.6580	0	0
30~	244 942	0.0909	12	4.9	289 298	0.1103	25	8.6
40~	251 678	0.0934	91	36.2	250 480	0.0955	125	49.9
50~	206 947	0.0768	307	148.3	191 204	0.0729	344	179.9
60~	143 893	0.0534	460	319.7	114 355	0.0436	371	324.4
70~	90 270	0.0335	292	323.5	51 670	0.0197	170	329.0
合计	2 634 627	1.0000	1162	43.12	2 622 826	1.0000	1035	39.46

表7-4中存在矛盾，乙县各年龄组死亡率都比甲县高，但总死亡率却比甲县低，这是为什么呢？错误结论的原因在于年龄是影响疾病死亡率的比较重要的混杂因素，而混杂因素的构成在两地都明显不同，如果直接比较总率会造成结论错误。

正确做法是：①设计阶段时事先对这些可能的混杂因素进行控制；②按可能的混杂因素进行分层分析；③应用标准化率法进行比较。

（五）动态序列及其分析指标

动态相对数（dynamic series）是一系列按时间顺序排列起来的统计指标（包括绝对数、相对数和平均数），用以说明事物在时间上的变化和发展趋势。常用的分析指标如表7-5所示。

表7-5　某地2001~2007年床位的发展动态

年份(1)	年末床位数(2)	绝对增长量		发展速度		增长速度	
		累计(3)	逐年(4)	定基(5)	环比(6)	定基(7)	环比(8)
2001	1400	—	—	100.0	100.0	—	—
2002	2100	700	700	150.0	150.0	50.0	50.0
2003	2200	800	100	157.1	104.8	57.1	4.8
2004	2300	900	100	164.3	104.5	64.3	4.5
2005	2500	1100	200	178.6	108.7	78.8	8.7
2006	2600	1200	100	185.7	104.0	85.7	4.0
2007	3000	1600	400	214.3	115.4	114.3	15.4
2008	3700	2300	700	264.3	123.3	164.3	23.3
2009	4500	3100	800	321.4	121.6	221.4	21.6

1. **绝对增长量**　说明事物在一定时期所增加的绝对数量。可以计算：①累计增长量，如表中第(3)栏，以2001年床位数为基数，各年床位数与其相减即得；②逐年增长量，即下一年床位数与上一年相减，如表中第(4)栏。

2. **发展速度和增长速度**　可计算：①定基比：即统一用某个时间的指标为基数，以各时间的指标与之相比;②环比:即以前一个时间的指标为基数,以相邻的后一个指标与之相比。发展速度和增长速度均为比,说明事物在一定时期的速度变化。增长速度 = 发展速度 –1(或 100)。

3. 平均发展速度和平均增长速度 用于概括某一时期的速度变化,其计算公式为:

$$平均发展速度 = \sqrt[n]{\frac{a_n}{a_0}}$$ （式 7-25）

$$平均增长增长速度 = 平均发展速度 -1$$

本例计算:

$$平均发展速度 = \sqrt[8]{\frac{4500}{1400}} = 1.157 = 115.7\%$$

$$平均增长速度 = 1.157 - 1 = 0.157 = 15.7\%$$

动态数列不仅可以总结过去,还可以预测未来。如:根据表 7-9,预测该地 2012 年的床位数。

解:$1.157 = \sqrt[11]{\frac{a_{11}}{1400}}$ 得 $a_{11} = 6963$ 张

即根据该地 2001~2009 年的平均发展速度,到 2012 年该地床位数可达 6963 张。需要注意:预测时要用近期比较稳定的速度会更接近实际的预测值。

二、因素分析的方法

(一) 妇幼卫生信息的双变量分析

双变量关系分析是指一个自变量(分组变量)和一个因变量(结果变量)之间关系的分析,是应用统计分析最为重要的内容,包括二分类变量、多项无序分类变量、多项有序分类变量、数值变量 4 种变量相互组合形成的 16 种关系的分析(表 7-6)。

表 7-6 两变量关系分析的统计方法

自变量 (分组变量)	因变量(结果变量)			
	二项分类变量	多项无序分类变量	多项有序分类变量	数值变量
二项分类变量	四格表卡方检验	卡方检验(两样本构成比的分析)	①Wilcoxon 秩和检验☆ ②Ridit 分析(检验统计量 u)☆ ③卡方检验(两构成比的分析)	①t 检验☆ ②Wilcoxon 秩和检验
多项无序分类变量	卡方检验(多样本率的分析)	卡方检验(多构成比的分析)	①Kruskal-Wallis H 秩和检验☆ ②Ridit 分析(统计量 χ^2)☆ ③卡方检验(多构成比的分析)	①方差分析☆ ②Kruskal-Wallis H 秩和检验
多项有序分类变量	①二分类 Logisitc 回归☆ ②卡方检验(多样本率的分析)	①无序多分类 Logisitc 回归☆ ②卡方检验(多构成比的分析)	①Spearman 等级相关☆ ②R*C 关联性分析 ③有序多分类 Logisitc 回归 ④Kruskal-Wallis H 秩和检验 ⑤Ridit 分析(统计量 χ^2)	①Spearman 等级相关☆ ②方差分析☆ ③Kruskal-Wallis H 秩和检验
数值变量	二分类 Logisitc 回归	无序多分类 Logisitc 回归	①有序多分类 Logisitc 回归☆ ②Spearman 等级相关☆ ③R*C 关联性分析	①pearson 直线相关回归☆ ②Spearman 等级相关

☆:当有多种分析方法时为优先选择的分析方法,是本章予以介绍的内容

如对多项无序分类变量与多项有序分类变量关系的分析时可选用 Kruskal-Wallis H 秩和检验、Ridit 分析和卡方检验,其中 Kruskal-Wallis H 秩和检验为最优分析方法,详细给予讲述;其他方法如卡方检验,实际上是将多项有序分类变量降级为多项无序分类变量后而进行的分析,可参照多项无序分类变量与多项无序分类变量关系的分析。

1. 二项分类变量与二项分类变量关系的分析　由于数据性质的不同,分类变量与分类变量关系的分析可分为数据库数据的分析和频数表数据的分析两种。但通常情况下,是先将数据库数据转换为频数表数据,然后进行频数表数据的分析,故无序分类变量间关系的分析只介绍频数表数据的分析,其他章节类同。

二项分类变量与二项分类变量关系的分析,又称为四格表资料的分析,是一种常见的分析类型,比较两组率间的统计学差异。如,有无流产史妇女卵巢囊肿发生率是否存在差异;麻疹疫苗接种与否的儿童,麻疹发病率是否存在差异,等。

例 7.2　为了解某新型流感疫苗的效果,将 212 名儿童随机分为两组,试验组注射新疫苗,对照组服用公认的疫苗,观察结果如表 7-7 所示,问两种疫苗对流感的防治效果是否有差别?

表 7-7　两种退热药的有效率比较

组别	有效	无效	合计	有效率(%)
试验组	85	18	103	82.52
对照组	78	31	109	71.56
合计	163	49	212	76.89

本例数据为两个变量的交叉频数表数据,可看作由数据库数据转换所得。其组别(实验组与对照组)为二分类变量,是自变量,而疗效(有效与无效)为二分类变量,是因变量,目的是分析两组疫苗的有效率有无差别,属于典型的二项分类变量与二项分类变量关系分析的内容,使用四格表 χ^2 检验方法。其计算条件与公式如下:

假若四格表资料的四个实际数分别为 a、b、c、d,n_R 为第 R 行的合计数,n_C 为第 C 列的合计数,n 是总例数,相应的理论值 $T_{RC}=\dfrac{n_R n_C}{n}$。那么,在不同条件下,普通四格表 χ^2 检验有直接 χ^2(Pearson χ^2)检验、校正 χ^2(Yates χ^2)检验和 Fisher 确切概率法。

直接 χ^2 检验:$\chi^2=\dfrac{(ad-bc)^2 n}{(a+b)(b+c)(c+d)(d+a)}$,　$n\geqslant 40$ 且 $T_{RC}\geqslant 5$

校正 χ^2 检验:$\chi^2=\dfrac{\left(|ad-bc|-\dfrac{n}{2}\right)^2 n}{(a+b)(b+c)(c+d)(d+a)}$,　$n\geqslant 40$ 且 $1\leqslant T_{RC}<5$

确切概率法:$\sum p_i=\sum\dfrac{(a+b)!\ (b+c)!\ (c+d)!\ (d+a)!}{a!\ b!\ c!\ d!\ n!}$,　$n<40$ 或 $T_{RC}<1$

本例,总例数 N=212$\geqslant$40 且最小理论频数 T_{RC}=23.8$\geqslant$5,应用直接 χ^2 检验。

计算结果:建议使用直接卡方检验,χ^2=3.5827,P=0.0584>0.05,差异无统计学意义。

至于校正 χ^2 检验、确切概率计算法,仿此相应录入频数表数据,再根据 Excel 统计程序的提示,直接读出分析结果。

2. 两个无序分类变量间关系的分析 两个无序分类变量间关系的分析包括二项分类变量与二项分类变量间关系的分析、二项分类变量与多项无序分类变量间关系的分析、多项无序分类变量与二分类变量间关系的分析以及多项无序分类变量与多项无序分类变量间关系的分析,分别比较两个率的差异、两个构成比的差异、多个率的差异和多个构成比的差异是否具有统计学意义。前面已介绍了二项分类变量与二项分类变量间关系的分析,本小节将介绍除此以外的两无序分类变量间关系的分析。

例 7.3 欲了解不同性别白血病患儿的血型分布是否有所不同,资料如表 7-8 所示。试分析不同性别白血病患儿的血型分布有无差别?

表 7-8 不同性别急性白血病患儿的血型分布

组别	A 型	B 型	O 型	AB 型	合计
男性	26	36	10	28	100
女性	27	28	7	17	79
合计	53	64	17	45	179

本例数据为两个变量(性别与血型)的交叉频数表数据,可看做由数据库数据转换所得。其组别(男性与女性)为二分类变量,是自变量,而血型分布为多项无序变量,是因变量,目的是分析不同性别白血病患儿的血型分布有无差别(即比较两组构成比的差异),属于二项分类变量与多项无序分类变量关系的分析,使用 $R \times C$ 表 χ^2 检验方法。其计算条件与公式如下:

如果总例数为 n,第 R 行 C 列的实际频数为 A_{RC},相应的理论值 $T_{RC} = \dfrac{n_R \cdot n_{\cdot C}}{n}$,行、列合计数分别为 n_R、n_C,那么 $R \times C$ 表资料 χ^2 检验的统计量计算公式为:

$$\chi^2 = \sum \frac{(A_{RC} - T_{RC})^2}{T_{RC}}, \quad v = (R-1)(C-1)$$

也可写成:

$$\chi^2 = n\left(\sum \frac{A_{RC}^2}{n_R n_C} - 1 \right) \quad v = (R-1)(C-1)$$

上述公式的适用条件:各理论数大于 1,或理论数小于 5 的格子数不少于总格子数的 1/5。

如果 $R \times C$ 行列表资料中出现了分组的理论频数 T 小于 1,或者 1<T<5 的格子数超过 1/5 时,用上式进行计算有可能产生偏性。可以通过以下方法处理:

(1) 增加样本含量。

(2) 结合专业知识判断可否将该格与其所在行或列的其他单元格合并。

(3) 采用 Fisher 确切概率法。

本例,最小理论频数 T_{RC}=7.51≥5,应用上述公式。

计算结果:χ^2=1.7982,P=0.6153>0.05,差异无统计学意义。

至于多项无序分类变量与二分类变量间关系的分析(比较多个率的差异)和多项无序分类变量与多项无序分类变量间关系的分析(比较多个构成比的差异),分析方法与例 7.4 的相同。

3. 二项分类变量与多项有序分类变量关系的分析 二项分类变量与多项有序分类变量关系的分析是指独立的两组不同等级指标的差异有无统计学意义的检验,如两个不同人群病情(轻、中、重)有无差异。这类数据常用的分析方法有 Wilcoxon 秩和检验、Ridit 分析,如果要分析两组病情程度的构成比有无差异则用前述的 2×C 表卡方检验。在此,以 Wilcoxon 秩和检验为例予以介绍。

例 7.4　某研究测定了 39 名吸二手烟妇女和 40 名不吸二手烟妇女的碳氧血红蛋白 (HBCO)的等级(表 7-9),问吸二手烟妇女的碳氧血红蛋白等级与不吸二手烟妇女是否不同?

表 7-9　吸与不吸二手烟妇女的 HBCO 等级

是否吸二手烟	HBCO 等级					合计
	很低	低	中	偏高	高	
是	1	8	16	10	4	39
否	2	23	11	4	0	40
合计	3	31	27	14	4	79

本例数据为两个变量的交叉频数表数据,可看做由数据库数据转换所得(如果是数据库数据,常常也转化为频数表数据进行分析)。其组别(吸二手烟妇女与不吸二手烟妇女)为二分类变量,是自变量,而 HBCO 等级为多项有序分类变量,是因变量,目的是分析有无吸二手烟妇女的 HBCO 等级分布有无差别(即比较两组中位数的差异),属于二项分类变量与多项有序分类变量关系的分析,使用 Wilcoxon 秩和检验方法。其计算步骤与公式如下:

(1) 将两样本数据统一由小到大编秩:同一样本相同数据顺序编秩,不同样本相同数据则取平均秩,分别计算两组秩和 T_1 和 T_2。

(2) 查表法:$n_1 \leq 10$;$n_2 - n_1 \leq 10$。取 n 较小的一组秩和查表,若 $n_1 = n_2$,任取 T_1 或 T_2。

(3) 正态近似法:$u = \dfrac{\left| T - \dfrac{1}{2}n_1(n_1+n_2+1) \right| - 0.5}{\sqrt{n_1 n_2(n_1+n_2+1)/12}}$

本例,$n_1 \geq 10$,使用正态近似法。

计算结果:$u = 3.6971$,$P = 0.0002 < 0.05$,差异有统计学意义。

4. 二分类变量与数值变量关系的分析　二项分类变量与数值变量关系的分析,如分析不同性别儿童身高有无差异、两个地区儿童发铅含量有无差异等,根据数值变量是否具有随机性、正态性和方差齐同性,常用 t 检验。

例 7.5　采用完全随机设计的方法,将 21 只体重、出生日期等相似的白鼠随机分为两组,其中一组喂养一般的奶粉,另一组喂养配方奶粉,然后观察喂养 8 周后两组小白鼠所增体重(mg)的情况(表 7-10),配方奶粉喂养的小白鼠体重增加是否高于一般奶粉喂养的?

表 7-10　不同奶粉喂养后小白鼠增重情况

配方奶粉组	一般奶粉组	配方奶粉组	一般奶粉组
134	70	161	94
146	118	107	97
104	101	83	123
130	85	113	86
119	107	129	
124	132		

本例为两组的数据库数据。其组别(配方奶粉组与一般奶粉组)为二分类变量,而小白鼠增加的体重为数值变量,如果目的是分析小白鼠喂养不同奶粉后增加的体重有无统计学差别,属于二项分类变量与数值变量关系的分析,使用两样本均数比较的 t 检验。其计算条件与公式如下:

假若两组的数值变量独立、随机,且符合正态分布和方差齐性的条件,则应用 t 检验,否则应用 t' 检验或秩和检验等。

(1) 两个样本均数比较的检验统计量的计算公式:

$$t = \frac{\overline{X}_1 - \overline{X}_2}{S_{\overline{x}_1 - \overline{x}_2}}, \quad v = n_1 + n_2 - 2$$

式中 $S_{\overline{x}_1 - \overline{x}_2} = \sqrt{S_C^2 \left(\frac{1}{n_1} + \frac{1}{n_2} \right)}$

$$S_C^2 = \frac{(n_1 - 1)S_1^2 + (n_2 - 1)S_2^2}{n_1 + n_2 - 2} = \frac{\sum X_1^2 - \left(\sum X_1 \right)^2 / n_1 + \sum X_2^2 - \left(\sum X_2 \right)^2 / n_2}{n_1 + n_2 - 2}$$

$S_{\overline{x}_1 - \overline{x}_2}$:两样本均数差值的标准误,$S_C^2$:合并方差。

(2) 两样本均数比较的方差齐性检验和 t' 检验公式:

$$F = \frac{S_1^2 (较大)}{S_2^2 (较小)}, \quad v_1 = n_1 - 1, \quad v_2 = n_2 - 1$$

$$t' = \frac{\overline{x}_1 - \overline{x}_2}{\sqrt{\frac{S_1^2}{n_1} + \frac{S_2^2}{n_2}}}, \quad v = \frac{\left(\frac{S_1^2}{n_1} + \frac{S_2^2}{n_2} \right)^2}{\frac{\left(\frac{S_1^2}{n_1} \right)^2}{n_1 - 1} + \frac{\left(\frac{S_2^2}{n_2} \right)^2}{n_2 - 1}}$$

本例样本具有随机性、正态性和方差齐同性,使用 t 检验进行分析。

求得配方饲料组的均数 $\overline{X}_1 = 122.73$、标准差 $S_1 = 21.24$、样本例数 $n_1 = 11$;一般饲料组的均数 $\overline{X}_2 = 101.30$、标准差 $S_2 = 19.08$、样本例数 $n_2 = 10$。

计算结果:$t = 2.4226$,$P = 0.0128 < 0.05$,差异有统计学意义。

5. 多项无序分类变量与多项有序分类变量关系的分析 多项无序分类变量与多项有序分类变量关系的分析是独立的多个样本组间不同等级指标差异有无统计学意义的检验,如 3 种不同喂养方式婴幼儿的营养状况(优、良、中、差)有无差异等。其常用的分析方法有 Kruskal-Wallis H 检验、Ridit 分析,如果要分析 3 种不同喂养方式婴幼儿营养状况的构成比有无差别则用前述的 R×C 表卡方检验。此处,介绍 Kruskal-Wallis H 检验方法。

例 7.6 三种不同喂养方式婴幼儿的营养状况数据如表 7-11 所示,试比较不同喂养方式间有无差别。

本例数据为两个变量(喂养方式与营养状况)的交叉频数表数据,可看做由数据库数据转换所得(如果是数据库数据,常常也转化为频数表数据进行分析)。其组别(三种喂养方式)为多项无序分类变量,而营养状况为多项有序分类变量,目的是分析三种喂养方式婴幼儿营养状况有无差别(即比较多组中位数的差异),属于多项无序分类变量与多项有序分类变量关系的分析,使用 Kruskal-Wallis H 检验方法。其计算步骤与公式如下:

(1) 将数据统一由小到大编秩:同一组样本相同数据顺序编秩,不同组样本相同数据则

表 7-11　三种不同喂养方式婴幼儿的营养状况比较

喂养方式	营养状况			
	优	良	中	差
母乳喂养	20	15	40	7
部分母乳喂养	36	17	35	12
人工喂养	19	30	16	1

取平均秩。

（2）计算 H 统计量：

$$H = \frac{12}{n(n+1)} \sum \frac{R_i^2}{n_i} - 3(n+1)$$

式中，R_i：各组的秩和；n_i：各组对应的例数；$n = \sum n_i$。

$n_i = 5$ 且组数 $g < 3$，查 H 界值表确定 P 值；若 $n_i > 5$，或 $g > 3$ 用近似 χ^2 检验，计算 H 值确定 P 值。如组间存在统计学差异，用扩展 t 检验进行两两比较。

若有相同秩次时，应计算校正值 H_c：

$$H_c = H/C = \frac{H}{1 - \sum (t_j^3 - t_j)/(N^3 - N)}$$

式中，t_j：第 j 个相同秩次的个数。

本例，$n_i > 5$ 用近似 χ^2 检验。

计算结果：$H = 7.5562$，$P = 0.0229 < 0.05$，差异有统计学意义，即不同喂养方式存在差别；两两比较的结果提示，母乳喂养与人工喂养存在差异，其余没有统计学差异。

6. 多项无序分类变量与数值变量关系的分析　多项无序分类变量与数值变量关系的分析是对多个均数是否存在统计学差异进行分析。与二项无序分类变量与数值变量关系的分析类似，若数值变量满足随机性、正态性和方差齐同性，多项无序分类变量与数值变量关系的分析可采用完全随机设计的方差分析。

例 7.7　为评价两种降糖新药的疗效，以统一的纳入和排除标准选择了 55 名妊娠糖尿病患者，并完全随机地分为三组进行双盲试验。其中，甲药 19 人、乙药 18 人、对照组 18 人。对照组服用公认的降糖药物，治疗 4 周后测得其餐后 2 小时的血糖下降值（mmol/L），结果如表 7-12 所示。问治疗 4 周后，三组的餐后 2 小时血糖下降值总体水平是否不同？

表 7-12　三组药物治疗妊娠糖尿病患者 4 周后餐后 2 小时血糖的下降值（mmol/L）

甲药（i=1）	乙药（i=2）	对照（i=3）	甲药（i=1）	乙药（i=2）	对照（i=3）
11.8	12.6	1.1	5.6	2.0	2.7
15.5	9.8	2.2	16.3	5.6	7.8
8.0	12.7	3.9	11.8	7.0	6.9
5.8	6.3	3.0	14.6	7.9	1.5
3.5	−0.1	6.4	4.9	4.3	9.4
5.0	−1.8	1.6	8.1	6.4	3.8
9.2	4.1	3.9	3.8	7.0	7.5
8.7	12.8	7.0	6.1	5.4	8.4
6.0	5.7	0.9	13.2		
9.5	−0.6	12.4			

本例数据为 3 组的数据库数据。其组别(分为 3 组)为多项无序类变量,而血糖下降值为数值变量(血糖值变量服从正态分布,各患者的血糖值相互独立),目的是分析治疗后,三组的餐后 2 小时血糖下降值总体水平有无差别(即比较多组均数的差异),属于多项无序分类变量与数值变量关系分析的内容,使用完全随机设计方差分析方法。其计算条件与公式如下:

(1) 方差齐性分析:等方差进行 Bartlett 方差齐性检验,公式如下:

$$\chi^2 = \frac{\sum_i \left[(n_i - 1) \ln \frac{s_c^2}{s_i^2} \right]}{1 + \frac{\sum_i (n_i - 1)^{-1} - (N - k)^{-1}}{3(k - 1)}} \qquad v = k - 1$$

$$S_C^2 = SS_{组内}(或 = SS_{误差})$$

(2) 计算方差分析各统计量:

1) 总离均差平方和($SS_{总}$):$SS_{总} = \sum_i \sum_j (X_{ij} - \overline{X})^2$

2) 组内离均差平方和($SS_{组内}$):$SS_{组内} = \sum_i \sum_j (X_{ij} - \overline{X}_i)^2$　$v_{组内} = N - k$

3) 组内均方($MS_{组内}$):$MS_{组内} = SS_{组内}/v_{组内}$

4) 组间离均差平方和($SS_{组间}$):$SS_{组间} = \sum_i n_i (\overline{X}_i - \overline{X})^2$　$v_{组间} = k - 1$

5) 组间均方($MS_{组间}$):$MS_{组间} = SS_{组间}/v_{组间}$

6) 组间与组内均方的比值:$F = MS_{组间}/MS_{组内}$

完全随机设计的方差分析方法可将总变异分解成组间变异和组内变异,并列方差分析表(表 7-13)。

表 7-13　完全随机设计方差分析的计算公式表

变异来源	离均差平方和 SS	自由度 v	均方 MS	F	P
总变异	$\sum_i \sum_j X_{ij}^2 - c$	$N-1$			
组间变异	$\sum_i \frac{\left(\sum_j X_{ij} \right)^2}{n_i} - c$	$k-1$	$SS_{组间}/v_{组间}$	$MS_{组间}/MS_{组内}$	
组内变异	$SS_{总} - SS_{组间}$	$N-k$	$SS_{组内}/v_{组内}$		

注:$c = \frac{\left(\sum_i \sum_j X_{ij} \right)^2}{N}$

(3) 两两比较的 q 检验(Student-Newman-Keuls 法):两两比较的方法有若干种,较常用的是 q 检验(Student-Newman-Keuls 法)。

q 检验的计算公式为:

$$q = \frac{|\overline{X}_A - \overline{X}_B|}{S_{\overline{x}_A - \overline{x}_B}}, \qquad v = v_{误差}$$

$$S_{\overline{X}_A - \overline{X}_B} = \sqrt{\frac{MS_{\text{误差}}}{2}\left(\frac{1}{n_A} + \frac{1}{n_B}\right)}$$

式中$|\overline{X}_A - \overline{X}_B|$为任何两个对比组均数差值的绝对值,$S_{\overline{X}_A - \overline{X}_B}$为均数差值的标准误,$MS_{\text{误差}}$为单因素方差分析中的组内均方$MS_{\text{组内}}$。

计算结果:Bartlett 方差齐性检验结果:$\chi^2 = 1.24$,$P = 0.538 > 0.05$,各组方差齐;方差分析结果:$F = 4.74$,$P = 0.013 < 0.05$,各组不等或不全相等;q 检验结果:A 组(甲药)与 B 组(乙药)、C 组(对照)之间存在统计学差异,其余各组间未见统计学差异。

7. 多项有序分类变量、数值变量与无序分类变量关系的分析　多项有序分类变量、数值变量与无序分类变量关系分析包括多项有序分类变量与无序分类变量关系的分析、数值变量与无序分类变量关系的分析两种,研究具有等级属性或数值大小的危险因素(自变量)与定性观察结果(因变量)之间的定量关系,主要应用 logistic 回归分析方法。

8. 多项有序分类变量与多项有序分类变量关系的分析　双向有序分类变量间关系的分析常见的有年龄段与冠状动脉粥样硬化等级之间的关联性分析、贫血患儿的营养状况与贫血体征之间的关联性等。常用的分析方法为 Spearman 秩相关。

例 7.8　某地 9 例 7 岁贫血患儿的营养状况(优、良、中、差)与贫血程度(−、+、++、+++)(表 7-14)。问贫血患儿的营养状况与其贫血程度是否存在相关关系?

表 7-14　某地 9 例患儿的营养状况与贫血程度的关系

营养状况	贫血程度	营养状况	贫血程度
1	1	2	2
1	0	3	3
2	1	2	1
1	2	3	2
0	0		

注:营养状况 0、1、2、3 分别表示优、良、中、差;贫血程度 0、1、2、3 分别表示 −、+、++、+++

本例数据为两有序分类变量的数据库数据。其自变量和因变量都为多项有序分类变量,属于多项有序分类变量与多项有序分类变量关系的分析,使用 Spearman 秩相关。其公式如下:

计算步骤:

(1) 编秩:将两变量 X、Y 成对的观察值分别从小到大顺序编秩,用 P_i 表示 X_i 的秩次;用 Q_i 表示 Y_i 的秩次。若观察值相同取平均秩次。

(2) 将秩次带入公式计算:

$$r = \frac{\sum(P_i - \overline{P})(Q_i - \overline{Q})}{\sqrt{\sum(P - \overline{P})^2 \sum(Q - \overline{Q})^2}} = \frac{l_{pq}}{\sqrt{l_{pp}l_{qq}}}$$

(3) 检验由样本算得的秩相关系数是否有统计学意义。

计算结果:$r = 0.7207$,$t = 2.7507$,$P = 0.0285 < 0.05$,差异有统计学意义,贫血儿童的营养状况与贫血程度存在正相关关系,即营养状况越差,贫血越严重。

9. 多项有序分类变量与数值变量关系的分析　多项有序分类变量与数值变量间关系的分析,如研究 7 岁贫血患儿的血红蛋白含量与贫血体征(−,+,++,+++)的相关性,目前未相应的分析方法,一般将数值变量降级为有序分类变量后应用 Spearman 秩相关进行分析,参见多项有序分类变量与多项有序分类变量关系的分析。

10. 数值变量与数值变量关系的分析　数值变量与数值变量关系的分析常见的是关联性分析,如研究某年龄儿童的身高与体重的关系、血压与年龄的关系等。常见的分析方法有 Pearson 相关和 Spearman 秩相关。当双变量服从正态分布时采用 Pearson 相关,不服从正态分布时选用 Spearman 秩相关。

例 7.9　某地方病研究所调查了 8 名正常儿童的年龄(岁)与其尿肌酐含量(mmol/24h),测量结果如表 7-15 所示,儿童的年龄与其尿肌酐是否存在相关关系?儿童的年龄与其尿肌酐的回归方程?

表 7-15　8 名正常儿童的年龄 X(岁)与其尿肌酐含量 Y(mmol/24h)

年龄	尿肌酐含量	年龄	尿肌酐含量
13	3.54	8	2.56
11	3.01	10	3.36
9	3.09	12	3.18
6	2.48	7	2.65

本例数据为两数值变量的数据库数据,即自变量和因变量都为数值变量,分析儿童的年龄与其尿肌酐是否存在相关关系,并给出回归方程,属于多项无序分类变量与数值变量关系的分析,使用 Pearson 相关回归分析。

当自变量和应变量均服从正态分布时,可用 Pearson 积差相关来分析两变量的相关关系。样本相关系数用 r 表示,描述两个变量直线相关的方向和密切程度,r 的计算公式为:

$$r = \frac{\sum (X - \bar{X})(Y - \bar{Y})}{\sqrt{\sum (X - \bar{X})^2 \sum (Y - \bar{Y})^2}} = \frac{l_{XY}}{\sqrt{l_{XX} l_{YY}}}$$

r 值的假设检验公式为:$t = \frac{r\sqrt{(n-2)}}{\sqrt{1-r^2}}$　$v = n - 2$

直线回归方程一般形式为:$\hat{y} = a + bx$

式中回归系数 b 和截距 a 的计算公式分别为:

$$b = \frac{l_{xy}}{l_{xx}} = \frac{\sum (x - \bar{x})(y - \bar{y})}{\sum (x - \bar{x})^2} = \frac{\sum xy - (\sum x)(\sum y)/n}{\sum x^2 - (\sum x)^2/n} \quad a = \bar{y} - b\bar{x}$$

对 b 进行假设检验的 t 检验法公式为:$t = \dfrac{b}{S_b}$

$$S_b = \frac{S_{Y \cdot X}}{\sqrt{l_{xx}}}; \quad S_{Y \cdot X} = \sqrt{\frac{SS_{残}}{n-2}}; \quad v = n - 2$$

计算结果:$r=0.8818$,$t=2.4469$,$P=0.0038<0.05$,有统计学差异,即正常儿童的年龄与其尿肌酐含量存在正相关关系;其回归方程为 y=0.1392x+1.6617。

(二) 妇幼卫生信息的多变量关系分析

理论上讲,统计分析除了单变量的统计描述、双变量的关系分析以外,其他诸如一个自变量和多个因变量、多个自变量和多个因变量之间关系的分析当属多变量关系分析的内容。由于分类变量与数值变量各不相同,不同个数不同变量的组合方式多种多样,所以相应的统计方法也有很多种,主要有:多个数值变量与 1 个数值变量之间的关系,如多元相关回归分析;多个分类变量与 1 个数值变量之间的关系,如多因素方差分析、重复设计方差分析;混合多个变量与 1 个数值变量之间的关系,如协方差分析、COX 模型;混合多变量与 1 个分类变量之间的关系,如 Logistic 回归分析;多个数值变量与多个数值变量之间的关系,如典型相关等。

三、常用的统计软件

统计分析软件是统计分析的必备工具,目前有许多种(套)。常用的统计分析软件有:统计分析系统 SAS、社会学统计程序包 SPSS、微软公司的电子表格系统 Microsoft Office Excel 等。

(一) 统计分析系统 SAS

SAS 是美国使用最为广泛的三大著名统计分析软件(SAS、SPSS 和 SYSTAT)之一,是目前国际上最为流行的一种大型统计分析系统,被誉为统计分析的标准软件。

1. SAS(statistics analysis system)　意为统计分析系统,是统计分析系统的英文缩称,最早于 1976 年由 SAS 软件研究所正式推出。它于 1966 年由北卡罗来纳大学的两位生物统计学研究生开始研制,1976 年由美国 SAS 软件研究所实现商品化。1985 年推出 SAS PC 微机版本,1987 年推出 DOS 下的 SAS6.03 版,之后又推出 6.04 版。以后的版本均可在 WINDOWS 下运行,目前最高版本为 SAS6.12 版。SAS 集数据存取、管理、分析和展现于一体,为不同的应用领域提供了卓越的数据处理功能。它独特的"多硬件厂商结构"(MVA)支持多种硬件平台,在大、中、小与微型计算机和多种操作系统(如 UNIX、MVS WINDOWS 和 DOS 等)下都可运行。SAS 采用模块式设计,用户可根据需要选择不同的模块组合。它适用于具有不同水平与经验的用户,初学者可以较快掌握其基本操作,熟练者可用于完成各种复杂的数据处理。

目前 SAS 已在全球 100 多个国家和地区拥有 29 000 多个客户群,直接用户超过 300 万人。在我国,国家信息中心、国家统计局、国家卫生和计划生育委员会(原卫生部)、中国科学院等都是 SAS 系统的大用户。SAS 已经被广泛应用于政府行政管理、科研、教育、生产和金融等不同领域,并且发挥着愈来愈重要的作用。

2. SAS 的功能　SAS 是数据管理和分析软件包,能够完成各种统计分析、矩阵运算和绘图等。

SAS 的各项功能由功能模块完成。其中 BASA 模块为必需模块,其他模块可任选。供选择的模块包括统计(STAS)、矩阵运算(IML)、绘图(GRAPH)和全屏幕操作(FSP)等 20 余个。

(1) 基础模块(BASE):具有以下功能:进行数据存储、调入、追加、拷贝和文件处理;编写报告,打印图表;进行数据排序、分类等操作;完成一些基本统计数计算(如平均数和相关系数);与一些软件包(DBASE、LOTUS 等)及大型机进行数据交换和通讯。BASE 模块为 SAS 系统的核心模块。

(2) 统计模块(STAT):提供一些高度可靠、完整的统计分析过程。主要有方差分析(包括一元、多元的单因素及多因素实验设计的方差分析)、线性相关和回归分析(包括聚类分析、主成分分析、因子分析、典范相关分析)以及非参数测验等,共计 26 个过程。每个过程还提供多种不同算法和选项,从而 SAS 系统成为一个全面、细致、科学的统计分析方法集。STAT 模块为 SAS 系统的核心和精华。

（3）矩阵运算模块（IML）：是一种交互式矩阵语言。可直接进行矩阵运算（加法、乘法、求逆、计算特征值和特征向量等），适用于高级统计、工程运算和数学分析。

（4）绘图模块（GRAPH）：能在微机的绘图设备上绘制图形。可制作三维图形、地图和幻灯等。

（5）全屏幕操作模块（FSP）：为一交互式全屏幕软件。利用它可以建立、修改和浏览 SAS 数据集中的观察值、定义用户屏幕等。

3. SAS 的特点 SAS 把数据存取、管理、分析和展现有机地融为一体。主要特点如下：

（1）功能强大，统计方法齐、全、新。SAS 提供了从基本统计数的计算到各种试验设计的方差分析、相关回归分析以及多变数分析的多种统计分析过程，几乎囊括了所有最新分析方法，其分析技术先进、可靠。分析方法的实现通过过程调用完成。许多过程同时提供了多种算法和选项。例如，方差分析中的多重比较，提供了包括 LSD、DUNCAN、TUKEY 测验在内的 10 余种方法；回归分析提供了 9 种自变量选择的方法（如 STEPWISE、BACKWARD、FORWARD、RSQUARE 等）。回归模型中可以选择是否包括截距，还可以事先指定一些包括在模型中的自变量字组（SUBSET）等。对于中间计算结果，可以全部输出、不输出或选择输出，也可存储到文件中供后续分析过程调用。

（2）使用简便、操作灵活：SAS 以一个通用的数据（DATA）产生数据集，尔后以不同的过程调用完成各种数据分析。其编程语句简洁、短小，通常只需很小的几句语句即可完成一些复杂的运算，得到满意的结果。结果输出以简明的英文给出提示，统计术语规范易懂，具有初步英语和统计基础即可。使用者只要告诉 SAS "做什么"，而不必告诉其"怎么做"。同时，SAS 的设计使得任何 SAS 能够"猜"出的东西都不必用户告诉它（即无需设定），并且能自动修正一些小的错误（例如将 DATA 语句的 DATA 拼写成 DATE，SAS 将假设为 DATA 继续运行，仅在 LOG 中给出注释说明）。对运行时的错误它尽可能地给出错误原因及改正方法。因而 SAS 将统计的科学、严谨、准确及方便使用有机地结合起来，极大地方便了使用者。

（3）提供联机帮助功能：使用过程中按下功能键 F1，可随时获得帮助信息，得到简明的操作指导。

（二）社会学统计程序包 SPSS

SPSS（statistical package for the social science）是社会学统计程序包的英文缩称，是世界上著名的统计分析软件之一。20 世纪 60 年代末，美国斯坦福大学的三位研究生研制开发了最早的统计分析软件 SPSS，同时成立了 SPSS 公司，并于 1975 年在芝加哥组建了 SPSS 总部。20 世纪 80 年代以前，SPSS 统计软件主要应用于企事业单位。1984 年，SPSS 总部首先推出了世界第一个统计分析软件微版本 SPSS/PC+，开创了 SPSS 微机系列产品的开发方向，从而确立了个人用户市场第一的地位。同时 SPSS 公司推行本土化策略，目前已推出 9 个语种版本。SPSS/PC+ 的推出，极大地扩充了它的应用范围，使其能很快地应用于自然科学、技术科学、社会科学的各个领域，世界上许多有影响的报刊、杂志的学者纷纷就 SPSS 的自动统计绘图、数据的深入分析、使用方便、功能齐全等方面给予了高度的评价与称赞。目前已经在国内逐渐流行起来。它使用 Windows 的窗口方式展示各种管理和分析数据方法的功能，使用对话框展示出各种功能选择项，只要掌握一定的 Windows 操作技能，粗通统计分析原理，就可以使用该软件为特定的科研工作服务。

SPSS for Windows 是一个组合式软件包，它集数据整理、分析功能于一身。用户可以根据实际需要和计算机的功能选择模块，以降低对系统硬盘容量的要求，有利于该软件的推广应用。SPSS 的基本功能包括数据管理、统计分析、图表分析、输出管理等。SPSS 统计分析过程包括描述性统计、均值比较、一般线性模型、相关分析、回归分析、对数线性模型、聚类分析、数据简化、生存分析、时间序列分析、多重响应等几大类,每类中又分为几个统计过程,比如回归分析中又分线性回归分析、曲线估计、Logistic 回归、Probit 回归、加权估计、两阶段最小二乘法、非线性回归等多个统计过程,而且每个过程中又允许用户选择不同的方法及参数。SPSS 也有专门的绘图系统,可以根据数据绘制各种图形。

SPSS for Windows 的分析结果清晰、直观、易学易用,而且可以直接读取 EXCEL 及 DBF 数据文件,现已推广到各种操作系统的计算机上,它和 SAS、BMDP 并称为国际上最有影响的三大统计软件。和国际上几种统计分析软件比较,它的优越性更加突出。在众多用户对国际常用统计软件 SAS、BMDP、GLIM、GENSTAT、EPILOG、MiniTab 的总体印象分的统计中,其诸项功能均获得最高分。在国际学术界有条不成文的规定,即在国际学术交流中,凡是用 SPSS 软件完成的计算和统计分析,可以不必说明算法,由此可见其影响之大和信誉之高。2009 年 3 月,SPSS 公司把 SPSS Statistics 改为 PASW(Predictive Analytics Soft Ware)Statistics。此后 SPSS 把 SPSS 17 统计分析软件正式更名为 PASW Statistics 17。目前的版本为 PASW Statistics 22,即 SPSS 22。SPSS 作为三大综合性统计软件之一,其统计分析功能与另外两个软件即 SAS 和 BMDP 相比仍有一定欠缺。

虽然如此,SPSS for Windows 由于其操作简单,已经在我国的社会科学、自然科学的各个领域发挥了巨大作用。该软件还可以应用于经济学、生物学、心理学、医疗卫生、体育、农业、林业、商业、金融等各个领域。

(三) Stata

Stata 作为一个小型的统计软件,其统计分析能力远远超过了 SPSS,在许多方面也超过了 SAS。由于 Stata 在分析时是将数据全部读入内存,在计算全部完成后才和磁盘交换数据,因此计算速度极快,一般来说,SAS 的运算速度要比 SPSS 至少快一个数量级,而 Stata 的某些模块和执行同样功能的 SAS 模块比,其速度又比 SAS 快将近一个数量级。Stata 也是采用命令行方式来操作,但使用上远比 SAS 简单。其生存数据分析、纵向数据(重复测量数据)分析等模块的功能甚至超过了 SAS。用 Stata 绘制的统计图形精美,很有特色。在长远趋势上,Stata 有超越 SAS 的可能。

Stata 的另一个特点是它的许多高级统计模块均是编程人员用其宏语言写成的程序文件(ADO 文件),这些文件可以自行修改、添加和下载。用户可随时到 Stata 网站寻找并下载最新的升级文件。事实上,Stata 的这一特点已使其成为几大统计软件中升级最多、最频繁的一个。

Stata 最大的缺点应该是数据接口太简单,实际上只能读入文本格式的数据文件;其数据管理界面也过于单调。

(四) 微软公司的电子表格系统 Microsoft Office Excel

Microsoft Office Excel 是美国微软公司开发的电子表格系统,是目前应用最为广泛的办公室表格处理软件之一。Excel 被众多用户所熟知,具有数据处理、函数运算、数据库、图表制作等功能,进行统计分析时具有易得、快速、直观、简单、运算可视等优点,是建立数据库并进行常用统计分析的较好工具。

不同软件各有利弊、互有长短,用户可根据需求和使用习惯,选择一种或几种软件进行数据分析。

四、常见的统计错误

妇幼卫生科研中，研究者关心研究对象的特征往往具有变异性；如年龄、性别皆相同的人其身高不尽相同，体重、血型等也都存在类似的现象。同时，由于研究对象往往很多，或者不知到底有多少，或者研究对象不宜全部拿来做研究；所以人们往往借助抽样研究，即从总体中抽取部分个体组成样本，依据对样本研究结果推断总体的情况。合理恰当地选用统计学方法，有助于发现变异背后隐藏的真面目，即一般规律。但是，如果采用的统计学方法不当，不但找不到真正的规律，反而可能得出错误的结论，进而影响研究的科学性，甚至会使错误的结论蔓延，造成不良影响。作为妇幼卫生工作者，尤其是科研工作者，必须了解当前科研中常见的统计学错误，以便更好地开展科研和利用科研成果。

（一）科研数据描述中的常见错误

统计描述是统计分析的重要工作之一，是展示数据特征的必要步骤。通常依据资料的性质和类型，选择适宜的统计指标以反映数据的集中水平和变异程度；多数时候还借助统计表、统计图来展示数据的分布情况。正确选择统计指标、合理运用统计图表，是进行恰当统计描述的前提；但实际运用中，统计指标选取不当，统计图表使用不规范的现象却较为普遍。

1. **定量资料统计指标的选取**　选择统计指标的一般方法：对于定量资料，在确定统计指标前，须先考察资料的分布特征，看其是否满足正态分布的要求；从而为选用恰当的统计指标提供参考。如果资料满足正态性，则考虑采用算术均数和标准差，即以 $\bar{x} \pm s$ 表示样本数据的集中水平和离散程度；如果资料经对数变换后能满足正态性的要求（如等比资料），则采用几何均数（G）描述其集中水平；如资料分布不能满足正态性（如传染病的潜伏期），通常采取中位数（M）和四分位数间距（Q）作为描述其集中趋势和变异程度的指标。

（1）常见的错误：①以 $\bar{x} \pm s$ 描述任何类型资料的特征，尤其是以 $\bar{x} \pm s$ 描述分布明显呈偏态的资料；②混淆标准差与标准误：标准差和标准误是统计学中非常重要的两个概念，虽然两者在本质上是相同的，均是描述资料离散程度的大小，但描述的对象不同，含义自然也不同，标准差描述一组个体观测值的波动情况，而标准误则反映从同一总体中采用同样的抽样方法，固定样本量多次随机抽取的样本均数的波动情况。均数 ± 标准差（$\bar{x} \pm s$），反映在相同实验条件下，观测值在均数附近的波动情况；而均数 ± 标准误（$\bar{x} \pm s_{\bar{x}}$），反映在相同条件下的重复研究中，$\bar{x}$ 与 μ 的接近程度。

（2）误用实例：

例 7.10　某人在表达正常人与四组患有不同疾病的患者血清 PCⅢ测定结果时，编制出如下一张统计表（表 7-16）。

分析：这是一个典型的混淆标准差与标准误的例子，也可能是作者为了让资料的离散度看起来小一点，而采取的一种"补救措施"，即以标准误取代标准差。其实，均数 ± 标准差（$\bar{x} \pm s$）与均数 ± 标准误（$\bar{x} \pm s_{\bar{x}}$）的含义是不同的。另外，用 $\bar{x} \pm s_{\bar{x}}$ 表达定量资料的结果，同样要求资料满足正态分布。其实我们很容易将数据的标准差算出来，如表 7-16 最后一列所示；不难看出，本例资料显示的血清 PCⅢ值是呈明显偏态分布的。

2. **统计表**　是用表格的形式来描述统计资料，使统计事物之间的关系条理化、系统化与明晰化，便于对指标进行计算、分析与比较。统计表由标题、标目、线条与数字等四个部分构成，各部分均有相应的要求。如：标题应简明扼要说明统计表的内容，一般不宜超过 15 个字；横标目说明各行数字的涵义，纵标目说明各列数字的涵义；通常把主语置于横标目，谓语

表 7-16 正常人与 4 组不同疾病患者血清 PCⅢ 的测定结果

组别	例数	$\bar{x} \pm s_{\bar{x}}$(ug/L)	P 值 [*]	标准差 [Δ]
正常人	100	85.0±17.5		175
急性病毒性肝炎	22	131.1±30.2	<0.01	142
慢性迁延性肝炎	18	94.9±26.5	>0.05	112
代偿性肝硬化	20	266.2±157.5	<0.001	704
肝硬化合并肝癌	46	288.7±101.4	<0.001	687

注:[*] 表示各组与正常人比较;[Δ] 根据表中数据还原出来的

置于纵标目;表的线条宜少勿多,常用三线表;除顶线、底线以及标目线,绝对不用竖线,特殊情况下可加辅助横线;数字一律用阿拉伯数字,同一指标的小数位数应一致,位次对齐。

不规范问题:①标题过于简略,甚至不写标题,或过于繁琐以及标题不确切;②标目过多、层次不清;③线条过多;④表内同一指标的小数位数不一致;⑤表中数字代表的含义不清楚。

误用实例:

例 7.11 某研究者在探讨丙型肝炎特异性诊断的比较及其意义时,将研究结果整理,如表 7-17 所示。

表 7-17 四种方法对 104 例静脉药瘾者检测结果

	Abbott	CP	GOR	PCR
阳性	72	67	52	48
阴性	32	37	52	56
合计	104	104	104	104
%	69.2	64.4	50	46

分析:用纵标目表示采用的方法(原因),用横标目标表示检测的结果,不符合常规。表格横纵标目的安排,一般要求从左到右阅读可以读成一句话,这样便于理解表格所要表达的意思;另外,表示同一指标数据的小数位要一致。这个表格如能用下面的方式表达,则会更为明了、规范,易于阅读(表 7-18)。

表 7-18 四种方法对 104 例静脉药瘾者检测结果(修改)

检查方法	人数			检出率(%)
	阳性	阴性	合计	
Abbott	72	32	104	69.2
CP	67	37	104	64.4
GOR	52	52	104	50.0
PCR	48	56	104	46.2

(二) 妇幼卫生科研统计推断中的错误

统计学中有成千上万的方法,但没有哪种方法是万能的;每一种方法均有其应用条件,通常依据资料类型、研究设计方案、统计推断的目的等选择适宜的检验方法。对于定量资料,常用的统计推断方法有 t 检验、u 检验、方差分析等;对于定性资料,最常用的方法则是卡方检验;另外,相关与回归以及非参数检验也是较为常用的推断方法。推断中的常见错误是:①应用条件未能满足或不顾应用条件是否得到满足就随意使用某种检验方法,导致结论可信度低甚至错误;②对 P 值的理解不透彻,导致结论绝对化、把统计学结论等同于专业结论等。

1. t 检验 常见的 t 检验有单样本 t 检验、两独立样本 t 检验和配对样本 t 检验等三种类型。t 检验有其相应的适用条件,如正态性和方差齐性等,适用于两组以下资料的统计分析等。在实际应用中常见的错误是:应用条件不足、设计类型不符、强用 t 检验分析一切定量资料等。

(1) 单样本 t 检验:本方法的应用条件一般要求样本来自正态分布的总体,特别是样本量较小时;该法是一个非常稳健的统计方法,只要没有明显的极端值,其分析结果都是比较稳定的。单样本 t 检验在实际应用中即使存在应用条件不适当的情况,对检验结果的可靠性通常也不会有较大的影响。

(2) 两独立样本 t 检验:该方法常用于解决两个总体均数的比较问题,应用时应满足三个条件:①正态性,即各样本均来自正态分布的总体;②方差齐性,即各样本所在总体的方差相等;③独立性,即各观测值之间是相互独立的,不能互相影响。如果数据不能满足正态性和方差齐性的要求,则应考虑通过适当的数据转换使之满足条件后再进行检验;若转换仍无法满足检验的前提条件,则可考虑采用近似 t 检验或非参数检验的方法进行分析。该检验方法在实际应用中存在较为严重的错用和误用现象,主要是应用条件不能满足、设计类型不符的情况下强行使用等。

误用实例:

例 7.12 为探讨开胃理脾口服液对脾虚小鼠肠功能的影响,某研究者取 70 只小白鼠,随机分成 7 组,每组 10 只;第 1 组为空白组,给予等容生理盐水,其余各组给予 100% 大黄水煎液 1 周(静脉注射,1 次 / 天),造成脾虚模型。停食 24 小时后,第 1、2 组静脉注射含 10% 炭末的冷开水,第 3~5 组给予含 10% 炭末的开胃理脾口服液,第 6 组给予含 10% 炭末的开胃理脾丸剂,第 7 组给予含 10% 炭末的儿康宁。给药 30 分钟后处死小鼠,打开腹腔,剪取小肠,分别测量小肠总长度和炭末在肠内推进的距离,以推进距离除以小肠总长度计算炭末推进百分率。具体数据如表 7-19 所示。

原作者用两独立样本 t 检验处理,结果显示:模型组与空白组比较,有显著性差异,开胃理脾口服液低、中、高剂量与模型组比较,有显著性差异;提示本品具有促进小鼠小肠运动功能的作用,其作用强度较丸剂好。

表 7-19 各组对小肠运动的影响

组别	剂量(g/kg)	推进率(%)	组别	剂量(g/kg)	推进率(%)
空白组	0	86.18 ± 5.18	口服液高剂量组	21.06	95.00 ± 3.87 ▲△
模型组	0	75.83 ± 5.56**	丸剂组	2.34	80.20 ± 12.22
口服液低剂量组	2.34	91.22 ± 5.32 ▲	儿康宁组	2.34	92.20 ± 9.03 ▲▲
口服液中剂量组	7.02	94.20 ± 6.39 ▲△			

注:与模型组比较▲▲$P<0.05$,▲$P<0.01$;与空白组比较 *$P<0.05$,**$P<0.01$;与丸剂组比较△$P<0.05$

177

分析:首先是设计乱。作者想通过本次研究,探析多个因素对小鼠肠功能的影响,如是否为脾虚、开胃理脾口服液的剂量、药物剂型、是否服药等;但资料的整理表却显示作者把资料视为单因素7个水平设计的方差分析,这是错误之一。另外,作者反复采用两独立样本 t 检验进行处理,殊不知这样做会大大增加假阳性错误的概率。

对于这样的资料应该对其进行有效的拆分,本例可拆分为如下5种组合:①空白组与模型组:成组设计,单因素2个水平,用 t 检验进行分析,可考察造模是否对小肠功能产生影响;②模型组、低剂量组、中剂量组、高剂量组:单因素4个水平,采用方差分析,可考察开胃理脾口服液的剂量对小肠功能的影响是否不同;③模型组、低剂量组、丸剂组、儿康宁组:单因素4个水平,采用方差分析,可考察不同药物对小肠功能的影响是否不同;④模型组、中剂量组、丸剂组、儿康宁组:分析方法同③;⑤模型组、高剂量组、丸剂组、儿康宁组:分析方法同③。

注意:上述组合给定的分析方法,须满足相应的条件,如正态性与方差齐性;如果不能满足,则考虑运用非参数检验,如秩和检验进行分析。对于后4种组合,若差别经检验有统计学意义,尚须进一步采用 Dunnett's t 检验分析其余各组与模型组之间的差别是否有统计学意义。

2. **方差分析**　方差分析的常见类型有:完全随机设计的方差分析、随机区组设计的方差分析、重复测量设计的方差分析、析因设计的方差分析、正交设计的方差分析、拉丁方设计的方差分析等。方差分析的适用条件包括:正态性、方差齐性、独立性。

常见错误是:反复运用两独立样本 t 检验处理各种设计类型的方差分析资料、不顾应用条件是否满足就强行进行方差分析、采用的方差分析方法与设计类型不符等。

完全随机设计方差分析:该类型的方差分析在实际运用中较为广泛:①常见错误一:是混淆因素与水平的概念,把多个因素的多个水平混为一谈,作为一个因素多个水平进行分析;②常见错误二:是应用条件未能满足而强行使用方差分析;③常见错误三:用 t 检验进行分析;④常见错误四:用完全随机设计方差分析去处理其他类型的方差分析,如带有协变量的资料、析因设计资料、具有重复测量的资料等。

误用实例:

例7.13　为探讨尼莫地平对新生儿缺氧缺血性脑病(HIE)的治疗作用,将患有 HIE 的新生儿43例,分为尼莫地平治疗组21例和对照组22例。治疗组于生后12小时内开始使用尼莫地平口服治疗,其余治疗和处理与对照组相同;两组于生后12小时、24小时、72小时监测 RBC TCa 和 $Ca^{2+}i$ 的含量(表7-20)。采用 t 检验和方差分析进行统计处理,结果显示:

表7-20　治疗组与对照组各时相两两比较

时间(h)	组别	例数	$Ca^{2+}i\ (\bar{x}\pm s)$	$TCa\ (\bar{x}\pm s)$
12	对照组	22	2.2923 ± 0.3781	4.7314 ± 0.4804
24	对照组	22	1.8716 ± 0.2400	4.0071 ± 0.2733
72	对照组	22	1.1886 ± 0.2400	2.9979 ± 0.2733
12	治疗组	21	1.2724 ± 0.2049	3.5824 ± 0.3775
24	治疗组	21	1.1304 ± 0.1527	3.0829 ± 0.2676
72	治疗组	21	1.1578 ± 0.2522	2.6870 ± 0.4078
	F		7.1324	2.9481
	P		<0.01	<0.05

对照组 12 小时、24 小时的 RBC TCa 和 $Ca^{2+}i$ 的含量均高于治疗各时相组,差异具有统计学意义($P<0.01$);由此得出结论:早期使用尼莫地平能阻止 Ca^{2+} 内流,从而达到保护神经元、改善临床症状的作用。

分析:本例采用单因素多水平设计定量资料的方差分析对资料进行处理是不妥的,因为这里的数据之间不能满足独立性的要求,同时,设计类型既不是成组设计,也不是单因素多水平设计。该资料涉及两个因素,即使用尼莫地平与否和测量时间,其中前者为分组因素,后者是与重复测量有关的实验因素;这是一个具有一个重复测量的两因素设计的定量资料。正确的处理方法是:采用具有一个重复测量的两因素设计定量资料的方差分析对资料进行处理,如果在不同时点上测量值的差异有统计学意义,还须进一步做两两比较。

3. **卡方(χ^2)检验**　χ^2 检验用途较为广泛,可用于频数分布的拟合优度检验、两属性变量间的关联分析和两个及多个样本率或构成比的比较等。该法在实际应用中常见的错误是:采用卡方检验分析一切计数资料、用 Pearson 卡方代替校正和确切概率法、将卡方检验用于等级资料或有序联表的分析等。

简单四格表资料的 χ^2 检验:在检验时,要特别注意样本量 n 和理论频数 T 的取值范围,有助于选对方法。通常,若 $n\geq40$,且 $T\geq5$,采用 Pearson 卡方;当 $n\geq40$,但有 $1<T<5$ 时,需要进行连续性校正;当 $n<40$ 或 $T<1$ 时,应改用四格表确切概率法。实际应用中,常见的错误是用 Pearson 卡方检验去分析一切四格表资料。

误用实例:

例 7.14　某人将病情相似的淋巴系重量患者随机分成两组,分别作单纯化疗与复合化疗,两组的缓解率如表 7-21 所示。采用普通 Pearson 卡方检验,$\chi^2=3.89$,$P<0.05$,认为两种疗法的总体缓解率不同。

表 7-21　两种疗法缓解率的比较

组别	属性		合计	缓解率(%)
	缓解	未缓解		
单纯化疗	2	10	12	16.7
复合化疗	14	14	28	50.0
合计	16	24	40	40.0

分析:对这个四格表资料,其样本总量为 40,通过计算不难发现其中有 1 个格子的理论频数为 4.8;正确的处理方法是采用连续性校正公式,直接运用 Pearson 卡方检验进行处理是不妥当的。通过连续性校正发现,$\chi^2=2.62$,$P>0.05$,尚不能认为两种治疗方案的总体缓解率不同。其实,对于样本总量为 40 这样的临界情况,可同时用确切概率法进行处理,结果 $P>0.05$。

例 7.15　有人研究含结核清(DPC)方案和含对氨基水杨酸钠(P)方案治疗耐多药肺结核,比较静脉炎副作用的发生率,得到资料如表 7-22 所示。采用 Pearson 卡方检验,$\chi^2=5.14$,$P<0.05$,认为两种方案在静脉炎副作用发生率上的差异有统计学意义。

分析:这是一个四格表,要采用 Pearson 卡方检验,需要样本总数 n 不少于 40,且理论频数 T 大于 5 才行;本例样本总数为 36,小于 40,显然不能用 Pearson 卡方检验。正确的做法是采用确切概率方法进行处理。

表 7-22　两组患者静脉炎发生情况

治疗方案	例数	
	发生	未发生
DPC	0	22
P	3	11

（三）相关与回归分析

1. **相关分析**　相关分析是分析自变量 x 与因变量 y 的关系,两个变量之间的相互关系是双向的;但决不能把相关关系直接看做因果关系。相关分析的目的是描述两变量间呈直线关系的密切程度和方向,反映两随机变量的相互关系。两事物间有数量关系,可能是因果关系,也可能不存在因果关系,而仅仅是伴随关系。

缺乏专业上有关联的依据,强行做相关分析;以卡方检验代替相关分析;以 Pearson 相关分析法代替等级资料的相关分析等,是在相关分析中较常见的错用现象。

误用实例:

例 7.16　某人在研究急性胰腺炎患者尿激酶型纤溶酶原激活物及其受体的变化时,选用急性胰腺炎患者 30 例;所有患者于发病 72 小时时行胰腺增强螺旋 CT,按 CT 分级标准分为 A、B、C、D、E 五级;采用 Pearson 相关分析,认为急性胰腺炎患者血清 uPA 与胰腺 CT 分级呈负相关(r=-0.435,P=0.016<0.05)。

分析:这里要分析的两个变量中,一个是定量变量,一个是等级变量;要分析它们之间是否存在相关关系,应采用 Spearman 等级相关分析法进行处理。运用 Pearson 相关分析,要求两个变量均为定量变量且属于"双变量正态分布资料"。

2. **回归分析**　研究在专业上有一定联系的两个定量变量中的一个变量(因变量)随另一个变量(自变量)依赖关系的统计分析方法,称为直线回归分析;回归分析的目的是定量地描述两个变量之间的依存关系,以便用一个变量的值去推测另一个变量的值。通常根据因变量的性质和自变量的个数将回归分析进行分类,如自变量是一个时,称为一元回归分析;自变量有多个时,称为多元回归分析;若自变量相同,但需要同时考察的、在专业上有一定联系的因变量有多个时,称为多重回归分析。

误用实例:

例 7.17　某人为研究化疗药物于诱导胰腺癌细胞凋亡过程中 *p53* 和 *bcl-2* 基因表达量的变化,采用斑点杂交及激光密度扫描技术对化疗药物配伍:氟尿嘧啶(5-FU)、丝裂霉素(MMC)和表柔比星(E-ADM)诱导胰腺癌细胞株细胞发生凋亡过程中 *p53* 和 *bcl-2* 基因表达量的变化进行了检测分析,并与细胞凋亡数量的变化进行了相关分析;原文中关于统计方法的描述是:"使用回归方程进行相关分析"。结果:*p53* 基因表达量与细胞凋亡数量变化呈正相关,*bcl-2* 基因表达量与细胞凋亡数量的变化呈负相关,未给出回归方程或统计量,只是注明 *P* 值均小于 0.05。

分析:该研究者旨在分析 *p53* 和 *bcl-2* 基因表达量与细胞凋亡数量的变化间是否存在相关性,却采用回归分析,显然是不妥当的。原研究者混淆了相关与回归的概念,相关分析的目的是了解两变量间直线关系的密切程度和方向;而回归分析的目的是描述两个变量之间的依存关系。以回归分析取代相关分析,显然是不妥当的。

(四) 结论表达不当

1. P 值的含义理解不透　P 值:指从 H_0 规定的总体中做随机抽样,获得大于等于或小于等于现有检验统计量的概率。对这个概念的正确理解是作出统计学结论的必要前提,然而要真正理解 P 值的含义并不容易;许多人认为 P 值越小,差别越显著,如 $P<0.05$ 时表示有差别,$P<0.01$ 时表示差别很大,$P<0.001$ 时表示差别极大等,这是对 P 值的错误理解。

其实,P 值的含义可以理解为:在假设检验中,它是反映待比较各方的差别由抽样误差造成的概率;或者说 P 值反映的是支持无效假设的可能性有多大。这里要特别强调:P 值的大小与待比较各方差别的大小没有直接关系,并不能说 P 值越小差别显著或越大;P 值越小说明差别由抽样误差造成的概率越小,即越有理由认为待比较各方的差别是由于其本质不同造成的。另外,关于 P 值与检验水准 α 的关系,可以这样理解:检验水准 α 是研究者事先设立的作本次假设检验能容忍的犯假阳性的概率,也可认为是研究者确定的小概率事件的判定标准,而 P 值是通过计算得到的。

2. 结论缺乏专业性、太绝对化　由于统计学结论是概率性的,所以下统计学结论时一定要避免绝对化;因为尽管统计推断的正确性很高,如当 α=0.05,且无效假设成立时,其判断正确的概率可达 95%;但 95% 并不等于 100%,假设检验同样存在犯错误的风险。统计推断时,不但会犯假阳性错误,还会犯假阴性错误,即统计学上说的第一类错误和第二类错误。

另外,统计学结论不等于专业结论,所以得出专业结论时,除了要参照统计学结论,还要结合专业知识;有统计学意义并不一定保证在专业上有意义。

误用实例:

例 7.18　为探讨学习困难(LD)儿童视觉 - 运动整合(VMI)发育情况,以及 VMI 与韦氏总智商、3 因子智商相关性,某研究者采用 BeeryVMI 发育测量及中国韦氏儿童智力量表,对 60 名年龄 7~12 岁 LD 儿童进行个体测试。结果:LD 儿童均有 VMI 能力发育落后,比实际年龄落后 15%~45%;与数学成绩的相关系数为 0.305($P<0.05$)。VMI 测定结果与韦氏总智商、3 因子智商作相关性分析,相关系数为 0.384($P<0.01$)。得出结论:LD 儿童视觉 - 运动发育明显落后;在智力正常但有学习困难的儿童中进行 VMI 测试可以判断儿童有关学习能力缺陷的有无和程度。对儿童学习能力的预测和早期干预有较高的价值。

分析:仅根据相关有统计学意义,就得出"在智力正常但有学习困难的儿童中进行 VMI 测试可以判断儿童有关学习能力缺陷的有无和程度"这样的定论,是不妥的。因为,相关系数有统计学意义,并不意味着这种相关性就有实际意义;须结合决定系数(相关系数的平方) r^2 作出解释。r^2 的意义是:因变量的变异中,有多大比例是与自变量的变化有关的,决定系数通常要在 0.25 以上时,相关系数的数值才有实际意义。这里 VMI 测试结果与数学成绩的相关系数 r=0.305,其 $r^2=0.093$;提示 VMI 测试结果的变化中约有 9% 与数学成绩有关,也就是说约 91% 与数学成绩无关,说明 VMI 测试结果与数学成绩的关系并不密切。

第三节　质性资料的分析

一、质性资料分析的原则

(一) 质性资料定义

传统的公共卫生评价与分析方法是建立在定量研究的基础上,长期以来,以流行病学方法为代表的定量研究方法被认为是公共卫生领域研究的"金方法"。然而,近二十多年来,随着医学的进步、专科的发展、患者期望的提高,更由于人们对健康概念的新认识,卫生工作者工作在日益复杂的时代,公共卫生研究领域也从关注医学和行为问题,而向社会、环境方面扩展,研究问题的复杂性使得卫生工作者不断寻求新的研究方法。正是在这种背景下,定性研究的方法逐步被卫生工作者引入到研究中来。

定性研究(qualitative research)是小样本非结构式、探索性的研究方法,它应用自由回答式的访问,探索和了解人们的态度、观念、感觉、偏爱、行为上可理解的基本原因和动机。定性研究能够得到研究人群的语言和信仰方面的信息,其重点是收集用当地的语言进行自由回答的原文资料,尤其是行为方式和影响行为方式的文化、宗教、信仰之间关系的资料。研究人们怎样做以及为什么那样做,这些资料能比简单的定量研究提供更多的信息,据此可以进一步制订改变其行为方式的策略。

定性研究方法是社会学、市场学中的重要研究方法。在预防医学和妇幼保健领域中主要应用于下列方面:

1. **用于调查对健康的非生物学影响因素**　定性研究关注回答"X 是什么? 在不同条件下 X 如何变化? 为什么?"这类问题,而不是回答"X 的数量有多少?"。

2. **为结构式问卷设计适宜的措辞和问题**　定性研究技术的观察、深入访谈、专题小组讨论等能够提供潜在的、描述性的、行为上的情况,这些技术的运用能够发现可理解的术语和词汇供以后定量研究之用。

3. **作为定量研究的补充**　定性研究通过对复杂现象和领域的探索,能够补充定量研究工作。

4. **采用"中立"的办法去探索运用定量分析很难解决的复杂问题**　定性研究技术相对自由开放的特性,使之适合于从被观察者的角度来探索人们的信念和行为,从而提供可供选择的交流方式,避免因此妨碍合作和影响干预进展。

5. **为其他研究课题提供科研假设**　通过定性研究方法获取的资料称为质性资料。质性资料既可能产生于与研究对象直接的互动,如通过访问、小组讨论等方式获得;也可能源于观察或二手资料,包括病历记录中的数字或文字资料、学术论文的全文或摘要等。与定量研究资料的差别在于,质性资料的特征是以详细的现场笔记和访谈录音誊写本为主要形式的文字资料,而质性资料分析的目的是对研究对象的观点或意象进行解读,并且把它们的含义记录下来,系统地汇总到分析研究中。

(二) 质性资料分析的原则

1. **研究对象对某一问题的观点可能与研究者的假设存在差异**　由于社会现实的复杂性,研究对象通常对现实世界有着自己的理解,其观点可能在本质上与研究者的假设存在差异。在资料收集和资料分析过程中,研究者应注意到自身带有的观点和视角,并在现场笔记中对此加以说明,而且在资料整理中用括弧加以标注。为了更好地理解所获得的资料,避免因研究者的视角影响对研究对象的解读,要随时准备回访研究对象,积极寻找可供选择的观点,尽可能正确理解研究对象的思想。

2. **对质性资料的分析要结合研究对象所处的背景**　研究对象所处的背景不仅指其行为、态度、疾病发生的物质环境,同样也指影响这一现象的历史、社会、政治氛围以及整体及个体特征。之所以将背景引入资料分析,是基于以下两方面的考虑:一是因为研究对象的社会地位、经济状况、宗教信仰等会影响他们对某一问题的观点及表述方式;二是因为所研究的问题会通过不同的方式与其生活的物质、社会、经济和政治环境相融合。

3. 质性资料的分析可能形成新的理论　质性资料的分析可以被某一种理论框架指导，也可以在数据分析中形成新的理论。

4. 质性资料分析可以产生新的研究线索　在质性资料的分析中，通过识别和探究特殊案例，可以让被社会忽视的问题或少数人的声音显现出来，引发对问题的深入调查或提供进一步调查的新线索。

5. 质性资料分析是一个反复求证的过程　理解人类的行为过程是缓慢而曲折的，研究者要想从研究对象的视角去了解复杂的问题，要经过多轮的询问、回应、重新解说、分析、理论化和查证，质性分析是一个反复求证的过程。

二、质性资料的分析步骤

(一) 资料分析中常用的术语

在质性资料的分析中通常会使用以下术语：

1. 理论　理论(theory)是指一组相互联系的概念、定义和命题，通过对各变量间的关系进行详细的阐述后，提出对事件或过程的一种系统观点。

2. 概念 / 主题(concepts or themes)　指从原始资料的组合中显现出来的共同的观点或条目。

3. 特征(characteristics)　文本资料中一个独立的项目或事件，类似定量研究中的一个观察变量或指标，特征是最小的分析单位。

4. 编码(coding)　编码是对文字资料中能够归类比较的相似段落或相关信息片段加上标注的过程。编码常由研究的问题、假说、重要的概念或主题得到。编码有很多与原始资料有关的用途，包括对信息进行组织和检验，对资料进行整理和删减，使之成为可分析的单位。

5. 编码分类(coding sorts)　把不同来源但却有类似编码的文本单元编辑成一个单独的文件或报告。

(二) 现场资料的记录

资料记录是任何研究的一个关键部分。对于定性研究来说，用以记录资料的方法在整理和分析时起着非常重要的作用。记录可以采取多种形式：在本子上记录、磁带录音、照片、录像带记录、画图等。将定性资料合理整理以便在分析时简便有效地查找是很必要的。基于对关键人物的调查，对专题小组会议的记录，对各种行为和事件的观察，第二手资料(例如临床记录和家族表)以及研究者对资料意义的评论和观点，可整理出数量可观的现场书面记录。

对于定性研究，应做以下三种形式的记录。

1. 每日摘要　在日记本上非常简略地记录下每日的工作。这种日记可以将整个活动按时间记录下来。

2. 简要现场记录　现场调查时先将观察和访问结果记录下来，然后在当天再做详细记录，每天都要留出时间来补充和整理现场记录。除非会影响访谈，一般都要在访谈的同时记录下问题和关键词。直接记录下调查对象自己的语言是非常有用的，在记录中可以插入研究人员的评论。

3. 完整的现场记录　在当天将简要的现场记录扩充完成。简要记录中的关键词可以作为许多段落和重点的提示，在扩充的时候可以用插入语或标注的形式加入研究人员的意见。如果收集到的相关资料很多,一般通过计算机软件记录和保存原始文本资料,这样可以极大地提高速度和效率。有很多文本核查和管理软件可供研究者选择,研究者可以选择适合整理自己项目资料需要的软件。

(三) 分析的基本步骤

质性资料的分析是一个逐步展开的过程,强调如何将资料结合成一个集合了背景和意义的整体。常用的分析思路是根据研究问题对资料进行分组,然后寻找它们的相同点和不同点。这种方法特别适用于在有限的资源或时间内进行深入的分析。质性资料的分析框架如图 7-2 所示。

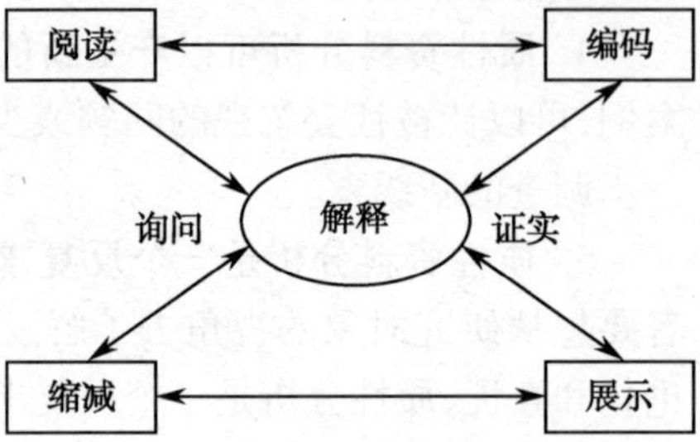

图 7-2 质性资料的分析框架:逐步展开

具体分析过程如下:

(1) 确认和强调关键陈述或重点观察。

(2) 列出原始"主题目录"。

(3) 根据主题目录,编码陈述或观察事物。

(4) 根据主题或次主题安排各种陈述。

(5) 解释资料。

(6) 详细记载研究内容。

遵循大多数研究报告的模式(研究问题、背景、目的、方法、结论、解释),明确详尽地描述资料收集和分析的过程,在解释或讨论中需提供事实或证据以支持论点。

资料分析是一个连续的过程,如果有多位现场工作者,大家应该阶段性地一起讨论研究主题、提出假设、有无其他解释及不同意见,讨论如何进行下一步的资料收集。

(四) 资料的表达

资料经过分析后,可以采取几种表达方式:

1. **流程图** 用流程图对事件可以进行说明和比较。

2. **分类图** 以分类图的形式将收集到的资料进行分类。

3. **关系图** 使用不同的图解表示对被研究问题的认识。

4. **描述性分析** 通过列联表等描述性分析的方法来展示所研究问题的主要特征,包括时间、人、小组、角色、事件分类、环境、过程、重要因素等。

尽管定性研究有其研究优势,但是也存在一定的局限性。如怎样才能知晓研究对象提供的信息是真实的? 怎样才能知晓所获得的信息与信息提供者所表达的观点一致? 通常可以使用以下方法保证数据资料的代表性和可信性:①增加样本量;②认真研究个别情况(与众不同的案例);③对所有案例进行同等详细研究;④随机抽样;⑤检查研究人员效应;⑥注意研究偏见;⑦从多个角度检验资料;⑧根据证据来决定信息的可靠性。

(陈青山 朱军 杜其云 陈辉)

第八章

妇幼卫生信息利用

信息指导实践的过程就是对信息的利用过程。妇幼卫生信息本身并不是目的,只有在政策制定、卫生规划、管理和监控等服务和流程评价的过程中,作为一种手段,提高了卫生决策能力和改善了妇幼卫生服务的效果,才真正实现了信息的价值。

第一节 妇幼卫生信息利用的需求

一、妇幼卫生信息用户

信息用户(information user)是在各种社会实践活动中需要和利用各种信息服务方式或信息交流渠道获取所需信息的个人和团体。妇幼卫生信息用户是信息用户中的一部分,是在临床医疗、妇幼保健服务、妇幼卫生事业管理、医学科研、医学教育及与妇幼卫生领域相关的各种活动中,利用妇幼卫生信息机构提供的特有服务方式和渠道获取所需妇幼卫生信息的个人和团体。

不同工作的人承担的任务不同,关心的问题不同,信息需求也不尽相同。妇幼卫生信息用户也会因工作岗位不同而有不同的信息需求,可以将妇幼卫生系统的信息用户划分为以下几类。

(一) 管理人员

各级政府的决策制定者所关心的问题是管理中的决策、组织、领导、协调和控制等问题。决策制定者的重大决策依赖于及时、准确、全面、详细和高效的信息。因此,信息的分析与利用对管理人员来说至关重要。所需信息包括人口信息、患者信息、疾病统计信息、妇幼卫生管理信息等。

(二) 卫生技术人员

是指接受过高等或中等卫生教育或培训,掌握相关的医药卫生知识和技能,经卫生行政部门的考试或考核并登记注册,从事医疗、预防、保健、药剂、护理或其他专业的技术人员,他们对妇幼卫生信息的需求主要是为了解决日常工作中出现的问题。

(三) 医学科研人员

医学科研人员是指从事基础医学、临床医学、妇幼保健、预防医学和医学理论研究的工作人员。研究医学各领域的发展规律、进行知识创新是医学科研人员的主要工作。医学科研的立项、论证、申报、总结、评价以及科学研究的整个过程都需要信息支持。

(四) 教学人员

是医学院校从事妇幼卫生教学工作的人员,主要工作是向学生传授知识,并同时承担部分科研工作。教师既要传授现有的知识,还要不断更新知识,了解妇幼保健的现状,及时形成新的知识传授给学生。

(五) 医学生

通常指深入、全面、系统地学习医学基础知识和专业知识,毕业后能够胜任医学科学技术或管理工作的医学专门人才,主要是医学院校各层次的学生。他们既要牢固掌握前人对相关知识的总结,还要不断补充新的内容和信息,使其进一步完善和发展。

(六) 公众 / 媒体

此处公众主要是指患者、患者家属及对医学感兴趣的百姓。进入 21 世纪,医学知识的普及,社会人群的学历和健康意识不断提高,对医疗和保健信息的需求越来越大。

二、妇幼卫生信息需求特点

信息需求(information demand)是指人们在实践活动中为解决各种实际问题而对信息的不满足和必要感,用户及相应的信息需求是信息服务中最活跃的主动因素,也是信息资源建设和服务模式的决定因素。

由于妇幼卫生信息用户所处的环境、工作性质、业务范围及个人素质等方面存在一定差异,其妇幼卫生信息需求也各有不同。

(一) 管理人员信息需求特点

1. 信息需求全面系统　管理者的许多工作是政策性、预测性和战略性的,他们需要的信息是为他们的工作服务的,全面系统的信息可以使他们做出正确的决策。

2. 信息需求范围广　管理人员不仅仅需要妇幼卫生信息,而且需要人口信息、社会经济信息、财政信息等。

3. 信息准确客观　管理者做出的决策将影响整个系统的工作,错误、片面的信息可能导致判断、决策的失误,给整个管理工作带来严重影响。

(二) 卫生技术人员信息需求特点

1. 需求信息新颖准确　卫生技术人员所需信息主要是新的治疗方法、健康促进措施、新药的疗效、疾病预防与控制等。获取的途径主要是医学期刊、新的专著及网络信息等。

2. 信息需求针对性较强　卫生技术人员往往是针对实际工作中遇到的具体问题,而去查阅一些相关的信息。

(三) 医学科研人员信息需求特点

1. 需求信息新颖　医学科研是发现问题、分析问题和解决问题的过程。科研人员需要了解国内外相关研究的最新进展情况,以便寻找科学研究的切入点和突破口,提高自身科研的新颖性。

2. 信息需求专业化　科研人员从事的往往是某领域中比较专门化的研究工作,因此,信息需求主要是围绕他们从事的工作任务展开,一般不超出他们所从事研究的某一学科或相关学科的范围。

3. 信息需求的连续性和阶段性　科研工作本身的继承性、积累性和阶段性决定了信息需求的连续性和阶段性。科研工作从计划、实施到结题,每一个阶段对信息的需求是不相同的。例如,在计划阶段,必须大量阅读文献,来了解拟研究课题的基本情况、研究现状及研究发展前景,并在此基础上发现以往研究存在的问题,找到新的研究切入点并有所创新,因而其信息需求全面、广泛。在实施阶段,医学科研人员必须密切关注国内外相关研究的最新进展、最新成果。因为很多医学研究可能同时在多个国家、多个机构进行,只有了解了国内外最新科研成果后不断完善和调整自己的科研课题,才能避免重复劳动、提高科研效率。在结题阶段,主要需要的是具体的数据、性能、指标等信息。

(四) 教学人员信息需求特点

教学人员主要承担教学任务,同时还承担部分科研任务。因此,他们的信息需求特点是:

1. **需求信息成熟准确**　为了向学生传授正确的医学知识,教学人员需要的是成熟准确的信息。

2. **需求信息新颖性**　因为教材编写、出版有一定的周期,医学科学技术的发展非常迅速,为了将最新的医学信息传授给学生,要求教学人员获取比较新颖的信息。

3. **需求信息的广泛性**　随着科学技术的发展,各学科间相互渗透,形成许多新的交叉学科,这就要求教学人员要不断拓宽知识面,提高自身综合素质,因而其信息需求的范围也比较广泛。

4. **需求信息形式多样化**　为了吸引学生注意,加强学生记忆,要求教师授课方式多样性。因此,教师需求不同形式的信息,如多媒体资料、图片等。

从事科研工作时,其信息需求和医学科研人员类似。

(五) 医学生信息需求特点

学生信息需求相对于以上几种用户而言较简单,但学生思维灵活、视角多变,所需信息内容除所学专业的相关知识外,还涉及其他很多学科知识。主要信息源为教科书、参考工具以及专业刊物。撰写学位论文时,其信息需求与医学科研人员相似。

(六) 公众 / 媒体信息需求特点

对于公众来说,他们所需信息往往是某种疾病的病因、治疗、预后和保健等,内容要求通俗易懂。对媒体而言,他们所需信息内容较广泛,包括人口学数据、社会与经济数据、卫生保健状况、健康状况、服务质量和财政信息等。

三、妇幼卫生用户信息需求的影响因素

妇幼卫生用户的信息需求受多种因素影响,主要包括用户自身因素、信息机构因素及社会因素等。

(一) 用户自身因素

影响用户信息需求的自身因素主要有:

1. **用户的信息素养**　信息素养(information literacy)是指人们所具有的对信息进行识别、加工、利用、创新、管理的知识、能力与情意等各方面基本品质的总和。主要包括:信息知识、信息能力和信息意识三个方面。信息知识是人们在利用信息技术工具、拓展信息传播途径、提高信息交流效率中所积累的认识和经验的总和,它是构成信息素养的基础。信息意识是人们对信息及信息技术的态度、情感、意识与道德规范的总和,它是形成信息素养的重要动力。信息能力是人成功地进行信息活动所必须具有的个性心理特征,它是构成信息素养的核心。不断提高用户的信息素养,有助于用户的潜在信息需求向正式信息需求转变,并转化为对信息机构的信息服务的需求。

2. **用户的行业、职业及所从事的工作**　这不仅影响着用户所需信息的范围、种类和数量,而且影响着用户信息需求的实现方式。不同行业的妇幼卫生信息用户信息需求量不等、内容不同,同一行业、同一职业的妇幼卫生信息用户也会因其所从事的工作不同而出现不同

方式、不同范围的信息需求。

3. **用户的受教育程度及知识水平**　不同受教育程度、不同知识水平的妇幼卫生信息用户对信息的理解、需求和利用能力存在明显差异。如高级职称的用户比初级职称的用户有更强的信息理解、需求能力。

4. **用户个人习惯、兴趣及心理等**　这些因素对妇幼卫生信息用户的信息特殊需求和妇幼卫生信息用户真实信息需求的表达及妇幼卫生信息用户信息需求的实现方式等存在影响。如在信息需求中，对感兴趣的信息表现出极大的关注和热情，而对不感兴趣的信息表现出冷漠的态度。兴趣广泛的用户会有较多的信息需求。

(二) 信息环境因素

影响妇幼卫生信息用户信息需求的信息环境因素主要包括信息的社会化水平、信息政策、信息渠道、信息加工水平和信息服务水平等。

1. **信息的社会化水平**　信息社会化水平越高，信息的可得性就越高。信息用户就会不断产生新的信息需求，促使潜在信息需求转变成正式信息需求，并使正式信息需求得到满足。

2. **信息政策**　信息政策是一个国家为开发信息资源、发展信息产业、协调信息利用而采取的措施和战略。它对调动用户信息需求的积极性及需求的满足等都有重要作用。

3. **信息渠道**　信息渠道是人们在信息交往过程中所使用的信息通道，也就是传递和接受信息的途径。包括正式的和非正式的、口头的和书面的、单媒体和多媒体等。对信息用户来说，在信息已存在的情况下能否获得所需信息，关键取决于用户获取信息的渠道。信息渠道越多，用户获取信息的可能性越大，促使用户产生更多的信息需求，促使潜在信息向正式信息转变。

4. **信息加工水平**　信息加工是对收集来的信息进行去伪存真、去粗取精、由表及里、由此及彼的加工过程。它是在原始信息的基础上，生产出价值含量高、方便用户利用的二次信息的活动过程。这一过程将使信息增值。只有在对信息进行适当处理的基础上，才能产生新的、用以指导决策的有效信息或知识。信息加工方式主要有两种：一是信息载体；二是信息知识形式。信息载体形式越多，用户获取所需信息的机会就会越多，这样有利于刺激用户产生新的信息需求。

5. **信息服务**　信息服务是信息管理活动的出发点和归宿，是信息管理学研究的重要内容和领域，是用不同的方式向用户提供所需信息的一项活动。信息服务的内容是对分散在不同载体上的信息进行收集、评价、选择、组织、存贮，使之有序化，成为方便利用的形式；对用户及信息需求进行研究，以便向他们提供有价值的信息。信息服务能力强，需求者就愿意到信息机构索取信息；反之，信息服务能力弱，需求者就可能中止信息需求。信息服务能否对用户信息需求起到积极作用，具体表现在以下几个方面：

(1) 信息服务满足用户各种需求的能力：包括信息服务的种类与数量、所提供的信息是否准确及时、是否针对性强。

(2) 信息服务的易用性：主要是指信息需求通过信息机构获取和利用信息时操作程序简单、省力，易于实现。

(3) 信息服务环境的友好性：主要指信息工作人员的服务态度和服务水平等。

(4) 信息服务的收费：过高的收费将阻碍信息需求者的信息需求的表达及其实现。

(三) 社会因素

用户的信息需求受多种社会因素的影响。

1. **国家的历史、文化及科学发展** 一个国家的历史、文化及科学技术发展水平对信息需求有很大的影响。如果一个国家文化水平较高、科学技术发达,信息技术和信息装备水平也会较高,则其社会成员的信息意识较强,用户信息需求的种类和层次也会不断丰富,其信息需求也更为广泛和迫切,需求的数量也会越来越多。

2. **国家的社会政治因素** 国家的社会政治因素如方针、政策、法律法规等决定着一个国家信息需求的特点及总的发展趋势。如果一个国家重视科学技术的发展并制定相关的科技发展方针政策,可为用户的信息需求创造良好的外部环境,并且促使他们的信息需求趋向高、尖、深和新。

3. **社会教育水平** 社会教育水平对用户的信息需求也有较大的影响。教育水平较高的社会,人们需要接受更多的知识,对信息的敏感性较高,需求的迫切性较强。同时受到良好教育的用户,更能准确地表达出来他的信息需求。

第二节 妇幼卫生信息利用的方式

一、妇幼卫生信息的直接利用

通过各种调查方法获得的原始数据采用相应的统计方法进行分析,并以论文、报告形式发表。

(一) 信息分析产出指标

各种妇幼卫生原始资料,经过统计处理后可产生若干个指标,这些指标可以按照不同分类方法进行归类,从而通过各类指标大小对当年本地区妇女儿童健康及妇幼保健服务状况进行全面和量化的了解。我国常用的妇幼卫生统计指标主要分为以下两大类:

1. **卫生体系** 包括投入和过程两类。

2. **健康状况** 包括死亡、患病和生长发育三类。

具体指标详见第四章。

(二) 指标的动态变化分析

指将当年指标与往年指标进行比较,观察指标的动态变化及发展趋势。根据指标的上升或下降,分析发生变化的原因,及时发现存在的问题。

妇幼卫生资料,可对孕产妇、儿童死亡原因进行分析,找出死亡的主要原因,以便采取有针对性的干预措施,降低死亡率(表8-1、8-2)

表8-1 显示,孕产妇死亡的死因构成中,无论城市还是农村,产科出血均为第一位死因,说明在我国加强对产科出血的预防、及时救治,是降低孕产妇死亡的关键。

表 8-1 2012 年我国孕产妇死亡及死因构成

地区	孕产妇死亡率 (/10 万)	死因构成(%)			
		产科出血	羊水栓塞	妊娠期高血压疾病	合并心脏病
城市	22.2	25.6	17.4	7.0	7.0
农村	25.6	27.5	11.5	8.4	12.2

注:资料来源于《2012 年我国卫生和计划生育事业发展统计公报》

由表 8-2 和图 8-1 可见,2000~2011 年间,总的来说,5 岁以下儿童死亡率呈下降趋势,城市与农村下降的幅度和速度不同,我们可根据这些变化,寻找死亡率下降的原因,分析影响城乡差异的因素。

表 8-2　我国 2000~2011 年 5 岁以下儿童死亡率(‰)

年份	新生儿死亡率			婴儿死亡率			5 岁以下儿童死亡率		
	合计	城市	农村	合计	城市	农村	合计	城市	农村
2000	22.8	9.5	25.8	32.2	11.8	37.0	39.7	13.8	45.7
2001	21.4	10.6	23.9	30.0	13.6	33.8	35.9	16.3	40.4
2002	20.7	9.7	23.2	29.2	12.2	33.1	34.9	14.6	39.6
2003	18.0	8.9	20.1	25.5	11.3	28.7	29.9	14.8	33.4
2004	15.4	8.4	17.3	21.5	10.1	24.5	25.0	12.0	28.5
2005	13.2	7.5	14.7	19.0	9.1	21.6	22.5	10.7	25.7
2006	12.0	6.8	13.4	17.2	8.0	19.7	20.6	9.6	23.6
2007	10.7	5.5	12.8	15.3	7.7	18.6	18.1	9.0	21.8
2008	10.2	5.0	12.3	14.9	6.5	18.4	18.5	7.9	22.7
2009	9.0	4.5	10.8	13.8	6.2	17.0	17.2	7.6	21.1
2010	8.3	4.1	10.0	13.1	5.8	16.1	16.4	7.3	20.1
2011	7.8	4	9.4	12.1	5.8	14.7	15.6	7.1	19.1

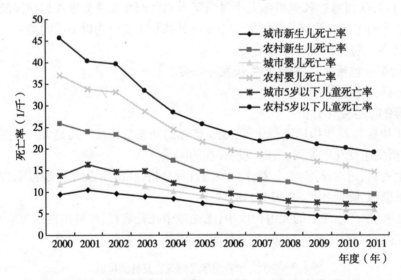

图 8-1　我国 2000~2011 年 5 岁以下儿童死亡率(‰)

(三) 指标的地区间比较

1. **地区间比较**　可将本地区内的单位按一定的特征(如地理、行政划分、经济条件等)进行分类,比较指标在各类地区的水平,从而发现工作中的重点地区及薄弱环节。从表 8-3 可以看出,某省先天性甲状腺功能减退症患病率从高到低依次为西部 > 中部 > 东部。西部最高,这可能与自然环境及缺碘是密切相关的。

表 8-3　某省不同地区先天性甲状腺功能减退症患病情况

地区	筛查例数	确诊例数	患病率(1/10 万)
西部	40 125	52	129.53
中部	358 737	435	121.21
东部	28 540	25	87.56
合计	427 402	512	119.76

2. **地区与国际间比较**　可将本地区指标与国际、国内有关国家和地区水平比较,明确本地区妇幼保健方面在全国或国际上所处位置,以及与先进国家或地区相比存在的差距(表8-4、8-5)。

表 8-4 显示,北京 4 个指标均高于安徽、西藏。说明在这两个地区应加强孕产妇保健管理,尤其是要提高孕产妇保健的系统管理。

表 8-4　2011 年各地区孕产妇保健情况(%)

地区	建卡率	系统管理率	产前检查率	产后访视率
北京	99.2	96.9	99.1	97.3
安徽	76.0	37.5	76.3	60.0
西藏	65.0	30.7	66.7	50.9

注:资料来源《中国妇幼卫生事业发展报告(2011)》

我国孕产妇死亡率、5 岁以下儿童死亡率与发达国家之间的差距逐步缩小。与部分发达国家相比,2000 年中国的孕产妇死亡率明显高于美国、日本和韩国;至 2008 年,孕产妇死亡率、5 岁以下儿童死亡率有了较大幅度下降,与美国、日本、韩国的差距逐步缩小。与"金砖国家"相比,明显低于巴西、印度和南非(表 8-5)。

表 8-5　部分国家孕产妇和 5 岁以下儿童死亡率比较

国家	孕产妇死亡率(1/10 万)		5 岁以下儿童死亡率(‰)	
	2000 年	2008 年	2000 年	2008 年
美　国	13	17	9	8
日　本	8	7	5	3
韩　国	14	11	5	5
巴　西	69	55	30	22
印　度	318	254	91	69
俄罗斯	45	34	20	11
南　非	155	237	74	67
中　国	53	34.2	39.7	18.5

注:资料来源《中国妇幼卫生事业发展报告(2011)》

(四) 指标间的联系

可进一步分析指标与指标间的关系,找出影响妇女儿童健康的因素,如保健服务、社会因素等。可以采用相关回归分析方法进行影响因素的探究。如采用灰色关联分析方法分析孕产妇保健指标与孕产妇死亡的关系(表 8-6)。从表中可见,所有的孕产妇保健指标与孕产妇死亡率的关联度均为负数,即呈负相关关系,说明这些保健措施均可降低孕产妇死亡率。

表 8-6 孕产妇保健指标与孕产妇死亡率的关联系数及关联度

年份	建卡率(%)	产检率(%)	早检率(%)	产后访视(%)	系统管理(%)	住院分娩(%)
1997	-0.94	-0.94	-0.89	-0.94	-0.96	-0.99
1998	-0.88	-0.88	-0.82	-0.86	-0.80	-0.92
1999	-0.95	-0.91	-0.92	-0.93	-0.91	-0.96
2000	-1.00	-0.96	-0.99	-0.97	-0.96	-0.98
2001	-0.97	-0.98	-0.96	-0.98	-0.98	-0.99
2002	1.00	1.00	-0.99	0.98	0.99	-0.94
2003	-0.95	-0.97	-0.97	-0.96	-0.93	0.96
关联度	-0.67	-0.66	-0.93	-0.67	-0.65	-0.69

二、妇幼卫生信息的二次利用

原始数据经过分析整理后,一般以论文、报告形式公开发表,可以利用这些公开发表的论文、报告中妇幼卫生信息,撰写医学综述、进行信息转化和循证决策。

(一) 医学综述

1. 医学综述的定义和特点

(1) 文献综述:综述是通过收集和阅读大量原始文献,对某个领域或某个专题进行分析、对比、评论、归纳加工整理而成的综合评述。是反映当前某一领域中某分支学科或重要专题的最新进展、学术见解和建议的,它往往能反映出有关问题的新动态、新趋势、新水平、新原理和新技术等。

(2) 医学综述:医学综述是查阅了医学某一专题在一段时期内的相当数量的文献资料,经过分析研究,选取有关情报信息,进行归纳整理,作出综合性描述的文章。

(3) 医学综述的特点:医学综述能够对医学科研或临床的研究过程进行全面系统的回顾,并报道反映医学专业课题的科研现状、科研发展趋势。医学综述具有以下特点:①综合性:综合性是指要全面概括医学某一专题在一定时期内的研究动态及发展趋势。综述既要以某一专题的发展为纵线,反映当前课题的进展;又要对国内、国外某领域发展的状况进行横向比较,了解对同一课题不同学者、不同学派关注的异同点。通过阅读大量一次性文献,经过综合分析、归纳整理、消化鉴别,使材料更精练、明确、更有层次和逻辑,进而把握本专题发展规律和预测发展趋势。②评述性:是指比较专门地、全面地、深入地、系统地论述某一方面的问题,对所综述的内容进行综合、分析、评价,反映作者的观点和见解,并与综述的内容构成整体。一般来说,综述应有作者的观点,一篇好的综述,应当是既有观点,又有事实。③先进性:先进性要求作者搜集最新资料,获取最新内容,将最新的医学信息和科研动态归纳总结及时传递给读者,具有先进的学术价值。

2. 撰写医学综述的基本步骤

(1) 选题:选题是写好文献综述的前提。选题要从实际出发,最好选择与自己所从事的专业密切相关的题目,这样有比较充分的发言权。选题不能过大,题目过大查阅文献花费的时间太多,归纳整理困难,最后写出的综述不深不透,什么都说不清楚。

(2) 收集资料:选定综述的题目后就开始查阅和积累有关文献资料。首先要明确检索的主题、范围及其年代。然后选择检索工具,应根据课题的要求和特点,以及检索者外语水平,选用合适的检索工具。

(3) 资料整理归类:文献搜集完成后,要对资料进行筛选、鉴别、分类、归纳等处理。通过阅读题录、文摘,浏览标题、作者、出版单位、附录文献来识别文献资料与本综述选题的相关性和可靠性,以确定具有实用意义的资料。将挑选合格的资料按选题要求分门别类、归纳整理。

(4) 撰写成文:撰写成文前应先拟提纲,决定先写什么,后写什么,哪些应重点阐明,哪些地方融进自己的观点,哪些地方可以省略或几笔带过,采用哪种写作方法。内容形式一般是从研究方向的历史研究背景、目前发展状况、将来发展趋势 3 个方面加以论述。

(二) 卫生信息转化

妇幼卫生实践和科学研究中产生了大量的信息,如临床研究数据、电子病历数据、基础实验室数据、药品研发数据、科研人员和科研机构数据等。这些信息如何相互转化,并最终转化成为指导实际工作的妇幼卫生政策,是妇幼卫生信息得到充分利用的重要方面。转化医学的发展为妇幼卫生信息在这个方面的利用提供了可能。

转化医学的终极目标是个性化医疗保健以及新药研发,其成功主要依赖于以下三方面的进展:①如何充分利用大量的、先前研究所积累的各类知识;②如何整合不同类型数据库中相关信息;③如何从生物技术所得的数据中提取信息。

(三) 循证公共卫生决策

全球化进程加速和互联网技术发展推动我们全面迈入信息化社会。在当前的信息时代,卫生政策研究者对各种卫生问题进行了大量的研究,但这些研究绝大部分以论文的形式出现,以后就被束之高阁,而没有被卫生决策者所采用;另一方面,决策者面对潮如烟海的研究报告,无所适从。目前,世界各国的卫生决策模式正在由传统领导加专家式决策转向新的循证决策模式。

循证公共卫生决策(evidence based public health policy)是慎重、准确和明智地应用现有的最佳研究证据,同时结合当地实际情况和群众的服务需求,将三者有机结合,制定出切实可行的卫生政策。这个概念中的研究证据、实际情况和服务需求均是信息,在决策中利用这些信息就是信息的二次利用。妇幼卫生决策是公共卫生决策的一部分,同样需要利用妇幼卫生信息进行循证决策。

第三节　妇幼卫生信息利用的领域

在妇幼卫生事业管理、医学科研、妇幼保健服务及与妇幼卫生相关的各种活动中均要利用妇幼卫生信息。

(一) 妇幼卫生管理领域

信息本身不是目的,而是为管理者在制定政策、制定卫生规划、管理和监控过程中提供科学依据,帮助管理者更好地决策,从而改善整个卫生系统的绩效。妇幼卫生信息可以为妇幼卫生事业宏观管理和科学决策提供信息、咨询、监督和评价。可用于妇幼卫生管理工作的各个方面。

1. 制定政策、规划和决策 通过对常规上报资料、监测资料、专项调查资料、科研资料进行统计、分析,可以了解妇幼保健工作动态和现状,如孕产妇保健系统、儿童保健管理系统、流动人口状况等。在利用妇幼卫生信息对妇幼卫生状况进行评价的基础上,可以制订出有关的政策和计划,以改善现状。通过妇幼卫生信息的分析,我们可以获知当前该区域内妇幼卫生的主要问题,影响妇女、儿童健康的关键因素以及各种疾病的发生情况。对这些信息做进一步的分析,可以预测完成某一项卫生计划或项目所需的卫生人力、物力及财力等。通过对妇幼卫生信息分析还可以了解区域内医疗机构在一定时期内能提供的服务是多少,其在不同级别妇幼卫生机构间分布如何;不同机构提供卫生服务的费用如何等。因此,没有妇幼卫生信息,有关妇幼的卫生规划和决策就无从做起。对于妇幼卫生行政管理者和决策者来讲,需要以下 3 类信息:①所辖区域妇女和儿童的健康状况、疾病构成、卫生需求,当前主要的卫生问题及其优先领域;②各种预防、诊断治疗、保健及干预措施中哪一种是适宜、经济而有效的;③哪些因素是妇幼卫生服务的决定因素或影响因素,确定哪些干预措施可以改善妇女、儿童的健康状况,且是经济有效的。

任何一个政策、规划和决策在实施的初期都可能存在一定缺陷,一方面可能是因为获得的信息不准确或不全面使其有一定缺陷;另一方面也可能是因为在执行过程中某些因素发生了变化,从而引起所处环境发生变化而影响实施。因此,在政策、规划和决策的执行过程中,必须通过不断地收集和反馈信息,补充和完善已掌握的信息,同时,及时了解环境因素的变化及其对实施的影响,及时调整政策、规划和决策,避免其脱离已变化了的客观实际。通过信息反馈,对政策、规划和决策本身和实施进行评价,从而对政策、规划和决策实施进行调控和调整。

2. 监督指导和控制 上一级卫生行政部门或业务部门,可利用各妇幼卫生信息系统的资料对下一级部门的日常工作进行监督指导。如年报汇总时发现某地区低出生体重发生率非常低,分析发生的原因时,要全面考虑可能的各种影响因素,如孕龄、孕期营养、测量新生儿体重是否完全和量具是否准确等。另外,按照妇幼卫生信息系统的管理单元进行排序和分类的信息,可以发现不同地区妇幼卫生重点问题,从而帮助领导予以分类指导。如婴儿死亡率较高的地区,儿童的生存问题是重点问题,这些地区婴儿主要死因是感染性疾病,如肺炎、腹泻、新生儿破伤风等,这些疾病导致的死亡经过采取有效措施是可以降低的,应抓住主要死因,提出切实可行的干预措施,降低婴儿死亡率。而婴儿死亡率较低的地区,主要死因是先天异常及遗传代谢性疾病等,这些疾病引起的死亡目前难以减少,因此在这些地区,降低婴儿死亡率不再是重点问题,而应将主要工作放在如何促进儿童身心发育健康上。

3. 服务过程管理 妇幼卫生服务是卫生服务的一部分,妇幼卫生服务的内容包括生殖健康、婚前保健、妇女保健、儿童保健和健康教育等。妇幼卫生服务具有连续性、综合性、广泛性和合理性等特点。要实现妇幼卫生服务的连续性,就要通过有效的信息系统,对育龄妇女从婚前保健开始,一直到儿童的系统化管理,使妇幼卫生服务的连续性通过信息管理得以实现。妇幼卫生服务的综合性,是医疗与预防结合的综合性服务,是群体和个体的综合服务,每一个个体的信息都为服务的管理提供了依据。广泛性一方面是服务对象的广泛;另一方面是涉及的管理内容广泛。例如,服务对象是妇女儿童,但其家庭和社会经济环境也是影响服务可及性的内容,广泛的信息收集与分析可以提供更好的卫生服务。

4. 评价质量与效果 为了解妇幼卫生规划、项目及卫生服务实施的质量和效果,需要大量的信息对执行结果进行评估和判断。整个评价过程都需要信息的支持。一方面信息贯穿于整个评价过程始终;同时,及时、准确、有效的信息是正确评价的前提。信息是比较的基础,是决策的依据。所谓监督、控制和评价,是判断预定的卫生目标取得的数量、进展和价值的过程,包括明确卫生目标、阐明实施取得的进展、测量卫生目标取得的效果,判断这一效果所取得的影响。所以,信息是评价的客观依据和基础。

(二) 医学科学研究领域

医学科学研究工作的基本规律就是提出问题、验证假说、得出结论。其基本程序包括:选题立题、课题设计、实验观察或调查、研究资料的加工整理与数据处理、总结分析、提出研究结论、撰写研究报告及其推广应用等。在选题立题过程中就需要大量的医学信息,需要通过深入细致的国内外文献调研,摸清所提问题的理论依据、价值和意义、国内外研究动态和发展趋势。做好这一步工作是避免低水平重复的关键。

(三) 妇幼保健服务

以妇幼卫生服务评价为例来说明。

1. 妇幼卫生服务评价的定义　妇幼卫生服务评价是通过一定的方法,对妇幼卫生服务活动中的治疗、保健、预防和管理服务等方面的过程和效果进行分析与评价,目的在于分析妇女和儿童的健康状况、医疗保健服务需要、卫生资源配置和妇幼卫生服务利用等方面的问题。

2. 妇幼卫生服务评价内容

(1) 卫生服务评价的分类:WHO 将评价分为以下 6 个基本类型:

1) 相关度评价(relevancy evaluation):是对卫生计划目标及其实施方案的一致性及其可行性进行论证性评价。评价时间安排在项目计划正式实施之前。

2) 过程或进度评价(process or progress evaluation):对计划的实施进度与过程进行监督与控制。一般在项目计划实施后到总结评价之前进行。

3) 适宜度程度(adequacy evaluation):指在制订计划过程中对各种主要问题是否明确及足够重视,从而在人力、物力等方面给予足够保证。

4) 效果评价(effectiveness evaluation):规划执行过程中对降低某一卫生问题或改善卫生状况取得的预期效果。因此,效果可以用来评价一项规划或服务的预定目标实际达到的程度。而且应该包括居民满意度调查、成本效果和成本效益分析等。

5) 效率评价(efficiency evaluation):是指干预措施实施后,卫生服务量与质的变化(产出)与项目实施所投入的资源(人力、物力、财力、技术支持和时间)之间的比较评价,也即每提供单位资源所产出的符合质量要求的服务量。

6) 影响评价(impact evaluation):卫生规划对社会经济、卫生状况的贡献和影响,以及产生预期结果的可持续性。

(2) 妇幼卫生服务评价的内容:妇幼卫生服务评价是卫生服务评价的组成部分,根据卫生服务评价内容,结合妇幼卫生的特点,其内容有以下几个方面:①社会因素对妇幼卫生系统的影响;②评价妇女、儿童卫生服务需要;③评价卫生资源配置;④妇幼卫生系统的组织结构与功能;⑤妇幼卫生服务利用;⑥妇幼卫生服务的效益。

完成这些评价内容均需要妇幼卫生信息及与妇幼卫生相关的信息支持,如人口学信息、妇女儿童健康状况信息及妇幼卫生服务信息等。

3. 妇幼卫生服务评价的方法　常用的妇幼卫生服务评价方法有以下几种:①流行病学评价方法:描述性评价、分析性评价和实验研究。②理论研究:理论研究是利用妇幼卫生服务的各类原始数据,通过建立数学模型从理论上阐述卫生服务与有关因素的联系及其规律性,来阐述各变量间的函数关系,并能显示其量的动态关系。③系统分析法:系统分析法是一种运用系统思想分析问题和解决问题的方法。妇幼卫生服务系统是一个复杂的系统,在妇幼卫生服务计划制订和评价中运用系统分析技术,综合分析妇幼卫生服务内部各因素之间的联系和规律,提出若干备选方案,进行可行性评价和最优选择。④综合评价法:1976年,WHO提出了卫生服务的综合评价模式,即研究人群健康状况、卫生服务需要量、卫生资源、卫生服务利用等指标及其相互关系,综合分析卫生服务的效益和效果,为合理配置卫生资源和制订区域卫生发展规划提供客观依据。⑤妇幼卫生服务的经济学评价:利用经济学方法对妇幼卫生服务开展评价称为卫生经济评价方法,目的在于最有效地分配和使用资源,以最理想的经济效率达到提高健康的目的。包括:成本-效果分析和成本-效益分析。

(四)其他领域

除了妇幼卫生领域需要利用妇幼卫生信息外,与妇幼卫生相关的一些领域同样需要妇幼卫生信息,如卫生经济学研究领域。卫生经济学是研究卫生服务、人民健康与社会经济发展之间的相互制约关系、卫生领域内的经济关系和经济资源的合理使用,以揭示卫生领域内经济规律发生作用的范围、形式和特点的学科。卫生经济学研究以大量的卫生信息为基础,这些卫生信息就包含了妇幼卫生信息。

第四节　妇幼卫生信息利用的挑战和发展

一、妇幼卫生信息利用面临的问题与挑战

党中央、国务院关于深化医药卫生体制改革的纲领性文件,把医药卫生信息化列为卫生事业发展和改革的"四梁八柱"之一。新时期妇幼卫生事业的发展必须走信息化、现代化的道路,要抓住医改机遇,促进妇幼卫生信息化建设,才能有效支撑妇幼保健业务的持续发展,甚至实现跨越式发展。

信息化是人们凭借现代电子信息技术等手段,通过提高自身开发利用信息资源的智能,推动经济发展、社会进步乃至生活方式变革的过程。由此可知,信息化的过程就是人们开发和利用信息资源能力提高的过程。信息资源的开发利用是信息化的目的和出发点,也是信息化的归宿和落脚点。

妇幼卫生信息是医疗卫生信息的一部分,与医疗卫生信息化所面临的问题和挑战是相同的。医疗卫生信息化所面临的问题和挑战有以下几个方面:

(一)信息化发展不均衡

目前,国内医疗卫生机构的信息化建设水平参差不齐。信息化发展不均衡主要体现在两方面:不同等级的医院信息化建设水平不同,三级医院的投入显著高于三级以下医院;不同地区信息化建设水平不同,经济发达地区的医院信息化投资也明显高于经济中等发达及经济欠发达地区。总体来看,大多数的基层医疗卫生机构的信息化建设离国家基本公共卫生服务管理和基本医疗服务要求有很大的距离。

对于现阶段的基层医疗卫生机构的信息化建设面临着巨大的挑战,加快基层医疗卫生机构信息化建设投入,建设符合"十二五规划"的医疗卫生信息化要求。

（二）缺乏统一标准规范

至今，国内信息化，尤其是区域卫生信息化建设中一个突出的问题就是标准化缺乏。没有按标准采集的数据，即使能够汇集到一起，因为编码和标准不同也无法相互识别，无法共享，可以说，标准化是制约区域卫生信息化的一个重要因素。

除了电子病历外，目前国内医疗卫生行业缺乏统一的标准。各地都有自己的一套标准规范，各地的医疗卫生信息化建设不统一，各个业务系统都是按照条线进行建设和管理的，各信息系统互相完全隔离，无法实现信息共享。形成了信息的"烟囱"和"孤岛"，造成了医疗资源缺乏整合及利用、系统之间难以互联互通、数据难以共享。因此，需要改变医疗业务管理模式，从条线业务管理向区域卫生信息化管理转变，进行区域性的医疗卫生信息化建设，实现区域范围的医疗卫生机构的资源共享、信息交换和业务协同，以便合理、有效利用区域卫生资源。

各地的医疗卫生信息化建设应遵照国家卫生和计划生育委员会（原卫生部）的标准规范要求。减少不同系统之间的不兼容不共享的现象，降低医疗卫生信息化的投入。

（三）缺乏专业技术人才

医疗卫生信息化和电子健康记录，需要一个强大的专业队伍。医疗信息化需要复合型人才，不仅要懂医学、信息学和管理学理论，还要对医疗卫生事业的发展有很好的理解和远见。

目前，在我国从事卫生信息化第一线工作的人员还很单薄，一是数量不足，二是质量不够，三是缺乏一批既懂 IT、又懂医学以及卫生管理的复合型人才。一方面，现有的专业技术人才队伍无论在数量还是在质量上，都不能满足新医改形势下加快卫生信息化建设的需要。另一方面，由于认识、体制和发展水平等原因，许多地方对现有的卫生信息方面的人才重视不够、关心不够、培养不够，致使信息人才流失。

因此，复合型人才的培养问题是事关我国医药卫生信息化发展的大问题，要加强学习和再培训，提高业务水平，使整个医药卫生信息服务队伍的专业结构逐步达到科学、合理，以适应新的信息环境下医药卫生信息服务工作发展的要求。

（四）医疗信息数据存在安全隐患

在建立了电子病历和居民健康档案后，这些数据的所有权归属、隐私保护都成了问题。同样出现的问题还包括电子签名的认可等。

（五）相关法律法规建设相对滞后或权威性不足

卫生信息化建设不仅需要规划、投入、队伍，还需要一系列的法律法规支持。发达国家卫生信息化经验表明，卫生信息化建设的前提必须有法律或法规的强力保障，否则卫生信息化建设就不可能健康发展。

近几年来，国家卫生和计划生育委员会（原卫生部）加大了信息法规建设的工作力度，紧密结合卫生信息化建设的发展步伐，进行了积极的实践探索。如 2009 年重新修订了《互联网医疗保健信息服务管理办法》，2010 年国家卫生和计划生育委员会（原卫生部）颁布了《医疗卫生服务单位信息公开管理办法（试行）》等。

目前，信息化法规还不够规范，一个医院、一个医疗卫生机构内部的信息化，比如电子病历、电子签名等的有效性，目前国内还存在法律上的空白。区域卫生信息化、各个单位之间信息的共享、信息向社会的发布以及信息的利用等法律、法规问题更多。

总体来说，相关法律法规还很不完善，法规配套建设还处于滞后状态。

二、妇幼卫生信息利用中伦理与法律的挑战

(一) 卫生信息伦理问题

1. **信息伦理概述**　信息伦理的兴起与发展植根于信息技术的广泛应用所引起的利益冲突和道德困境,以及建立信息社会新的道德秩序的需要。第二次世界大战后,电子计算机、通信技术、网络技术的应用发展,促使西方发达国家率先进入信息社会。在对信息化及信息社会理论的研究进程中,西方学术界逐渐发现了一系列在新的信息技术条件下所引发的伦理问题。

(1) 信息伦理的概念:伦理一般指一系列指导行为的观念。道德是一种社会意识形态,是人们共同生活及其行为的准则与规范。两者之间既有联系,也有区别。伦理侧重于反映人伦关系以及维持人伦关系所必须遵循的规则,而道德侧重于反映道德活动或道德活动主体自身行为的适当;伦理是客观的、他律的,道德是主观的、自律的。

信息伦理是指涉及信息开发、信息传播、信息的管理和利用等方面的伦理要求、伦理准则、伦理规约,以及在此基础上形成的新型的伦理关系。信息伦理又称信息道德,它是调整人们之间以及个人和社会之间信息关系的行为规范的总和。信息伦理不是由国家强行制定和强行执行的,是在信息活动中以善恶为标准,依靠人们的内心信念和特殊社会手段维系的。

卫生信息伦理是指涉及医药卫生领域中信息开发、信息传播、信息的管理和利用等方面的伦理要求、伦理准则、伦理规约,以及在此基础上形成的新型的伦理关系。

(2) 信息伦理的内容:目前信息伦理的内容主要包括:①信息领域的道德观念,即人类在信息生产、传播、利用和管理等活动中以心理活动形式表现出来的道德价值观、情感、行为和品质;②信息领域的道德权利,即信息隐私权、信息正确权、信息产权、信息资源存取权等;③信息领域的伦理原则规范,即调整信息活动中人与人、人与社会之间关系的道德准则和规范。

2. **医药卫生领域中的信息伦理问题**　卫生信息伦理属于信息伦理范畴,与信息伦理有着共同的伦理规范基础和基本要求,但又有其领域的特殊性。

(1) 科研活动中的信息伦理问题:任何科研活动都是在原有的科研基础上开展的创新活动,对原有科研结果的继承过程中可能会出现对"继承"的扭曲,从而导致出现信息伦理问题。如科学文献引用行为中的伦理问题,像科研论文后列出的参考文献有很多可能没有阅读原文献而直接从其他论文中抄袭过来的,这既是缺乏良好的信息道德素质和求真务实的治学态度的表现,又是科研方面存在的不道德的学术不端行为。

(2) 医疗活动中的信息伦理问题:医疗活动中的信息伦理问题主要表现在医疗活动中虚假信息传播的道德缺失与伦理问题、个人健康信息数据保护的伦理问题以及医患沟通中因信息不对称导致的伦理问题等。

(3) 信息技术应用中的伦理问题:卫生信息技术应用中的伦理道德问题主要涉及以下几个方面的问题:①信息与网络安全问题;②患者隐私保护问题;③电子病历中的安全隐患问题;④医学科研成果的知识产权保护问题;⑤远程医疗责任的界定问题;⑥虚假医疗信息的道德缺失问题等。

(4) 网络环境下信息伦理问题:互联网的快速发展对我们的生活产生了巨大影响,给我们带来方便的同时,也带来一些负面效应。因此,必须从社会文化、法律、道德等方面分析和

规范网络的应用。通过网络行为规范,解决电子空间与物理空间、通信自由与社会责任、网络信息内容的地域性与网络信息传播方式的全球性、个人隐私与社会监督、信息共享与信息所有等方面的矛盾。

(二)卫生信息法律法规

发达国家卫生信息化经验表明,卫生信息化建设的前提必须有法律或法规的强力保障,否则卫生信息化建设就不可能有效进行下去。

1. 发达国家卫生信息法律制度现状　美国于1987年颁布了《卫生信息传输标准》(简称HL7),之后相继出台了《健康保险可携带性与责任法案》(HIPAA)、《健康保险改革:电子交流标准》、《健康保险改革:安全标准最终规则》(SSFR)、《个人可识别健康信息的隐私标准》(privacy rule)、《基因信息无歧视法》(GINA)、《药品和血液制品的条形码要求》等一系列卫生信息化建设的法律制度。欧盟各国对居民健康信息系统中数据保护、电子交流记录、数字图像、电子病历以及卫生信息服务等均以法律形式进行规定。如英国颁布了《数据保护法(1998年)》、《电子签名法令》(2000年)、《电子信息交流条例》(2003年)等;德国在《社会法典(V)(P290-291)》中规定居民电子健康卡的使用和管理及居民个人信息及隐私的保护条例;澳大利亚出台了《数据保护法案》(2000年)、《联邦电子签名法》(2000年)、《管理保护的普通法律》(1991年)等。

2. 我国卫生信息法律制度现状　随着卫生信息化建设的快速发展,国家卫生和计划生育委员会(原卫生部)也加快了信息法规建设。2005年颁布了《中华人民共和国电子签名法》;2009年颁布了《电子认证服务管理办法》、《健康档案基本构架与数据标准(试行)》和《电子病历基本规范(试行)》,重新修订了《互联网医疗保健信息服务管理办法》;2011年国家卫生和计划生育委员会(原卫生部)下发了《远程医疗服务管理办法(试行)(征求意见稿)》等。但到目前为止,与发达国家相比,在法律法规方面还存在很多问题。

3. 目前卫生信息化过程中面临的法律、法规问题

(1) 缺少明确电子病历法律效力的相关法律:目前,没有一部完全针对电子病历的法律效力而制定的法律、法规,缺少明确电子病历法律效力的法律条文。所以,全国大多数医院采取在医院内部采用电子签名,对外文书(如处方)打印后手写签名,电子病历则在患者出院后打印出来,签名归档。

(2) 尚无电子健康档案的隐私及安全保护的法律依据:目前国外对隐私权及相关数据安全的立法较完善,而我国电子健康档案隐私及安全保护还缺乏法律保障。主要存在以下问题:①在建立电子健康档案过程中,居民有知情权、建档授权和拒绝信息采集权。但很多地区并未重视居民的知情同意权。②公民隐私权定义不明确。目前我国法律体系中没有明确的隐私权定义。③个人信息隐私保护不明确。我国在个人信息隐私出现泄漏造成名誉损失时,只能依靠名誉权进行维护。④隐私信息分级、信息系统权限划分和调阅档案的授权不完善。目前我国电子健康档案、电子病历相关数据标准规范中,没有对信息内容进行隐私分级,没有明确划分医务人员的使用权限,造成医务人员可以随意查看电子健康档案、电子病历的现状,这些都可能造成隐私泄露的风险。⑤数据安全传输标准上存在不足,数据存储也存在数据安全和软件不够强壮问题。数据库中信息甚至没有加密处理,防病毒、黑客攻击的能力不高。患者资料信息系统一旦被黑客攻击或窃取,就可能面临着被多次使用或传播,造成患者隐私的被公开的巨大风险。⑥数据利用方面的权限问题。例如,什么人有权调阅电子健康档案、电子病历?能够调阅多少?等问题均无相应的法律及规范。⑦缺乏专职机构管理。

目前我国还没有专职保护公民隐私并推动隐私管理法制化进程的管理机构。

(3) 远程医疗行为尚无法律规范:远程医疗是随着网络信息技术和数字医学设备的飞速发展而形成的新型医疗模式。远程医疗所涉及责任认定等法律问题,国内相关研究仍处于近乎空白的状态。同时,在远程医疗设备评估和标准化、远程医疗中的隐私权保护、数据安全传输等方面也没有相关的规范措施和"落地"的可操作技术规范和手段。

总之,网络环境的复杂性、多变性及信息系统的脆弱性决定了网络安全威胁的客观存在。妇幼卫生信息化建设的前提必须有法律或法规的强力保障。

(庞淑兰)

第九章

妇幼卫生信息传播

第一节 概　　述

一、基本概念

(一) 传播

《哥伦比亚百科全书》将传播界定为"思想及讯息的传送,有别于货物和旅客的运输,传播最基本的形式是透过影像和声音交流"。《牛津大辞典》对传播的解释是"传播是借助语言、文字或影像来分享、传递或交换观念和知识等信息"。在学术研究领域,不同的学者从不同的认识点出发对"传播"进行定义。这些定义大体可以分为五类:①"共享"说:认为传播是使原来为一个人所有或数人所有转化为两个或更多人所共有的过程,但是并没有明确指出共有的是传播符号还是含义。②"影响"说:奥斯古德等人认为"传播是一个系统(信源),通过操纵可选择的符号去影响另一个系统(信宿)",强调传播者传递信息的影响性和目的性。③"反应"说:史蒂文斯认为"传播是一个有机体对于某种刺激的各不相同反应",理兹认为"一个来源透过对讯息(不管是语文或非语文、记号或符号)的传达,能使接受者引起反应的过程"。④"互动"说:G·格伯纳解释传播就是通过讯息进行的社会相互作用,强调传播者与受传播者之间通过信息传播相互作用、相互影响的双向性和互动性。⑤"过程"说:"过程"说强调信息由传播者经媒介流向受传者过程的连续性和完整性,被不少中国学者采用和接纳。例如,马丁·P·安德森对传播的定义"传播就是我们了解别人并进而使自己被别人了解的过程";雷尔森认为传播是"运用符号——词语、画片、数字、图表等传递信息、思想、感情、技术等的传递的行动或过程"等。

参考上述观点,我们将传播的定义概括为:传播就是通过符号和媒介,在人与人之间或人与社会之间,进行信息的传递、信息接受或信息反馈等活动的总称。

(二) 信息传播

20世纪90年代,随着各种新兴媒体,尤其是互联网的出现,我们的生活进入一个信息爆炸的时代,信息采集、传播和存储的规模都达到空前的水平。现代通信和传播技术,大大提高了信息传播的速度和广度。广播、电视、电子计算机、卫星通信等技术手段克服了传统信息传播时间和空间的限制,使世界进一步联为一体。信息传播就是社会信息的传递或社会信息系统的运行,是在一定社会关系中进行,又在社会关系体系中的一种双向信息共享活动。

按照不同传播形式可以将信息传播划分为4种类型:自我传播、人际传播、组织传播和大众传播。自我传播就是个体在接受信息后,在头脑中进行信息加工处理的过程,归属心理学研究范畴。人际传播,又叫亲身传播,是指人与人之间面对面直接进行信息的交流,是共享信息最基本的传播形式。组织传播是指组织之间、组织内部成员之间的信息交流活动,是有组织、有规模的信息传播。大众传播指职业性传播机构通过广播、电视、报刊、书籍、网络等大众传媒向范围广泛、人数众多的社会人群传递信息的过程。

(三) 健康信息传播

健康信息包含一切有关人的健康知识、概念、技术、技能和行为模式。而健康信息传播的概念首次提出是由美国 Jackson 于 1992 年提出的。1996 年,美国学者 Rogers、Everett M 等人对健康信息传播作出了非常简洁的定义:凡是人类传播的类型涉及健康内容的就是健康信息传播。健康信息传播是以"人人健康"为出发点,运用各种传播媒介渠道和方法,为维护和促进人类健康的目的而获取、制作、传递、交流、分享健康信息的过程。健康传播是一般传播行为在医学领域的具体和深化,并有其独自的特点和规律。健康信息传播是健康教育与健康促进的重要手段和策略。没有健康信息传播活动,健康教育与健康促进就是一句空话。

二、妇幼信息传播的三要素模型

随着社会经济的发展、生活水平日益提高,世界各国对妇幼保健的重视程度正日益提高。根据我国第六次人口普查数据和 2013 年发布的《2012 中国卫生统计年鉴》,0~14 岁儿童占我国人口比重的 16.6%,达 2.22 亿,儿童人口总数大。但新生儿死亡率、婴儿死亡率、5 岁以下儿童死亡率以及孕产妇死亡率仍处在一个较高的水平。无论是从其服务对象在全国人口中所占的数量比重来说,还是从脆弱人群需要帮助、更需要卫生服务的关注角度来说,在卫生事业中,妇幼卫生保健工作始终都占有重要位置。有效而广泛的妇幼健康信息传播,对于加强国民健康素质,提高妇幼人群健康状态有强大的促进作用,是对妇幼保健工作的重要补充,也是深化卫生体制改革,促进人口与经济、社会、资源、环境协调发展的重要手段。

信息传播的过程更可以简单地描述为信源 - 信道 - 信宿。信源、信宿和信道构成了信息传播的三个要素。其中,信源是信息的发布者,可以是人,也可以是机器或自然界的事物,相对应的概念就是信息的接受者,即信宿,也是信息传播过程的最终用户,同样也可以是人、机器或其他事物。信息由信息源发出经过一定的媒介传送到信宿,这种信息传播的媒介和通道就是信道。

(一) 信源

健康信息是否科学准确,会直接关系到把受传者有关健康的知识、态度、信念、行为和生活方式引导向正确还是谬误,是提供健康服务还是造成健康损害,作为妇幼信息的传播者,应给予受众信赖的、有效的医学健康指导。传播者的信誉和威望越高,传播效果就会越好。

因此,妇幼信息的传播者应该以"妇幼健康"为传播的出发点,同时具备一定的医学专业、健康科学知识。以下从个人和机构两个方面进行阐述:

1. 个人方面

(1) 医学专家:为达到更好的传播效果,传播者最好是国内外具有一定威望的妇科或儿科医学专家教授,他们对妇幼相关信息的研究较为深入,传播的信息有着一定的研究依据,真实可靠,更能为人们信服。

(2) 护士 / 卫生技术人员:随着医学模式的转变,医院由单纯治疗服务向预防、治疗、护理、康复一体化保健服务转变,这一转变使健康信息传播成为医院的重要职能。卫生人员应当在健康信息传播中承担主要的作用。卫生人员在面对所护理的患者时,更清楚地了解患者本人的健康状况,能够获得患者及其家属的信赖,传播健康信息更具有针对性。

(3) 公共卫生人员:公共卫生人员经过多年工作沉淀,能清楚地知道妇幼健康的现状,以及相关受众的健康需求和信息需求,因此传播的妇幼信息也更能符合受众的年龄、生理与心理特点,更具有说服力。

(4) 亲属或朋友:亲属或朋友,特别是祖辈(母亲或婆婆)是妇幼健康信息传播的主要信源之一,由于这种传播方式是建立于一种亲属关系之上,使得传播的信息深受信赖,而且由于关系紧密,信息往往依靠口头传播,传播互动性较强。虽然现在有些人质疑信息的可靠性,但很多人仍旧遵循老一辈的传统方式,如"坐月子"、"睡枕头"、"绑腿"等有关妇幼的传统信息。

2. 机构

(1) 政府机构或妇幼健康协会:为了提高人口素质,我国一直比较重视妇女和婴儿的健康,并制定了一系列的相关政策,如1995年实施《中华人民共和国母婴保健法》、2001年颁布的《母婴保健法实施细则》、2011年发布的加强《中国妇幼卫生事业发展报告》等,为妇幼健康信息的传播提供了政策保障。同时,依据我国国家卫生和计划生育委员会(原卫生部)的相关指导,我国相关的妇幼健康协会或地方妇联开展了一系列妇幼健康信息传播等活动,加强对婴幼儿合理健康喂养的管理与宣传。政府机构或妇幼健康协会的传播力量是毋庸置疑的,利用宣传手册、广播、电视、电影、报纸、期刊、书籍等各种途径传播妇幼健康信息,受众更多、传播的范围更广。

(2) 妇幼保健机构或医疗机构:妇幼保健机构是中国妇幼健康工作的核心,是母婴健康宣传的重要官方渠道,基层妇幼保健机构是母婴健康信息受众通过官方获取知识的最普遍渠道。妇幼健康机构往往是妇幼信息传播的源头,根据国家的相关指示,具体落实到当地居民,权威且受众信任率高,妇幼信息传播更有效果。

(二) 信宿

信宿是信息传播的受众,是传播活动的目的地和传播内容的归宿。根据受众的需求程度,妇幼信息受众可分为三部分:

1. **普通受众** 普通受众即平时并不关注或基本没有妇幼信息需求的受众。他们往往通过大众媒体不经意地了解到一些妇幼健康信息,仅当成一种知识的普及,并没有将其加以利用或将其传播给更多的人。

2. **亲属/朋友** 这部分受众因为身边存在妇女或儿童,或者是自己的妻子、女儿或孩子、朋友,而且比较关注他们的健康,对妇幼信息有着一定的需求。他们在平时生活中会对出现的妇幼健康信息多加留意,并告知身边的妇幼受众,对健康信息加以利用。

3. **妇女和儿童(儿童父母)** 妇女对妇幼信息有着强烈的需求,对平时散发宣传妇幼信息的健康手册、海报等特别注意,或者通过大众媒介、医疗机构等途径寻找或咨询这方面的信息,有意识地采纳有益于健康的行为和生活方式,消除或减轻影响健康的危险因素,预防疾病,促进健康,提高生活质量。

(三) 信道

人类社会信息的传递从原始的媒介到如今各种电子媒介经历了漫长的历程,传递媒介的变化和进步使信息传递的速度越来越快,传递的信息量越来越大,这些都极大地改变了人们的生活方式、工作方式和思维方式。按照媒介所带给人们的感官感受,可将信息传播的通道媒介分为三种类型:视觉媒介、听觉媒介和视听两用媒介(表9-1)。

表 9-1　传播媒介分类

视觉媒介	听觉媒介	视听两用媒介
报纸	广播媒介	电视媒介
杂志:包括杂志、小册子等印刷媒介	录音带媒介	电影院媒介
户外媒介:包括销售现场、广告牌、包装、霓虹灯	电话媒介	网络媒介
		流动媒介:公交、铁路电视

　　三种传播媒介各有特点,就其给人的感官感受来说,视听两用媒介会起到更大的感官冲击,但多受时空限制,且技术要求复杂,成本和使用要求较高。而像报纸、杂志等视觉媒介,费用低廉,容易携带,但存在作用时间短、版面等局限。目前常用的健康信息传播媒介主要有报纸、杂志、电视、网络等。

三、妇幼信息传播的益处与局限

(一) 益处

　　1. **妇幼健康教育和健康促进**　2005~2010 年我国健康教育与健康促进工作规划纲要中提出,建立和完善适应社会发展的健康教育与健康促进工作体系;做好重大疾病和突发公共卫生事件的健康教育与健康促进;广泛开展农村健康教育与健康促进;深入开展城市社区的健康教育与健康促进;重点人群健康教育与健康促进等。其中,重点人群健康教育与健康促进中指出:至 2010 年,妇幼保健健康教育普及率在城市达到 100%,农村地区达到 80% 以上。这不仅可以看出,国家对妇幼健康信息教育与健康促进的重视,同时,这是广大群众对健康信息需求的一种体现。而健康教育是一种有组织、有计划、有系统的社会教育活动,其本身就是一种健康信息传播的具体应用,通过健康信息传播,影响信息接受者的思想和行为,使其自觉地采纳有益于健康的行为和生活方式,消除或减轻影响健康的危险因素。可以说,健康促进是妇幼健康信息传播的最终目的和根本出发点,教育本身也以提高和维护健康、实现个人和群体健康为目的,通过将妇幼保健知识传播至目标人群,使目标人群获得更多的医疗保健知识,提高自我保健意识,达到健康教育和健康促进的目的。

　　2. **疾病预防与监测**　合理的疾病防治信息及传播策略可以有效地指导基层疾病预防控制部门针对传染病、地方病、突发病等疾病的防治工作实践。例如,普及孕期补充叶酸的知识可以有效降低胎儿先天神经管缺陷的发生。我国基本公共卫生服务规范中针对重点人群的公共卫生服务分为三个方面:一是老年保健;二是儿童保健,为 0~36 个月婴幼儿建立保健手册,开展新生儿访视及儿童保健系统管理,每年新生儿访视至少 2 次,儿童保健 1 岁以内至少 4 次,1~2 岁儿童至少 2 次;三是孕产妇保健,为孕产妇建立保健手册,开展至少 5 次孕期保健服务和 2 次产后访视。针对疾病预防控制的公共卫生服务项目中指出为适龄儿童接种乙肝疫苗、卡介苗、脊髓灰质炎疫苗、百白破疫苗、麻疹疫苗、甲肝疫苗等国家免疫规划疫苗,并在重点地区,对重点人群进行针对性接种,包括出血热疫苗,发现、报告预防接种中的疑似异常反应。这些由专业健康信息传播机构(医院、疾控部门、乡镇卫生院等)介导的针对妇女儿童的公共卫生项目对疾病预防与监测均起到关键作用。

　　3. **促进妇幼卫生公共关系**　妇幼卫生人员与患者在服务过程中会产生的特定关系,是卫生人际关系中的关键,而近年来,卫生服务人员与患者和公众之间的关系日渐紧张,而且已成为社会不和谐的因素之一,也是公众对卫生工作人员缺乏信任的源头。这种关系紧张的主要原因之一就是信息的不对等性,造成卫生服务人员在服务互动过程中多处于主动地位,服务对象处于被动地位。减少信息的不对等性,更多强调妇幼工作人员沟通者、教育者、信息传播者的角色,对缓解关系紧张、增强双方的信任度、提高妇幼卫生项目干预效果有重要作用。

（二）局限

1. **传播过程中信息失真**　传播学基本原理指出,在信息传播过程中,如果传播渠道过长,信息容量中的冗余就会变得越多。冗余是信息传播过程出现的不确定性因素或因噪声影响而出现的信息。信息渠道越长,噪声越多,出现失真的可能性就越大。在健康信息中,受信息接收者阅读和理解信息能力的限制,在接收信息的过程中可能造成信息曲解。而在传播过程中,当接收者的角色发生转变时,由接收者转变为传播者,极有可能传播错误信息和失真信息。

2. **网络信息没有权威的信息传播标准**　新兴技术的发展是一把双刃剑,在给我们带来快捷便利的同时,也给我们许多负面影响。网络作为一种新媒体,已经成为一个吸纳、承载人类生活、生产的大平台。数字化、多样化、开放和互动、虚拟性是网络信息传播的几大特点,网络信息传播突破了传统媒体时间和空间的限制,任何人只要拥有一台可以上网的计算机就可以随时发布或获取需要的信息。数字化信息传播的优势,是网络媒体相比其他媒体难以比及的优点。健康信息,作为一种对信息质量要求甚高的信息,在内容上,就要求信息足够真实和可信,但是网络信息传播中由于缺乏有效的管理,大量用户生成信息可能会出现内容不规范、不真实甚至是错误的健康信息的情况。在信息来源上,由于无需经过资格认证,任何人都可以自由言论,造成信息来源可靠度不高。因此,要积极鼓励和引导互联网信息的良性传播,尤其是健康信息的文明发展。

四、妇幼信息传播现状与前沿问题

20 世纪 80 年代,美国由于艾滋病的流行和毒品的泛滥等健康议题受到了高度重视,传播学者也关注了这一领域。1984 年,Kreps 和 Thornton 发表的《健康传播:理论与实践》是由传播学者撰写的第一部有关健康传播的专业书籍。与此同时,专业会议的召开以及高校专业人才培养计划的实施,促使健康传播学在西方蓬勃发展起来。

我国健康传播的高速发展始于 2003 年非典暴发。非典等突发公共卫生事件使研究者们的焦点开始集中在信息传播与健康的关系上,大众传播与健康的关系、人际传播与大众传播的不同效果,以及不同传播媒介在信息传播中的特点和潜力等,社会学界和传播学界对与健康相关的研究课题大幅增加。

经过近几年的发展,健康信息传播的研究逐步走向成熟,但与美国等西方国家相比,我国的健康信息传播研究起步较晚,内容主要涉及我国健康信息传播的历史、现状或某一地区或群体的健康传播研究或某一专项健康议题的研究,研究对象涵盖女性健康、儿童健康、老年人健康或患某一疾病的特殊人群之间的健康传播。但总体来说,妇幼信息传播目前还处于一个少有人涉及的领域,多数仍局限在健康教育的角度。

妇女和儿童作为一类特殊人群,寄托着家庭和社会的责任与关爱,更是得到每个家庭的关注。据国家统计局统计数字显示:就我国每年新生儿数量,国家统计局统计数据为 1500 万~1700 万,婴幼儿时期划定为 0~6 岁,7 年间的时间算来,我国有 1.2 亿婴幼儿分布于家庭单元中,可见妇幼信息具有广泛的受众群体和社会需要。因此,如果将健康传播理论应用到妇幼健康信息的传播中,研究不同媒介和不同传播方式的效果、妇幼健康信息受众的心理和行为改变、传播信息的规范化管理等是未来健康信息传播的一个发展方向。

第二节　妇幼信息传播的基本形式与方法

一、人际传播

(一) 人际传播的概念

人际传播也称人际交流,是最常用、最普遍的一种信息传播方式,是指人与人之间进行直接信息沟通的一类交流活动。人际传播的主要特点在于它是直接人与人之间的传播,且传播活动中交流的双方可以互为传播者和受传者,两者的关系可以随时转换。交流的过程中,双方可以即时收集信息并作出反馈,但是它的不利因素在于人际传播的信息量小,覆盖的人群范围有限,传播的速度相对缓慢;同时,若多级传播,可能造成传播的信息质量差,信息失真。按照人际传播的范围可分为个人与个人之间、个人与群体之间的传播。

(二) 人际传播的社会和文化过程

所谓"物以类聚,人以群分",人们往往选择与自己态度、兴趣爱好相同或相似的人做朋友,在进一步增进彼此的了解后,当人与人的关系因外物的出现而产生不一致的时候,就开展了人际传播。这种团体内趋于一致的压力导致了传播行为,这就是弗利兹·海德等心理学家"一致"的观点,即人类有一种寻求认识上一致或和谐的倾向。人际传播的形式多种多样,可以说,人的一生都不能脱离人与人之间信息的传播,无论是孩童时期的玩耍嬉闹,还是朋友间的电话往来。人是群居性动物,任何个体都具有与其他个体进行交往并结成团体的倾向,这就是人类的社会性,人际之间的传播也脱离不了人类社会性的属性。人际传播的动机正是出于人类的社会属性。

人类社会已经进入一个信息社会,信息量的大小、信息的时效是至关重要的,它直接关系到个人或团体的目标是否实现。在人际传播中获取需要的信息,满足情感上的需求,是一个人健康成长所必需的。许多国家都有针对特殊人群人际传播的协会或组织,以促进这些人群之间的信息交流,帮助其自我价值的实现。

(三) 个人营销与咨询

人际传播中的营销传播是市场营销的一项重要内容。这种营销传播通常可以分为两类:个人传播和非个人传播。越来越多的发现表明个人营销传播是传播渠道中最强有力的一种,而个人营销是否能取得成功的关键在于传播营销信息的载体——意见领袖。"意见领袖"一词最早是由拉扎菲尔德等传播学者于 1940 年提出的。为调查大众传播媒介对政治活动的影响,研究者们在美国俄亥俄州进行了一项大众传播媒介如何影响选民投票的研究。结果发现,人际影响比媒介影响更有效、更频繁。大众媒体只能告知和说服一些关键人物,即意见领袖,然后再由意见领袖们在其团体范围内扩大这种影响,意见领袖对信息的接受和理解能力具有决定性的意义。尤其是在健康信息传播中,受传者都是一些普通的追求健康生活的人民群众,传播的主题都是与他们的日常生活息息相关的与健康有关的主题,他们有倾听和咨询的需求,因此,意见领袖的言论就具有极强的感染力。意见领袖常具备以下特点:

1. **个人能力**　即他在其传播领域必须具备一定的知识和技能,可以取得信息接收者的信任并能够以此影响接收者的行为和思想。此外,还需具有较强的判断能力,容易使人信服。

2. 价值观　意见领袖们的价值观是他们的人格体现,决定着他们的人格魅力。如果他们的价值观过于偏激,那么他们传播的信息可能会误导受传者,甚至对社会造成不良的影响。一般来说,意见领袖们应具有正确的价值观、积极向上的生活态度和良好的品德。

3. 社会地位　意见领袖必须具备一定的社会地位和人际关系,具有较高的威望,才能将其掌握的信息通过人际关系网络传递出去,才能使他们的倡议得到更多的响应。

医师或专家往往是健康信息传播领域意见领袖的代表,他们不同于广告代言人,他们不是以商业为目的进行信息传播,而是通过实践经验和知识反映事情的真相,因而,具有很高的可信度。传统个人传播主要通过面对面的交流或通过杂志、电视节目等方式,但是随着网络传播时代的到来,信息传播方式的多样化,个人营销传播也必须与时俱进。网络传播既是机会,亦是挑战。借助网络的力量,增强个人营销传播的广度、深度,一定要建立公众信任,公众信任是个人营销的品牌形象,质量是价值的基础。网络环境中各种信息丰富,形式多样,但质量高低不一。网络信息浏览者可以就某一主题获取大量信息,但需重视信息质量,以在众多营销者中脱颖而出。

(四) 技术介导的人际传播

技术进步和创新的力量不仅仅带来了经济的增长和生活水平的提高,并正在越来越广泛地影响人们的生活方式和生活质量,而在人际传播中,传播技术革新所带来的影响远超其他因素带来的影响。事实上,技术本身并没有变革的力量。就传播技术而言,它本身并不能带来任何实质性的改变。但每一种新的传播技术在应用之后,都会创造一个新的传播媒介并最终带来改变。

1. 社交网络服务技术(social networking services,SNS)　社交网络服务有多种解释,此处我们取其社会性网络服务之意,专指帮助人们建立社交网络的互联网应用服务技术。作为一种新型的人际传播媒介,它不仅可以出色地完成既有人际传播媒介的所有功能,而且还拥有更多更强大的传播功能。社交网络是一个平台,可以建立人与人之间的社会网络或社会关系的理解。例如,利益共享、活动、背景或现实生活中的连接。大多数社交网络服务是基于网络的在线社区服务,并提供用户在互联网上互动和传播信息的手段,如电子邮件和即时消息。社交网站允许用户在他们的社交网络中共享他们的想法、图片、活动、事件和文章等。这种虚拟世界中的社交网络使社交网络技术开始全方位地挑战传统意义上的人际传播。

2. 第三代移动通信技术(3rd generation,3G)　第三代移动通信技术指支持高速数据传输的蜂窝移动通信技术,是将无线通信与国际互联网等多媒体通信结合的新一代移动通信系统。3G 服务能够同时传送声音以及其他数据信息,并具有更强的多媒体业务服务能力和极大的通信容量。一般来说,3G 的主要特征有三个:其一就是支持网络的无缝链接,使任意时间、任意地点、任何人之间的交流成为可能,即可使用同一部手机实现全球漫游;其二是具有高速传输速率,在高速移动状态中支持 144kb/s,步行慢速移动状态中支持 384kb/s,静止状态下支持 2Mb/s;其三,拥有较高的频谱利用率,能较好解决误码率和系统时延问题。

3G 技术所带来的新的传播媒介——3G 手机使手机视频通话和多媒体通信成为可能。手机视频电话指带有摄像头的 3G 手机凭借 3G 网络的高速数据传输,使电话两端的用户可以看见彼此的影像,从而实现对话双方的"面对面"实时交流,3G 网络的高速和稳定保证了交流图像的清晰可辨。这两点是现有一些能提供"面对面"交流模式的媒介不能匹敌的。目前,视频电话在日韩已经成为 3G 时代最主流的业务。多媒体通信业务在 2.5G 时代中已经有了一个雏形——彩信,允许在短信中发送较小的图片和音频文件。3G 手机却并不止于此,它的多媒体通信业务不仅能传输高清晰的图片和音频文件,还能传输高清晰视频。

二、公共关系

(一) 公共关系的定义

公共关系是对个人或团体与公众之间信息传播的管理。公共关系的内涵几乎与社会一样古老,甚至可以追溯至古巴比伦法表、古罗马演讲技巧等早期文明。但这个概念在近现代又得到了长足的发展,从发现新大陆后的移民宣传、二战军队招募宣传的海报,到现代企业公共关系处理以及各国政府所设立的专门处理公共关系的部门,公共关系的理论策略和方法实践一直随着时代的变化而不断调整,尤其是 20 世纪 90 年代出现互联网技术和各种社交网络工具之后,公共关系的研究呈爆炸性增长。

公共关系的应用范围十分广泛,包括财务公共关系、消费者公共关系、危机公关、政府公关等,各种应用中都有着多种多样的活动,包括公开演讲、新闻发布、博客、社会媒体等。在妇幼保健信息这个领域中,公共关系所发挥的功能主要包括:①信息引导:有效达成医疗机构、卫生部门和公众之间的信息交流;②形象塑造:塑造和维护良好的保健组织形象;③舆论导向:将妇幼健康相关的各种政策、措施和意图广泛地对社会进行宣传教育,使社会各个方面充分理解和尊重妇幼保健活动,梳理正确的妇幼健康观念;④协调咨询:公共关系在信息传送过程中,要求所有的信息保持一致连贯,这就促使了妇幼保健相关的各个部门的协调咨询、相互谅解。

(二) 大众媒体

在现代社会,大众媒体即大众传播媒介,包括报纸、杂志、广播、电视、电影、书籍等,其中电视、报纸、广播和期刊被公认为是主要的类型。随着信息需求以及传播技术的不断提高,全球化网络逐渐成为最引人注目的一种信息传播媒介,它具有覆盖面广、信息传播速度快、双向互动性强等特点,必将成为 21 世纪信息传播的主要媒介。

如上文所述,公共关系是现代市场经济与民主政治的产物,也是现代传播手段的伴生物。大众媒体的独特性契合了并能够满足公关诉求的目标,因此大众媒体一直是影响公共关系最重要的因素,而公共关系则是大众媒体对社会产生的影响的重要反映。公共关系的一个最重要的部分是媒体关系,在很多情况下可以对公共关系活动及行为的成败起决定性的作用。因此要实现公共关系在妇幼保健信息传播中的信息引导、形象塑造、舆论导向和协调咨询等四点作用,就必须借助大众媒体的力量。

事实上,利用大众媒体成功处理公共关系的案例比比皆是。911 事件后,美国媒体积极配合政府的政治公关计划,极力渲染 911 事件的影响,使反恐怖主义成为全球通行的新意识形态;2006 年,我国地质学院尤海鲁在甘肃省发现鸟类化石,并证明了现代鸟类的起源来自水生,美国 Science 不仅刊登了该研究论文,而且将这一重大发现撰写为新闻发布,使中国科学家的重大发现很快占据了全世界各大主流电视台的黄金时段及各大主流报纸的科技版头条。

由此可见,大众媒体在信息传播方面的优势明显,其丰富的信息发放渠道便于公众获取、受众广泛、时效性强,而且文字表达通俗易懂,形式活泼多样,不仅图文并茂,而且视听结合,即使是原本苦涩难懂的信息也能转变为被广大公众理解和接受的信息内容。

(三) 公共关系项目的核心要素与评估参数

公共关系的三大要素分别是组织、群众和传播。其中,传播是关键要素。每一个公共关系项目都离不开有效的传播。传播的目的就是通过组织与公众之间的双向的交流和沟通,促进组织与公众之间的相互了解并最终达成共识或者妥协。传播是联系公众与组织的桥梁,没有传播势必造成不可避免的噪声(误解)以及无意义的猜测等问题。因而,公共关系三大要素中,传播是最具有操作意义的要素。而传播本身也有4种主要构成要素:①目标;②原则;③方式;④周期与时间性。

根据公共关系三要素的理论,可以对公共关系作出评估,如分别针对组织、传播和公众三个方面制定指标,对组织的运作和公众的满意度进行调查。如果要就某个公共关系项目作评价,则其评估参数应包括:①目标:测量项目目标的达成程度,包括公众的关注程度和信任程度、受欢迎的消息数目等;②活动:测量活动的力度,包括媒体覆盖程度、与意见领袖的联系程度、项目的生命周期、一段单位时间内媒体报道的次数、对媒体采访的回应等;③资源:测量投入的人力物力成本,包括项目参与人员数、人均工作时数、单元会议的时间、项目的投资回报率、成本增长情况、外包工作的预算比例等;④渠道:测量该项目所使用的传播方式,也就是有否在正确的时间、正确的地点、正确的场合把正确的适当的信息及时地传播给公众。这些参数的评估必须经得起时间的检验,正确地结合调查、测量和评价过程。

三、社区动员

(一) 社区动员的方法和路径

从社会学的观点看,社区动员经常与社会动员联系在一起,社区动员在规模和程度上虽然不及社会动员,但社会动员往往强调社区参与,大规模的社区动员在性质上就是一场社会动员。因此,我们可以在社会动员的概念基础上将社区动员定义为满足社区居民需求的社会目标转化成为社区成员广泛参与的社会行动的过程。社区动员的目的是使社区人群主动参与项目的整个管理过程,获得项目所需资源,建立强有力的行政与技术管理体系。

要有效传播妇幼卫生信息,首先要宣传动员在社区和家庭中起关键作用的人,让他们了解社区预防服务项目的意义,然后通过自身的积极参与,来促进妇幼卫生信息扩散。社区动员的对象主要有三类,从居民委员会成员、居民中的积极分子到每一个来到社区卫生服务机构的居民,这些人群对社区整体利益的关心程度高于一般社区居民。张晓林认为,要成功开展社区动员,首先要转变社区居民认为卫生服务唯利是图的固有观念,从居委会等积极分子入手,合作促进妇幼信息传播,了解自身工作的优缺点,让居民意识到妇幼信息传播的重要性。

社区动员的方法主要包括:

1. 利用社会市场学的技术原理,将这一学科的研究过程拓展到社区动员上,经过确定问题,评估市场需求(妇幼疾病的发病情况等),受众分类(对不同情况的妇女儿童传播不同的健康信息,参加不同的健康活动),制订特定的行为目标,发展和预试策略和材料,确定市场混合体,制订传播计划,最后对过程评价,将经验应用到下一次活动当中。

2. 应用传播的理论和技术,通过传播可在决策层创造一个认识和支持的决策环境,包括资源分配;在基层可促使社区和个人参与,在中间层达到承上启下、沟通政府与社区的作用。

3. **人员培训** 组织人员培训是实现项目目标的有效途径。目的是强化各类人员的有关知识和技能,提高他们的健康促进能力。培训应与各类人员在实施项目中的具体任务相结合,同时应创造应用培训中所得知识和技能的政策环境和文化环境。

4. 管理技术 对项目的计划、实施和评价进行系统的管理。完善的项目计划是为实现项目目标成功地进行社区动员的保障,在计划中应包括评价计划。在实施项目过程中需对计划中规定的各项策略和活动实际执行情况进行监测和监督,或过程评价;对项目目标达到的程度进行效果评价。通过评价对项目实施过程中各个环节进行分析、总结经验和教训,不断改进项目干预的策略和活动,进一步完善计划,提高社区动员的水平和社区的健康促进能力。

社区动员的形式多种多样,有会谈、座谈、讨论等直接形式,也有电话会议、电视电话会议、网上交流等间接形式,还可以包括发放传单、制作地区电视公益广告等大众媒体形式。

在社区动员的实践中,要注意几点问题:①争取各级领导对社区动员工作的重视和支持;②建立和加强部门间的合作;③坚持动员社区、家庭和个人参与这一根本目的;④发挥其他团体及协会和志愿者组织的作用;⑤动员医务人员的参与,做好思想工作。

(二) 社区动员对妇幼保健知识和行为的影响

社区动员对妇幼保健知识和行为的影响能够有效促进妇女儿童健康态度和健康行为改变。妇幼疾病的发生和流行很大程度上受到行为和生活方式的影响。行为和生活方式与社区的一般生活方式以及社区的自然社会环境密切相关,只有利用现有社区结构,通过社区人群的共同努力,实施综合干预才能影响整个社区的行为、环境因素和危险因素。只有社区与社区人群的广泛参与,才能使预防保健工作取得低投入、高收益的效果。

社区动员能够大大加强社区预防保健工作。由于预防保健工作有着工作内容重、人力资源投入多、近期效果不明显的特点,再加上基层预防保健人员的工资待遇不足的大环境,预防保健工作难以开展,即使成功开展,也容易因为资金、人员短缺的问题无以为继。因此,开展社区动员工作是实现医学模式转变的途径之一,也是实现社区预防保健工作为持续发展的可靠保证。通过社区动员使社区人群主动参与社区卫生服务的整个过程,包括需求评估、计划、实施与评估的全过程。这样做既能节省资源投入,又能更快地从社区居民身上得到反馈而改进工作质量,还能更容易地通过各级领导和相关机构的支持获得社区卫生服务所需资源,包括政策、经济、人力资源等,从而建立强有力的行政和技术管理体系。

四、专业信息传播

(一) 概念

专业信息传播在各个不同领域都有不同的表现和称谓,如营养信息传播、经济信息传播和文献信息传播等,专业信息传播是一般信息传播行为在某个专业领域的具体和深化,各自具有不同的特点和规律,是各个领域做信息推广时重要的手段和策略。

与一般信息传播相比,专业信息传播具有三个特点。首先,专业信息传播的主体是专业人员,一般信息传播没有要求传播人员的领域知识。其次,专业信息传播具有明确的目的性。一般信息传播,如自然界中物质运动信息传递,是一种自发的、无目的的传递,而专业信息传播作为一种运动过程,在时间和空间上都受到人们有目的的控制,从而达到所期望的有效性。再次,专业信息传播的信息内容具有专业性,目标人群往往对所传播的内容感到陌生,甚至难以理解,对传播的质量有着更高的要求。

(二) 专业信息传播的理论假设

专业信息传播假设信息接收方并不熟悉该专业领域。这意味着听众对传播的信息内容了解不多,因而所采取的传播策略应该是问题导向的。也就是说,专业信息传播的内容更多是提供某些问题的解决方法或者是寻找解决方法的思路。

(三) 专业信息传播的要素

在传播要素方面,专业信息传播与一般信息传播无异。最早研究传播要素问题的是亚里士多德,他认为传播由谈话者、说的话和听者三要素构成。其后,美国密西根大学贝尔纳教授提出传播由传讯源、译送者、讯息、通道、收译者和受讯者六要素构成。1948年,耶鲁大学哈罗德·拉斯韦尔教授在《传播社会的组织与功用》一文中,将传播分为五个w,这是人们最常引用的传播模式,也就是传播者、信息、媒介、接收者和效果。

传播者是专业信息传播行为发生的主体,包括传播的组织机构、群体和个人。他们一般具备特定领域的专业知识,是专业信息的发送者、传递者,同时也是专业信息传播的开端。

传播渠道,又称为信息传播的媒介,是传播者与受传者互相沟通的通道,是专业信息得以传播的物理手段,它有直接和间接之分。直接渠道是指传播者通过一定时间和空间让受传者获得所需的专业信息,如座谈。间接渠道是指传播者利用一定的机器设备对领域内的专业信息进行转换,或贮存于一定机器设备中。受传者利用一定的机器设备或手段间接获得经过转换的专业信息(如基于计算机的学习系统)。

信息,也就是传播内容,如上文所述,在专业信息传播的情境下通常是解决具体问题或寻找解决办法的信息内容。从更一般的角度来说,传播内容是信息传播者与受传者相互发生联系的媒介。

接收者,指专业信息的获得者、受传者、利用者,是整个信息传播过程的末端。有效的信息传播需要考虑接收者的多种自身因素(如受教育程度、生活环境等)以及接受信息的动机。在妇幼保健知识传播的情境之下,接收者主要是妇女儿童,获取妇幼保健知识的行为主要基于预防治疗妇幼疾病、提供健康水平的需要。

传播效果,指接收者在接受专业信息后的变化,主要从知识、行为和态度这三个维度进行测量。传播效果的大小代表着文献信息传播目的的实现程度。从时间来看,传播效果可分为短期效果和长期效果;从目的性来看,传播效果又可分为有意图的效果和潜移默化的效果以及正效果和负效果。

(四) 传播渠道和活动

从信息的传播形式来看,传播渠道可以分为四种,分别是口头交流、语言交流、视觉交流和多媒体交流。

口头交流这种渠道是指两个以上的人面对面或者通过电话进行信息传递,活动包括一对一访谈和咨询讲解。语言交流既有手写形式的,也有口述形式,所采取的活动有小组会议、演讲、座谈、新闻发布、制作机构刊物等。视觉交流则是采用图画、照片、录像等形式传播信息,通常比文字更有效,包括发放健康教育宣传画册和宣传活动照片记录等。多媒体交流渠道是指结合文本、影像、声频等多种形式进行信息传播,活动包括播放宣传影片、电视广告。

第三节 妇幼信息传播项目实施

一、妇幼信息传播项目计划

(一) 妇幼信息传播计划方法

计划是为完成某一目标而进行的系统的任务安排。传播计划就是针对某一具体的传播项目,制订具体的传播计划,包括长期传播计划(战略传播计划)、中期传播计划(年度传播计划)、短期传播计划(月度传播计划)。不论是长期、中期还是短期传播计划,都必须充分理解客户整体传播战略和目标。项目管理中常用的计划制订方法有:

1. 头脑风暴法　头脑风暴法又叫畅谈法、集思法,是采用会议的形式,利用集体的思考引发与会人员围绕某个中心议题,广开言路、激发灵感、畅所欲言地发表独立见解的一种创造性思考的方式。在计划制订中,这种方法适用于较小项目计划的制订。

2. 甘特图法　甘特图是基于一种以图示的方式通过活动列表和时间刻度来形象地表示出任何特定项目的活动顺序与持续时间的思想。其基本是一条线条图,横轴表示时间,纵轴表示活动(项目),线条表示在整个期间上计划和实际的活动完成情况。它直观地表明任务计划在什么时候进行以及实际进展与计划要求的对比。管理者由此可便利地弄清一项任务(项目)还剩下哪些工作要做,并可对其工作进度进行评估。适用于中小型项目计划,图形化方式易于理解,但是传统的甘特图不利于手工改动,对于关系过于复杂的项目,项目活动之间的内在联系会增加甘特图的难度。

3. 关键路径法　关键路径法是一种基于数学极值的项目计划管理方法。它将项目分解成为多个独立的活动并确定每个活动的工期,然后用逻辑关系(结束-开始、结束-结束、开始-开始和开始-结束)将活动连接,从而能够计算项目的工期、各个活动时间特点(最早最晚时间、时差)等。在关键路径法的活动上加载资源后,还能够对项目的资源需求和分配进行分析,是现代项目管理中最重要的一种分析工具。

(二) 循环和战略计划过程

战略计划也称为长期计划,是为实现组织的长期目标而制订的有广泛意义的计划,通常表现为三年或五年以上的发展规划。妇幼信息传播,是一个持续不断的过程,制订长期的战略计划有助于建立完善的战略传播体系,明确传播目标与方向,了解妇幼信息传播的内外部环境,更好地迎接未来可能存在的困难和挑战。

制订战略规划可以分为三个阶段:第一个阶段就是确定目标,即在未来的发展过程中,要应对各种变化所要达到的目标;第二阶段就是要制订规划,当目标确定了以后,考虑使用什么手段、什么措施、什么方法来达到这个目标,这就是战略规划;最后,将战略规划形成文本,以备评估、审批,如果审批未能通过的话,则可能需要多个迭代和循环的过程,考虑如何修正,并且随着环境、政策因素等的变化,战略计划也需要不断的调整。

(三) 计划的步骤

健康信息传播项目计划的制定包括以下步骤:

1. 分析需求和受众研究　要研究影响妇幼信息受众的特定行为就必须要全面了解目标受众。因此,正确识别和了解目标受众,进行受众分析对信息传播活动来说至关重要,通过受众调查、情景分析等方法,对受众情况和需求进行调查,包括目标受众的人口统计学信息、他们获取妇幼健康信息的渠道都有哪些? 就妇幼健康信息来说,他们现有的观念、知识、需求、倾向以及行为如何? 什么因素可能激励他们选择所提倡的行为等,以此来制订符合目标人群需求的妇幼信息传播材料。

2. 主要传播目标和目标受众确定　在对可能的目标受众进行需求分析之后,我们就可以确定主要的传播目标。根据传播目标,对目标受众进行细化和选择,目标受众的细化就是根据受众相似的特性、需求等,将受众分为更小的群体。有经验表明,受众更愿意接受与他们关系紧密的信息并作出反应。目标受众分类越细,传播信息的内容就可以更有针对性。

目标受众选择是针对具体传播活动选择具体的受众。

3. 传播策略和传播方式的确定　根据传播内容和传播目标选择合适的传播策略和传播方式。这一阶段主要解决的问题就是我们将通过哪些方式向目标受众传播信息。

4. 制订计划　当确定我们将要传播的信息内容以及目标受众和传播策略与方式之后，就需要根据信息内容和技术、资料条件等，制订详细计划，包括目标人群、材料准备、发放渠道、使用方法、时间进度、经费预算等。

5. 计划评估　计划评估是对计划进行评估，该传播项目计划是否合理、时间安排是否紧凑，是否能达到预期的传播效果。

（四）有效妇幼信息传播项目的逻辑模型和要素

传播是个非常复杂的现象，传播过程也是个非常复杂的过程。参考赖利夫妇社会系统框架之中的传播系统模式，结合妇幼信息的特点，我们用图 9-1 所示的模型来表示妇幼信息传播过程和要素。

其中，C 代表传播者，在此处代表有意图的妇幼信息传播者，例如，医师、妇幼保健师、政府部门等。

R 代表信息接收者，即妇幼信息的受众，不仅指妇女和儿童，关心或有妇幼信息需求的所有人都可能是信息接收者。可以是个人，也可以是一个群体，还可以是一个社会系统。

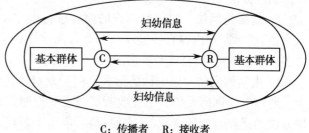

C：传播者　R：接收者

图 9-1　妇幼信息传播模型

若信息传播在特定的范围内，例如某一社区，则接收者可能是该社区每一个家庭单元。

"→"代表信息传播渠道，传播者要为信息传播的渠道作出选择，而受传者也会通过某种渠道作出反馈。

二、情景和受众分析

（一）基本概念

情景分析法又称脚本法或者前景描述法，是假定某种现象或某种趋势将持续到未来的前提下，对预测对象可能出现的情况或引起的后果作出预测的方法。通常用来对预测对象的未来发展作出种种设想或预计，是一种直观的定性预测方法。

受众，就是接受信息传播的群众。信息传播者必须要善于了解和利用受众的经验、态度、立场等以不断改进传播的方式，并从尊重受众的角度来进行传播活动。为更好的生存和发展，减少或消除周围环境的不确定性，受众普遍存在一种寻求信息的心理现象以及人们总是乐于接受内容、结构、表现方式新奇的讯息，就是受众的认知和好奇心理，并且个体的行为总是尽可能地与群体的总趋势保持一致，但同时希望得到群体的肯定，在群体面前显示自己优势的欲望，而对于自己能力无法实现的欲望，则通过对讯息内容的角度置换以达到心理的满足，又表现为具有遵从心理、表现心理和移情心理。此外，当某人的观念、意见和需求与周围环境之间产生较大的不一致时，就会产生对抗的心理状态，在受众的信息传播行为中，表现为对信息的回避、拒斥、怀疑和曲解。

（二）主要方法

受众调查：主要是了解受众的需求和兴趣、受众的构成、受众的心理状态，了解不同阶层受众对传播内容和形式的反应。它是一种运用现代各种科学技术手段及数理统计方法收集、整理、统计、报告受众意见,测定传播效果的社会活动。其中,受众调查的类型主要有以下几种:

1. **受众来函、来电、短信、电子邮件**　主要适用于因人力、物力等的限制而不适宜作大规模的调查,或传播内容限制没有必要作大规模的调查。

2. **综合调查**　指新闻研究或其他受众研究机构对某一地区的受众接受各种媒介信息的情况或对某一媒体的受众接受情况进行全面的调查。

3. **专题调查**　通常针对某一具体的内容展开专项的调查,主要有视听率调查、受众意向调查、某一内容的传播效果调查等。视听率调查通常是企业根据视听率情况来决定对某种传播媒介的取舍。意向调查是对受众希望媒介的内容安排、传播质量等的调查。所谓某一内容的传播效果调查是指针对多种媒介或某一媒介传播某一内容的效果而展开的调查。

调查方法主要有:

1. **当面访问法**　对将要调查的内容进行事先设定,确定调查时间,然后当面与被调查人交谈,或将调查内容直接呈现在调查人面前供调查人选择。此方法的优点是能得到受众更多详细的资料,但会花费较多的人力、物力和时间资源。

2. **电话询问法**　以电话的形式询问受众对所传信息的认识和看法,主要用于视听率调查。通过电话询问受传者正在收听或过去一段时间内收听的节目等。由于电话的普及,这种方法的优点是节约资源,且方便真实,但由于现代人的防范心理,受众的合作态度会对调查活动造成较大的影响。

3. **日记法**　所谓日记法就是指抽取符合条件的样本受众,将每天我们所要调查的传播信息随时记录在日记卡上,同样主要用于视听率等的调查,以获取电视媒介等受众收视信息的方法。此种方法可以实现对受众的视听习惯持续追踪,收集受众的个人资料,但同样受众的合作态度会影响调查效果。

4. **网络调查法**　网络调查法指在互联网上针对调查问题和调查对象进行调查设计、收集资料以及分析咨询等活动。此方法组织简单,费用低廉,突破时间和空间的限制,并可借助多媒体技术设计多种形式的问卷,且具有较高的保密性和客观性,调查周期短,但缺点是样本缺乏代表性,网络调查需要去伪存真,回答率低,不适宜开放性问题的调查。

三、确定目标和策略

(一)目标确定的过程和方法

传播目标的确定应该建立在明确受传者需求的基础之上,确定目标要明确以下4个因素:

1. **明确传播对象**　明确传播对象就是明确谁是妇幼信息的传播对象,这是决定传播效果的重要因素,信息传播策划者必须要准确把握传播对象,将传播对象弄得清清楚楚。

2. **明确传播时间**　明确传播时间就是要选择恰当的时间作为信息推出的时间。某些疾病信息可能具有一定的时间性和季节性,因此要明确信息传播时间以提高传播效果。

3. **明确传播区域**　传播区域就是确定传播的位置,并按照传播位置选择传播媒体。将传播区域定位在社区,还是农村?

4. **明确传播方法**　明确传播方法,涉及信息推出的次数和方法。信息推出次数关系到受众率和频率,一般来讲,次数越多,对受众的影响愈大。信息推出的方法指传播形式的选择,不同的传播形式具有不同的感染力与影响力,不仅影响受众的态度,而且影响目标的实现。

同时,在确定总体目标时,要注意阶段目标的确定,即目标要有长期、中期和短期之分,目标应尽可能的具体,可量化。

(二) 策略开发

传播策略是指为了达到预期的传播效果而进行各项规划运作,是传播的手段、对策和谋略等的组合,以实现最大的效益产出。制定传播策略的逻辑框架首先要对干预对象进行细化,明确传播内容,然后选择合适的方法并尽可能地利用本土资源。表9-2为传播策略开发的逻辑框架表。

表9-2 传播策略开发的逻辑框架

存在的问题	希望的结果	导致问题的原因	面临的困难	关键人物	方法(核心信息/媒介/活动)	所需的传播材料
问题1						
问题2						
问题3						

在策略开发时应考虑以下几个方面的问题:

1. 要解决的问题是什么？导致问题的原因是什么？
2. 要解决这个问题可以采用哪些方法？
3. 什么方法对解决这个问题更为有效？
4. 什么样的方法更适合于自己？
5. 采用这个方法需要具备哪些条件？
6. 采用这个方法还需要什么帮助？

四、实施、监测与评估

(一) 实施策略概述

实施策略就是按照项目计划,科学合理地筹划传播信息在时机上有序推进的策略,从而使传播克服各种因素的制约发挥最佳效应。信息传播要实现由观念形态转变为现实的行动,就必须有具体的实施策略。实施策略主要包括区域策略和时机策略。区域策略即确定信息传播对象的范围,主要从两个角度考虑:覆盖方式和传播范围。比较适宜妇幼信息传播的覆盖方式主要有全面覆盖、重点覆盖,传播范围可以选择在全国范围内传播、地区传播或更小团体的传播。时机策略就是选择恰当的传播时机。例如,一些儿童易发传染病信息可以根据发病季节传播。

(二) 监测与过程评估

监测与评估是信息传播过程中十分重要的环节,贯穿于整个传播计划的制订和实施中。监测和评估数据不仅会对本次传播项目进行一个合理的评价,同时,它的评估结果可用于历次传播效果的比较中,对下次的传播起到良好的借鉴和参考作用。对传播效果进行监测与评估中应坚持目的性原则、方向性原则、针对性原则、可测性原则、科学性原则和引导性原则。

监测和过程评估可分为以下三个阶段:

1. 前期分析　前期分析主要包括历史传播效果分析、策略分析、目标行为分析、媒体选择策略分析。

2. 中期分析　中期分析主要是实施监测,例如,电视节目信息传播收视率的改变、妇幼健康信息讲座观众的关注程度等。

3. 后期分析　后期分析是对传播效果的全面评估,我们可以从后期分析中了解本次信息传播的效率如何、有效传播过程是怎样的、资源是否得到有效利用等。

传播计划在制定中可能会存在一定的偏差,但通过监测和过程评估可以对这些偏差及时调整。精准的传播效果监测和评估可以挖掘受传者更细致的需求,利于创造传播的最大价值。前期分析可以帮助选择最佳媒介,而后期分析完成的整体评价可以为下次传播积累经验。

(三) 评估框架与方法

通常,若想客观准确地对健康传播的效果进行评估,需要采用科学严谨的定性与定量研究方法相结合的方法,锁定目标受众群体,建立综合评价指标体系。

评估可以从以下四个方面进行:

1. 评估传播对象接触媒介的效果　传播对象也就是受众接触传播媒介的效果指标主要有:受众对传播媒介及特定栏目、节目和信息的注意、兴趣、情趣、理解、记忆等心理活动的反应程度;报刊读者、广播听众、电视观众接触媒介及信息人数的多寡;广大受众对传播媒介的接触频率和信赖程度。

2. 评估媒介影响传播对象的效果　广义上传播媒介对传播对象的影响效果包括对受众的世界观、人生观、社会舆论以及在观点、思想、信仰、认识、志向、动机和行为准则、对新事物态度等方面的变化幅度和变化方向。对于妇幼信息传播,此处主要指对妇女儿童健康观念、健康行为的影响。

3. 评估传播目标实现的效果(程度)　目标评估传播效果 =(意识和行动的最后状态 - 意识和行动的原来状态)/ 目标,即结果 / 目标。

联系传播目标来分析传播的社会效果主要是看受众在接受媒介信息后其意识和行动中出现了多少新的有意义的东西,和排除了多少旧的无用的有害的东西,或者结果与目标的接近程度。但传播目标不能随心所欲地确定,目标选择得越合适,越能准确反映传播活动的效果。

4. 评估受众需求满足的效果(程度)　需求评估传播效果 =(意识和行动的最后状态 – 意识和行动的原来状态)/(意识和行动的应有状态 – 意识和行动的原来状态),即结果 / 需求。

结果数值接近于甚至约等于需求数值,传播效果的数值就大,相反则小。要想使传播媒介达到最大的效果数值或获得最佳的传播效果,就必须很好地了解和满足受众的信息需求。

根据以上描述,妇幼信息传播项目的评估框架如表 9-3 所示。

表 9-3　妇幼信息传播项目评估框架

评估项目	评估内容	评估结果
传播对象接触媒介的效果	受众对妇幼传播媒介及特定栏目和信息的注意、理解、记忆等心理活动的反应程度; 接触报刊、广播、电视媒介及信息人数的多寡; 受众对传播媒介的接触频率和信赖程度	

续表

评估项目	评估内容	评估结果
媒介影响传播对象的效果	受众健康观念的转变； 受众健康行为的改变	
传播目标实现的效果（程度）	（意识和行动的最后状态 - 意识和行动的原来 状态）/ 目标，即结果 / 目标	
受众需求满足的效果（程度）	（意识和行动的最后状态 - 意识和行动的原来 状态）/（意识和行动的应有状态 - 意识和行动的 原来状态）	

（马敬东）

第十章

妇幼卫生信息评价

第一节 概 述

一、信息评价的概念

信息评价(information evaluation)指对各种形式和来源的信息进行价值、可信度、准确度、完整性、有效性、有用性、经济性的评审、鉴定。在妇幼卫生领域,由于相关信息对妇幼保健的管理及学科发展、科学研究、专业服务、业务培训等均具有重要的作用和意义,因此对相关信息的科学性、准确性、完整性、时效性、经济性的评价至关重要。

二、妇幼卫生信息评价的目的和意义

1. 信息评价可以保证所需要信息的科学性强、准确度高、完整性好,从而保证各项管理目标的实现和服务工作的顺利进行。

2. 信息评价可保证所获得的信息规范、客观、真实、快捷、经济、有用,成为制订妇幼卫生政策、管理方案、工作计划、干预措施的科学依据,保证各项工作和研究处于高水平状态。

3. 通过信息评价可以获得有力的证据,阐明信息管理与提高妇幼卫生服务水平之间的关系,从而加强信息管理在妇幼卫生服务中的重要作用。

4. 通过信息评价有利于总结工作和研究中的经验教训,积累科学资料,为改善妇幼卫生信息管理系统提供依据。

5. 通过信息评价工作可以提高妇幼卫生工作者的理论与实践水平,帮助他们经常分析管理工作或学术研究、专业活动、业务培训等成败的原因,提高管理水平和工作效率。

三、妇幼卫生信息评价的标准和基本内容

1. **权威性** 信息的权威性一般从该信息发布的机构、方式、形式等方面可作出大致的判断。例如:由国际组织、政府部门、政法系统、学术机构、研究院所等发布的文件、公告、讯息等;出自核心刊物、信誉良好的学术机构或出版商的百科全书、年鉴、教科书、专著、论文等;在某领域具有公认资质、资历、知名度、权威的专家发表的相关资讯;在权威媒体、媒介发表的讯息等,通常具有较高的权威性。例如由第八届全国人大常委会第十次会议通过、第33号国家主席令公布的《母婴保健法》、由国务院发布的《中国儿童发展纲要(2011~2020年)》和《中国妇女发展纲要(2011~2020年)》、由国家卫生和计划生育委员会(原卫生部)发布的8个儿童保健技术规范(包括新生儿访视、儿童健康检查、儿童喂养与营养指导、儿童营养性疾病管理、儿童眼及视力保健、儿童耳及听力保健、儿童口腔保健和儿童心理保健)等。

2. **完整性**　信息的完整性是指信息在输入和传输的过程中,不被非法授权修改和破坏,保证数据的一致性。保证信息的完整性需要防止数据的丢失、重复及保证传送秩序的一致。

3. **时效性**　信息的时效性即信息从发生到发布所经历的时间。一般可以从文件的发布时间;论文从完成到发表的时间;专著从撰写、完成到出版的时间;网络信息的更新时间等进行评价。通常,除了历史、考古、哲学等少数科学领域学者可能会认为古老、陈旧、传统的信息比当前的更有价值外,大多数专业和领域的研究者总是对新发布的信息或研究结果更感兴趣。

4. **真实性**　信息的真实性就是信息能够真实反映自然属性、能够符合客观实际。由于社会的复杂性和人类思考的局限性,在社会或专业领域中传播的某些信息难免存在错误、偏见,从而可能引发误导。例如由于课题设计或研究手段不当引出的错误结果和结论、由于商业性目的使所表达的思想或观点带有明显的偏颇倾向、由于个人或部门利益使发布的讯息夹杂有情感成分而出现敏感、偏激的语言等。

信息的真实性一般可以从以下几个方面进行判别:

(1) 逻辑性:例如某项科学研究提出的假说、论点、论据、结果、结论是否前后逻辑统一、顺理成章;对于立论荒谬、论据虚假、逻辑混乱、自相矛盾的资料应予以否定。

(2) 可证实性:例如讯息或论文中引用的事实和数据是否有确切的出处,参考文献是否权威、正规、完整。

(3) 可核查性:所发布的资讯或研究信息是否能够在相关的部门或媒介(如政府信息平台、图书馆、博物馆、专业网站等)核查、核对。

5. **实用性和有用性**　信息的实用和有用是部门或个人进行信息管理与应用的最重要目的,也是考量信息价值的重要标准。对信息实用性和有用性的评价,一般需结合相关的专业、目的、需求、经验来进行评判。

四、信息评价涉及的伦理与法律问题

在对妇幼卫生信息进行评价时,除了进行专业和学术性的科学评价外,还须注意在信息收集时与信息使用时涉及的伦理与法律问题,必要时也应作出相应的评价。

(一) 信息收集时必须遵循相关的伦理与法律

由于妇幼卫生信息很多与"人"有关,例如在群体调查、个体访视、体格检查、心理测验、生物标本采集与检测等操作和数据收集过程中,都可能涉及妇女和儿童的健康、人格、尊严、隐私等问题,因此必须重视在这些信息的获得、储存、传播、利用、发布等环节可能涉及的伦理和法律问题。

关于与妇幼卫生信息有关的伦理,应遵守世界医学协会(WMA)1996年制定、2008年修定的《赫尔辛基宣言》所阐述的原则、世界卫生组织(WHO)国际医学科学理事会(CIOMS)2002年发布的《涉及人的生物医学研究的国际伦理准则》、联合国教科文组织(UNESCO)1997年《世界人类基因组与人权宣言》中规定的伦理要求,以及我国国家卫生和计划生育委员会(原卫生部)发布的《涉及人的生物医学研究伦理审查办法(试行)》的要求。我国国家卫生和计划生育委员会(原卫生部)2007年发布的《涉及人的生物医学研究伦理审查办法(试行)》第十四条规定的"涉及人的生物医学研究伦理审查原则"包括:

1. 尊重和保障受试者自主决定同意或者不同意受试的权利,严格履行知情同意程序,不得使用欺骗、利诱、胁迫等不正当手段使受试者同意受试,允许受试者在任何阶段退出受试。

2. 对受试者的安全、健康和权益的考虑必须高于对科学和社会利益的考虑,力求使受试者最大程度受益和尽可能避免伤害。

3. 减轻或者免除受试者在受试过程中因受益而承担的经济负担。

4. 尊重和保护受试者的隐私,如实将涉及受试者隐私的资料储存和使用情况及保密措施告知受试者,不得将涉及受试者隐私的资料和情况向无关的第三者或者传播媒体透露。

5. 确保受试者因受试受到损伤时得到及时免费治疗并得到相应的赔偿。

6. 对于丧失或者缺乏能力维护自身权利和利益的受试者(脆弱人群),包括儿童、孕妇、智力低下者、精神病患者、囚犯以及经济条件差和文化程度很低者,应当予以特别保护。

由于儿童和未成年人不具有完全民事行为能力,属于弱势群体,因此邀请他们参加临床试验需要特殊的理由,并必须切实履行保护他们权利和健康的措施。对于涉及儿童和未成年人的临床试验,儿童拒绝参加或拒绝继续参加研究的意见必须得到尊重。

根据上述规定和目前的管理规范,在以妇女、儿童为对象的信息收集时,必须重视对伦理原则的敬畏和遵循;特别是在牵涉到对人体隐私资料的收集、对物品的试用、对食品的试食、对机体生物组织材料的采集时,必须经过有资质的伦理委员会的审核批准,并对本人履行知情同意手续。对未成年人进行上述信息收集,则必须经过其监护人的知情同意。此外,在具体应用相关信息(例如对外公布研究结果和发表论文、向媒体介绍流行病学调查或个体病伤状况)时,也必须注意对当事人个人信息及隐私的保密和保护。

(二) 信息使用时必须遵循相关的伦理与法律

关于信息法律,是指在调整信息活动中所产生的社会关系的法律规范的总称。这些社会关系主要涉及利益、权益和安全问题。信息法律主要包括知识产权法(专利法、著作权法、商标法等)、信息安全法、信息公开法、新闻出版与传播法、电信法、电子商务法(电子签名与数字认证法等)、有关计算机犯罪的法律等。

在进行信息评价时,常见的违背伦理、法律问题是剽窃行为。剽窃是指窃取他人作品或产品作为自己产品,或虚假声称对其拥有著作权的欺骗行为;一般认为在自己的文章中使用他人的思想、见解或语言表述,而没有说明其来源或出处就属于剽窃。为了避免剽窃侵权行为,在引用、转载他人的信息资料时,需清楚地标记所引用或转载信息资料的详细出处及内容(如题目、作者、发表媒体及时间、发表页码或网址等),通常采用在科研报告或学术论文文后标注参考文献的方式。

第二节　妇幼卫生信息的评价

妇幼卫生信息根据其来源大致可以分为 4 类,即以人群为基础收集的信息、以机构为基础收集的信息、从文献档案中收集的信息和从网络中收集的信息。从不同渠道和来源获取的信息,其评价方法和指标也不尽一样。

一、以人群为基础来源的妇幼卫生信息的评价

以人群为基础的妇幼卫生信息是指妇幼卫生部门、机构或个人出于特定的目的,通过相应的途径,采用一定的方法获取的与妇幼健康或保健服务相关的信息。它既可以是一个国

家或一个地区全人口的数据(由普查获得),也可以是一个代表某人群的样本数据(通过抽样研究获得),还可以由针对某一特定目的或问题进行的专题调查获得。因此,该类信息的评价也就包括对普查、抽样研究或专题调查等获得信息的评价。

（一）普查

普查(censuses)即全部调查、记录、处理特定总体中所有个体的有关指标值。由于对每一个个体都进行了调查,所以理论上其结果可以反映相关人群的真实情况。但是,当普查的对象太多、分布太广时,不仅要耗费大量的人力、物力、财力,而且由于管理、调查实施和质量控制中的难度,其结果往往反而不够客观、准确。因此,在科研、管理实践中,应用普查法进行信息收集的情况较少;通常用于对妇女儿童生命或健康影响较大且定义明确、指标指向确切的对象或问题的研究,例如某地区孕产妇死亡率、5岁以下儿童死亡率调查,或某种妇科肿瘤患者的筛查治疗等。对此类信息的质量评价应着重于调查人员的素质、现场组织管理及质量控制措施等。

评价普查结果是否有意义,首先要看其所涉及的妇幼健康或服务问题是否属于具有重大公共卫生意义的问题(例如妇幼健康普查一般应包括儿童死亡率和孕产妇死亡率的问题),同时还应包括与之相关的伤害和怀孕死亡的问题。

对普查数据的质量进行评价,可采用事后质量抽样调查(post enumeration survey, PES)的方法,即在普查时或普查后,在普查人群中另行设立一个小样本人群,将普查的问卷重新发给这个人群,通过比对其可重复性,来评判普查的质量。普查的数据收集后应及时整理和分析,并尽快通过相应的渠道或媒介发布,从而达到特定的目的。

（二）抽样调查

抽样调查(sampling survey)即根据统计学原理和方法,从被调查对象的总体中抽取部分称为样本的个体进行调查,然后用所得到的数据推断总体数量特征的一种数据收集方法。它具有经济性好、时效性强、适应面广、准确性高等优点。

由于抽样调查的本质是用样本数据推断总体特征,因此抽样调查结果是否科学可信,主要取决于样本量大小的确定是否科学、抽样及分组(观察组与对照组)是否具有代表性和随机性、数据统计处理方法及结果的表达等是否正确等,即抽样调查的设计、实施以及资料的分析过程均需要进行严格的质量控制。同样,对抽样调查所获信息的评价也主要从上述几个方面进行。其中任何一个方面或环节出现错误或问题(例如样本量的确定不符合流行病学和统计学规定、抽样和分组未遵循随机原则、统计学方法选择和应用不当、统计结果表述或解释错误等)均可导致其结果出现偏差或错误。

无论普查或抽样调查,在具体收集这些以人群为基础来源的信息资料时通常均采取2种形式,即访谈和问卷调查。

访谈(interview)即通过对调查对象的直接访问交谈而获得有关信息的方法,包括个人访谈(面对面访谈、电话访谈)、小组访谈、会议采访等。要想获得高质量的访谈信息,关键是访谈计划(提纲)的合理设计和调查员的综合素质,这些都是在信息评价时应特别注意的。

问卷调查(questionnaire survey)分为调查员询问并填写问卷法和被调查者自填问卷法(包括信函邮寄调查等),其获得信息的质量与调查员的能力与态度、调查现场的管理(如调查对象的召集、组织、管理)、调查问卷的设计密切相关,例如问卷中应正确设置封闭型问题、适当采用开放性问题、严禁采用诱导性问题;还要注意措词以减少被调查者的疑虑、心理抗拒以及追求社会赞许的倾向。在对问卷调查获取的信息进行质量评价时,应特别关注上述问题。

无论普查或抽样调查,对收集的信息资料,均需进行真实性、客观性、准确性、可信性评价,以确定信息的质量。具体的评价方法主要有以下 7 种:

1. **比较法** 将从其他途径或采用其他方法获取的同类信息,或其他地方和部门的类似信息与该信息进行对比分析。

2. **核对法** 对该信息的来源或获得的方法进行仔细的审核查对。

3. **佐证法** 将信息的关键性、核心性部分与教科书、专著、百科全书等可信度高的文献进行比较和鉴定。

4. **逻辑法** 通过逻辑分析,确认该信息的可靠性和合理性。

5. **文献法** 查阅有关的最新文献,以确定该信息的准确性和先进程度。

6. **评估法** 请相关领域的专家、学者对该信息的价值和可靠性、可信性进行专业评估。

7. **调查法** 采用类似方法在相近的环境下再作小范围的同类调查,以对该信息的真假和来源作出评价。

二、以机构为基础来源的妇幼卫生信息的评价

以机构为基础的妇幼卫生信息主要来源于相关行政、业务、服务等机构的日常工作。这些信息不仅来自卫生管理部门和卫生服务机构(各级妇幼卫生行政部门、临床、保健机构等)的工作,还包括来自于研究机构、教学院校等通过报表、记录获得的信息。因此,该类信息主要包括通过常规登记获取的信息和通过专项监测获取的信息。

(一) 通过常规登记获取的信息

通过常规登记(routine registration)获取的信息,包括日常工作记录和常规统计报表及监测报表。这类讯息由于有固定的格式和填表要求,有相关部门的统一管理和检查,由有资质的专业人员填报,所以一般其可靠性、可信性、可用性均较高。

1. **常规工作记录** 常规工作记录是指各级妇幼卫生机构和专科医院、综合医院中妇产科、儿科、妇女保健科、儿童保健科医务人员日常进行的个人健康工作记录(如门诊记录、住院病历、健康检查记录、临床检查和检验单、预防接种卡等)。这些记录对于保证个体健康维护工作的连续性和高质量完成具有重要作用。

常规工作记录质量的优劣与记录人员的素质和卫生机构的管理及工作条件有关。如果医务人员具有较高的学历、较强的专业知识技能、良好的从业态度,并通过继续教育或在职定期培训等方式不断提升记录信息的能力,则信息质量必然比较高。卫生机构配备的相应设备(例如临床检查和检验设备)先进与否,可在一定程度上影响所获得数据信息的客观准确性。此外,卫生机构还应建立完善的上报和回馈信息系统,不仅能够将常规个人记录信息整合成统计报表,还应方便检测对象及时获取该信息,充分发挥指导临床、保健、妇幼卫生工作的职能。

2. **常规统计报表** 卫生信息常规统计报表是由政府主管部门根据统计法规,以统计表格形式和行政手段自上而下布置,而后由卫生部门或卫生服务机构自下而上层层汇总上报、逐级提供基本统计数据的一种调查方式,包括各类工作年报表、季度报表、月报表等,例如孕产妇保健和健康情况年报表、七岁以下儿童保健和健康情况年报表、妇女常见病筛查情况年报表、计划生育手术情况年报表、婚前保健情况年报表等。

由于卫生信息常规统计报表一般是根据国家或地区卫生事业发展宏观管理的需要而周密设计的统计信息系统,而且是依靠行政手段执行的报表制度,因此通常都比较规范和完善,各级卫生部门或卫生服务机构均会按规定的时间和程序上报,其中各项指标的含义、检测方法、疾病的分类和诊断标准都是强制性规定的,因此其资料具有可靠的基础和高度的统一性,便于在全国或地区范围内汇总、综合,可以完整地积累形成时间序列资料,便于进行历史对比和社会经济发展变化规律的系统分析。对这类信息的评价,应注重基层卫生机构的日常工作原始记录和数据质量,以及完善的数据核查和反馈机制的建立;还可从信息的纵向(观察历史走向规律)和横向(平行对比相关地区或机构的相应数据)发展趋势来判别其真实性、可靠性、可用性。

(二) 通过专项监测获取的信息

通过专项监测(special monitoring)获取的信息,即由国家或有关部门根据管理的需求,专门设立并能够系统、全面收集相关信息的计算机网络系统,并以此获得的信息。其主要特点是权威、准确、快捷、实用。目前已建好的专项监测系统有全国孕产妇死亡监测系统、全国5岁以下儿童死亡监测系统、全国儿童出生缺陷监测系统、儿童营养与健康监测等。凡是由该类途径获得的信息,一般可靠性、可信性、可用性均很高。专项监测系统既可以层层上传、逐级汇总,又可越级汇总,减少报告时间,并提高监测信息准确性,有利于各级管理部门及时根据监测数据建立公共卫生应急方案和规划策略。

对从常规工作记录、常规统计报表或专项监测获取的信息,均需进行诸如规范性、完整性、客观真实性、一致性等检查评价,以保证信息质量。评价的方法除前述的比较法、核对法、佐证法、逻辑法等外,还可设计专门的评价工具和指标、标准。表 10-1 所示为世界卫生组织(WHO)的"卫生服务记录的评价标准";表 10-2 所示为我国"妇幼卫生年报的质量评估办法与评分标准",可供参考。

表 10-1 卫生服务记录的评价标准(WHO)

核心维度	项目	非常符合	符合	涉及但不符合	完全不符合	得分
	评分标准	3	2	1	0	
1 内容	1.1 有一个以卫生服务为基础的信息系统,其数据汇集所有公共和私人机构	是的,它覆盖了公共和私人机构	系统是完整的,但是只覆盖了一小部分私人机构(包括盈利的和非盈利的机构)	只覆盖了少数的私人机构(如:仅仅是部分非盈利的机构)	没有来自私人机构的数据	
	1.2 有方法能够系统评价卫生机构提供服务的质量,包括:①能进行系统、规范的监督并向地方和国家级报告结果;②至少每五年一次,对所有机构或对具有全国代表性的卫生机构进行抽样调查	能进行系统、规范的监督和报告,并能够开展全国性卫生机构抽样调查	过去5年里至少有一次全国性卫生机构抽样调查	有关于服务质量的信息,但仅来自于卫生机构的方便抽样样本	不能获得规范的监督报告或对卫生机构的调查结果	

续表

核心维度	项目 评分标准	非常符合 3	符合 2	涉及但不符合 1	完全不符合 0	得分
2 能力和实践	2.1 在地区级,卫生信息系统有一名至少经过两年专业培训的训练有素的管理人员	至少 75% 的地区	10%~74% 的地区	1%~9% 的地区	没有任何地区	
	2.2 卫生机构(诊所或者医院)的工作人员定期通过继续教育或在公共机构进行在职培训,接受卫生信息方面的训练	过去 5 年,大部分卫生工作者接受过该类训练	过去 5 年,25%~49% 的卫生工作者接受过该类训练	过去 5 年,5%~24% 的卫生工作者接受过该类训练	不到 5% 的卫生工作者接受过该类训练	
	2.3 在国家和地方各级机构都有适当的监督、接受和反馈公共机构信息的机制	非常符合	符合	涉及但不符合	完全不符合	
	2.4 从地方到国家均有核实卫生机构数据完整性和一致性的机制	非常符合	符合	涉及但不符合	完全不符合	
3 传播	3.1 卫生机构开始发布主要地理或行政区域分层的年度卫生服务统计数据的时间	不到 2 年	2~3 年以前	4~5 年以前	6 年及 6 年以上	
	3.2 由卫生机构分类的、与地方或相应的行政部门编制的月度、季度、年度总结报告的吻合程度	非常符合	符合	涉及但不符合	完全不符合	
4 整合与应用	4.1 垂直报告系统(例如肺结核与预防接种)与日常卫生服务报告系统的吻合程度	非常符合	符合	涉及但不符合	完全不符合	
	4.2 在国家和地方层面,管理者和分析者应用来自于调查、公民登记(或其他生命统计系统)的数据来评估基于临床数据的正确程度	非常符合	符合	涉及但不符合	完全不符合	
	4.3 用来自于卫生服务记录的数据评估的主要卫生服务(如:产前保健、住院分娩、疫苗接种)覆盖率与实际的吻合程度	是,经常如此	是,有时	偶尔	从不	

WHO. Assessing the national health information system : an assessment tool. version 4.00.2008.p40-41

表 10-2 所示是中国"妇幼卫生年报质量评估办法与评分标准","年报"上报及评估内容包括两个方面,即:妇幼卫生年报统计报表质量评估、省级年报质量控制工作情况评估。评估采用百分制,满分是 100 分,其中统计报表占 80 分,省内年报质量控制报告占 20 分,评估内容及评分标准如表 10-2 所示。

表 10-2　妇幼卫生年报质量评估办法与评分标准

第一部分		第二部分	
评价内容	1. 年报统计报表质量评估(80 分)	评价内容	2. 年报质量控制工作情况评估 (20 分)
及时性 (16 分)	(16 分)	及时性 (4 分)	(4 分)
	保密数据及时性占 6 分,非保密数据占 10 分,按规定的上报时间迟报 1 天扣 0.5 分,扣完为止,不扣负分		按规定的上报时间迟报 1 天扣 0.5 分,扣完为止
完整性 (32 分)	(32 分)	质控范围与方法 (8 分)	(8 分)
	报表中出现的空格数定义为缺失数。缺失率计算公式如下: $$缺失率 = \frac{缺失数}{总格子数} \times 100\% = \frac{缺失数}{该省总市(县/区)数 \times 167} \times 100\%$$ 完整性得分 =32– 缺失率 × 100 × 32%		省级质控未达国家卫生和计划生育委员会(原卫生部)要求的质控范围者扣 4 分;质控方法只包括逻辑检错者扣 4 分
正确性 (32 分)	(32 分)	质控内容与结果 (8 分)	(8 分)
	报表的逻辑错误检查标准为 74 项,以县级为单位出现一项逻辑关系错误则逻辑错误数计为 1,以此求出全省逻辑错误总数。逻辑错误率≥10‰时正确性得分为零分,逻辑错误率 <10‰时得分计算方法如下: $$逻辑错误率 = \frac{逻辑错误总数}{该省总市(县/区)数 \times 74} \times 1000‰$$ 正确性得分 =32– 逻辑错误率 × 1000 × 32% × 10		质控内容应该包括出生数、死亡数、保健数等,内容不完整者扣 4 分,没有总结质控结果者扣 4 分
合计			
总计			

引用来源:《2012 年妇幼卫生年报质量评估》

三、其他来源的妇幼卫生信息的评价

(一) 对文献信息的评价

文献是将知识、信息用文字、符号、图像、音频等记录在特定物质载体上的结合体。文献具有三个基本属性,即知识性、记录性和物质性。文献具有存贮、传递和交流信息的功能。由于它们的来源和特点不同、所含信息的质和量不同,因此其特征及其在学科中所起到的作用不同,在进行信息评价时其科学性、可信性、可行性也不同。文献信息是对知识信息由分散到集中、由无序到有序、由广博到精简的不同层次的加工过程。根据这些特点,可以从不同的角度或用不同的方法对文献信息进行评价。

1. **根据信息的级别或层次进行评价**　依据文献传递知识、信息的质和量以及加工层次的不同,一般将文献分为四个等级,分别称为零次文献、一次文献、二次文献和三次文献;从其中所获取的相应信息分别称为零次信息、一次信息、二次信息和三次信息。一般来说,文献的级别越高,其可靠性、可信性、科学性越高,应用价值也越大。例如,零次文献(书信、手稿、记录、笔记等)由于未经专业学术期刊发表或出版社正式出版,没有经过专业性甄别和评判,其学术价值有待认可,有时还会夹杂一些虚假、伪科学的东西,因此不能作为科研、管理的参考。一次文献(也称为原始文献,例如期刊论文、专利文献、研究报告、科技报告、学位论文等),是由作者本人直接以自己的生产、科研、社会活动等实践经验和取得的成果为依据而创作并经公开发表或出版发行的各种文献,经过一定程序和方法的评议和认可,因此科学性、可信性较强,参考价值较大,因而也是科技查新工作中进行文献对比分析的主要依据。二次文献是将大量分散、零乱的一次文献进行整理、鉴别、筛选、浓缩、提炼,并按照一定的逻辑顺序和科学体系编排存储,使之更具系统性和可检索性,因此二次文献(如各种目录、题录、文摘和索引等)不仅更为可靠和可信,而且更具应用的便利性,可帮助人们较快地获取所需的信息,是查新工作中检索文献所利用的主要工具。三次文献即围绕某个专题,利用二次文献检索提供的线索,搜集大量相关文献,并对其内容进行综合、分析、研究而编写出来的文献(包括专题述评、综述、评论、进展报告、动态分析、年鉴、百科全书、导读与文献服务目录、工具书目录等),因此具有更高的科学参考价值和实用价值。总之,在科学研究或规范管理中需要查阅、确认、选择文献资料时,根据文献所属的级别基本可以作出准确的评价。一般认为:零次文献不能进入文献检索和管理系统,在正式的研究和工作(例如申请科研项目或成果、进行研究和项目总结、撰写和发表学术论文等)中不能直接引用和参考零次文献;一次文献是最基本的信息源,是文献信息检索和利用的主要对象;二次文献是文献信息检索的工具;三次文献既是文献信息检索和利用的对象,又可作为检索文献信息的工具。

2. **根据信息的维度进行评价** 维度(dimension)是衡量空间的概念。维度评价(dimension evaluative)即将反映信息特征的分类参数(即评价维度)及其层次结构(级别)结合起来,形成成员集合,然后再基于这些成员集合进行的评价分析。维度评价时通常还将评价参数进行量化或半量化分层(分级),从而使评价结果更全面、准确。

在进行信息的维度评价时,如果所用的评价参数只有一种,即单维度评价(例如评价者对某信息仅作安全性评价);如果将两个或两个以上评价参数(例如科学性、有用性、安全性等)结合起来,同时从不同的方面或角度对某信息进行综合评价,则为多维度评价(multidimensional evaluative)。维度可以独立使用,但为了挖掘尽可能多的深层次信息,维度通常还与一个或多个指标(metrics)关联在一起(指标是指可以按数值或比值衡量的具体的维度元素)。

例如表 10-3 就是将评价信息的常用指标整合形成的多维度评价表的格式示例。

表 10-3 信息多维度评价表(示例)

评价维度	指标	评分标准及分值					
		1	2	3	4	5	评分
科学性	信息来源	#	#	#	#	#	
	得分						
	文献级别	#	#	#	#	#	
	得分						
	研究方法	#	#	#	#	#	
	得分						

续表

评价维度	指标	评分标准及分值					评分
		1	2	3	4	5	
可信性	转载率	#	#	#	#	#	
	得分						
	引用率	#	#	#	#	#	
	得分						
	时效性	#	#	#	#	#	
	得分						
可用性	适用性	#	#	#	#	#	
	得分						
	可操作性	#	#	#	#	#	
	得分						
总得分							

注:表中"#"表示评分标准,由评价者根据信息的具体情况和评价的具体要求作出规定

说明:

各维度评分:先分别确定各指标的评分,填写在右侧空格中;1分:最低(信息完全没有价值、不可靠或不相关);5分:最高(信息非常有价值、可靠或相关);3分:中等状况。2分:介于1与3分之间;4分:介于3与5分之间。某维度中各指标得分之和即为该维度的评分。必要时可根据具体情况设置不同维度的权重,以使评价结果更科学、可信。

总体评价:将各维度(或指标)的得分之和填写在表格右下角空格中,即为总得分。总得分越高(本表最高为40分),表明该信息越有价值或越可靠或相关性越强;总分越低(最低为1分),表明该信息越没有价值或越不可靠或相关性越差。

表10-4所示是根据国外广泛使用的一种信息来源评价矩阵表编译的示例,类似于上述的"多维度信息评价表"。信息来源评价矩阵表作为一个工具,可以用来评价来源于期刊、书籍、网站的文章、图像和其他形式的信息的价值。

表10-4　信息来源评价矩阵表(示例)

序号	评价内容	分值					评分
		1	2	3	4	5	
1	*Who?* 作者在本领域的知名度	背景不详	少有论文	有一些论文或出版物	有较多的出版发行的作品	是一个众所周知的权威	
	得分						
2	*What?* 该内容和参数与所需信息的相关性	没有	较小	有一些相关性	较多	密切相关	
	得分						

续表

序号	评价内容	分值					评分
		1	2	3	4	5	
3	*Where?* 作者的研究背景与本研究背景的相似性 得分	没有	较小	有一定的相似性	很相似	非常相似	
4	*When?* 此信息的发布时间 得分	日期不明或超过 20 年	10~20 年	5~10 年	2~5 年	发表在最近 2 年之内	
5	*Why?* 作者写此文章的理由/目的 得分	没有明显的动机	在报纸或网络上发表	在商业性媒体发表	在书刊、学术会议或学科论坛发表	在学术期刊发表的论文	

总得分

注:评分:1分:低,信息没有价值、不可靠或不相关;5分:高,信息非常有价值、可靠或相关;总得分越高(最高为25分),表明该信息越有价值,或越可靠,或相关性越强;总得分越低(最低为1分),表明该信息越没有价值,或越不可靠,或相关性越差

3. 常用评价指标　对文献信息的评价,常用指标包括文献转载率、借阅率、复印率、评论率、引用率等。其中文献转载率和引用率是最常用而重要的文献评价指标。

(二) 对网络信息的评价

网络信息(network information)是指通过计算机网络发布、传递和存储的各种信息,主要包括网上图书信息(包括书目信息和电子图书)、网上电子期刊信息(包括与印刷版同时发行和仅在网上发行的两种)、网上专利信息、网上数据库信息(包括全文型、文摘型、题录型、事实和数值型、多媒体型等)、网上其他科技信息(例如会议信息、科技讯息、政策法规、学位论文、技术标准、科技报告、统计数据、科技新闻、组织机构、电子论坛、通信讨论组和数据库等)。

与传统的信息相比,网络信息有很多特点,因此受到越来越广泛的应用:①信息数量和内容极为丰富,且具有跨国界、分布广、多语种、高度共享的特点;②信息类型多、范围广,堪称多媒体、多语种、多类型的混合体;③信息时效性强,只要在网站的搜索引擎中输入所要搜寻信息的关键字,几秒钟内即可获得全球相关领域的最新信息;④便于存储和查找,所存储的信息不仅密度高,容量大,可以无损耗地被重复使用;⑤信息使用成本低,用户所需支付的主要是网络费用。

但由于网络的共享性与开放性,使网络信息也存在不少问题:①信息动态性高,各种信息处在不断生产、更新、淘汰的分散无序状态,使得网上的信息资源瞬息万变;②信息质量良莠不齐、价值不一,包括许多虚假、错误的信息,因此对网络信息资料必须进行缜密的核查与全面的评价。

1. 评价要素　对网络信息资源的评价,一般应从信息资源的权威性、准确性、目的性、时效性和全面性五个方面进行。

(1) 权威性:主要考察网站的主办者、监管者,了解其规范性和信用情况,特别是学术声望和业界评价。还可以通过服务器的域名来考察网站的可靠性。

(2) 准确性:主要考察发布在网上的资料是否经过专业机构、部门、专家的审核、修改、认定;其科学性、可信度如何;是否有指导意义。特别是对涉及到人体健康、求医问药、疾病诊治、公共卫生问题防控等问题,更应考察其科学性和可信性。

(3) 目的性:考察该网络信息资源的服务对象是谁,主要目的是什么(学术的、商业的、娱乐的各占多大比重)? 这些资料主要是为哪些用户出版和服务的,等等。

(4) 时效性:考察网站的更新与维护情况、网页内容的更换频度、发布的内容是否是学术界该领域或专业最新的进展或关注的热点问题。

(5) 全面性:重点考察该网站或网页内容是否包括图像、视频、动画、文字资料,各类资料之间的平衡比例和协调关系。

2. 评价方法 网络信息的评价方法主要有 3 种,即定量评价方法、定性评价方法与综合评价方法。

(1) 定量评价法:指从客观量化的角度对网络信息资源进行评价,其基本方法是利用网络技术实现网站的访问量统计(网络计量法)和链接情况统计(链接分析法),或通过分析服务器的日志文件来确定平均日访问量或点击量的高低。由于访问量统计方法是从用户的角度出发,认为用户访问网络信息资源(主要是相关网站)的单位时间数量可间接反映网络信息资源的重要性,因此具有较强的客观性,能有效排除一些主观因素,使评价结果更科学、更客观。

由于访问量的统计不能区分重复访问,也不能分析对网络资源的阅览与下载,有时还存在一些不确定因素(例如出于商业目的的高点击率、搜索引擎的稳定性、可靠性等),因此访问量的高低并不能精确反映网络信息资源质量的高低,也无法用以准确确定网络信息资源的"重要性"。另外,由于访问量往往是公司的内部信息而不对公众公开,所以数据可能还会出现不真实的现象。

目前定量评价方法还在不断地探索和完善中,其科学性还有待进一步地验证和探索,但定量评价方法应当是今后该研究领域发展的方向。

(2) 定性评价法:指从主观角度对网络信息资源进行评估。其基本方法是,先根据评价工作的目的和服务对象的需求,依据一定的准则确定评价标准、建立相关的评价指标体系,然后对评价对象进行评价。一般采用的方法包括问答法、网上或网下问答调查法和专家评议法。

目前定性评价方法的研究已经趋于成熟,但是由于定性评价过程中可能介入较多的人为因素(例如不同的评价人员采用的方法或确定的标准、指标不同),以致很大程度上带有主观色彩,使评价结果出现较大的变动性,因此对网络信息资源进行单纯的定性分析往往会使评价结果产生较大的差别,分析得出的结论也就缺乏科学性和强有力的说服力。

(3) 综合评价法:综合评价法是对网络资源信息进行多元化综合评价的方法,主要包括层次分析法与加权平均法。层次分析法首先根据定性评价的指标体系建立层次结构模型,然后采用层次分析的理论和数学方法将定性指标量化,以达到评价目的。加权平均法先用"调查求重"的方法求得各指标的权重,然后利用加权平均的思想进行网络信息评价,是一套比较完整的评价体系。

目前综合评价指标体系还不健全,主要限于内容、外观设计、链接、界面、可用性、网站安全等方面,评价因素也不十分齐全。

综上所述,在实际评价工作中,应当将定性评价方法和定量评价方法很好地结合,使两者的优缺点相互弥补、相辅相成,例如以定性评价方法的全面性和成熟性来弥补定量评价方法的不稳定性;以定量评价方法的科学性、客观性来弥补定性评价方法的主观性,以达到综合、科学评价网络信息资源的目的。

3. **评价内容与指标** 具体评价时,可采用表10-3(信息多维度评价表)和表10-4(信息来源评估矩阵表)介绍的方法,其维度和指标可参考下列内容:

(1) 信息的权威性、准确性和客观性:从网站的机构信誉、知名度、从事的主要工作引用数据和事实的规范、真实、完整、准确、合乎逻辑来观察。

(2) 信息内容的深度与广度:例如发布的信息在本专业领域的影响力、层次或深度、详细程度、学术水平、主题覆盖范围及丰富程度等。

(3) 连续性和稳定性:例如发布信息的网站,其发布的信息不时增加新的内容、具有良好的连续性和稳定性,即反映了该网站信息的内容范围较为稳定并能经常进行维护。

(4) 更新频率。

(5) 安全性:使用后不会遭受病毒侵害、强行更改主页等不良结果产生。

(6) 易用性:连接速度快、有良好的导航系统、交互性能,脉络清晰,不易"迷航",界面友好等。

(7) 原创性:一指信息内容是否有创新性,具备自己的特色;二是指网站所提供的信息在学科范围、形式、手段等方面与其他信息资源相比是否有独到、创新之处。

常用的评价指标有:文献引用率、转载率、下载率、点击率、浏览率、评论率、跟帖率等。其中点击率(click-through rate,CTR),又称CR(clicks ratio),是在网络中点击进入一个链接与看到该链接人数之比,用来衡量一个网络内容的受欢迎程度和影响程度。由于CTR不重复计算24小时之内相同IP的点击行为,因此同一个人在一天之内无论点击多少次,同一IP都按一次计算(相同的IP意味着相同的人),因此是网络上评价某一内容受关注和影响力的敏感指标。

(潘建平)

第十一章

妇幼卫生信息的循证与转化

第一节　妇幼卫生信息与循证

妇幼卫生信息除了基于人口的信息和基于机构的信息外,科研文献也是妇幼卫生信息的重要来源,这包括各种妇幼卫生期刊、图书、技术报告、会议文献和学位论文文献等。目前全球每年有大量的妇幼卫生文献发表在各种生物医学杂志上,但真正有用的很少,多数文献未经同行严格评价或带有商业目的,即使发表在最著名的医学杂志上的文章也不一定完美无缺。一些文献中的研究从设计、实施、结果分析和文章撰写等方面均存在较大缺陷,这些文献中的干预如果未经严格评估就进入临床常规应用,会给患者造成严重危害。如何应用真实、最新的医学信息(即证据)预防疾病、为妇女儿童治病、减轻妇女儿童的痛苦和症状、延长生命,并提高满意度就成为一个需重点关注的问题,而循证医学则正是帮助妇幼卫生服务提供者和管理者评估和识别有价值的文献,并将这些文献中的证据应用于妇幼卫生服务实践的一种方法。

一、循证医学概况

(一) 循证医学的概念

循证医学(evidence-based medicine,EBM),又称实证医学,顾名思义就是遵循证据的医学。根据循证医学中心的说法,循证医学是"出于医护患者个体的目的,将目前所能获得的最佳证据加以认真的、明智的和深思熟虑的使用"的一种方法。因而,循证医学可以通过统一利用科学方法获取证据,同时尝试对各种医疗实践的相关风险和疗效进行评估,来确认医学实践的成效。

(二) 循证医学研究概况

循证医学提供的最佳证据可帮助医学卫生服务提供者在治疗、预防疾病中采用最适宜的方法、最精确的预后估计及最安全有效的防治方法,在医学实践的各个环节为卫生服务者提供必要的指导。在发病机制与疾病危险因素方面的证据,可帮助医学工作者认识与预防疾病;在疾病的早期诊断中提供证据,帮助医师提高诊断的准确性;在疾病治疗环节提供证据,帮助医护应用最有疗效的措施;在疾病预后的判断中提供证据,帮助改善预后,提高生存质量;在临床用药中提供证据,帮助合理用药;在卫生管理及决策环节中提供证据,以帮助卫生决策更加科学化。

虽然目前循证医学已被广泛接受,但同时也要认识到,医护手段效果受到许多因素的影响,如生活品质和生命价值的判断等,不能被单纯的科学方法所完全涵盖。所以,循证医学也在试图理清概念上可以被科学手段涵盖的医疗方法,并且试图采用科学的方法确保此种医疗方式能带来最佳的治疗效果,尽管"何种效果是人们最想要的"这个问题可能还存有争议。

二、循证医学的历史

20 世纪 70 年代,英国 Archie Cochrane 指导的系统综述为循证医学的产生和发展起了重要作用。Cochrane 注意到在 1972 年就有一项随机对照试验报告显示,早产儿如果在出生前短期使用肾上腺皮质激素可以改善临床结局,减少新生儿呼吸窘迫综合征的发生。在随后的 1972~1989 年期间,又有 6 项随机对照试验的结果发表,均肯定了 1972 年文章的结论,即激素疗法可以降低 30%~50% 由于早产儿的并发症所导致的新生儿死亡。但在这段时间内,大多数产科医师并不知道激素治疗有这么好的效果,因此没有在早产前使用这种方法。而这一研究结果没有及时转化为临床实践的结果则是自 1972 年以来成千上万新生儿不必要的死亡。这种情况在医学实践中非常普遍,因此到 1979 年 Cochrane 提出可以总结和不断更新领域中随机对照试验(randomized control trail,RCT)结果,进行系统综述(systematic review),进而及时为医学实践提供可靠依据,这对于循证医学的发展起到了重要的作用。

20 世纪 80 年代初,Sackett 用临床流行病学的方法和原理指导临床实践,探索基于临床问题的研究,为循证医学的产生奠定了方法学和人才基础。20 世纪 80 年代末出现了跨国合作,对某些常见重要疾病(心血管疾病、癌症、消化道疾病)的某些疗法作了系统综述,它们对改变世界临床实践和指导临床研究产生了划时代的影响,被认为是临床医学发展史上的一个重要里程碑。进而在 1992 年 Chalmers 首先在英国成立 Cochrane 中心,旨在生产和保存医疗保健方面随机对照试验的系统综述,以便依据最好的科学进展和研究结果服务于临床医疗、卫生管理和高层决策。同年,Gordon 在 JAMA 上发表文章,首创 EBM(evidence based medicine)一词。1993 年,Chalmers 成立国际 Cochrane 中心协作网(cochrane collaboration),Sackett 担任首任主席,启动了全球合作建立临床研究数据库,帮助人们进行系统综述,把系统综述的结果通过网络和电子杂志发给世界各地的医师和决策者。1994 年,Sackett 在牛津创办世界上第一个循证医学中心,亲自开设 EBM 课程,亲临一线进行床旁循证,开始系统培养循证医学人才。1997 年,Sackett 出版第一本循证医学专著,2000 年再版。

三、循证医学研究内容和方法

循证医学研究包括三个方面:首先是确定需要什么证据,即提出医学问题;第二是如何发现证据,即如何决定所要寻找的资料来源及如何有效地使用它们;第三是如何利用这些证据,即如何迅速确定已找到的证据的可靠性、正确性和可应用性,以及如何用于解决医学问题。实施循证医学的具体步骤有以下五步:①提出医学实践中需要解决的问题;②收集相关资料,寻找可以回答上述问题的最佳证据;③评价证据的正确性和有用性;④在医学实践中应用这些有用的结果;⑤进一步证实这些干预对研究对象的效果。

(一) 提出医学实践中需要解决的问题

医学实践中要解决的问题很多,来源也是多方面的,包括:

1. **病史和体格检查** 怎样恰当地采集和解释病史和体格检查的发现。

2. **病因** 怎样识别疾病的病因,包括医源性病因。

3. **临床表现** 疾病临床表现的频度和时间,怎样应用这些知识来进行患者的分类。

4. **鉴别诊断** 当考虑患者临床问题的可能原因时,怎样鉴别出可能的、严重的并对治疗有反应的原因。

5. **诊断性实验**　怎样基于精确度、准确度、可接受性、费用及安全性等因素来选择和解释诊断性试验,以便确定和排除某种诊断。

6. **预后**　怎样估计患者可能的病程与预测可能发生的并发症。

7. **治疗**　怎样为患者选择利大于害并且价有所值的治疗方法。

8. **预防**　怎样通过识别和纠正危险因素来减少疾病的发生及通过筛检来早期诊断疾病等。很多具体的问题都是医学工作者每天需要面对的,有些已有答案但我们没有应用,有些目前尚有争议,需要我们通过循证医学的方法去找到最适合自己患者的方法。

一个需要回答的医学实践问题中一般包括四个要素:首先是涉及的对象或人群(population/participants,P),其次是干预措施或暴露的因素(intervention /exposure,I),然后是对照组(comparator/control,C)的选择,最后是结果[outcome(s),O]如何,这四个因素的英文首字母合起来就是 PICO(s)。例如,一个内容完整、比较清楚的临床问题是:常规会阴侧切(干预措施)与有指征的会阴侧切(对照措施)相比能减少初产妇(患者类型)的三度会阴撕裂(临床结局)吗? 与之相比,构建不好的问法是:常规会阴侧切(干预措施)对产妇(患者类型)是否有利?

(二) 寻找医学实践的证据

如何保持知识更新,改进医疗技术,更好更有效地进行临床实践,即如何获得有效的临床证据是实施循证医学的关键。制订检索策略,进行全面、系统的检索和收集文献。证据的来源可以是研究原著、系统综述、实践指南、其他针对治疗指南的综合研究证据或专家意见。收集证据的途径包括期刊、电子光盘检索,参考文献目录,与同事、专家、药厂联系获得未发表的文献,如学术报告、会议论文、毕业论文等。通常最新的系统综述最具说服力,实践指南对某种疾病或药物的处理和应用带有全面指导性质,临床上常常能直接应用。而更多问题没有系统综述或实践指南时,或者我们需要开展循证医学研究时,研究原著则是收集的最佳证据。如果研究原著也没有,专家意见、摘要、病例报告等材料也是证据。在研究原著中,通常前瞻性研究的证据说服力大于回顾性研究;有对照研究的证据说服力大于无对照研究;随机化分组研究的证据说服力大于非随机化分组研究;大样本研究的证据说服力大于小样本研究;当前对照组研究的证据说服力大于历史对照组研究;双盲法研究的证据说服力大于非盲法研究等。

(三) 证据的科学性和实用性的评价

严格评价(critical appraisal)指的是对一个研究证据的质量作科学的鉴别,分析它的真实性的程度,即看是否真实可靠;如果是真实可靠,要进一步评价其对临床医疗是否有重要价值;如果既真实又有重要的临床价值,要进一步看这种(些)证据是否能适用于具体的临床实践,即是否能应用于自己的患者的诊治实践,以解决患者的实际问题。

研究证据真实性的严格评价包括内在真实性和外在真实性的评价。对于任何类型的研究,在评价研究的内在真实性(internal validity)时,一般都需要注意以下问题:

1. **样本的代表性**　样本人群是否具有代表性;人群范围定义是否明确;患者是否在病程的相同起点开始随访。通过检查文献的材料和方法部分来确定:患者来源;入选标准和排除标准;入选患者的疾病分期。

2. **结果测量标准的客观性**　结果的测量或评价标准要有足够的客观性,这个可以通过检查文献的方法学部分来确定。另外,在讨论部分也应当对测量偏倚的问题加以解释,一般高质量研究的一个显著特征就是对测量的真实性(validity)和可靠性(reliability)进行评价。

3. 统计学方法的合理性　要对所使用的统计学方法进行清晰的描述,这常常出现在参考文献或"方法"部分;要警惕使用了新的统计检验方法的文章;要警惕进行了很多统计检验的文章。

4. 重要影响因素的校正　如疾病的不同亚型、不同特征的患者人群。这可以通过检查文献的方法和结果部分来确定,文献中是否考虑到重要的影响因素、是否进行校正、校正的方法是否正确如分层分析、多因素回归分析等。

5. 研究进展是否顺利　尽管研究中有许多事件确实是无法预料和控制的,但是一些"不顺利"的事件会使研究质量下降。

6. 结果统计学意义评价的合理性　需要注意文献所提供结果的可信区间,可信区间越窄,可信度越高。另外,也要注意 P 值和可信区间是否接近临界值,如果接近临界值是否得到了恰当的解释。

7. 研究中对阴性结果解释的合理性　当研究出现阴性结果时不能草率下结论,要注意缺少证据的关联与没有关联的证据是完全不同的。如果文献中的研究能符合以上大部分或全部要求,则该研究的内在真实性较高。

另外,对于目前应用较多的临床试验(随机对照试验)研究而言,随机、对照、双盲是其基本原则。因此,评价其内在真实性时,有无对照;治疗分配是否随机? 随机化方法是否正确、两组基线是否一致(可比性);是否用双盲就显得特别重要。同时,是否交待全部研究结果、随访的完整性、有无干扰和污染也是其研究内在真实性的保证。

对研究证据外在真实性(external validity)的评价主要是指与该研究类似的其他多个不同的临床研究在采用同一种疗法治疗同一种疾病的情况下,结果是否一致。实际工作中往往可将这些设计相同的研究结果合并归纳在一起进行分析评价,以求得它们外在真实性,即系统综述。系统综述全面地收集临床研究文章,用统一的科学评价标准、筛选出符合质量标准的文献,通过适当的统计方法(Meta 分析)进行综合,得到定量结果,并能及时更新,对临床医师来说是很好的证据,大大减少了阅读大量文献的时间,这也体现了循证医学的优点和价值。当然,当医师希望将研究结果应用于自己的服务对象时,必须要考虑自己的服务对象是否与文献报告的人群具有相似性,研究实施中的条件是否与自己现在的环境相似等要素。

(四) 应用研究结果

在评价了文献的真实性和科学性之后,我们的目标就是应用这些研究的结果处理自己的患者。特别注意的是,文献报告的患者情况与自己的患者是否相似,很多国外文献报告的结果真实性与科学性都很好,但并不一定能应用于国内人群。

应用循证医学解决临床问题的简便方法是找到可以直接应用的系统综述或实践指南。但需要注意的是,无论系统综述或者实践指南,均存在时效性、地区性和科学性,在应用时同样需要评价结论是否科学、结果大小以及是否适用于自己的患者。

四、妇幼卫生循证信息平台

随着妇幼卫生循证医学的迅速发展,妇幼卫生循证医学网络资源也越来越丰富,有很多资源可以在网上免费获取,但大部分妇幼卫生循证信息仍需要从综合性循证数据库中查询,这包括各种系统综述数据库、临床实践指南数据库、循证医学期刊、循证医学教学资源和导航等。目前专门针对妇幼卫生的循证信息库较少,网上较权威的有两个,一个是世界卫生组

织出版的生殖健康图书馆,另一个是密西根大学的儿科循证,已经成为查阅妇幼卫生循证医学信息资源的重要网站,现简介如下:

(一) 生殖健康图书馆

世界卫生组织(WHO)生殖健康图书馆(reproductive health library,RHL)是 WHO 总部生殖健康和研究部出版的电子版评价杂志,其网址是 http://apps.who.int/rhl/en/index.html,中文版网址为 http://apps.who.int/rhl/zh/。RHL 从 Cochrane 系统综述中收集了性与生殖健康领域中目前全球最佳的可利用的证据,通过网页和光盘的形式提供给世界各国的临床医师以及制定政策者,以便将全球生殖健康领域最新、最可靠的研究进展应用于改善健康结局的实际工作中,尤其是应用于发展中国家的实践中。RHL 主要内容包括:①选定的 Cochrane 系统综述的全文;②对某一相关 Cochrane 评价系列的独立的专家评论——RHL 评论;③每篇 Cochrane 评价结果的实际应用建议——RHL 实践意义;④ RHL 中评估的干预的完整目录,按其效果的程度分类——效果总结;⑤帮助临床医师具体掌握操作手法和手术程序的一套培训录像——RHL 录像;⑥帮助你理解和应用循证性与生殖保健的一套已出版的杂志文章和其他材料——循证医学资源。另外,RHL 中还设立了多个查询主题,包括青少年性与生殖健康、生育调节、妇科学、不育与癌症、艾滋病毒、改进临床实践、新生儿健康、妊娠与分娩、性传播感染等,以方便临床医师、卫生工作者和卫生政策决策者对相关循证内容进行查询。

(二) 儿科循证

儿科循证(pediatric evidence-based medicine,pediatric EBM),网址为 http://www.med. umich.edu/pediatrics/ebm/index.html,由美国密西根大学创建,提供有关儿科方面的循证医学资源。网站中提供了多个查询主题,包括心血管、重症护理、急诊、内分泌、消化、行为、肿瘤、传染病、神经、新生儿、肾内科和呼吸等。此外,该网站还通过相关链接至其他 EBM 和相关资源。

第二节　妇幼卫生信息转化

妇幼卫生实践和科学研究中产生了大量的信息,如基础研究中的实验数据、临床实践中的疗效数据、人群试验中的干预效果数据等。这些信息如何相互转化,并最终转化成为指导实际工作的妇幼卫生政策,是妇幼卫生信息得到充分利用的重要方面。而现代转化医学的发展则为妇幼卫生信息在这方面的利用提供了可能,给予了必要的指导和帮助。本节将介绍转化医学的概念、历史背景、研究的内容和方法以及现有的转化医学资源和平台。

一、转化医学概念

转化医学来自 20 世纪 90 年代的转化研究(translational study or translational research),是进入 21 世纪以来国际生物医学领域出现的新概念。转化医学(translational medicine)是指将基础研究与解决患者实际问题结合起来,将基础研究的最新成果快速有效地应用于临床,"转化"为实际患者的疾病预防、诊断和治疗及预后评估。其基本特征是多学科交叉合作,针对临床提出的问题,深入开展基础研究,研究成果得到快速应用。建立从"实验室到病床"(bench to bedside translation),再从临床应用中提出新的问题回到实验室(bedside to bench)的不断循环向上的永无止境的研究过程,为实验室研究提出新的研究思路。即在实验室与临床研究之间架起一条双向转化的快速通道(B to B 模式),以提高总体医疗水平。转化医学的核心是在基础研究人员和临床医师之间建立起有效的联系,以患者为中心,从临床工作中发现和提出问题,将其凝炼成基础医学研究内容进行研究,然后再将基础研究成果快速转向临床应用,使其真正发挥作用。转化医学还强调从患者出发开发和应用新的技术,重视患者的早期检查和疾病的早期评估。在现代的医疗中,我们看到研究进程向一个更加开放的、以患者为中心的方向发展,以及对于从研究出发的医学临床实践的包容。

转化医学的目的是打破基础医学与临床医学之间的屏障,在两者之间建立起有效联系,促进基础研究成果快速转化,为疾病防治和完善政府公共卫生政策而服务,促进人类健康水平的提高。

转化医学的实质是理论与实际相结合,是基础与临床的整合,是分子、细胞、结构、功能、表型、发病机制、生理病理、环境遗传、预警诊断、预防治疗、医学信息的系统分析;是多学科、多层次、多靶点,微观与宏观、静态与动态、结构与功能、生理与病理、预防与治疗、人文与科学的交叉融合。它不仅涉及基础和临床各个专业学科改革,更有关于现在和未来医学人才培养。

转化医学已经成为医学领域的热点话题,并且也已经从概念转化为一个热门的研究模式。

二、转化医学的历史背景

转化医学的产生有其时代背景,体现在以下几个方面。首先,是基础研究与临床问题之间、临床实践与卫生保健服务之间脱节。随着科学技术的发展,人们在解决人类健康问题上取得了很大的进步,但科研领域人力、物力的投入与健康问题解决之间并不对应,投入大产出少。2003~2006年,美国国立健康研究院(NIH)花了15亿美元用于基因治疗研究,这项巨额的投资换来了25 000篇的研究论文。但是要把这项技术运用到临床治疗之中还有很长的路要走。美国在1990年10月启动人类基因组计划(HGP),2003年4月完成人类基因组测序。但是,测序完成后人们期望了解自身秘密的愿望并没有实现,而只是在了解人类自身的道路上迈出了第一步。很显然,生物体是一个复杂体,基础科学研究与实际脱节明显存在,促进基础研究与临床应用之间的结合是人们关注的焦点。另外,临床上的新发现和进步也不能及时普及所有患者和对象。卫生保健人员虽然积极地力图为所有人提供高品质的医疗保健服务,以改善全人群的健康水平,但由于卫生系统的问题,最新的知识和保健服务并不能及时送达所有对象。美国在2005年卫生支出达到2万亿美元,人均超过6000美元,但仍不能充分利用新的临床发现来改善其人群的健康结局。因此,在基础医学、临床医学、卫生保健和卫生政策之间均存在看不见的"篱笆"(fences),如何拆除这种篱笆,促进知识和信息的转化,是未来医学的发展方向。

其次,疾病谱的转变使医疗成本大大增加。由于工业化以及生活方式的改变,疾病谱在不同的国家有很大差异。发达国家疾病谱以慢性病为主,发展中国家以传染性疾病和营养缺乏病占主导。随着经济的快速发展,像我国这样的发展中国家,疾病谱已从急性病转向以慢性病为主,兼有发达国家和发展中国家两种疾病谱的特征。随着寿命的延长,慢性疾病发病率的增高,使医疗消耗不断增加,医疗负担越来越沉重。因此,疾病的预防和早期干预将是一个重要的课题。传统的单因素研究方法已无法满足这些慢性病的防治需要。慢性病的防治需要包括基础和临床等多学科的合作研究,采用多因素研究模型的思路。由于遗传背景的差异以及疾病的特异性,对同样疾病用同样方法治疗所取得的疗效和产生的毒副作用完全不一样,因此,基于分子分型的个体化治疗的需求被越来越明确地提出。

再次,基础科学研究在解析基因组学、蛋白质组学等各种组学的发展中积累了大量的数据,假如不能有效利用这些数据,它们就是一堆垃圾。如何将大量数据转化为解决医疗问题的有用信息是迫在眉睫需解决的难题,这个难题的破解需要生命科学、数学、计算机科学和医学领域专家的有效合作与交叉研究。科学研究从微观走向宏观,整合的系统生物学的时代即将来临,为改变医学研究模式提出了强有力的需求。

最后,基础研究、药物开发及医学实践三者需要整合。人们寿命延长和生活质量的提高是事实。但是,传统的三家分离的局面浪费了大量的资源,而且解决问题的效率不高。尽管医疗费用成倍上涨,医学的根本性问题并未有效解决。如何以患者的需求为导向,开展医学科学实践,这是转化医学的根本目的。通过三者的密切结合,提高解决医学重大问题的效率,是解决这个医学根本性问题的有效途径。

现在,美国、法国、英国等国家都在加强转化医学的研究,美国国立卫生研究院(NIH)设置临床与转化科学基金,旨在改善国家的生物医学研究状况;加速实验室发现用于患者治疗的过程,有效缩短疾病治疗手段开发时间;鼓励相关单位参与临床研究;对临床和转化研究人员实施培训。法国卫生部门启动临床研究中心(clinical investigation centers,CICs)项目,对学术和产业研究人员开展的针对患者和健康志愿者的医学研究工作开放。CICs的研究活动与大学医院研究项目密切相关,同时为本地临床和基础研究团队提供服务,它鼓励所有研究者使用中心密切相关的研究设备,充分满足专业临床研究最佳状态时的需求。英国政府成立健康研究战略协调办公室(the office for strategic coordination of heath research,OSCHR),OSCHR职责包括转化医学研究、公共卫生研究、电子健康档案研究、方法学研究、人力资源发展等5个方面,明确提出基础研究新发现转化为新的治疗方法、服务于临床实践的医学研究战略。OSCHR成立了转化医学委员会(TMB)、电子健康档案研究委员会(EHRRB)、公共卫生研究委员会(PHRB)。在TMB的组织下,英国的转化医学研究进展显著。构建了临床研究机构领域战略协调论坛;启动了药物发现与早期研制、诊断学、方法学、实验医学、大规模临床试验和卫生技术评估等领域新规划;资助治疗路径创新研究,改变了该研究原有资金短缺的局面。

三、转化医学研究内容和方法

(一) 转化医学的研究内容

转化医学是生物医学发展,特别是基因组学和蛋白质组学以及生物信息学发展的时代产物。转化医学的中心环节是生物标志物的研究。开发和利用各种组学方法以及分子生物学数据库,筛选各种生物标志物,用于疾病危险度估计、疾病诊断与分型、治疗反应和预后的评估,以及治疗方法和新药物的开发。

1. **分子标志物的鉴定和应用**　基于各种组学方法筛选出早期诊断疾病,预测疾病(个体疾病敏感性预测),判断药物疗效和评估患者预后的生物标志物及药物靶标。靶标的确立,有助于有针对性地探索新的药物和治疗方法,提高药物筛选的成功率,并缩短药物研究从实验到临床应用阶段的时间,提高研究效率。这些标志物的开发应用,将对疾病预防和诊断及治疗发挥有效的指导作用。与此相关联的产品开发将会是一个很大的产业。

2. **基于分子分型的个体化治疗**　恶性肿瘤、心脑血管病及糖尿病等大多数慢性病是多病因疾病,其发病机制复杂、疾病异质性很大。因此,对这些疾病不能采用单一方法(如同一药物、相同的剂量)来进行疾病诊治。一种方法或药物适合所有人的医疗时代已经过去。基于患者的遗传、分子生物学特征和疾病基本特征进行分子分型,以此为基础实施个体化的治疗是现代医学的目标。实施个体化的医疗,可以合理选择治疗方法和药物(包括剂量),达到有效、经济和最小的毒副作用的目的。分子医学和个体化医学(personalized medicine)都是转化医学研究产生的结果。

3. 疾病治疗反应和预后的评估与预测 由于遗传、营养、免疫等因素的差别,同一种疾病的患者,对同一种治疗方法或同一种药物的效果和预后可表现出较大的差异。在分子生物学研究的基础上,我们可利用经评估有效的生物标志物(如患者的基因分型、生化等各种表型指标等),进行患者药物敏感性和预后的预测,选择敏感的药物和适当的剂量,以提高疗效和改善预后。通过临床与实验室关联性研究(clinical-laboratory correlative studies)找出规律,阐明疾病的发生发展机制,以循证医学的原则实施医疗工作。

(二) 转化医学研究路线图和研究方法

2008 年,Dougherty 等在 JAMA 杂志上介绍了转化医学 3T 路线图,指出从基础医学研究成果到最终的改善人群健康水平的实践之间存在 3 个关键的转化环节。首先是基础医学研究和临床研究之间的转化(为第一层次的转化,T1),这仅仅是将基础研究转化成高品质、有效、安全的卫生保健服务的开始。接着,是第二层次的转化(T2),产出针对不同患者、不同疾病的临床有效性的证据,即进行大量不同临床诊疗方案效果的比较研究,以确定能以"正确的治疗方法,在正确的时间,以正确的方式"诊疗患者,让临床医师和决策者获得临床诊疗方案的最佳证据。第三步是第三层次的转化(T3),主要是如何以证据为基础为人群提供治疗、预防和其他保健服务,将最佳实践可靠地传递到所有患者所在的机构,以最终提高个体和群体的健康水平。这部分的工作也包括了必要的政策变化,即循证决策,以促进和改善人群的健康水平。在整个过程中,若要充分保证服务对象享有健康,保证研究和实践之间的连接,还必须通过不断的健康监测(了解疾病和健康状况)、实验研究(比较不同诊疗方案的效益)和健康传播(使人群中每个对象都能获得最佳的医疗保健服务)来实现(图 11-1)。事实上,在转化医学 T1、T2、T3 研究中均存在着关键的转化障碍,因此从实验室到病床、从病床到社区、从社区到政策的各个环节中需要投入大量资源,开展多种工作以促进研究成果的转化,达到最终改善人群的健康水平的目的。另外,国际上也有一些转化医学中心(如美国 Tufts 大学临床与转化科学研究所)将转化医学路线图进一步划分为 4 个阶段,该模型与 Dougherty 模型的不同在于将 Dougherty 路线图中的第一步细化为两个步骤。具体划分出的转化医学的第一步(T1)是:将基础研究成果用于数量有限的患者,通常为病例研究和I、II期临床试验。T1 旨在回答某种实验室发现的新疗法是否能用于少量(如 10 例)患者。第二步(T2)是:将基础研究成果用于更大规模患者,通常为观察性研究和III、IV期临床试验,或某些调查研究。T2 旨在回答实验室发现的新疗法能否用于较大量(如 100~1000 例)患者。第三步(T3)是:通过传播和执行一系列研究来回答某种实验室发现的新疗法能否真正用于更广泛人群,同时关注与这种新疗法相关的临床问题和阻碍。第四步(T4)是:开展一系列政策研究,从而找到一种最佳的方式使临床医师和患者了解并应用某种新疗法(如通过一项国家性政策推广新的治疗方法或干预措施)。

1. 转化医学涉及的活动 要成功实现医学成果转化,要重视 4 个方面的工作,包括医疗保健服务的监测和监督管理、转化医学成果应用和卫生系统改革、转化医学成果推广以及转化医学研发。

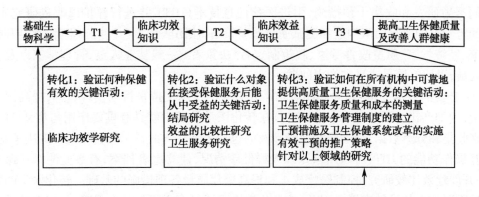

图 11-1　转化医学 3T 路线图（Dougherty 的转化医学模式）
备注:T 表示转化。T1,T2,T3 代表转化卫生保健系统的推荐理论框架中的 3 个主要转化阶段

首先,对医疗保健服务的质量和成本进行监测和监督管理,是改善医疗保健工作的基础。这些措施能使医疗保健服务的各利益相关者,包括管理者、服务提供者以及患者能持续对医疗保健服务的效果和进展进行评估。使得管理者能保持对卫生保健系统的监督,及时发现需要改进的问题,并促进发掘以市场为导向的解决方案。在这里,政策制定者、管理者、临床医师和患者必须分担改善卫生保健服务质量的责任,共同参与系统透明度建设并制定改善服务的策略。

其次,转化医学成果应用和卫生系统改革。虽然监测和监督可以成为推动卫生系统改进的动力,但单独使用监测和监督并不能提高医疗保健服务的产出。要使新知识得到快速、有效的吸收并加以传播,配套的激励机制不可缺少,同时还要构建支持性的环境,这些要素相辅相成,在系统中得到最佳的配置,才能促进转化医学成果在实践中的应用。因此,创新的重点在于要将新知识迅速可靠地融入到医疗保健的常规实践中去,同时,要在各级卫生保健系统中给予相对应的政策配套,才能使转化医学成果产生最大的效益。因此,应用转化医学成果的同时对卫生系统进行改革是必然的。

第三是转化医学成果的推广。对于一个成功的卫生系统改革战略而言,转化医学成果必须得到推广,才能发挥其价值。因此,各种创新方法的传播以及对该方法必要的评价性研究,将筛选出有前途的提高医疗保健服务质量的改进策略,并为下一步制定相应的政策提供依据。

最后是转化医学成果研发,对改善卫生保健系统来说,研究能在不同的机构中应用的创新性干预措施至关重要。转化医学成果应用和卫生系统改革研究虽然正处于起步阶段,但仍然有很大的潜力可以帮助改善目前的医疗保健服务水平。

2. 促进转化医学的要素　要真正改变卫生系统,实现医学研究成果转化、进而提供更高品质医疗保健服务的目标,改善人群健康水平,必须整合包括领导、团队、技术支持和资源等在内的各个关键性的促进要素。

(1) 共同领导:转化医学三个层次的转化需要跨越医疗保健部门和各级领导,包括支持和进行研究以及支付、协调、提供和接受医疗保健的个人之间的合作和伙伴关系。研究和医疗保健行业的领导者们必须形成共同的关注点,并确定优先事项、基准和行动规则。领导者要支持团队建设,完善工具研发和增加投入,并监督医疗保健质量的改善和产出情况。

(2) 团队合作:团队的组成需要跨多个利益相关者和利益相关者群体,以减少冗余并且能共同努力研发和收集干预措施,引进医疗信息技术(HIT),并进行评价以改进研究质量。可资助跨学科的研究团队构建和测试质量改善策略,该团队经常会包括工程师、社会和行为科学家、经济学家、质量改善专家、政策制定者(决策者)、一线从业人员、管理学家以及临床研究人员,以回答质量改进和产出问题。

(3) 必要的技术支持:领导和团队均需要必要的技术支持来帮助实现目标,提高医疗保健质量,增加产出。医疗信息技术(HIT)在转化医学发展中就具有重要作用与意义,HIT可以用来收集和分享数据,帮助医疗保健涉及的包括患者在内的各个利益相关者的决策支持。有交互操作功能的 HIT,可以用来跟踪人群健康情况,建立患者档案,有效监测医疗保健全程,是开展疗效比较研究、控制医疗成本和提高医疗质量各项措施的基础。转化医学的各个阶段均需要信息技术的支撑。因此,信息化建设可通过多方面的信息保障、知识仓储及搭建信息交流平台等,为转化医学发展提供支撑。以生物信息学、影像信息学、临床信息学、公共卫生信息学等为基础,通过信息保障、知识仓储及搭建信息交流平台等,辅助疏通转化医学研究中多学科间信息与知识的交流与转换等存在的转化障碍,可多方位支撑转化医学 T1、T2、T3 阶段中信息与知识的交流沟通与发展。此外,还需要进一步地完善适合传播的有效性和适宜性问题的研究和评估工具。比如,随机对照试验是评价临床干预效果,开展临床研究的最佳工具,但要衡量医疗保健服务质量,随机对照试验就不太适合,往往无法操作。因此,这方面的科学研究仍需要进一步研发适合的评价工具,以便在研究设计和方法上获得共识,且能以更统一的方式加以应用。

(4) 资源投入:在生物医学研究上的投入已经产生了令人印象深刻的成果。然而,科学研究的基础支出,包括 T2 和质量改进的研究,需要大量的投入。如果没有额外的投资,要加快科研领域的新发现转化为医学保健实践,进而改善人群健康水平,将是非常困难的。在这里,医疗保健质量的改进也应被视为商业化社会的一个组成部分,要保证投资的收益,这种投资包括培训一线专业人员掌握新知识,以及具备有效使用医疗信息技术能力方面的投入。学术奖励制度也需要修正,以使质量测定、改善研究和团队协作能得到奖励。额外投资是需要的,以使得业界领袖、熟练的方法论专家和系统专家共同工作,制定医疗保健解决方案和发展战略。

四、转化医学资源和平台

近年来,为了促进转化医学的发展,世界上各主要的核心期刊都开辟了转化医学专栏。目前,*Science Translational Medicine*、*the American Journal of Translational Research*、*Journal of Translational Medicine*、*Translational Research* 和 *Clinical and Translational Science* 等国际性专业杂志构成了转化医学的信息网络中枢。同时,随着转化医学的迅速发展,很多研究机构和大学也建立各自的转化医学网络平台。目前国际上比较重要的转化医学平台有如下几个:

1. **美国国立卫生研究院生物医学转化研究信息系统**(BTRIS)　BTRIS(Biomedical Translational Research Information System)是美国国立卫生研究院建立并提供大量临床研究数据的信息资源库。该平台资源供 NIH 内部使用,包括了来自 NIH 各临床中心和研究所的研究数据。它为用户提供了用先进的检索、过滤和整合方法创建的数据集以支持正在进行的研究,同时也为新的研究激发新的思路。BTRIS 中的主题数据主要来自 CRIS/MIS(the Clinical Center Medical Information Systems),研究数据主要来自 NIAID、NIAAA 和 NCI。临床研究人员可以使用 BTRIS 中自己研究项目的数据(包括对象的身份识别数据),同时也可以使用其他研究项目的研究数据（去除了研究对象的身份识别信息）。BTRIS 主要包含两个不同的但是相关的 Web 应用程序，BTRIS 包括两个独立但相关的应用模块：BTRIS 数据访问和 BTRIS 优先选项。BTRIS 数据访问是指由相关主题领域的研究人员根据相关协议创建学术报告的数据仓库。在 BTRIS 中，研究者可找到多个报告并且可以方便地在一系列提示下操作查询该报告数据。报告中包含了伦理委员会纳入对象标准、研究对象人口学资料、患者列表、实验室、检验结果、生命体征、医嘱、诊断结果、影像学报告等资料。BTRIS 优先选项供各个研究的负责人使用，通过该选项研究负责人可以决定由研究团队中哪些人来管理和创建本研究的报告和数据，进而保证 BTRIS 数据访问模块中的数据仓库能包含所有研究对象的数据。

2. **斯坦福大学转化研究整合数据库 STRIDE** STRIDE（stanford translational research integrated database environment）是由斯坦福大学创建的支持临床和转化研究的标准化信息平台，是斯坦福大学临床和转化科学（clinical and translational science award，CTSA）信息项目的重要组成部分。斯坦福大学创建该平台主要是为了解决临床与转化医学中存在的 3 个问题：一是临床数据无法应用到基础研究之中；二是基础研究数据的传输与管理效率差；三是生物标本数据无法实现企业级的应用。STRIDE 由 3 部分组成：一是基于 HL7 标准的临床数据仓库，包含了从 1995 年起来斯坦福医学中心就诊的 130 万小儿和成年患者的临床信息；二是用于管理基础研究数据的应用研发框架；三是生物样本管理系统。STRIDE 的数据传输采用 SNOMED、RxNorm、ICD 和 CPT 等医学数据标准。

第三节 妇幼卫生信息和证据的转化

一、妇幼卫生信息和证据转化

根据基础和临床研究的结果以及妇幼保健工作的实践，可将目前开展的妇幼保健服务干预措施分为有益的保健措施、有利有弊的保健措施、效果不明的保健措施、可能无效的保健措施和可能有害的保健措施 5 类。

例如：对实施剖宫产的妇女预防性使用抗生素可减少术后感染的发生；早产前使用皮质类固醇可减少新生儿死亡、呼吸窘迫综合征和脑室内出血；对孕妇常规补充铁和叶酸可防止孕妇妊娠期和产后六周出现贫血；实施紧急避孕可防止无保护性同房后的妊娠等就是有益的保健措施。

与传统的访视次数较多的产前保健相比，产前保健访视次数的减少并不增加任何负面效应；有经验的医师可通过在妊娠早期运用 B 超来检出胎儿异常、多胎妊娠和减少过期妊娠引产的发生率；对低出生体重儿，实行袋鼠式的皮肤与皮肤接触的哺育可以使婴儿六个月时发病的可能性降低，也与产妇出院时母乳喂养的情况有关；给极低出生体重儿补充维生素 A，可能会减少一个月时的婴儿死亡；氧疗等是可能有益的保健措施。

作为积极控制第三产程的一部分，麦角新碱比缩宫素更能有效减少出血，但其对血压和胃肠反应的影响较大；每 3 小时以上经阴道给予 25mg 的米非司酮，其引产效果优于缩宫素和其他前列腺素类药物，但会增加胎心异常率和子宫过度刺激等就是有利有弊的保健措施。

妊娠期的营养建议可以改善母亲和胎儿的结局；对于无并发症的不完全流产，使用抗生素可以减少流产后的并发症；通过脐带常规应用抗生素可以预防婴儿（特别是不满 1 个月的）

脓毒血症和其他疾病;袋鼠式的哺育能降低 1 个月或 6 个月时新生儿和婴儿死亡率以及促进母乳喂养方面的效果不明等措施就是效果不明的保健措施。

在临产时及早使用羊膜穿刺来降低剖宫产率;在宫内节育器植入时使用抗生素来防止植入后的感染;对有围产期窒息的足月新生儿使用抗惊厥药来降低死亡率和发病率;对羊水有胎粪污染的胎儿,出生时常规插管来预防胎粪吸入综合征等措施是可能无效的保健措施。

采用常规会阴切开术以防会阴 / 阴道撕裂与有控制地使用会阴切开术相比,在有硫酸镁的情况下,使用地西泮或苯妥英钠防止子痫的进一步发作等措施则是可能有害的保健措施。

因此,现在我们已经有了很多妇幼保健服务研究方面的信息和证据,在这些信息和证据从基础研究到临床研究、从临床研究到社区研究以及从社区研究到政策制定的转化中有了一些成功的经验,但仍存在种种问题需要克服。以下就用一些妇幼卫生领域的实例来说明。

二、妇幼卫生信息和证据的转化实例

(一) 生殖健康循证转化医学案例

体外受精技术俗称试管婴儿技术,被认为是 20 世纪对人类最有贡献的技术发明之一,也是一个经典的转化医学案例。从 1959 年在基础研究中发现体外受精现象,到真正利用这项技术来满足大量的临床需求,经历了漫长而艰辛的过程,克服了技术、伦理、社会认可等多方面的挑战。最终,世界首例试管婴儿终于在经历无数转化实验后成功在英国剑桥降生。今天,全球已有 400 万人通过试管婴儿技术出生,圆了无数不孕不育夫妇成为父母的梦想,同时这项技术还为胚胎干细胞和再生医学研究奠定了一个重要基础。

(二) 妇科肿瘤治疗循证转化医学案例

乳腺癌是目前我国女性癌症发病率最高的一种疾病,已经严重威胁女性的生命健康。研究显示原癌基因人类表皮生长因子受体 2(human epidermal growth factor receptor-2, *HER-2*)基因与乳腺癌的发病和预后有关,*HER-2* 基因定位于染色体 17q12-21.32 上,编码相对分子质量为 185 000 的跨膜受体样蛋白(HER-2/neu 蛋白),具有酪氨酸激酶活性。实验室研究显示 Her-2/neu 蛋白通常在胎儿时期表达,成年以后只在极少数组织内低水平表达。然而,在多种人类肿瘤中却过度表达,如乳腺癌、卵巢癌、肺腺癌、原发性肾细胞癌、子宫内膜癌等,HER-2/neu 蛋白在肿瘤的发生、发展和侵袭性转移性上发挥着重要作用,临床上 *HER-2* 阳性的患者均预后不良。在所有乳腺癌患者中,有 20%~25% 的人属于 *HER-2* 基因过表达。和其他乳腺癌患者相比,*HER-2* 阳性(过表达或扩增)的乳腺癌,更容易出现复发和转移,平均生存期较短,对常规治疗药物不敏感。因此,临床上对乳腺癌患者进行 *HER-2* 基因的测定和分型对确定下一步的诊疗方案非常重要,不过这只是转化医学研究的第一步,即从基础研究到临床研究的转化(第一层次的转化,T1)。因为 *HER-2* 基因阳性的患者对常规药物不敏感,因此第二步转化医学的研究(T2)就是要开发针对性的靶向药物,并在不同的患者亚组中测试药物的效果,进行疗效的比较研究,以确定该药物是否能在合适的时间给予合适的患者。事实上,目前已研发出针对 *HER-2* 基因失活的药物——赫赛汀(Herceptin),其疗效的研究结果显示,对 *HER-2* 过表达型早期乳腺癌患者使用为期一年的针对性治疗,可以降低 1/3 的死亡风险和几乎 1/2 的复发转移风险,患者重新获得生的希望。当然,转化医学还有第三步,即在开发了针对性药物,可以尽早进行检测,并采取针对性治疗后,研究成果的实施仍需要相应的配套政策才能顺利执行。如本案例中就有治疗的成本问题,有很多患者会因无力支付昂贵的药物而放弃治疗,这样就需要有相应的政策保证患者得到必要的治疗(如医保政策),这就需要进行转化医学中第三层次转化(T3)的相关研究。

(三)产科干预循证转化医学案例

母亲安全是生殖健康的重要主题,产时保健服务应使所有分娩妇女获得安全、优质并支付得起的爱母分娩服务,确保生殖健康。

1. 产科干预研究的循证转化 传统的产科实践是否基于有效的科学证据?国际上已经对产时服务中各种常规护理、检查及处理技术进行了大量的研究,证实了许多产科干预措施是不必要的,缺乏科学依据。

大量的科学研究证据表明:①会阴剃毛时产妇感到疼痛、尴尬,剃毛引起会阴皮肤的微损伤;而是否剃毛对妇女的感染率没有差别。②灌肠不会降低母亲和新生儿感染率,此外灌肠可以产生不适,增加费用。③禁食会造成产妇脱水,进一步引起酸中毒、胎儿窘迫,因此仅在特殊情况下禁食。④与肛查相比,阴道检查准确性高,能及时发现产程中异常情况、减少产妇不适感,而不增加产妇及新生儿感染等并发症的发生。⑤胎心电子监测的唯一益处是减少了新生儿抽搐的发生率,但是胎心电子监护仪成本高,而且连续性使用明显增加了剖宫产率。⑥与常规会阴切开相比,选择性会阴切开可以减少后部会阴损伤、缝合会阴损伤的需要以及分娩后 7 天可愈合性并发症的发生;两组产妇严重会阴或者阴道损伤、疼痛、性交困难或者尿失禁发生率没有差别;选择性切开缺点是前部会阴撕裂发生率增加,但是通常前部会阴损伤都是轻微的。⑦待产时活动可以增加子宫收缩强度,改善产程进展。⑧平卧位分娩会增加机体酸中毒的风险,不利产程进展,增加产妇疼痛和不适感,增加侧切的机会,其他更好的体位有侧斜位、侧躺和垂直位。⑨陪伴人员的安慰、鼓励可以减轻产妇的心理压力,同时减少镇痛药物使用、阴道手术产和剖宫产率以及新生儿 5 分钟 Apgar 评分小于 7 的可能性,并且妇女对分娩过程的满意度提高。但是,目前国内的产时服务中仍然常规使用会阴剃毛、肛查、会阴切开术和仰卧位分娩等干预措施,而忽略了为分娩中妇女提供支持和陪伴。

2002 年国家卫生和计划生育委员会(原卫生部)基妇司的大样本调查结果显示,全国医院中剖宫产率为 38%~61%,会阴切开率为 44.9%,肛查率为 43.9%,剃毛率为 61.8%,自由体位仅占 5.7%。旧的产时服务模式,加重了产妇及家属的心理负担,医源性损伤多,而且增加了医疗费用。而根据科学研究证据开展的产时保健服务,即"以人为本、以循证医学为指导"的产时服务模式,才可有望使妇女获得安全、优质并支付得起的分娩服务。这里主要面临的障碍在医学转化的第二和第三个层次上的转化,即信息和证据从临床研究到人群、再到政策制定的转化。为了克服这一转化环节中存在的困难,近年来,我国开展了相关的循证产科项目,如对临床医师开展了循证生殖保健继续教育的培训项目;由系统综述得到的生殖健康相关证据已经翻译成中文,通过网络供临床医师查询等。所有这些活动的开展都有助于循证医学证据的传播,并有利于临床工作者培养循证实践的观念。在大环境影响下,部分医院可以接受"遵循证据"的观念,自主地根据获得的证据改变临床实践。2004 年对上海和江苏 4 所不同类型医院产妇调查结果显示,与 1999 年相比,4 所医院 5 年内灌肠的比例从 49.3%降低到 11.3%,剃毛从 85.9% 降低到 61.6%,肛查从 85.9% 降低到 65.9%,导乐陪伴分娩则从 11.9% 增加到 31.8%。但是,国内总体的产科实践现状仍不容乐观,2009 年对全国 27 所医院的调查(涉及 7 个省和 2 个直辖市)显示,常规会阴切开的医院有 15 家,占 55.56%;常规肛查的有 10 家,占 37.04%;常规剃毛的 12 家,占 44.44%;常规灌肠的 3 家,占 11.11%。全面的推广和完善产科服务新模式仍面临着来自观念、经济和医疗水平等诸方困难。研究证据在临床实践中的应用往往受到多种因素的影响,如产科政策、领导观念发生变化和产妇知情选择等。

2. 产科干预措施循证转化的障碍及影响因素　产科相关研究所得到的证据与临床实践之间仍存在差距,循证临床实践受到诊疗常规、医疗风险和医护人员对证据认识不足以及医护人员技术水平等因素的影响。

(1) 诊疗常规对循证转化的影响:诊疗常规在我国临床实践中起着重要作用,医护人员都根据诊疗常规处理病例。分娩是一个自然的生理过程,产妇及其家属都希望能够顺利分娩、母婴安全。一旦分娩过程出现问题,在产妇及家属维权意识不断增强的情况下,医疗纠纷发生的可能性很大。另外,自 2002 年 9 月 1 日起施行的《医疗事故处理条例》把不能修复的三度会阴裂伤定为三级医疗事故,进一步增大了医护人员的压力。为了避免医疗纠纷,医护人员出于自我保护可能会:①可能依赖各项检查和仪器、常规使用会阴切开,以减少承担责任和所冒风险;②遵守常规即“标准实践”,出现医疗纠纷时可以证明自己的诊疗行为是正确的。诊疗常规介绍了疾病的诊断、治疗和预防方法(妇产科常规也包括正常分娩的处理过程),可以有效地规范医疗服务过程中医务人员的医疗行为。根据科学研究证据制定的诊疗常规可以减少临床实践和科学证据之间的差距,提供有效卫生服务并减少卫生系统的医疗费用。因此,有必要根据目前的研究证据制定并及时更新诊疗常规。Cochrane 文库一年发行四期,其中包含了大量有关孕产保健的系统综述。每篇系统综述都试图回答一个已被清晰阐述的健康问题,而且出现新的研究时及时进行更新,为临床实践提供了大量的证据。诊疗常规应根据这些研究证据制定并及时更新,减少证据与实践中的差距。

(2) 产科政策及领导观念对循证转化的影响:目前产时服务中使用的部分干预措施是诊疗常规中没有硬性规定的,只是长期以来一直使用形成了习惯,如灌肠、会阴剃毛和肛查等,而这些干预措施较容易发生变化。临床实践中能否按照研究证据使用这些干预措施,受到产科政策及领导观念的影响。正常分娩中,助产士负责整个分娩过程。虽然部分助产士通过讲座或者其他形式了解一些关于产科干预措施的证据,但是她们没有权利改变医院长期沿袭下来的制度,不能改变产科实践。医护人员通常希望由上到下的发生整体的改变,如果产科政策发生变化,医护人员也会相应地改变自己的行为。我国的产科主任往往是资深的临床医师,而如果产科领导具有循证医学的观念,并愿意将证据引入临床实践,会直接影响其他医护人员的观念;而且产科领导有能力促进产科政策的改变,“领导”的影响对改变产科实践有正向的作用。对此,可以为产科领导和医院管理者开设有关循证临床实践以及循证医学研究方法的培训班,使他们能够深入了解循证学,了解更多的相关证据,改变他们的观念,从而促进临床实践和临床政策的改变。

(3) 医护人员对证据的认识和技术水平对循证转化的影响:医护人员对有关产时干预的最新证据认识不足,部分医护人员仍然认为常规剃毛、灌肠、肛查和会阴切开等利大于弊。知识是改变行为的基础,缺乏相关的知识,必然会影响证据的使用。此外,技术水平也是影响证据使用的重要因素,如选择性使用会阴切开术需要良好的会阴保护技巧等。虽然目前各种数据库提供了大量的研究证据,有些已被翻译成中文并不断进行更新,通过网络方便医护人员查询。但是,在临床工作中,医护人员工作的繁忙可能影响了他们对新知识的进一步学习。医护人员多通过讲座、学术会议等继续教育的形式以及同伴之间的相互交流获取信息。因此,可以利用继续教育的机会,在其内容中加入循证医学的知识以及相关临床问题的最新研究证据,促进医护人员知识和行为的改变。

　　系统综述的证据表明,继续教育中广泛采用提供有关研究证据的书面教育材料对改变医护人员的行为效果不明确,说教式的讲座对改变实践没有作用。而互动式的学习班(包含参与者之间的相互交流如案例讨论等,或者提供实际操作的机会)或者与说教式的讲座联合使用,可能对改变临床实践起到中度或者较大的作用。因此可以改变目前继续教育的方式,采取更有利于改变临床实践的形式,如互动式的学习班的形式,讨论最新的研究证据及其使用,以促进临床实践的改变。另外,可以在医学高等教育中开设有关循证医学的课程,从医学生阶段就开始培养他们"遵循证据"的观念并深入了解循证医学,促使他们在临床实践中自觉地采用循证医学的思维方式和方法解决问题,使用研究证据指导临床实践。

　　(4) 知情选择权对循证转化的影响:产妇需求也是影响临床实践的一个重要因素。现代医疗制度越来越重视患者的知情权和选择权。但是让产妇知情选择可能会明显地影响临床实践。如果产妇的选择与研究证据一致,则促进了证据的使用,如本研究中灌肠的使用减少。但是,有时患者的选择可能与证据不相符,如有些妇女认为干预措施越多对自己越有好处,可能会主动要求某项不必要的检查。患者和医护工作者对医疗信息的掌握处于不平等的地位;而患者的偏好、价值观和选择都应得到尊重,因此有些情况下研究证据可能得不到应用。此外,医护人员在给予产妇信息时可能带有个人的偏见,医师的用词可能会强烈影响患者的决定,应强调产妇在"知情"的基础上作出选择。因此,产妇作出决定之前,医护人员应给予产妇充分无偏的信息。临床实践的改变是一个复杂的过程,证据在实践中的使用受多种因素的影响,而且不同临床干预措施的使用受不同因素的影响。因此,可以根据具体临床问题采取多种相应的干预措施改变临床实践。

(四) 围孕期妇女增补叶酸预防胎儿神经管缺陷的循证转化案例

　　20 世纪 80 年代,大量的观察和实验性研究证据表明:母亲孕前期和孕期叶酸的消耗量同子女神经管缺陷的发生有密切联系。英国医学会在 7 个国家对 1817 名曾经生过神经管缺陷儿的妇女进行了一个随机双盲对照试验,该研究结果表明:从怀孕开始到孕 12 周每天服用叶酸 4mg 的妇女其子女神经管缺陷的发生率较不服用者减少了 71%(RR=0.29,95%CI=0.12~0.71)。另一个由匈牙利国家卫生研究所完成的试验结果显示:在没有生过神经管缺陷儿的妇女中,2104 名在孕前服用含叶酸 0.4mg 维生素的妇女中没有 1 例发生神经管缺陷,而 2052 名仅服用微量元素的妇女中有 6 例神经管缺陷儿出生。所有先天性畸形的发生率在微量元素组明显地高于叶酸维生素组(22.9‰:13.3‰,P=0.029)。同时,众多的流行病学研究结果均表明怀孕前后每天服用叶酸 0.4mg 可以减少首次神经管缺陷发生。因此,各国政府开始推荐围孕期妇女增补叶酸预防胎儿神经管缺陷。1991 年及 1992 年美国国家疾病控制中心(CDC)和公共卫生服务部(PHS)推荐:美国所有有生育能力的育龄期妇女每天都应该摄入叶酸 0.4mg。而生育过神经管缺陷孩子的妇女,至少要从孕前 1 个月到怀孕后3 个月每天摄入叶酸 4mg。英国、加拿大、南非等国家也向妇女推荐叶酸。

　　我国是一个人口众多、地理环境变化广泛的国家,根据我国 30 个省市、自治区约 500 所医院参加的出生缺陷监测系统的数据,神经管缺陷的发生率有地区差异,其发病呈现从北到南、从东到西逐渐减弱的趋势,农村发病率高于城市。我国 1992 年的监测数据显示,神经管缺陷的发生率为 1.8‰。北京医科大学于 1992 年开始同美国国家疾病控制中心在中国山西、河北、江苏、浙江 4 省合作开展了预防神经管缺陷的研究。通过对 24.7 万到妇幼保健机构进行婚检的妇女随访的结果显示:在神经管缺陷的高发地区和低发地区,妇女在妊娠前后每天单纯服用叶酸 0.4mg 都能降低神经管缺陷发生的危险性,在未服用叶酸的妇女中,孕 20

周以后分娩的胎婴儿中神经管缺陷的发生率,北方是 4.8‰,南方是 1.0‰。在妊娠前后遵医嘱服用 0.4mg 叶酸片剂的妇女中,神经管缺陷的发生率在北方为 1‰,在南方为 0.6‰。该研究说明单纯口服叶酸片剂能有效地预防神经管缺陷的发生。根据该项研究成果,中国政府将围孕期增补叶酸作为一项政策在全国逐步推广。1993 年国家卫生和计划生育委员会(原卫生部)将"妇女增补叶酸预防神经管缺陷"列入"十年百项科技成果推广项目计划",开始在国家层面推广围孕期增补叶酸的干预措施。1998 年,国家卫生和计划生育委员会(原卫生部)也开始推广叶酸项目;1999 年,国家卫生和计划生育委员会(原卫生部)再次就叶酸项目推广作了肯定和批复;到 2009 年,国家卫生和计划生育委员会(原卫生部)正式发布了《增补叶酸预防神经管缺陷项目管理方案》,增补叶酸预防神经管缺陷被列入重大公共卫生服务项目,该项目为全国准备怀孕的农村妇女在孕前 3 个月和孕早期 3 个月免费增补叶酸,同时采取多种形式开展宣传和健康教育,提高农村生育妇女出生缺陷防治的意识和能力,降低神经管缺陷发生率。2009~2011 年,中央财政共投入 3.2 亿元用于该项目,地方按不同比例予以配套。截至 2011 年 7 月底,共补助 1889.5 万农村生育妇女服用叶酸。出生缺陷监测数据显示,通过增补叶酸进行早期干预,我国神经管缺陷发生率 2009~2010 年下降幅度达 11.4%,在农村地区下降幅度达 12.8%,明显高于城市,神经管缺陷发生率在全国主要出生缺陷发生的顺位已从 2001 年的第 3 位下降到 2010 年第 5 位。到 2012 年底,我国神经管缺陷的发生率已经下降到 0.35‰,增补叶酸预防神经管缺陷项目收效显著。

该案例是证据转化为国家政策的一个典型案例,在本案例中妇幼卫生监测系统的数据为研究证据转化的效果评价提供了重要的数据支持。

第四节 妇幼卫生信息循证与转化面临的挑战和展望

一、妇幼卫生信息循证和转化面临的挑战

(一) 理念的转变是前提

转化医学事实上强调的是理念的转变,如何使人们理解其重要性,促使人们真正转变观念,以转化医学的理念来指导医学科学研究和患者治疗工作是首先要解决的问题。要树立转化医学理念,需要破除认识上的误区,如临床医师只是"诊疗疾病"、实验室人员只是"做实验、报项目、出文章"。事实上,无论临床工作还是基础研究,最终目的都是为患者服务。只有真正具备转化医学的理念、理解转化医学的内涵,妇幼卫生临床工作者和基础研究人员才能真正相互沟通,基础研究才能紧密围绕临床重大问题展开,最终使基础研究成果解决临床和人群问题。

(二) 妇幼卫生信息循证和转化研究平台是基础

建立妇幼卫生信息循证和转化医学的研究平台。包括专门的研究机构和建立转化医学研究中心的转化研究平台两部分。由于转化医学研究涉及很多学科,研究方向和涉及的领域也不同,所以需要医学及各相关学科的共同参与,需要融合各学科的优秀人才,所以,必须成立专门的研究机构,对这些人进行联络沟通,并协调好基础科研人员、临床工作者及其他相关机构之间的关系。同时,还可以促进国内外各转化医学中心之间的交流和资源共享,并

可以作为转化研究成果的发布平台。同时,各种基础和临床研究信息的整合,需要建立一个交互式的医学转化平台,整合各种资源,包括患者危险因素、临床诊治、生存和预后等临床组学数据库资料以及具有完整的患者生物标本的、开放式的生物样本资源库。利用这一平台,能够把实验室和运用生物信息学技术发现的生物标志物进行快速鉴定和评估,以真正实现转化医学的目的。

(三) 多学科交叉合作是保证

转化医学需要多学科交叉合作。转化医学涉及众多学科领域,只有多学科交叉的团队,整合生物技术、计算数学、生物信息学、计算机科学和临床医学等多学科研究人员的交叉研究,才有可能彻底揭示出生缺陷、慢性病、恶性肿瘤等重大复杂疾病的发病机制以及生活方式、环境因素、遗传因素等产生的影响及发生的相互作用。除了基础和临床研究外,研究成果的推广还需要配套政策的引导,这则需要社会学、管理学、经济学等学科研究人员的参与才能最终贯彻实现转化医学的理念。所以,随着科学技术的发展和医学研究的不断深入,靠单一某个学科的力量是远远不够的,医学模式由单向模式转化为多向模式,各学科间的联系越来越密切和广泛。任何一项重大科研项目的突破,都离不开多学科、多专业团队的合作。没有多学科专家合作就没有转化医学的真正实现。转化医学所涉的机构主要有5类,分别为高等院校、科研院所、医院、企业和其他相关机构,其中高等院校、科研院所和医院是当前转化医学研究的主要力量。

(四) 妇幼卫生信息循证和转化研究专门人才是关键

2007 年,临床科学(clinical science)杂志发表了“转化医学未来”一文,探索了转化医学的未来发展,提出应加强转化医学研究的教育培训,转化医学需要同时具有相当的临床及基础科研背景的人才。因此需要制定一整套转化医学研究人员培养体系,在这种体系下培养出来的人才,无论从思维模式上,还是从科研方法上都具备了转化研究最基本的素质,既具有较高水平的临床实践经验,又具备基础研究的头脑和扎实的实验操作技能,才能真正成为集基础研究和临床应用于一身的转化医学研究人才。

(五) 伦理是妇幼卫生信息循证和转化的有效支撑

妇幼卫生信息循证和转化过程中,要运用多学科交叉策略,从妇幼卫生临床保健实践中发现问题,将其凝练成科学问题进行基础医学研究,再将基础研究成果应用到疾病的诊断、治疗和预防过程中,使其真正发挥作用。随着妇幼卫生信息循证和转化研究的深入,一些临床试验势必对人体存在一定伤害和潜在危险,存在各种伦理问题。妇幼卫生科研的重大进步必然会对伦理道德提出更高要求,而伦理道德的高标准又规范、引导、促进妇幼卫生信息研究朝着正确方向迈进,两者相辅相成。以辅助生殖技术的循证和转化研究为例,要将辅助生殖技术成果应用于实践,必须在个体、家庭、社会及卫生管理4个层面面对伦理学的挑战。在个体层面,要考虑的问题有胚胎移植数目、代孕、配子与胚胎捐赠等如何处理;在家庭层面,要考虑亲子关系、双盲或告知、高龄及亲属间辅助生殖技术等问题;在社会层面,要面对辅助生殖技术商业化、生殖旅行、血亲通婚、性别选择等伦理问题。在卫生管理方面,则要考虑辅助生殖技术中心的设置、监管、规范、法规建设等问题。因此,伦理对于妇幼卫生信息证据转化研究会起到强有力的支撑,在妇幼卫生信息循证和转化研究中需要进一步完善伦理监管体系、发挥机构伦理委员会的功效、持续加大伦理培训的力度、强化研究人员的伦理道德修养,从而为转化医学的发展夯实人文基础。

二、面向循证与转化医学的妇幼卫生信息化建设

(一) 搭建妇幼卫生信息循证与转化发展的信息支撑平台

转化医学发展离不开把各方紧密联系起来的信息网络框架和基于平台建设的标准化数据收集系统。目前,国外转化医学信息支撑平台,包括信息交流平台及语义检索平台等,建立这些平台能更便利地为转化医学研究人员及机构提供合作与交流的机会。如哈佛大学和加州大学旧金山分校就建有翔实的研究人员档案数据库和核心实验室数据库。同时,建立虚拟社区和 work web 等形式不同的信息平台,为临床转化研究者提供一个交流平台,从而加强沟通、鼓励合作,促进原创思想,不断促进临床研究和转化研究的成功实施。我国先后建立了妇幼卫生年报信息系统、妇幼卫生监测信息系统和妇幼保健机构监测信息系统,形成世界上最大的妇幼卫生信息网络。在此基础上,我国建立了国家妇幼卫生综合信息平台,实现了统一的信息技术管理平台。该平台通过系统管理平台和流程管理平台的建设,解决网络管理、应用管理、数据库管理等问题,并成立一套基于流程管理的维护体系,保证了平台能正常、高效地运行。平台中设立了数据交换与共享平台,实现区县、市以及省的信息共享,从而达到整个卫生行业各专业业务体系横向纵向的信息共享与交换,实现了互联互通。这些系统和平台的建设为各级政府制定妇幼卫生政策提供了科学依据,这也为建立支持妇幼卫生转化医学发展的妇幼卫生信息集成平台奠定了良好基础。

(二) 建设妇幼卫生信息循证与转化所需的临床与科研数据仓库

转化医学的核心就是围绕临床问题开展有效的研究,所以临床患者的临床信息和样本是一个核心。即便在美国,还没有一个机构敢说他所拥有的临床数据库和样本库是标准的,可以与其他各类医学或生物数据库有效地共享。国内情况就更糟。我们经常提到的优势就是我国人口众多,患者基数大,有利于开展医学研究。但这些患者及其诊疗过程不能转换为有效的标准资源库(包括信息和样本),那这些数据就无法发挥作用。而且,更为糟糕的是,现在已建立的数据库大多存在很大的缺陷,有的有临床信息,但缺乏按统一标准制备、保存,并可持续使用的临床样本,新的技术难有用武之地。反之,有的标本资源库只有一堆缺乏统一标准的临床样本,而缺乏相关临床信息,特别是治疗效果和临床转归的患者信息,难以用于高水平的临床设计和研究。而这些资源库的拥有者不仅缺乏资源共享的意识,而且仍在自作主张地不断投入和扩大。所以,目前国内当务之急的重点工作就是要在政府的指引下,聚集最顶尖的临床数据和样本库构建的专业人才,与国际同行和机构共同制定一个与国际标准接轨、前瞻的、可以实现并库、共享的通适标准,并在此基础上统一建立临床信息(干库)和临床样本(湿库)互相统一的临床信息资源库。目前,国内外很多医院都建立了以电子病历为核心的信息系统,将分散在不同系统上的患者信息集成起来,形成统一的医疗数据中心,融合病理、超声、内镜、实验室检查等图文报告及 X 线、CT、MRI 等影像信息,还涵盖了患者人口学、体征、症状、收费等相关信息。在此基础上,形成以病种为主题的临床与科研数据仓库。基于此数据仓库,科研人员可及时发现临床及科研问题,通过数据挖掘开展循证医学、流行病学、卫生经济学等分析,从而为转化医学的基础与临床研究间的知识积累和交流提供充分保障。

妇幼卫生基础研究和临床研究同样可以借鉴此类经验,建立自己的临床和科研数据仓库,为妇幼卫生信息循证与转化提供支持。如近 20 年中,许多国家都开展了出生队列研究,以评估空气、水和食品中的有害化学物质对生长中儿童的风险。这些出生队列研究通常在

怀孕期间开始,一直跟踪儿童到青春期或更大的年龄。目前,即使是最大的出生队列研究,对于儿童肿瘤或婴儿猝死综合征这些发生率很低的疾病来说,样本都还不够大。因此,研究人员力图通过合并既往队列研究数据的方法以增加样本量。但是,因为以往的研究通常没有一致的疾病结局定义,测量的时间周期也不同,或是使用了不同的方法测量空气、水和食物中的生物标志物和化学污染物,缺乏统一的标准,这使得数据合并非常困难。因此,建立大型的临床和科研数据仓库,对疾病结局、生物标志物、环境暴露等要素设置统一的标准,将有效地促进出生队列数据的收集和分析,加速研究结果转化为妇幼卫生临床和保健实践的进程。

(三) 为妇幼卫生信息循证与转化建立信息资源整合与共享平台

转化医学发展需要将大量的信息知识进行整合与共享,才能促进基础医学与临床医学等多学科间信息的沟通与知识的转化交流。目前,妇幼卫生信息化建设中数字化妇幼保健院、电子病历和作为社区居民健康档案的主要组成部分的妇女、儿童健康电子档案信息等都面临信息资源整合与共享的问题,如何将妇幼保健信息中的数据知识进行深度挖掘,促进信息资源的整合与共享,是推动转化医学发展的重要方向。2009 年,国家卫生和计划生育委员会(原卫生部)组织制定了《健康档案的基本架构与数据标准(试行)》、《电子病历的基本架构与数据标准(试行)》、《基于健康档案的区域卫生信息平台建设指南(试行)》和《基于健康档案的区域卫生信息平台建设技术解决方案(试行)》等一系列规范和标准。基于此,2010年制定了《基于区域卫生信息平台的妇幼保健信息系统建设技术解决方案(试行)》,这一方案的出台,将为妇幼保健信息资源整合与共享提供可行的依据,为将来建立信息完全共享、支持临床决策、运营决策及基础研究、临床实践、教学一体化的妇幼卫生转化医学信息平台提供重要的技术支撑。

(梁　霁)

第十二章

妇幼卫生信息系统

在信息化技术日新月异的今天,越来越多的行业、部门通过信息管理系统推进工作的信息化和自动化,以提高工作效率和管理水平。在国家卫生和计划生育委员会(原卫生部)的领导下,我国逐渐建立了各种覆盖全国或部分地区的卫生信息系统,例如疾病预防控制信息系统、社区卫生与区域卫生服务信息系统、卫生监督执法信息系统与电子政务系统等。妇幼卫生信息系统作为卫生信息系统的一个有机组成部分,从20世纪80年代起步,三十年来取得了长足的进步,成为规模庞大、体系完备、具有自身特色的信息系统。

第一节　妇幼卫生信息系统概述

一、妇幼卫生信息系统概念

信息系统(information system,IS)是进行信息处理的系统。信息系统是与信息加工、信息传递、信息存储以及信息利用等有关的系统。任何一类信息系统都是由信源、信道和信宿(通信终端)三者构成的。传统的信息系统并不涉及计算机等现代技术,但现代通信与计算机技术的发展使信息系统的处理能力得到很大的提高,现代各种信息系统已经离不开现代通信与计算机技术,我们现在所说的信息系统一般均指人、机共存的系统。

妇幼卫生信息系统(information system on maternal and child health,ISMCH)是指将现代信息系统理念和技术用于妇幼卫生信息管理,以支持妇幼卫生决策的系统。

从信息技术的层面来说,信息系统有五个基本功能:输入、存储、处理、输出和控制。从广义的信息系统层面来说,信息系统有三个维度:组织维度、管理维度和信息技术维度。因此,信息系统不只是计算机和网络,或者说不仅是一个技术系统,而且是一个社会系统。妇幼卫生信息系统是一个复杂的社会组织系统,涉及政府机构、医疗保健服务机构、专业研究机构、信息技术提供方等各种社会组织,其使用和服务人群数量庞大,情况复杂。

二、妇幼卫生信息系统管理基本要素

妇幼卫生信息是通过建立、完善妇幼卫生信息系统而进行管理的,进行信息管理包括5个基本要素:机构、人员、法规制度、设备、指标体系。

(一) 机构

机构是妇幼卫生信息系统管理的基本单位,机构的组成和职权关系是否合理直接关系到信息管理能否顺利进行。我国目前自中央至地方建立了综合卫生统计信息机构,没有建立独立的妇幼卫生信息管理机构,妇幼信息管理的任务主要由妇幼卫生行政管理与业务机

构完成。主要任务包括:①制订/执行妇幼卫生统计工作制度和妇幼卫生统计报表;②负责并执行全国/地区有关统计调查;③负责收集、整理、分析和发布妇幼卫生统计资料;④指导妇幼信息统计工作。中国妇幼卫生信息管理组织机构及关系如图 12-1 所示。

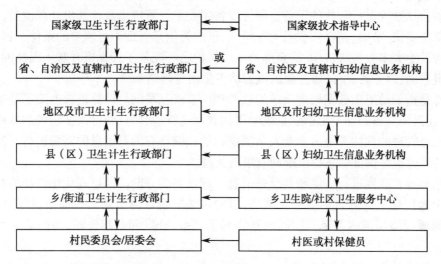

图 12-1　妇幼卫生信息管理的组织机构及关系
图例:←.向同级卫生计生行政部门提供信息;↑.数据上报;↓.信息反馈,提供技术指导和检查监督

(二) 人员

人员是信息管理活动中最重要、最活跃的因素。妇幼卫生信息系统中的人员主要包括管理人员和信息业务人员。管理人员负责组织机构建设、政策法规的制定、信息管理过程中的组织、协调和控制等工作;信息业务人员负责登记、报告、收集、整理、传输数据、统计分析等工作。目前,我国从最基层(村)向上的各级机构已有兼职或专职的妇幼卫生信息业务人员。信息业务人员,特别是县级以上的人员,应具有卫生统计学、流行病学、计算机应用、妇幼卫生等基本知识,或在一个机构由多种专业技术人员共同完成信息统计工作。

人员要保证足够的数量和质量。工作量大、地域广阔的地区进行信息收集和处理需要的工作人员数量相对较多,人员不足既不能保证及时地收集和处理信息,也会影响信息的质量。另外,信息工作由于需要对信息的理解和一定的专业知识,即使是最基层的工作人员也要具备一定的知识和技术,这就要求对信息人员进行培训以提高他们的认识和技能,并应尽量保证信息人员队伍的相对稳定。

(三) 法规制度

建立规范、严格的制度和制定相应的法律是促使方针政策贯彻落实的重要保障。妇幼卫生信息工作的有关法规制度内容广泛,包括国家的法律规定,如《中华人民共和国母婴保健法》《中华人民共和国统计法》《中华人民共和国妇女权益保障法》《中国妇女发展纲要》以及《中国儿童发展纲要》;地方制定的具体实施方法,如各省制定的妇幼卫生信息制度。

法规制度发挥作用取决于两个方面,一是有法可依,并且所有法规都应该经过实践证明是合理有效的。健全的法规制度明确了妇幼保健工作的目标方向;规定了机构之间的关系以及各级人员的责任、权利;规范了各级机构及机构内人员的工作秩序。二是有法必依,经制定的法律法规、规章制度要有一定的法规效应，必须做到严格贯彻执行。

随着社会经济的发展，原有的法律法规、规章制度并非是一成不变的，当其不适应于管理活动或不能满足社会对信息的需求时，应及时修改、调整，使之不断更新、健全和完善。

（四）设备

设备包括硬件设备和软件设备。硬件设备主要是计算机以及计算机外部设备。计算机具有运算速度快、准确、储存信息量大等特点，已成为信息管理不可缺少的条件。目前，我国省级机构及绝大多数县级机构、甚至部分乡级机构已经配备了计算机并联入因特网，可通过网络上报数据，部分省、市已建立起区域妇幼卫生信息网络系统。

软件是指妇幼卫生数据处理所需的软件和计算机互联网。计算机软件除了基本的操作平台外，还需要具备妇幼卫生信息系统专用的数据库管理和分析软件、文字处理软件等。一般用于信息管理的软件都是由专业人员根据妇幼保健特有的对信息的需要进行开发的。运行良好的软件也是保证信息得以顺利收集的关键。

信息通过互联网进行传递和共享是信息管理发展的方向。信息现代化管理的目标是在国内各个地区建立计算机信息系统网络，以便最终实现计算机的远程通信，将各妇幼保健机构的局域网络与国内甚至是国际的互联网相联系，开发和共享资源，为妇幼卫生管理决策服务。

（五）指标体系

由一系列反映事物某一个方面状况及发展变化的指标组成。指标体系是信息管理的体现，通过指标将过去、目前、未来的信息表达出来。我国妇幼卫生信息系统的常用指标可见本书第四章。

三、妇幼卫生信息系统特点

妇幼卫生信息来源广泛、覆盖人群庞大、参与机构和人员众多，除具有一般信息系统的特点外，妇幼卫生信息系统在以下几方面表现出自身的特点：

1. **公益性** 妇幼卫生信息系统主要服务于政府机构公众和研究机构，不以盈利为目的。系统具有公共卫生属性，获得的信息主要用于政府决策、临床防治和科学研究等。

2. **制度依赖性** 妇幼卫生信息系统的管理一般由政府行政部门承担，大量卫生业务机构和研究机构参与运行，需要制定行之有效的政策和制度来保证其良好运行和可持续发展。

3. **数据来源多样性** 妇幼卫生信息首先是来自卫生计生系统内部，包括卫生计生系统各级行政管理部门，如医院、妇幼保健院、疾病预防控制机构、计划生育技术服务机构等卫生业务单位，以及各卫生研究机构的技术资料和专题调查等；另外可以来自卫生计生系统外部，如公安、民政、教育统计等相关部门，或社会各界的各种学术报告、研究成果等。

数据收集方法有常规工作数据上报、专题抽样调查以及自卫生系统外部获取等，后者如来自公安、民政、统计等相关部门的数据。

4. **用户差异性** 系统管理从个体到群体，从地方到中央，不同用户和管理机构具备不同的权责。既有总系统又有子系统，既有个案数据又有群体数据，系统表现为多层次性。国家级妇幼卫生信息系统覆盖全国，用户分布在所有区县，存在较大的地区差异和城乡差异。在实施信息系统设计和管理的过程中，必须考虑到这些差异，提高系统的兼容性以适应不同的用户终端，尽量降低对基层用户的硬件要求；设计简洁易用的用户界面，使电脑应用水平较低的用户也能轻松学会使用。

四、妇幼卫生信息系统种类

为适应妇幼卫生工作的需要,我国发展了多种类型的妇幼卫生信息系统。与妇幼卫生信息相关的信息系统主要有以下几类:

1. **全国性妇幼卫生信息系统**　包括全国妇幼卫生年报系统、全国妇幼卫生监测系统、全国妇幼卫生机构监测系统、"降消"项目数据网络直报系统、全国妇幼重大公共卫生服务项目信息系统、出生医学证明系统、新生儿疾病筛查及产前筛查信息系统等。这类系统收集全国妇幼卫生重要指标,主要为中央政府决策提供支持。

2. **地方性妇幼卫生信息系统**　一般由省级建立,包括地方妇幼卫生年报系统、地方妇幼卫生监测系统等,目的是根据当地政府需要收集本地妇幼卫生重要指标,为本地政府决策提供支持,同时为国家妇幼卫生信息系统提供数据。

3. **区域妇幼卫生信息平台**　主要指省以下各级卫生行政部门或业务部门建立的妇幼卫生综合信息系统,服务于妇女和儿童保健,收集、储存每个个案的医疗保健信息,并为上级妇幼卫生信息系统提供数据。

4. **其他相关妇幼卫生信息系统**　除妇幼卫生信息系统外,其他公共卫生领域的信息系统也采集部分妇幼卫生信息,例如全国疾病监测系统可提供孕产妇和儿童死亡信息,全国法定传染病报告系统可提供新生儿破伤风和乙肝等信息,基本公共卫生服务系统可提供基于个案的妇幼卫生信息等。

第二节　国内妇幼卫生信息系统

我国妇女保健信息与儿童保健信息合并管理形成中国妇幼卫生信息系统。妇幼卫生信息系统的建立已有多年,并在不断的摸索中逐渐走向成熟。目前,我国妇幼卫生信息系统主要包括妇幼卫生年报系统和妇幼卫生监测系统。

一、妇幼卫生年报系统

妇幼卫生年报系统(annual report system on maternal and child health,ARMCH)是一个常规报告系统,从 20 世纪 80 年代初开始建立,最初的报表为手工收集和汇总。随着电子信息化的发展,20 世纪 90 年代初,在国家卫生和计划生育委员会(原卫生部)妇幼卫生司的支持下开发了妇幼卫生年报数据管理软件,在全国各省、市、自治区逐步推广使用。90 年代中期,妇幼卫生年报数据开始利用电子邮件通过因特网上报。随着妇幼卫生事业的发展,妇幼卫生年报的指标从 1995 年到 2013 年进行了多达 7 次修改,报表从 5 张增加到 10 张,并实现了数据的网络直报。

(一) 妇幼卫生年报系统的特点

1. **收集国家法定指标**　妇幼卫生年报系统依据《全国妇幼卫生调查制度》,收集该制度制定的年报指标。这些指标由国家卫生计生行政部门依据我国当前妇幼卫生工作状况,考虑我国未来妇幼卫生工作目标和中长期规划,为满足政府决策需要,召集相关领域专家制定。由于年报指标均为国家法定指标,要求所有地区必须上报,而且限定了上报期限,具有明显的强制性。

2. **全人口覆盖**　妇幼卫生年报系统覆盖我国所有区县的全部人口,要求以区县为单位,上报相关指标的所有数据,例如每年上报全国总的活产数。由于这个特点,使得年报系统可提取代表每一个区县级或以上地区的数据。

3. 以保健服务指标为主 年报系统不仅收集生命指标如活产数、孕产妇死亡数、儿童死亡数等,也收集妇幼保健服务的相关指标,如孕产妇保健、儿童保健、妇女病普查、婚前医学检查、计划生育技术服务等。由于全国各地区妇幼卫生信息工作存在较大的差异,现阶段年报系统仍主要集中在保健服务指标。

4. 群体性数据 虽然年报数据源来自个案登记,然而全国个案数据庞大,个案接受保健服务的周期长,产生海量的数据,收集并报告所有个案信息如全国活产数个案、全国妇女病筛查个案,现阶段尚存在技术和成本的障碍。因此,全国年报系统目前只收集以区县、乡镇(街道)、医疗卫生机构为单位的群体数据。由于各地经济、卫生发展水平不同,一些省级及以下地方性年报系统中可以先行收集个案信息。

5. 指标来自常规工作 年报系统并不收集需要专题调查的指标,而只收集我国目前在医疗卫生机构、计划生育技术服务机构广泛开展的常规工作中所产生的指标。

(二) 妇幼卫生年报管理

妇幼卫生年报工作实行多层次垂直管理(图 12-1)。妇幼卫生年报工作由国家卫生和计划生育委员会(原卫生部)妇幼健康服务司负责管理,北京大学全国妇幼卫生年报办公室负责全国年报数据的收集和业务指导。在省级,由省级卫生和计划生育委员会负责,指定业务单位负责数据的收集和管理,业务单位通常为省级妇幼保健院(所)。地市级和区县级的管理模式与省级相同,乡镇级一般由乡卫生院负责收集指标,村级较少直接上报数据,但提供年报所需部分信息。

国家卫生和计划生育委员会(原卫生部)妇幼健康服务司定期组织指标修订,形成并不断完善《全国妇幼卫生调查制度》,全国各级妇幼卫生年报管理机构和业务执行机构依此执行。该制度确定了指标和指标定义,规定了数据收集上报单位、上报时间和频率、填报人群和范围等。

(三) 妇幼卫生年报指标体系和数据结构

妇幼卫生年报的指标选择一是根据各级医疗保健机构常规工作形成的既有信息,特别是孕产妇系统管理信息和儿童系统管理信息;二是根据各级政府行政部门的决策需求,特别是为《中国妇女发展纲要》和《中国儿童发展纲要》所确定的目标提供指标信息。

妇幼卫生年报的指标为国家法定上报指标,由国家卫生和计划生育委员会(原卫生部)妇幼健康服务司主持修订、国家统计局批准备案,2013 年共有 10 张统计表、202 个指标,具体指标如表 12-1 所示。

表 12-1 全国妇幼卫生年报表和指标数

报表	指标数
1. 孕产妇保健和健康情况年报表(卫计统 41 表)	46
2. 住院分娩情况月报表(卫计统 41-1 表)	4
3. 七岁以下儿童保健和健康情况年报表(卫计统 42 表)	32
4. 非户籍儿童与孕产妇健康状况年报表(卫计统 43 表)	22
5. 妇女常见病筛查情况年报表(卫计统 44 表)	13
6. 计划生育手术情况年报表(卫计统 45 表)	28

报表	指标数
7. 中期引产情况年报表(卫计统 45-1 表)	7
8. 计划生育咨询随访服务年报表(卫计统 45-2 表)	6
9. 病残儿和计划生育手术并发症情况年报表(卫计统 45-3 表)	22
10. 婚前保健情况年报表(卫计统 46 表)	22
合计	202

如前所述,虽然年报系统数据为全人口覆盖,由于我国人口规模庞大,上报个案数据并不现实,因此年报系统只是上报以区县为单位的统计合计数,每个区县一条记录,全国每年共计三千余条记录。以区县级及以上为单位进行数据集中,均为以区县为单位的社区数据集;在县级以下,则是以乡镇(街道)、村(居委会)为单位的社区数据集以及以医疗卫生机构为单位的机构数据集。这些数据最终合并进入区县级数据库。根据各地的不同情况,可直接录入区县级数据,也可以通过乡镇级数据和机构来源数据合并形成。

(四) 数据来源

妇幼卫生年报数据的来源主要是妇幼医疗保健服务的常规工作记录,同时也采集一些其他部门的数据。

1. **医院产科记录** 提供高危管理、住院分娩活产、孕产妇死亡、新生儿健康状况、围产儿死亡等信息。

2. **医院儿科记录** 提供儿童健康和死亡等信息。

3. **妇女保健记录** 由提供保健服务的保健院、医院、乡镇卫生院和社区卫生服务中心等机构提供孕产妇产前保健记录、产后访视记录和其他工作记录。指标主要有产前检查、产后访视、孕产妇系统管理、婚前医学检查、妇女病查治等。

4. **儿童保健记录** 由提供保健服务的保健院、医院、乡镇卫生院和社区卫生服务中心等机构提供儿童保健记录。指标主要有 7 岁以下儿童健康管理、3 岁以下儿童系统管理、母乳喂养、5 岁以下儿童营养评价等。

5. **计划生育服务记录** 由提供计划生育技术服务的医疗和计划生育技术服务机构提供数据,包括宫内节育器放置、绝育手术、流产、皮下埋植、计划生育咨询、病残儿和手术并发症等数据。

6. **其他部门来源数据** 各地根据当地的实际情况,从其他部门获取一些数据,例如从统计部门获取当地育龄妇女人数、7 岁以下儿童人数,从某些专业检测机构获取孕产妇艾滋病病毒感染人数等。

(五) 数据上报流程

在 2013 年之前,数据由县区级妇幼保健机构收集整理后,利用单机版年报管理软件录入,通过电子邮件上报到地市级管理机构,地市级合并本辖区所有区县的数据后上报到省级,再由省级合并全省数据后上报到国家级。全国妇幼卫生年报办公室对全国的数据进行检查、核对后合并生成全国数据,进行分析处理,完成国家级统计报表,并将最终结果提供给国家卫生和计划生育委员会(原卫生部)。

为适应信息化变革的大背景,2013 年全国妇幼卫生年报办公室开发了妇幼卫生年报网络直报系统,并在 2014 年开始全国范围应用。全国所有区县将本辖区数据直接录入或上传到国家级服务器,然后由地市级和省级管理人员逐级进行数据审核和报告。该系统的开通极大地节省了数据的管理和上报时间,提高了工作效率和质量。

(六) 妇幼卫生年报网络直报系统

全国妇幼卫生年报办公室组织开发的全国妇幼卫生年报网络直报系统基于浏览器/服务器(B/S)架构,只设置国家级中央服务器,全国各级用户通过网络浏览器访问服务器,所有数据管理工作都通过浏览器完成,无需安装终端软件。这一架构便于管理,系统的维护、修改和升级无需用户参与。地市级以上较高权限的用户需要申请数字安全证书,采用电子密钥访问系统,降低了数据泄露的风险。

本系统在设计上同时兼顾使用的简单性和灵活性。区县级用户是唯一的数据录入者,可直接录入区县级数据,也可录入乡镇级和机构来源数据,然后由系统自动合并生成区县级数据。地市级和省级用户承担审核任务,不录入数据。审核不通过者驳回下一级进行修改,审核通过后提交到上一级管理者。每一级用户均可利用该系统进行数据分析、形成报表、下载数据。

目前全国已经有多个省市开发了辖区内的妇幼卫生信息管理系统,能够获取年报系统所需数据。为减少重复工作,充分利用现有资源,全国妇幼卫生年报网络直报系统提供了数据导入功能,各级用户均可将本辖区的数据导入本系统,实现了系统间的数据传输,大大减少了工作量。

(七) 质量控制

中国幅员辽阔,地区间经济发展水平差异较大,卫生服务水平不均衡,年报工作和数据质量参差不齐。为提高数据质量,年报系统采取多种应对措施。

1. 管理软件逻辑检错　无论是单机版软件还是网络直报系统,均内置了指标间的逻辑检查,对不符合逻辑要求的数据提供出错提示,并拒绝输入。

2. 数据质量评分　全国妇幼卫生年报办公室每年对各省上报的数据进行质量评分,包括上报及时性、数据完整性、指标间逻辑性。各地也用类似方法对下级的年报数据进行评估,取得了较好的效果,多年来年报数据质量逐渐提高。

3. 现场质量控制　国家级年报管理人员每年到部分省市进行现场调查,以发现年报工作存在的问题并提出改进建议。地方各级均要求按一定人口比例进行现场质量控制,发现并改正漏报、虚报和错报数据。全国年报办公室要求各省每年上交本省的质量控制报告,并对报告进行评分,以督促提高质量。

4. 人员培训　每一级年报工作人员都要定期接受培训,熟练掌握年报工作的各个环节,清晰了解每个指标的定义和收集方法。在县、乡、村三级基层机构普遍建立月、季例会制度,用来进行数据交换、核实,同时进行必要的培训。

二、妇幼卫生监测系统

由于我国人口众多,各地卫生医疗水平发展不平衡,导致通过基于全人口信息的妇幼卫生年报数据质量有待于进一步改进,为更好获得反映我国孕产妇死亡、儿童死亡和出生缺陷的真实水平,我国从1986年开始先后开展了全国出生缺陷医院监测、孕产妇死亡监测和5岁以下儿童死亡监测工作,形成了三个独立的国家级监测网。三网合并后形成妇幼卫生监测系统(maternal and child health surveillance system,MCHSS)。

1986年,在国家卫生和计划生育委员会(原卫生部)领导下,中国出生缺陷监测中心开始在全国 29 个省(区、市)945 所医院对 120 多万例围产儿进行出生缺陷监测,1987 年又将出生缺陷监测转为常规的监测工作。此后,1989 年和 1991 年北京妇产医院和首都儿科研究所又分别建立了全国孕产妇死亡监测网和全国 5 岁以下儿童死亡监测网。1996 年,为了加强对全国妇幼卫生监测工作的管理,国家卫生和计划生育委员会(原卫生部)将全国出生缺陷医院监测网与全国 5 岁以下儿童死亡监测网、全国孕产妇死亡监测网进行了监测点的统一,实行"三网合一"的监测模式。整合后的监测网络覆盖了全国 31 省、市、自治区的 176 个监测区县。2006 年,在中央加强对公共卫生投入力度的支持下,全国妇幼卫生监测规模得到了进一步的扩大,全国妇幼卫生监测网规模扩大至 336 个监测区县、780 所监测医院,覆盖人口达 1.4 亿。在多年的良好运行基础上,为了适应国家妇幼信息需求,在 2006~2012 年又陆续增加了中国出生缺陷人群监测、儿童营养与健康监测和危重孕产妇医院监测等内容。

(一) 妇幼卫生监测系统的特点

1. **收集国家法定指标** 和年报信息系统一样,监测系统中的报表和指标也属于国家法定指标,要求所有监测点及时完整上报,具有强制性。

2. **抽样调查** 与年报系统的全人口覆盖不同,监测系统是以最小样本量来获取反映国家水平的系统,实际上是一个哨点监测,全国大约 10% 的区县和部分医疗保健机构参加调查,为具有全国代表性的抽样调查。通过该系统可以获得代表全国和地区水平的数据,后者包括城市与农村、东部中部及西部水平,但不能获取反映省级或以下地区水平的数据。

3. **专项调查** 监测系统有的指标是医疗卫生机构日常工作中得到的,例如孕产妇死亡和儿童死亡,但详细的死因、出生缺陷分类、危重孕产妇信息等则属于专项调查内容。这就要求额外投入人力、物力开展调查,每年我国投入了大量经费用于该监测系统的运行。

4. **以生命指标为主** 与年报系统不同,监测系统不常规收集服务性指标,主要收集孕产妇死亡、儿童死亡等重要生命指标。由于采取了较高的质量控制措施,监测系统收集的孕产妇死亡率、婴儿死亡率和 5 岁以下儿童死亡率作为我国政府对外发布的数据来源。

5. **个案数据** 监测系统与年报系统在数据收集方面最大的不同是收集个案信息,虽然调查范围有限,然而所收集的个案数据量仍然很大。每个孕产妇死亡和儿童死亡个案包括该死亡个案的个人信息、医疗保健服务信息、死亡时间、地点、就诊情况、死因诊断、死亡评审等。出生缺陷登记包括产妇情况、缺陷儿情况、出生缺陷诊断以及家庭史等情况。

6. 加权和漏报分析。

(二) 妇幼卫生监测工作管理

与妇幼卫生年报系统工作一样,妇幼卫生监测系统工作实行多层次垂直管理(图 12-1)。妇幼卫生监测工作由国家卫生和计划生育委员会(原卫生部)妇幼健康服务司负责领导和组织,四川大学全国妇幼卫生监测办公室承担业务指导和监测质量管理工作,负责全国监测数据的收集和业务指导。在省级,由省级卫生和计划生育委员会负责该项监测工作的行政管理,指定业务单位负责监测数据的收集和管理,业务单位通常为妇幼保健院(所)。地市级和区县级的管理模式与省级相同。

在各级卫生计生行政部门的领导下,省级妇幼保健机构负责本省监测工作的人员培训、质量控制、死亡评审、资料收集及技术指导工作;地市级妇幼保健机构负责本地区监测机构的资料审核、死亡评审、人员培训和质量控制等工作;区县级妇幼保健机构负责本地区监测单位的资料收集、死亡评审、人员培训和质量控制等工作。

（三）妇幼卫生监测对象和监测内容

1. **监测点** 妇幼卫生监测的目的是获得具有全国代表性的数据,监测地区和对象采用随机抽样的方法确定,抽样方法为分层整群抽样。在 2006 年以前,全国共有 176 个区县被选为监测点,2006 年扩展到 336 个区县(其中城市 126 个区,农村 210 个县)。在全部 336 个区县同时开展 5 岁以下儿童死亡监测、孕产妇死亡监测、出生缺陷医院监测。在此监测基础上,其中 64 个区县又同步开展出生缺陷人群监测,80 个区县开展儿童营养与健康监测,418 所出生缺陷监测医院开展危重孕产妇监测。

(1) 5 岁以下儿童死亡监测在监测区县所抽样的社区 / 街道(乡镇)中开展。

(2) 孕产妇死亡监测在监测全区县人群范围内开展。

(3) 出生缺陷医院监测在监测区县的区县级或以上的医院开展。

(4) 出生缺陷人群监测在监测区县全人群范围内开展。

(5) 儿童营养与健康监测在监测区县抽样社区 / 街道(乡镇)中的抽样村(居)委会开展。

(6) 危重孕产妇监测在监测地区确定的区县级或以上的医院开展。

2. **样本量** 妇幼卫生监测收集每个个案的信息,根据测算,孕产妇死亡监测活产数样本量约需 160 万,其他指标所需样本量小于孕产妇死亡监测。监测点实际监测的人群满足所需样本量。

3. **主要监测内容**

(1) 5 岁以下儿童死亡监测:活产数、5 岁以下儿童死亡数及死因。

(2) 孕产妇死亡监测:活产数、孕产妇死亡数及死因。

(3) 出生缺陷医院监测:围产儿数、死胎死产数、缺陷儿数及诊断。

(4) 出生缺陷人群监测:围产儿数、缺陷儿数及诊断。　·

(5) 儿童营养与健康监测:5 岁以下儿童的生长发育和营养状况。

(6) 危重孕产妇监测:危重孕产妇个人信息、处理措施和结局。

（四）数据上报流程

1. **上报流程** 5 岁以下儿童死亡和孕产妇死亡监测在城市建立"居委会→社区 / 街道→区→地市→省→国家"流程,农村建立"村→乡→县→地市→省→国家"流程。出生缺陷医院监测和危重孕产妇医院监测建立"监测医院→区县→地市→省→国家"流程。出生缺陷人群监测、儿童营养与健康监测建立"村(居)委会→乡镇(社区 / 街道)→区县→地市→省→国家"流程。

2. **上报频率**

(1) 月报:监测区县妇幼保健机构每月向地市级、省级妇幼保健机构上报危重孕产妇监测的孕产妇个案调查表,每月审核儿童营养与健康监测乡镇(社区 / 街道)录入的新生儿家庭访视记录表、5 岁以下儿童营养与健康监测记录册、1 岁以内儿童健康检查记录表、1~2 岁儿童健康检查记录表、3~6 岁儿童健康检查记录表。

(2) 季报:监测区县妇幼保健机构每季度向地市级、省级妇幼保健机构上报 5 岁以下儿童死亡监测表(季报表)、孕产妇死亡监测季报表、孕产妇死亡报告卡及孕产妇死亡报告调查附卷、围产儿数季报表和医疗机构出生缺陷儿登记卡、出生情况及婴儿随访登记表、出生缺陷儿登记表。每季度由省级妇幼保健机构将 5 岁以下儿童死亡监测表、孕产妇死亡监测报表、出生缺陷监测报表等寄全国妇幼卫生监测办公室。

(3) 半年报和年报:监测区县妇幼保健机构每 6 个月对监测乡镇(社区 / 街道)进行现场

质量控制并填写、上报儿童营养与健康监测质量控制表。每年 11 月,区县级妇幼保健机构把妇幼卫生监测报告卡、年报表和区县级质量控制表、妇幼卫生监测区县基本情况年报表上报地市级、省级妇幼保健机构。省级妇幼保健机构经质量检查后,于每年 12 月 10 日前,将妇幼卫生监测报告卡、年报表及区县级、地市级、省级质量控制表和妇幼卫生监测区县基本情况年报表等,上报全国妇幼卫生监测办公室。

(五) 妇幼卫生监测网络直报系统

顺应我国卫生信息化发展趋势,全国妇幼卫生监测办公室开发了中国妇幼卫生监测数据网络直报系统,并于 2006 年正式投入使用。该系统实现由各监测区县直接到全国妇幼卫生监测办公室的数据直报,缩减工作环节,提高监测数据的时效性;根据用户等级和权限,国家级、省级主管单位实现数据审核、反馈和确认的功能;不同等级用户享有分级统计和数据提取功能;通过网站提供信息咨询和业务指导。该系统的功能和使用方法与全国妇幼卫生年报直报系统类似,但收集的是个案数据,数据量大,对系统的负荷和网络带宽的要求也相应较大。随着信息化过程的不断提高,该网络直报系统已经进行了 3 次的修改和完善,功能得到了较大的提升。

(六) 质量控制

保证资料质量,提供准确、可靠的监测资料是做好监测工作的根本。为提高数据质量,监测系统制定了行之有效的措施。

1. **建立逐级质量检查制度** 利用例会制度,社区卫生服务中心对社区卫生服务站、乡镇对村级数据进行质量检查。县区、地市、省级以及国家每年在本辖区内组织一次全面质量检查。县区、地市、省级在年度质量控制后填写"儿童生命监测质量调查表"、"孕产妇死亡监测质量调查"、"出生缺陷医院监测质量调查表"、"出生缺陷人群质量调查表"、"全国儿童营养与健康监测质量控制表"以及"全国危重孕产妇医院质量调查表",网络直报至全国妇幼卫生监测办公室。

2. **定期开展漏报调查** 通过多源数据途径,查询医院原始记录和各种登记如出生登记、孕产妇登记、计划生育登记、公安部门登记、预防接种卡等,相互核对,相互补漏(详见第五章)。

3. **原始表卡质量检查** 包括完整性、各种表卡填写方法的正确性以及各项目数据范围和逻辑关系的正确性。

4. **培训指导** 人员培训是监测工作成败的关键,监测系统提供了"直通车"式的培训(由国家级直接培训到监测区县级人员)和逐级培训(从国家级、省级、地市级到区县级逐级)模式。培训内容除包括监测管理、监测对象、指标解释、诊断标准、填表要求和质量控制等。

5. **死亡评审** 由于新生儿死因和孕产妇死因诊断难度较大,监测系统对新生儿死亡实行区县级、地市级、省级和国家级四级逐级评审,同时孕产妇死亡评审也实行区县级、地市级、省级和国家级四级逐级评审。

三、其他妇幼卫生信息系统

我国在国家和地方实施了许多妇幼卫生促进项目,随之建设了相关的业务信息系统,例如妇女"两癌"(乳腺癌和宫颈癌)检查项目、新生儿疾病筛查项目、"降低孕产妇死亡率和消除新生儿破伤风"项目(简称"降消"项目)。许多地方也先后建立了儿童保健和妇女保健信息系统、出生医学证明登记信息系统等。下面介绍几类主要的信息系统。

(一) 全国妇幼保健机构监测系统

根据国家卫生和计划生育委员会(原卫生部)关于妇幼保健机构规范化建设项目的总体思路,中国疾病预防控制中心妇幼保健中心自 2005 年开始,组织开展全国妇幼保健机构监测工作,通过每年定期收集、分析和反馈各级妇幼保健机构人员、床位、设备资源配置和服务运营等信息数据,为国家和各级妇幼卫生行政部门的科学决策提供信息保证。机构监测工作得到了全国各级妇幼卫生行政部门和妇幼保健机构的支持,监测工作不断完善。目前全国 31 个省(自治区、直辖市)的 2900 余所妇幼保健机构参与了该监测工作。

妇幼保健机构监测的填报范围是全国全部省(自治区、直辖市)、地市、县区三级辖区内的所有承担群体妇幼保健工作职能的妇幼保健机构(包括妇幼保健院、所、中心、CDC 下属的妇幼保健机构),每年按自然年度填报上一年机构统计数据。监测内容分为 7 张报表,分别填报妇幼保健机构基本情况、机构人力资源情况、机构设备情况、机构运营情况、机构服务提供情况、机构群体保健管理工作开展情况、机构科研管理情况调查。数据收集方法由每个机构通过网络直报系统进行数据的在线填报,然后逐级在线审核和汇总。

妇幼保健机构监测工作经过近十年的发展,已经形成了相对成熟、完善的报告系统,每年为国家妇幼卫生决策提供了有价值的机构运行和变化情况。

(二)"降消"项目数据网络直报系统

2000 年,国家卫生和计划生育委员会(原卫生部)、国务院妇女儿童工作委员会和财政部联合在西部 12 个省、自治区、直辖市 378 个项目县开始实施"降低孕产妇死亡率和消除新生儿破伤风"项目(简称"降消"项目),经过几年的发展,2009 年"降消"项目覆盖全国中西部 22 个省、自治区、直辖市和新疆生产建设兵团的 2214 个项目县,8.3 亿人口。

为及时、准确地反映"降消"项目实施的效果,为政府决策提供科学依据,全国妇幼卫生监测办公室建立了全国"降消"项目数据网络直报系统。该系统与年报系统和监测系统类似,采用浏览器/服务器模式,前台通过 web 页面实现数据采集、编辑、浏览、检索、统计、审核和上报功能。该系统以区县为单位进行数据录入,直接进入中心服务器数据库,区县、地市级和省级进行逐级审核,缩减了上报时间,提高了数据的准确性。

(三) 地方性妇幼卫生综合信息平台

目前,绝大多数省市依据全国妇幼卫生监测网络的运作模式,建立了本省市的妇幼卫生监测系统,通过最小样本量收集代表本省市的重要妇幼卫生指标。许多省陆续建立了妇幼卫生综合信息网络平台,并将年报和监测数据系统管理纳入其中,实现了基层数据网络直报。以天津市妇幼卫生信息网为例,全市所有医院的产科和儿科、孕产妇保健和儿童保健服务提供机构均纳入数据报告单位。这些机构在提供服务时登陆中心服务器调取个案历史信息以指导保健服务,同时将本次服务的内容实时输入中心服务器。服务对象在任一个机构均可方便地得到服务和系统管理,极大地方便了服务提供方、接收方和管理方。该系统采集到的信息可及时形成妇幼卫生年报和监测所需的数据,数据的及时性、完整性和准确性得到了保证。

这类地方性信息系统对于提高工作效率、加快数据上报、实现信息共享起到了良好的作用。但各地区的网络平台在结构、功能和管理上存在很大的差异,不利于区域间的数据交换和未来的升级和整合。基于此,国家卫生和计划生育委员会(原卫生部)于 2010 年印发了《基于区域卫生信息平台的妇幼保健信息系统建设技术解决方案(试行)》的通知,该通知在 2009 年发布的《健康档案基本架构与数据标准(试行)》[卫办发(2009)46 号]和《基于健康档案的区域卫生信息平台建设技术解决方案（试行）》[卫办综发（2009）230号]基础上，为各地区域卫生信息化建设提供更为专业、细致的业务指导。这一系列指导性文件旨在建设基于个案管理的信息系统，推进以健康档案为核心的区域卫生信息化建设，促进卫生领域各业务应用系统互联互通和信息共享。

四、我国妇幼卫生信息系统数据利用

妇幼保健管理的整个过程依赖于信息的收集、传递和处理，管理者只有掌握了大量有关信息后才能作出正确的决策。信息的质量直接影响决策的正确性和实施效果，错误的信息往往会导致错误的决策。建立妇幼卫生信息系统的主要目的是要及时获取可靠、准确的数据，为科学决策提供信息支撑，不仅行政管理、公共卫生，而且还有临床防治，都需要具有循证依据的科学决策。

概括来说，我国的妇幼卫生信息系统主要在以下几方面提供信息支撑：

（一）发布国家和各级政府妇幼卫生权威数据

全国妇幼卫生年报和全国妇幼卫生监测所提供的数据是国家在妇幼卫生领域的权威数据，每年向国内外定期公布，被世界卫生组织、联合国等国际组织和其他机构采用。这些数据主要包括有孕产妇死亡率、5岁以下儿童死亡率、婴儿死亡率、产前检查率、住院分娩率、儿童保健管理率等。

中国每年出版的《中国统计年鉴》均列出历年来自全国妇幼卫生监测所获取的孕产妇死亡率、5岁以下儿童死亡率、婴儿死亡率和新生儿死亡率。《中国卫生统计年鉴》除了包含上述指标外，还列出来自全国妇幼卫生年报系统所获取的大量保健服务性指标，包括儿童保健情况、孕产妇保健情况、妇女病查治情况、计划生育手术情况、婚前保健情况等。

此外，各省上述重要数据也通过本省的年度统计年鉴或其他形式发布。

（二）支持妇幼卫生政府决策

在信息化快速发展的社会大背景下，信息在政府决策中扮演着越来越重要的作用。每年从中央到各级地方政府的政府工作报告中，妇幼卫生重要指标都不可或缺，用来对既往工作进行总结评价，指导并确定下年度工作目标。常用到的指标有孕产妇死亡率、5岁以下儿童死亡率、婴儿死亡率、产前检查率、孕产妇系统管理率、住院分娩率、3岁以下儿童系统管理率等。

我国各级政府的妇幼卫生工作目标主要依据《中国妇女发展纲要》和《中国儿童发展纲要》制定，两个纲要中列出了多个妇幼卫生指标并具体提出了实现目标。这些指标涉及妇幼卫生工作的方方面面，包括《中国卫生统计年鉴》中关于妇幼卫生的多数指标。在所有指标中，最重要的是孕产妇死亡率和5岁以下儿童死亡率，这两个指标被公认为是综合反映一个国家或地区的社会经济发展水平、人群健康及公平性的重要指标。联合国千年发展目标（millennium development goals，MDGs）确定了8项目标，其中有2项是妇幼卫生指标，一个是5岁以下儿童死亡率，另一个是孕产妇死亡率。联合国千年发展目标要求在1990年的基础上，到2015年之前，5岁以下儿童死亡率降低2/3，孕产妇死亡率降低3/4。我国各级政府正是根据这些国内、国际发展目标来确定工作计划，并利用妇幼卫生信息系统提供的数据进行工作效果评价。

（三）提供各类卫生促进项目所需的基础数据和效果评价

妇幼卫生信息系统提供的信息很丰富，而且积累了多年的宝贵历史数据，这些数据有广

泛的用途,多年来为诸多国内国际卫生促进项目提供了基础数据,支持项目的立项、实施,评价项目的实施情况。例如,我国从 2000 年开始实施的"降低孕产妇死亡率和消除新生儿破伤风项目",妇幼卫生监测系统和年报系统提供项目立项的支持数据、项目实施的工作指标和评价指标,最重要的指标除了孕产妇死亡率和新生儿破伤风发病率外,还有住院分娩率等。

国家卫生和计划生育委员会(原卫生部)、财政部于 2008 年开始实施农村孕产妇住院分娩补助项目,该项目需要在全国范围内统筹安排专项资金。为使项目资金预算科学、分配公平,全国妇幼卫生年报系统提供了全国各地每年的农村产妇数,为该项目的启动、良好运转提供了科学支持,减少了浪费和不公平现象。

2012 年,世界卫生组织对我国进行消除新生儿破伤风认定工作。该认定工作首先要筛选高危地区,全国妇幼卫生年报系统为该筛选提供了全国所有地区的产前保健、住院分娩等重要指标,帮助确定了若干个最高危的地区,为通过认定作出了贡献。

以世界卫生组织和联合国儿童基金会为主的国际组织多年来一直支持中国的妇幼卫生信息系统的建设和完善,同时,这些国际组织在中国开展的大量促进妇幼健康的项目,也得益于这些妇幼卫生信息系统所提供的多方位、多层次的数据支撑,成为国际合作的成功典范。

(四) 提供数据及标准作为临床防治的科学依据

妇幼保健服务的需要是多方面多层次的,内容十分广泛,但相比之下卫生服务资源却非常有限,尤其贫困和不发达的地区更为缺乏。现有资源与服务对象的需求之间存在很大的矛盾,难以满足所有的需求,因此就需要优先考虑满足最基本、最重要的需要。作为全区域乃至全国覆盖的妇幼卫生信息系统,对于发现和评判需求、支持决策起着至关重要的作用。例如,通过孕产妇死亡监测系统和年报系统可以对全国或某个地区的孕期保健、住院分娩率和妇女健康状况、生命指标(如孕产妇死亡率)有全面和量化的了解,在此基础上通过分析和研究可以找到关键问题的所在,使现有的有限资源得到最大限度的合理使用,从而优先解决妇幼保健最急迫的问题。

另一方面,妇幼卫生信息系统的数据积累和标准化工作可以对临床保健工作进行规范和指导。全国妇幼卫生监测系统开展的系统性新生儿死亡评审和孕产妇死亡评审对于规范临床诊治流程和死因诊断起到很大的推动作用。全国妇幼卫生年报系统对孕产妇系统管理和儿童系统管理的指标定义和数据上报要求规范了全国各地的系统管理工作,相关的孕产妇保健和儿童保健工作在各级各类临床医院和保健机构都得到规范和统一,保健水平得以逐步提高。

第三节　国外妇幼卫生信息系统

我国的妇幼卫生信息系统取得了长足的发展,但与西方发达国家相比还存在诸多不足,例如数据收集方法不够规范、自动化程度不高、信息多为从下级到上级的单向流动、缺乏双向流动、不同地区和部门间缺乏数据共享。本节对国外的妇幼卫生信息系统作一简要介绍。

一、概况和特点

发达国家向来重视卫生信息的收集和利用。瑞典从 18 世纪起就建立起了覆盖全国的卫生信息系统,能够准确统计全国每年的出生、死亡等生命指标,根据从1750年以来的出生资料计算的性别比已经作为国际标准得到广泛应用。欧美各国在19世纪已陆续建立起现代公共卫生体系,监测重要公共卫生事件,收集和处理多种医疗卫生数据。二战结束以来,稳定的国际局势为卫生信息系统的建立和快速发展提供了可能,计算机和网络技术的发展更促进了这一进程。

当今的医疗卫生服务和卫生事业管理越来越依赖于信息技术。很多国家在规划现代信息化发展时,一般都把医疗卫生保健作为重点规划的主要领域之一,而不仅仅重视金融等行业的信息化。主要发达国家已经建立起了覆盖全国的、基于电脑网络等信息技术的卫生信息系统。

概括来说,西方发达国家的卫生信息系统有如下主要特点:

(一) 全面计算机化和网络化

发达国家的卫生信息系统一般已实现计算机化和网络化管理。不仅计算机处理数据速度快、质量高,而且通过网络可以消除重复的工作,并且能把为不同目的而收集的数据联接起来。例如,发达国家的个人身份识别号码系统可以为卫生信息系统提供居民的社会经济信息,卫生统计信息可以与医疗保险、人力资源和基础设施等数据联系起来。专业卫生管理部门不仅可以获取本部门信息系统的数据,还可以通过网络得到其他部门收集的信息。

目前,在发达国家,从最高卫生管理机构到基层医院和其他卫生服务机构,一般都能够使用电脑管理资料,并通过网络传输数据。为降低成本、提高医疗服务水平,多数发达国家已经建立起了类似于信用卡的医疗卫生服务卡系统,使得卫生信息的自动化管理水平延伸到个人。医疗卡存储有详细的个人信息和医疗档案等内容,并逐渐与互联网结合,实现医疗和卫生资源信息利用的网络化。此类医疗卡与社会保障、税务等社会经济生活功能也在逐渐整合,使得个人信息更详细、准确,管理和使用更方便灵活。通过电脑终端,医院可以方便地获取和处理患者健康信息,管理部门和研究机构可以高效快捷地收集卫生信息、管理公共卫生事务或进行卫生研究。

(二) 信息高度共享

一个信息系统,其信息资源如果不能得到充分有效的应用,那么信息再好也没有意义。发达国家对卫生信息系统建设的重视也体现在信息反馈和信息共享,国家级的卫生信息管理机构一般都会向地方卫生信息管理机构反馈汇总和统计信息,为研究机构提供资料,并且努力向大众传播。近几年来,互联网的广泛应用使得卫生信息的传播更加容易、快捷,如美国国家卫生统计中心在其网页上免费提供了大量全国性的生命统计、疾病统计、医疗和卫生服务统计等有价值的信息,可自由下载。

在各个级别的卫生管理部门之间传输信息称为垂直传输;同一水平之间的参与者之间传输信息称为水平传输。由于妇幼卫生信息的来源很多,有的来自医院,有的来自人口管理部门,有的来自疾病控制机构,所以不同部门之间横向的数据传输和共享有利于加快传输速度和提高信息质量。多数发展中国家采用的垂直逐级上报方式不但速度慢,而且信息利用率低。一些发达国家的信息传输不仅可以在上下级之间传输,还可以越级传输和同级传输。通常的做法是建立一个中央数据库,所有级别的卫生机构都直接访问该数据库,上传或下载数据。这样做的好处有很多,例如信息传输和更新速度快、数据内容丰富、数据质量高、信息可获得性和可利用性高,同时数据维护管理相对简单和便捷。

(三) 重视信息安全

但凡信息管理系统都会涉及信息保密和安全的问题,公共卫生信息中的敏感数据需要保密,数据库的内容也要防止恶意侵入、滥用和破坏。发达国家卫生信息系统延伸到个人,不可避免地使个人隐私保护成为卫生信息管理的重要内容。目前信息系统比较完善的国家都在努力发展保障信息安全的技术和管理方法。例如,美国制定了一项法案——《医疗记录机密法案》,指导卫生与人类服务部的信息安全部门制定保护医疗信息安全的措施。最新的技术进步已经为互联网上的信息安全提供了多种解决方法。例如可通过加密和解密技术保护敏感信息,这类保密技术包括密钥密码、公钥密码和数字签名等。其他如国际性的信用卡技术等也参与建立安全的电子交易平台,提高互联网的安全性。

(四) 保持分散性和差异性

美国等发达国家并不专门为妇幼卫生信息建立一个独立的、工作方式一致的信息收集系统。在管理机构上,美国组织管理妇幼卫生信息工作的机构是国家卫生与人类服务部下属的妇幼卫生局,而在各州则不尽相同,例如有的是公共卫生部门,有的是卫生和老年服务部门。

不同地区和不同级别的机构根据自己的需求去获取不同行政和服务部门来源的数据;不同地区和机构可以自己决定管理方式,包括计算机硬件和软件的使用。一般来说,各个机构都是根据自己的实际情况去购买管理软件。在信息收集内容上,除上级要求上报的内容(如出生和死亡登记)外,各地区和部门还根据自己的实际需求和管理内容,自由增加信息收集和管理内容。

(五) 强调信息标准化

只有通过同样的方法来收集的数据之间才具有可比性。由于不同地区、机构对卫生信息的管理模式和管理工具存在很大差异,为使信息的交换和共享得以实现,需要对卫生信息进行标准化。标准化包括两方面的内容,一是指标定义和内容的标准化;二是信息传输方式的标准化。目前世界各国都在加强信息标准化工作。通过标准化可以提高卫生信息质量,降低成本,提高效益,便于管理。

在发达国家中,英国的卫生信息标准化系统是最为完整的体系。英国国家卫生局于1999年成立了卫生信息管理机构,专门负责制定医疗卫生数据标准、技术标准及信息管理标准,其出版的数据字典和数据手册是关于卫生信息的国家通用标准。为建立和发展妇幼保健信息的标准化,1998年专门成立了国家妇幼保健数据项目,该项目的目标是:到2003年4月,在所有与国家卫生保健制度相关的组织的患者电子记录系统中,建立起妇幼保健相关内容的标准化、一致性的数据记录体系。其工作内容主要是为妇幼保健的数据字典进行数据项目定义和分类数值定义。

美国国家标准学会的卫生保健信息标准委员会(ANSI HISB)负责卫生信息的制定和推广工作,为卫生保健信息的相关领域制定标准,是权威标准化机构。美国同时还存在不少地方级的官方或民间组织的标准体系,使得美国卫生信息标准化不统一。由于卫生信息交换和共享的需求增加,HL7(health level seven)组织应运而生。该组织是美国国家标准学会(ANSI)授权的几个标准化制定组织之一,专门负责卫生领域的信息标准化。HL7 开发医院和卫生管理的数据传输协议和标准,规范信息格式,降低信息系统互联成本,增进数据共享。近年来,HL7 大力与疾病预防与控制中心(CDC)、食品和药物管理局(FDA)和医学研究院(IOM)等专业管理和研究机构合作,扩大业务范围。在公共卫生领域发展疾病和保健服务的报告规范和信息传输技术标准,探索解决卫生保健信息系统快速增长的复杂需求。

二、美国妇幼卫生信息系统简介

(一) 美国妇幼卫生管理和信息系统

美国卫生行政领导机关是国家卫生和人类服务部,各州以下有各级卫生局。国家卫生和人类服务部与州公共卫生局不是领导与被领导的关系,而是协作的关系,各级地方政府在卫生事务管理方面有很大的自主权,而且各州之间的卫生管理部门的管理结构和功能范围也不尽相同。国家卫生和人类服务部对州卫生行政部门只有政策性指导或要求。

美国国家卫生和人类服务部疾病预防与控制中心(center for disease control and prevention, CDC)下属的国家卫生统计中心(national center for health statistics,NCHS)负责收集和统计全国的公共卫生信息。该中心与许多卫生团体合作,采用多种方法、多种渠道获取公共卫生信息。总的来说,可分为两类数据系统:一是基于人群的系统,包括个人访问调查和医学检查;二是基于记录的系统,包括生命记录和医疗记录。访问调查和检查通过抽样调查的方式在全国开展,包括健康和营养检查、卫生保健服务调查、免疫情况调查、妇婴健康调查以及州和地方综合电话调查等。基于记录的数据中最重要的是生命统计,生命统计由各州自己建立的登记系统来提供,如出生、死亡、结婚、离婚和胎儿死亡等在各州都有登记制度和标准报告格式。国家卫生统计中心收集和提供的各分类统计报表中包括了大部分与妇幼卫生相关的重要信息。

美国的妇幼卫生工作由国家卫生和人类服务部下属的妇幼卫生局来提供国家级的领导,与各州、社区、公立和私立机构、家庭等合作,加强妇幼卫生基础建设,确保妇幼卫生人群的健康促进。在妇幼卫生信息管理方面,致力于提高全国和各州各级部门应用数据和信息的能力,目的是分析、评价、监测保健需求和提高保健质量。为促进妇女儿童的健康,美国在1935年通过了社会保障法案第五条款(title V of the social security act),以后又经多次修订,成为保护和提高妇女儿童健康的主要法律。在此法案指导下,联邦政府授权妇幼卫生局管理妇幼项目,每年向各州大量拨款支持一系列的妇幼项目,包括对各州信息系统发展的支持。妇幼卫生局要求各州上交年度报告,其中包括主要的妇幼卫生指标,如出生和死亡等生命指标、疾病和健康指标、保健服务指标等。对于各个指标,妇幼卫生局都做了规范的定义。为提高信息质量和更充分利用信息,从1996年开始,妇幼卫生局开发了一套电子信息系统——title V information system(TVIS),要求各地区通过互联网上报统一格式的电子版年报,不仅包括定量数据,还包括定性的信息。为减少重复,不要求上报国家卫生统计中心和其他联邦机构已有的数据。

国家妇幼卫生局与国家卫生统计中心是协作关系,妇幼卫生局利用国家卫生统计中心提供的数据来指导妇幼卫生工作,也利用本系统的资源为卫生统计中心提供信息,同时两个机构还共同合作在妇幼卫生领域开展调查研究,获取信息。例如,国家妇幼卫生局资助卫生统计中心进行多个妇幼卫生调查项目,如全国儿童健康调查、全国儿童特殊卫生保健需求调查等。

(二) 国家生命统计系统和国家妇婴健康调查

美国疾病预防与控制中心(CDC)下属的国家卫生统计中心负责收集和统计全国的公共卫生信息,其数据采集系统有四个主要项目:①国家健康和营养调查;②国家健康保健调查;③国家健康入户调查;④国家生命统计系统。与妇幼卫生关系最为密切的是国家生命统计系统(national vital statistics system,NVSS),该系统采集州级及下级登记并收集的出生和死亡事件,提供全国官方的生命统计数据。

国家生命统计系统是中央政府和地方政府间在公共卫生领域数据共享中年代最久、最成功的例子,良好的数据共享关系、标准、程序构建起收集和发布国家官方生命统计的机制。国家卫生统计中心与各州签订合同,获取生命事件,包括出生、死亡、结婚、离异、胎儿死亡等。除了从各地直接获取数据外,作为重要的补充,国家生命统计系统还开展了多个数据采集项目,例如国家死亡回顾调查、国家妇婴健康调查等。

国家生命统计系统在 1963 年和 1980 年期间进行过 5 次关于妇婴健康的国家级出生调查,1988 年实施了国家妇婴健康调查(national maternal and infant health survey,NMIHS),该调查在既往调查的基础上扩展到活产、胎儿期死亡和婴儿死亡记录,是第一个同时包括这 3 个妊娠结局的国家级调查。国家妇婴健康调查是一个回顾性调查,根据生命记录提供的姓名进行回访,1991 年在该项目中加入纵向随访,以获取 1988 年调查对象的更多信息。该调查的目标是收集联邦、州和私立研究机构进行妊娠不良结局的相关因素研究所需数据,包括低出生体重、死胎、婴儿期疾病和婴儿死亡。

国家妇婴健康调查提供母亲的社会经济和人口学特征、产前保健、妊娠史、职业背景、母亲和婴儿的健康状况、所接受医疗保健的类型和资源等。该研究的数据被用来评价影响妊娠不良结局的因素。调查基于问卷调查,调查对象是 1988 年有活产、死胎、婴儿死亡的母亲,样本量为 10 000 个活产、4000 个死亡胎儿和 6000 个死亡婴儿,样本具有全国代表性。

三、英国妇幼卫生信息系统简介

(一) 英国卫生体制特点和卫生信息系统

英国是工业化国家中实行国家管理医疗卫生服务的典型,即以国家办医的形式提供全民医疗服务和保障。英国于 1948 年创建国家卫生服务(national health service,NHS)制度,该制度最大的特点是强调卫生服务的公平性和全人口覆盖,其管理模式表现为强势的政府主导,卫生部承担全国医疗卫生的垂直管理责任,其职责主要有:管理全国卫生和社会保健系统、制订国家卫生政策及发展规划、规范和监管 NHS 发展。

为有效将医疗保健服务于每个公民,并满足保障公平、公开、节约、高效等要求,NHS 持续进行信息化变革,主要采取以下 5 点措施:①患者能够对自身医疗档案进行掌控;②医患共同决策,获取明智选择;③成立医疗信息的监管机构;④采用唯一标识号码;⑤增强医师记录、采集信息的能力,制定广泛认同的信息记录、采集规程。这些措施的执行带动了英国卫生信息系统的发展。在 2000 年英国卫生投资改革计划中,投入到卫生信息系统建设的专项经费为 2 亿英镑,2003~2004 年在信息技术方面额外增加了 2.5 亿英镑,到 2004 年底有 75% 的医院、50% 的初级和社区联合体实施了患者电子健康档案,2005 年建成了服务于患者治疗的电子预约服务系统。

为确保信息流高效、安全地在卫生和社会保健系统之间传输,2013 年英国成立了卫生和社会保健信息中心(the health and social care information centre,HSCIC)。该中心为非政府部门公共执行机构,其职权基于英国 2012 年健康与社会保健法案,提供有关健康和保健信息的权威、可信来源。该中心负责建立和管理国家信息系统,支持各地信息系统基础设施建设、制定信息系统标准,创建指标库,收集和分析国家卫生保健数据,帮助卫生保健组织提高数据质量,减少数据收集的重复,减轻医师和其他保健工作者的工作。

(二) 孕产妇和儿童数据集项目

为建立和发展妇幼保健信息的标准化,1998年英国专门成立了国家妇幼保健数据项目。该项目的目标是:到2003年4月,在所有与国家卫生保健制度相关的组织的电子患者记录系统中,建立起与妇幼保健相关内容的标准化和一致性的数据记录体系。其工作内容主要是为妇幼保健的数据字典进行数据项目定义和分类数值定义,最新版本于2012年5月由健康和社会保障信息标准委员会批准,名称为"孕产妇和儿童数据集标准"。

孕产妇和儿童数据集的数据来自英国各地孕产妇和儿童健康服务机构以及儿童青少年精神卫生服务机构。所有机构被要求常规上报相关数据,每个月由卫生和社会保健信息中心收集全国各地卫生服务机构的数据。

该孕产妇和儿童数据集项目提供了一个中央枢纽,收集全英国参与NHS的产妇、儿童健康和儿童青少年精神卫生服务数据。这是首次将来自不同保健途径的母亲和19岁以下儿童记录横向联系起来,提供可操作的健康信息支持,在国家层面和地方层面上改善整个生育和儿童健康服务。

该数据集的定位是"二次应用"数据集,目的并非用于直接的患者保健,而是再次使用临床和其他工作数据,在地方和国家两个层面上,用于工作委托、临床审计、研究、制订服务计划和执行管理。它提供可比较的、以母亲和儿童为中心的数据,用于提高临床质量和服务效率,以合理的方式分配服务资源,以提高健康水平和减少不公平。

根据指标要求,该数据集为数据收集建立了3个信息标准,解释了从当地IT系统中"什么应该提取出来"并提交到中央数据仓库。这三个标准分别:①孕产妇服务二次应用数据集标准;②儿童和青少年健康服务二次应用数据集标准;③儿童青少年精神卫生服务二次应用数据集标准。数据集产出综合的、全国一致且可比较的基于个案的信息。卫生和社会保健信息中心为该项目建立中央数据仓库,用来进行数据收集和生成报告。各个服务提供机构根据这些标准和操作指南,建立或修改自己的IT系统,生成标准格式的数据集,上报到中央数据仓库。该数据上报具有如下几个特点:

1. 上报时间的周期性和间断性　每个机构每月上报一次数据,中央数据系统提供一个"时间窗",机构只能在时间窗内上报数据。

2. 反复校验数据　机构上传数据后,中央系统根据系统要求进行校验,完成后用电子邮件通知上报机构,随后机构再次连接上报系统查看和下载数据校验报告,然后根据该报告提供的信息提高数据的质量并重新提交数据。这一过程可重复多次,直到上报时间窗关闭。

3. 机构的信息系统保持独立性　该数据上报只对数据标准和格式提出要求,不要求统一机构的信息系统。上报的数据格式为XML(可扩展标记语言)格式文件,该数据文件支持跨平台、跨数据库的数据传输,提供了最大的兼容性,不需要修改本地系统的软硬件。

第四节　我国妇幼卫生信息系统展望

在过去的30多年里,我国妇幼卫生信息系统从无到有、从小到大、从单一到综合,走过了一段不平凡的道路,有成功,也有曲折。与发达国家相比,我国的妇幼卫生信息系统还存在诸多问题,数据质量还有待于进一步提高。未来我国的妇幼卫生信息系统在以下几方面存在较大的发展空间。

一、发展综合性网络平台

信息网络化是大势所趋。目前我国的妇幼卫生信息系统还存在大量的手工工作、单机版软件系统、信息孤岛。这些现状导致大量的重复工作,信息传输慢,效率低下,数据质量低。这些情况的存在有多方面原因,例如地区间经济发展不平衡使得落后地区信息化条件差;部门间存在的信息封锁现象使数据的联网和共享难以实现;信息工作人员业务水平低,不能满足网络化的要求。

我国地区间发展差异较大,行政管理部门和业务部门多且管理复杂,历史性地形成多种多样的信息系统。以年报系统来说,西部多数省份采用国家的统一管理平台开展信息管理工作,但不少东部省份建立了自己的信息系统,这些信息系统的建设目的和主要内容都不太相同,未来这一趋势可能还将有所延续。

2008 年,国家卫生和计划生育委员会(原卫生部)信息化工作领导小组推动以居民健康档案和电子病历为基础的区域卫生信息平台,逐步建立了医疗卫生机构之间以及与相关部门之间统一高效、互联互通、信息共享的区域卫生协同服务模式,旨在消除"信息孤岛"和"信息烟囱",实现不同医疗卫生机构之间的互联互通和信息共享。

2008~2009 年,国家卫生和计划生育委员会(原卫生部)信息化工作领导小组办公室、卫生信息标准专业委员会、统计信息中心会同相关业务司局组织开展了一系列国家卫生信息标准基础与技术应用研究,至 2009 年底已取得多项重要成果,主要包括三类:①数据标准:包括《健康档案基本架构与数据标准(试行)》和《电子病历基本架构与数据标准(试行)》;②平台标准:包括《基于健康档案的区域卫生信息平台建设指南(试行)》和《基于健康档案的区域卫生信息平台建设技术解决方案(试行)》;③应用系统标准:包括《基于区域卫生信息平台的妇幼保健信息系统建设技术解决方案》、《基于电子病历的医院信息平台建设技术解决方案》等。

这些技术标准和技术解决方案的公布,为全国的卫生信息系统建设提供了指南,目前已经有不少地区建立了区域卫生信息平台,将医院信息系统(HIS)、妇幼保健系统、电子病历、健康档案、疾病控制、药品信息等子系统整合起来。

二、重点加强基层建设

信息系统的基层管理机构和工作人员是保证系统正常运转和数据质量的关键一环,然而我国基层的现状却不容乐观。在基层妇幼保健机构和其他医疗保健机构中,信息部门长期得不到重视,工作经费投入有限,工作人员待遇不高,队伍不稳定。信息工作的连续性和稳定性很重要,一旦人员变更,信息质量就可能出现明显波动。稳定队伍、提升基层信息工作的重要性是未来需要迫切解决的问题。

妇幼卫生的主要信息源之一是社区或乡镇,特别是街道社区卫生服务中心和乡镇卫生院的妇幼保健工作记录。目前这些机构的保健水平仍然不高,一些工作人员对指标的理解不够准确,相关信息的收集、保存和上报质量还不能令人满意。另外,这些基层保健人员的流动性较大,队伍建设存在比较大的挑战。随着我国新型农村合作医疗的推广和深化以及城市社区卫生服务中心的建设,近年来基层的工作出现了可喜的进步,将带动妇幼卫生信息工作实现快速发展。

三、完善指标体系

经过多年的发展,妇幼卫生指标体系已经比较完备,指标数量不断增加。然而,伴随着经济和卫生事业的发展,未来指标还将继续增加。但由于缺乏重视或相关保健服务还未广泛开展,目前,少数国际上反映妇女儿童健康的常用指标在我国尚未收集,如出生后 1 小时内母乳喂养率、补充维生素 A 制剂的 6~59 月龄儿童比例、疑似肺炎儿童接受抗生素治疗比例、12~23 月龄儿童接种 b 型流感嗜血杆菌(Hib)疫苗率等,这些指标未来还有待于进一步交流完善。

除指标数量的问题外,指标的定义和收集方法方面也有诸多不足。例如,我国关于孕产妇贫血的标准与 WHO 的标准不同,造成指标缺乏可比性;产前检查统计 5 次以上产前检查率,而不是国际上通用的 4 次以上产前检查率,在收集时也没有严格限定检查时间;活产的定义尚未完全同国际接轨,仍限定在孕 28 周以上,没有收集小于孕 28 周的活产;死因和畸形诊断标准虽然已经按 ICD-10 分类进行,但在执行上还存在问题。

为了规范信息上报、统一数据标准、促进信息传输和共享,中国疾病预防控制中心妇幼保健中心承担了全国妇幼卫生信息标准与技术规范研究,目前已经由国家卫生和计划生育委员会正式发布《儿童保健基本数据集》和《妇女保健基本数据集》等 12 项强制卫生行业标准,将来还会继续开展妇幼卫生信息标准的研制,尤其是新生儿编码规则的制定、儿童残疾预防信息标准的研制等,为各级妇幼保健机构开展信息化建设提供参考依据。

四、提高数据利用水平

数据的价值在于利用。目前我国妇幼卫生信息系统各级业务部门的主要工作是上报数据,数据利用水平、转化水平仍处于一个低层次水平,这与长期以来我国对信息开发利用不够重视、缺乏数据利用和开发的意识、缺乏深度挖掘数据获取更大价值的技术和能力有关。数据的加工、二次开发等常常需要多学科的技术和方法,需要具有相关专业背景多学科的业务人员共同完成,因此,培养一批具有强烈数据开发意识同时具备一定数据开发利用能力的复合型人才是当务之急,也是当前信息工作所面临的一个最大挑战。未来仍需要不断培训和强化各级信息工作人员数据利用意识,使其认识到数据的利用价值,学习正确分析数据、解释结果,更充分地发挥妇幼卫生信息的作用。

另外,我国的妇幼卫生信息系统之间、妇幼卫生信息系统与其他信息系统之间还存在壁垒,缺乏广泛的数据交换和共享,向社会公开的信息量不足,这些都限制了数据的利用,将来还需要进一步改革。

(罗树生)

第十三章

妇幼卫生信息管理

妇幼卫生信息管理是妇幼卫生机构制订计划、进行决策的依据,加强妇幼卫生信息管理是确保妇幼卫生信息及时、完整、准确的重要保障。信息管理活动的存在由来已久,现代的信息管理涉及管理学、计算机科学、社会科学、行为科学、经济学等,是以现代信息技术为手段,对信息活动中的各种要素进行科学的计划、组织、领导和控制,以实现对信息资源的合理开发和配置、有效地满足社会的信息需求的过程,涵盖了信息收集、分析、利用与评价以及围绕这些过程而进行的管理和服务活动。妇幼卫生信息管理是信息管理的一个分支,现代意义上的妇幼卫生信息管理同样是以现代信息技术为手段的信息管理过程。

第一节 概 述

一、妇幼卫生信息管理的概念和特点

1. **妇幼卫生信息管理的概念** 妇幼卫生信息管理(maternal and child health information management)是卫生信息管理的组成部分,也是妇幼卫生事业的重要组成部分,是指对涉及妇幼卫生行业领域的信息活动和各种要素(包括信息、人员、技术与设备等)进行合理的组织与控制,以实现信息及有关资源的合理配置,从而有效地满足妇幼卫生事业信息需求的过程。

2. **妇幼卫生信息管理的特点**

(1) 全面性特征:

1) 信息管理的对象是信息资源和信息活动,信息管理的基本职能是对信息资源和信息活动进行计划、组织、领导、控制,从而生产、传递和利用信息资源,控制信息的流向,最终实现信息的效用与价值。

2) 信息资源包括信息以及与之密切相关的信息人员、信息系统、信息设备等,是信息、信息生产者和信息技术三者结合的有机整体。只有在人们利用技术手段进行选择和加工处理后,信息才具备需求性、可获得性和价值性,成为有效用、有价值的信息资源。

3) 信息活动是指人类社会围绕信息资源的形成、传递和利用而开展的管理与服务活动。根据信息活动的过程,可将其分为信息资源的形成和开发利用两个阶段。在信息资源的形成阶段,主要表现为信息的产生、收集、记录、传递、存储等过程,目的是形成可供利用的信息资源。信息资源的开发利用阶段主要包括对信息资源进行收集、检索、分析、利用、传播和评价等活动。

作为信息管理的一个分支,妇幼卫生信息管理也是如此,要对妇幼卫生信息资源的形成

和开发利用以及贯穿其中的信息活动过程的所有环节,全面性地开展工作,才能实现妇幼卫生信息资源的价值,达到妇幼卫生信息管理的目的。

(2) 社会性特征:妇幼卫生事业具有社会公益性。作为妇幼卫生事业重要组成部分,妇幼卫生信息管理也具有广泛的社会性。妇幼卫生信息活动是社会规模的活动,广泛涉及社会、群体、个体参与的信息获取、处理和利用过程。

在妇幼卫生信息管理中,除由医疗保健服务机构对妇幼卫生信息进行收集、处理和利用外,还包括由妇幼卫生行政机构来组织对妇幼卫生管理系统进行建设和完善。另外,要保证前述两者的良好运转,还需要有除卫生系统外的其他系统或部门的联络与合作,如各种行政系统协助提供人、财、物的设置、配备和管理过程的配合,立法和司法系统为妇幼卫生信息管理制定相关法律、法规并保障实施等。除了政府组织在妇幼卫生信息管理中发挥主体作用外,还需要各种非政府组织、国际组织或社会组织(如世界卫生组织、专业科研机构、信息技术供应商等)的合作和参与,由此可见妇幼卫生信息管理主体的多元化。另外,妇幼卫生信息管理的服务对象层次多样,从个体、群体到社会,从社会大众、各种团体组织到政府机构,覆盖人群广泛。这些都体现出妇幼卫生管理的社会性特征。

(3) 时代性特征:信息管理的发展是社会变迁、科技发展、人类思想进步的必然结果。从人类对信息最原始、最初级的利用开始,信息管理经历了以手工记录为手段的管理模式,工业化之前资源相对有限、方式封闭的管理模式,直到 19 世纪工业化进程加速,出现活跃的、强调管理技术手段的信息管理。进入 20 世纪 70 年代以来,计算机技术不断进步,20 世纪 90 年代以后网络科技迅猛发展,信息管理进入人机互动为主的模式。随着经济全球化的进行,在世界范围内,社会信息量迅速增加,信息处理技术飞速发展,不仅处理速度加快,而且信息处理方法越来越复杂多样。在此背景下,信息化已成为卫生管理与服务的重要支撑和保障。

作为卫生信息管理的重要组成部分,妇幼卫生信息管理同样具有鲜明的时代性特征,现代的妇幼卫生信息管理必然是致力于管理和服务模式优化与重建的信息化管理过程。

二、妇幼卫生信息管理的职责和任务

1. **妇幼卫生信息管理的职责**　妇幼卫生信息管理的具体目标是:根据妇幼卫生的工作特点,确立妇幼卫生信息管理系统的构成要素,研究妇幼卫生信息管理系统的运行机制和影响因素,掌握妇女儿童健康状况及其影响因素,评价群体保健和临床诊疗工作的质量和效果,组织开展信息化建设,为实行妇幼卫生科学管理、开展优质妇幼健康服务提供依据和手段,以保障科学、完整、准确的妇幼卫生决策促进妇女儿童人群健康。并在满足妇幼保健服务与管理需求的基础上,实现相关部门之间信息共享和业务协作,为妇幼卫生管理与决策人员提供高效的信息支持和服务,提高妇幼卫生信息管理的决策水平,最终提高妇幼保健工作效率、改善妇幼人群健康状况。其职责主要体现在以下几个方面:

(1) 反映妇幼卫生工作现状、促进妇女儿童健康:通过妇幼卫生年报、监测和专项调查等途径的信息收集和处理,获得妇女儿童的健康状况信息(如婴儿死亡率、营养不良患病率等指标),从而反映区域性的妇幼卫生工作现状,在此基础上获得妇女儿童健康状况并进行评价,研究相关因素,促进妇女儿童群体健康。

(2) 提供妇幼卫生决策支持:妇幼卫生决策者需要确定妇幼卫生工作重点,进行妇幼卫生机构设置和人力资源配置,建立妇幼卫生信息管理系统,制定妇幼卫生信息标准和指标体系确定重大或基本公共卫生项目内容等,科学的决策和计划需要完整、及时、准确、真实的妇幼卫生信息进行支持,而这正是妇幼卫生信息管理的职责所在。

(3) 监督指导、反馈提高:卫生行政部门或业务部门可以利用妇女儿童人群的健康相关信息,分析妇幼卫生日常工作中存在的问题,动态监测评价妇幼卫生政策的执行情况,对妇幼保健机构进行规范化管理,由上级部门对下级部门的工作进行监督指导。另外,在信息流通过程中,信息获取的下游环节可对上游环节进行反馈,激励信息工作者提高工作效率和质量。

2. 妇幼卫生信息管理的任务 要完成前述的妇幼卫生信息管理的职责,从信息管理的流程上看,妇幼卫生信息管理的任务必然贯穿信息收集、分析、利用、评价的全过程;从信息管理的内容上看,必须对妇幼卫生服务及信息管理相关机构、设备、人员、制度建设、技术标准和指标体系等方面进行规范化的组织与控制。因此,妇幼卫生信息管理的任务是对妇幼卫生信息机构、人员、设备等进行管理,并进行妇幼卫生信息管理的制度建设和指标体系建设。

妇幼卫生信息管理任务的主要内容是:受卫生计生行政部门委托,各级妇幼卫生信息管理机构负责辖区内各类医疗保健机构中妇女儿童健康相关信息的收集、整理、上报、分析、反馈和监督管理,并在行政机构组织下参加妇幼卫生信息化建设。

妇幼卫生信息管理与妇幼卫生事业密不可分,其最终目标是使信息资源和信息活动能更好地服务于妇幼卫生领域的决策制定过程。

基于上述目标,首先,要对妇幼卫生信息资源进行管理。包括:①收集、整理、分析妇幼卫生信息资料,并及时提供给决策者,为妇幼卫生管理决策服务;②妇幼卫生信息管理还要为医疗、医学教育及科研服务,如对临床医疗、疫情防治、妇幼保健服务等信息资料进行收集、整理和输出,不仅提供给医疗、预防、保健工作者,而且还要为各类医学院校的师生及医药卫生科研工作者提供信息服务;③妇幼卫生信息管理还要为妇幼人群提供所需的妇幼卫生信息,如疾病防治、生殖健康、健康饮食、心理健康、药物相关知识、医疗相关政策信息等。

其次,妇幼卫生信息管理任务中少不了对妇幼卫生信息活动的管理,包括建立和完善安全、快捷、有效的妇幼卫生信息管理系统;健全妇幼卫生信息管理的相关规章制度;完善卫生信息管理的服务设施等。

通过上述两方面的努力,合理配置妇幼卫生信息资源,提高妇幼卫生信息活动的水平,最终促进妇幼卫生事业发展和妇幼人群的健康,是妇幼卫生信息管理的根本任务,也是妇幼卫生信息管理的最终意义。

第二节 妇幼卫生信息机构管理

妇幼卫生信息管理主要包括制定妇幼卫生信息管理工作方针、政策、规划和标准,建立和完善妇幼卫生信息管理体系,对妇幼卫生信息系统各构成要素(机构、人员、设备、制度和指标体系等)进行计划、组织、协调和控制等。

一、妇幼卫生信息机构设置

我国妇幼卫生信息机构由妇幼卫生系统内的信息机构和其他医疗卫生机构(如医院)内的信息部门组成。其中妇幼卫生信息机构包括妇幼卫生行政机构和业务机构两部分。

妇幼卫生信息行政机构负责制订妇幼卫生信息工作制度、妇幼卫生统计报表,组织、指导、监督业务机构开展信息工作并对其进行评价,协调信息机构内部各部门之间、信息机构与相关机构之间的合作交流等;业务机构在行政机构的组织、指导下,执行妇幼卫生信息工作制度,开展妇幼卫生信息专项调查统计、妇幼卫生统计报表填报和妇幼卫生监测等工作,收集、整理、分析和发布妇幼卫生信息,并接受行政机构的监督评价。

在我国,妇幼卫生信息机构根据行政区划进行设置,从中央到地方形成的妇幼卫生信息的行政和业务管理体系(图12-1)。在省、市(地)、县各级妇幼保健机构、妇产医院和综合性医院内设有信息中心(科)。由各妇幼保健机构院(所)长的院长(所长)在各级卫生行政部门的指导下直接负责妇幼卫生信息管理工作,信息中心(科)兼具信息化建设管理、信息服务和综合协调的职能,负责组织协调各相关业务部门共同开展各项群体保健与临床诊疗信息管理工作,并具体承担信息数据的搜集、整理、分析、上报和反馈以及信息化建设等任务,保证信息资源统一规划和共享,实行信息归口管理。

以上述妇幼卫生信息机构为基础,我国建立了国家、省、市三级妇幼卫生信息平台以及妇幼卫生年报、妇幼卫生监测(图13-1)、妇幼卫生机构监测等全国性妇幼卫生信息系统以及地方性妇幼卫生信息系统和妇幼卫生综合信息平台(详见第十二章第一节)。

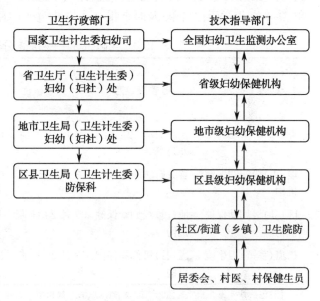

图 13-1 全国妇幼卫生监测系统

二、妇幼卫生信息机构运行管理

各级妇幼卫生信息管理的业务机构在运行过程中,接受相应行政机构在资质准入、质量监督、权限控制和考核评价等业务和行政方面的管理,由行政机构协调相关机构或部门间的交流与合作,组织对来自妇幼卫生服务日常工作、妇幼卫生年报表、妇幼卫生监测、专项调查等途径的信息进行收集、整理、上报、分析、反馈等。在妇幼机构运行过程中,主要管理内容有:

(一) 数据处理管理

妇幼卫生信息包括地区人口资料等基础信息、妇女儿童的健康状况信息、服务和疾病控制信息以及妇幼卫生系统管理信息等,主要来自:①妇幼卫生日常工作记录和登记表/卡/册等,如出生医学证明、新生儿疾病筛查登记、儿童保健手册、儿童预防接种卡、出生缺陷儿登记卡、妇女病查治登记表、孕产妇死亡登记册、孕产妇保健手册等,进行妇幼卫生常规工作的原始资料记录;②妇幼卫生统计年报表和妇幼卫生监测报表(详见第十二章第二节);③妇幼卫生专题调查或实验研究;④其他途径:如来自妇幼临床病案及现场调研等基层指导工作过程中的妇幼卫生信息等。

其中妇幼卫生年报系统和妇幼卫生监测系统是妇幼卫生信息管理的主要内容,各级年报和监测机构分别按《中国妇幼卫生年报工作手册》和《妇幼卫生监测工作手册》执行报表内容,对原始数据进行真实完整、及时准确的记录和保存,按年报和监测制度进行数据上报。

以中国 5 岁以下儿童死亡监测、中国出生缺陷医院监测和中国孕产妇死亡监测中 0~4 岁儿童死亡监测季报表、监测点活产数和孕产妇死亡季报表、出生缺陷儿登记卡、围产儿数季报表为例,监测方案要求各级监测机构使用统一的指标和标准填写统一定制的报表,上报时间严格按《妇幼卫生监测工作手册》执行:省级、地(市)级和区(县)级妇幼保健机构分别于每年规定的时间点前向上一级监测机构上报相应季报表(表 13-1),居委会(村)级监测人员每月在街道(乡镇)卫生院例会上上报本居委会(村)活产数及出生名单、育龄妇女死亡名单、0~4 岁儿童死亡名单;及时上报 0~4 岁儿童死亡和孕产妇死亡线索。

表 13-1　全国妇幼卫生监测部分季报表的上报时间

报表上报方	报表接收方	上报时间			
		上年度第四季度报表	本年度第一季度报表	本年度第二季度报表	本年度第三季度报表
省级妇幼保健机构	全国妇幼卫生监测办公室	3 月 10 日前	6 月 10 日前	9 月 10 日前	12 月 25 日
地(市)级妇幼保健机构	省级妇幼保健机构	3 月 5 日前	6 月 5 日前	9 月 5 日前	11 月 25 日前
区(县)级妇幼保健机构	地(市)级妇幼保健机构	2 月 28 日前	5 月 28 日前	8 月 28 日前	11 月 15 日前
街道(乡镇)卫生院	区(县)级妇幼保健机构	2 月 20 日前	5 月 20 日前	8 月 20 日前	10 月 25 日前

注:包括0~4岁儿童死亡监测季报表、监测点活产数和孕产妇死亡季报表、出生缺陷儿登记卡、围产儿数季报表

(二) 数据质量控制

提供准确、可靠、及时的资料是做好妇幼卫生信息工作的关键。质量控制是保证信息质量的重要环节,在妇幼卫生信息的资料填写、收集、统计、上报的各个环节都有严格的质量控制,以保证数据质量。

以妇幼卫生监测为例,监测系统应建立逐级质量控制制度,建立健全数据质量控制体系,在各级监测机构进行严格的质量控制。

自乡村医师(社区卫生服务站医师)、村(居)委会级的乡村医师(社区卫生服务站医师)到乡镇(街道)级的乡镇卫生院(社区卫生服务中心),均应开展每月自查并做好自查记录;监测乡镇卫生院(社区卫生服务中心)每季度、县(区)和市(地、州)妇幼保健机构每 6 个月、省(区、市)妇幼保健机构和全国妇幼卫生监测办公室每年抽查下一级若干个监测机构,进行质量控制。

村级自查内容包括:核对辖区内的儿童出生名单和 5 岁以下儿童名单,检查是否按时通知所有当月应接受健康检查服务的儿童到乡镇卫生院(社区卫生服务中心)接受健康管理服务,是否按时参加乡级妇幼卫生例会,是否按时上交新生儿家庭访视记录表等。乡级自查内容包括:乡级各类表卡是否填写完整、规范,是否按时对监测对象进行健康管理,乡级数据与村级数据的一致性检查,是否按要求将监测资料录入全国儿童营养与健康监测数据直报系

统,网络直报数据与原始数据的核对等。

乡镇(街道)级机构还要对辖区内所有监测村委会的监测工作进行督导。检查乡村医师(社区卫生服务站医师)是否规范填写各类表卡、是否明确监测对象、是否漏报辖区内的出生和5岁以下儿童、是否对辖区内的所有新生儿进行家庭访视并及时通知辖区内5岁以下儿童接受健康管理。

区县及以上各级妇幼保健机构应成立包括妇幼卫生信息主管人员、儿童保健医师和检验人员等在内的儿童营养与健康监测质量控制专家组,对辖区内各级监测工作进行质量控制,除数据质量检查外,还进行包括数据质量、工作流程、具体技术操作(如体格测量方法、仪器校正、血红蛋白测定)等内容的现场督导。

对出生缺陷医院监测,应从病例诊断、表卡填写以及数据收集、录入、统计分析,到抽查、审核等各个环节进行严格的质量检查和控制。

监测医院首先要反复核查以避免漏报或重报,上报流程中的各级妇幼保健机构除对所收集的表卡进行即时审核外,还要进行定期的质量抽查审核,将可疑的表卡应退回下一级机构进行更正。全国妇幼卫生监测办公室每年对部分省(区、市)进行监测质量抽查和审核,审核中发现有问题的表卡即返回省级妇幼保健机构进行更正。

质量检查内容包括漏报调查(包括出生漏报和出生缺陷漏报)和监测表卡的质量检查(包括完整性检查和正确性检查)。检查在质量抽查中被抽中的监测医院的产房记录,并将其与上报的表卡核对,计算漏报数,并检查新生儿科病房出入院记录本,了解有无出生缺陷儿漏报。检查各种数据资料,从各种原始表卡到计算机录入各个环节检查其数据资料的完整性和每一份表卡中各种项目填写的完整性。检查各种表卡填写方法的正确性以及各项目数据范围和逻辑关系的正确性。

质量要求是:表卡填写完整率100%,表格中项目填写错误率<1%,计算机录入错误率<1‰,出生漏报率<1%,主要出生缺陷漏报率<1%(公式13-1~13-4)。

$$出生漏报率 = \frac{漏报出生数}{上报出生数 + 漏报出生数} \times 100\% \qquad (公式13\text{-}1)$$

$$出生缺陷漏报率 = \frac{漏报出生缺陷数}{上报出生缺陷数 + 漏报出生缺陷数} \times 100\% \qquad (公式13\text{-}2)$$

$$表卡完整率 = \frac{完整表卡数}{检查表卡数} \times 100\% \qquad (公式13\text{-}3)$$

$$表卡错误率 = \frac{全部表卡的错漏项数}{每张表卡的项目数 \times 检查表卡数} \times 100\% \qquad (公式13\text{-}4)$$

数据资料的质量检查采用计算机和手工检查。计算机检查包括数值范围检查和逻辑关系检查。手工检查包括自我检查和抽样检查,要求专业人员在填写原始表卡后认真核查,发现错误及时更正;区县级、地市级、省级每年自行抽查一次,进行漏报和表卡质量检查,并将检查结果上报全国妇幼卫生监测办公室。由全国妇幼卫生监测办公室对部分省(区、市)进行抽查。

(三) 信息共享管理

妇幼卫生信息管理的最终目的是服务于妇幼人群健康和妇幼卫生决策,科学数据的共享是妇幼卫生信息最大价值的体现,因此妇幼卫生信息系统应具备信息共享与协同功能。

信息资源公开与共用需要有统一或互通的信息数据管理网络系统和共享服务体系为基础,有完善的信息管理工作规范和标准体系,有信息共享政策法规体系和管理体系作为保障,才能建立起共享机制,最大限度地发挥信息的作用。在此基础上,才可能进行信息资源统一规划和共享。另外,还应该对妇幼卫生数据共享分级分类,深入分析妇幼卫生数据的属性,根据妇幼卫生数据的性质、处理效果和社会价值以及信息的社会需求,开展在妇幼卫生信息领域与相关医疗卫生服务或其他管理机构和部门之间的国际、国内交流与合作,进一步规范妇幼卫生数据的共享发布,科学性、系统性地实现妇幼卫生数据资源发布和共享。

(四) 信息安全管理

降低信息管理中的安全风险、保障信息管理系统良好运转是信息管理的重要内容。在妇幼卫生信息管理的各个环节,都应注意加强安全管理。

在妇幼卫生信息生产、传播和利用过程中要遵守信息伦理原则,按照分级负责的原则严格管理妇幼卫生信息资料。既在收集信息过程中尊重研究对象知情权,在传播或利用信息时尊重公众知情权,保证信息的透明性、真实性、准确性、及时性和完整性;又要建立和完善妇幼卫生信息管理的安全保障体系,做到信息安全制度化,制订信息安全方针和制度,在信息管理体系中设置信息安全工作部门,制订信息安全预案,保证信息管理中人力资源、环境设置、信息传输和利用等环节的安全。

在各级妇幼卫生信息网络系统的建设和管理中,由省级妇幼保健机构负责全省妇幼卫生信息网络系统的总体规划、设计、开发和运行管理;市级和区县级妇幼保健机构严格按照省级机构要求使用统一的信息网络系统开展信息管理工作,市级和区县级妇幼保健机构在开发、引进省级妇幼保健机构未作统一部署要求的各类妇幼卫生信息系统之前须报省级妇幼保健机构审批备案。在妇幼卫生信息管理中对信息管理者和使用者进行分级授权,信息的录入、修改、审核、分析、反馈、查询和发布均只对有相应授权者开放。例如,各省(市、区)以上级别的卫生和计划生育委员会(原卫生厅)才具有妇幼卫生信息的发布权限。

(五) 机构考核评估

依据全国妇幼保健机构信息工作管理规范,省、市级妇幼保健机构结合本省、市各项信息管理制度,制定统一的信息工作质量考核评估制度和考核评估办法,并定期组织开展考核评估工作。考核评估内容围绕妇幼保健机构信息工作的主要任务,从组织管理、资源配置、制度建设和实际工作开展情况等方面进行综合评价。信息工作质量考核评估结果纳入妇幼保健机构年度目标考核指标体系。

第三节　妇幼卫生信息人员管理

妇幼卫生信息人员管理是指对各妇幼卫生信息机构进行信息管理和信息专业技术人员配置,信息工作人员的从业资格认定、业务技术培训与考核等。

一、妇幼卫生信息人员配置

根据全国妇幼保健机构信息工作管理规范(试行)的要求,各级妇幼保健机构应配备信息管理和信息专业技术人员并明确其职责分工。

信息专业技术人员应熟悉国家医疗卫生保健相关法律法规和业务知识,由熟练掌握信息管理与信息技术知识和技能的专业技术人员承担各项信息管理与信息化建设工作。不同级别的妇幼保健机构对信息人员工作内容和专业化程度的要求不同,可根据需要配备适当数量的计算机专业技术人员。国家和省级机构业务分工较细,须配备专职信息管理人员,人员的配置数量应与所在妇幼保健机构的级别、辖区规模和业务开展情况相适应。市或县级妇幼保健机构中统计和计算机专业技术人员应分工明确,可分别专职配备,也可视情况由同时具备一定的统计和计算机知识技能的人员来负责。

各级信息管理人员均应具备信息管理和信息技术相关方面的专业技术培训结业证明或相应技术系列的专业技术职称,其中从事统计工作的人员还须具有国家法定执业资格。

二、人员培训和考核

信息管理人员需依照国家规定接受岗位培训和继续教育培训,妇幼保健机构应建立人员培训制度,对信息人员参与培训和学术活动等给予支持,将人员培训所需工作费用纳入到各级妇幼保健机构年度常规工作经费预算计划。

(一) 妇幼卫生年报人员培训

每一级年报工作人员都要定期接受培训,熟练掌握年报工作的各个环节,清晰了解每个指标的定义和收集方法。在县、乡、村三级基层机构,普遍建立用以进行数据交换和核实的月、季例会制度,可利用例会的时机同时进行必要的培训。

(二) 妇幼卫生监测人员培训

妇幼卫生监测系统为监测工作人员提供指标解释、诊断标准、填表要求和质量控制等培训内容,分为一级培训和二级培训。

一级培训指各省(区、市)卫生厅/局(卫生与计划生育委员会)妇幼(妇社)处负责监测工作的行政管理人员,以及省级妇幼保健机构负责出生缺陷监测的专业人员,参加全国培训班接受报表程序及质量控制等方面的培训。

二级培训指各省(区、市)所有参加监测的医院、妇幼保健机构派一名具体负责出生缺陷监测工作的业务人员,参加本省(区、市)的培训班。培训内容除同一级培训的内容外,还应重点就23类出生缺陷的诊断标准和填表要求等内容进行讲解。

除在培训后对人员进行考核外,还可在上级机构对下级机构进行质量抽查和现场督导时考核信息工作人员,技术考核及格者方能参加信息工作,技术考核不及格者必须查找原因,再次考核直至合格。

第四节　妇幼卫生信息管理其他内容

除机构、人员之外,妇幼卫生信息管理的要素还包括设备、制度和指标体系,对后三者的管理也是保证妇幼卫生信息管理规范、科学、安全的关键。

一、妇幼卫生信息设备管理

妇幼卫生信息管理设备包括计算机及其外设等硬件设备以及妇幼保健数据处理和计算机互联等软件设备。在现代化的妇幼卫生信息管理中,这些设备的配置和管理必不可少。

(一) 妇幼卫生信息设备管理现状

目前,我国部分省、市已建立区域性妇幼卫生信息网络系统,省级、地(市)级机构和绝大多数县(区)级机构已经配备计算机并可联网上报数据,国家卫生综合管理信息平台正在建设和完善,国家三级卫生平台建设正在进行中。

信息管理的软件设备包括信息软件操作平台、妇幼卫生信息系统专用数据库管理和分析软件、文字处理软件等。全国妇幼卫生信息监测系统、全国妇幼卫生年报系统、全国妇幼保健机构监测系统以及部分地方妇幼卫生信息平台能够已经实现网络直报。

(二) 妇幼卫生信息设备管理展望

通过互联网进行信息传递和共享、与各相关信息平台和系统互联互通是妇幼卫生信息管理未来发展的必然趋势。

因此应注重研究妇幼卫生信息系统和平台设置的服务与管理需求,遵循网络建设服务于信息互联互通和平台建设的原则,确定妇幼卫生信息机构建设的总体思路,依托国家电子政务网和公用网络,在卫生信息化总体框架下,优化信息安全资源配置,进行硬件、软件设备投入,组织建立信息网络系统、开发信息管理软件,建立和完善妇幼卫生信息管理系统与三级平台之间、与其他医疗卫生服务机构之间统一高效、互联互通、信息共享的信息网络,建立信息网络安全保障体系,进行系统运行管理,保障妇幼卫生信息高效、快捷、安全传输,促进信息资源统一规划和共享。

二、妇幼卫生信息制度建设

妇幼卫生信息管理工作的质量直接关系到妇幼卫生工作的服务和管理水平,关系到妇幼卫生决策的科学水平,而妇幼卫生信息管理的规范化建设是保证妇幼卫生信息管理质量的前提,建立规范的相关法律法规和制度为妇幼卫生信息规范化管理保驾护航,是现代的妇幼卫生信息管理的迫切要求。另外,随着计算机网络技术的进步和妇幼卫生事业的发展,妇幼卫生信息管理的手段更为便捷、内容更为丰富,因此更需要有相关政策对其进行宏观的调节控制,需要相应的法律法规对其后进行规范和保障。

妇幼卫生信息制度包括妇幼卫生信息管理的相关政策、法律、法规、工作规范和技术标准等,是妇幼卫生信息管理规范化和安全性的保证。妇幼卫生信息制度在妇幼卫生信息工作的组织管理、工作内容、资源配置、制度建设、考核评估等方面提出的基本要求,适用于各级各类妇幼保健专业机构和妇幼卫生管理机构。各级妇幼保健机构信息管理工作必须严格遵守国家有关法律、法规、政策、技术规范和信息标准,制订本机构的各项规章制度和具体工作规范作为信息工作的章程和准则,实现信息管理规范化。

(一) 信息管理领域通用的政策和法律法规

我国信息管理领域的相关政策方针自 20 世纪 90 年代以来已有一定程度的发展。十一届全国人大四次会议上表决通过《我国国民经济和社会发展十二五规划纲要》,其中第十三章《全面提高信息化水平》提出推动经济社会各领域信息化,加强医疗卫生等重要信息系统建设。2002 年,国家卫生和计划生育委员会(原卫生部)印发《全国卫生信息化发展规划纲要(2003-2010 年)》,提出卫生信息化的应用和发展离不开国家法律、法规、政策体系的支持,要逐步完善发展相关法规和政策。2006 年,中共中央办公厅、国务院办公厅印发《2006-2020 年国家信息化发展战略》,提出推进社会信息化,加强医疗卫生信息化建设,建设并完善覆盖全国、快捷高效的公共卫生信息系统,完善综合信息基础设施,加强信息资源的开发利用。这些政策的发布,为我国卫生信息管理建设指出了发展方向,确定了基本发展原则和总体工作目标。妇幼卫生信息管理是卫生信息管理的组成部分,这些信息管理方面的宏观纲领、政策也为妇幼卫生信息管理打下了政策建设的基础。

随着我国信息管理的发展,各级政府部门先后制定一系列的信息管理制度和法规。2007 年,国务院签发《中华人民共和国政府信息公开条例》,提出了政府信息公开的范围。2010 年 6 月,根据该条例和国家有关卫生法律法规,国家卫生和计划生育委员会(原卫生部)颁发《医疗卫生服务单位信息公开管理办法(试行)》(中华人民共和国卫生部令第 76 号),由国家卫生和计划生育委员会(原卫生部)负责统筹指导全国医疗卫生服务单位信息公开工作。县级以上地方人民政府卫生行政管理部门负责推进、指导、监督本行政区域内的医疗卫生服务单位信息公开工作。医疗卫生服务单位需要向社会公开的信息有:需要社会公众广泛知晓或者参与的信息;反映医疗卫生服务单位设置、职能、工作规则、办事程序等情况的信息;其他依照法律、法规和国家有关规定应当主动公开的信息。并在第十四条规定了不得公开信息的情况。

由于计算机网络技术的快速发展,信息管理的计算机化、网络化进程也逐渐加快,新形势下的信息安全问题成为信息管理中不可忽视的内容,我国发布的《中华人民共和国计算机信息系统安全保护条例》、《中国计算机安全法规标准》、《信息安全技术信息系统安全等级保护定级指南》、《卫生行业信息安全等级保护工作的指导意见》等法规、条例为信息安全提供了制度保障。

目前,在信息化领域,我国也建立了一系列的规章制度。如 1999 年国家质量技术监督局发布的国家标准《计算机信息系统安全保护等级划分准则》、2001 年国家质量技术监督局发布的《信息技术安全性评价准则》、2004 年国家有关部门审议通过的《国家信息安全测评认证认可体系建设方案》、2004 年公安部等四部委联合发布的《关于信息安全等级保护工作的实施细则》和 2007 年开始实施国家标准的《信息安全技术信息安全风险评估规范》等。以上这些安全法规、规范等也是妇幼卫生信息管理中应该遵循的依据。

(二) 卫生信息管理领域通用的法律法规

妇幼卫生信息管理还要遵守卫生信息管理领域通用的法律法规。在我国的卫生信息管理领域,也有专用于规范了卫生信息管理工作的政策、法律、法规、制度和规划文件,这些政策法律法规组成的体系包括医药卫生信息(知识)产权法律法规、信息技术法律法规、信息产业法律法规、信息服务法律法规和信息安全法律法规五个方面的内容。

国家有关部门已经制定和颁布一系列卫生信息相关法律、法规和规范性文件,如《中华人民共和国统计法》、《中华人民共和国传染病防治法》、《中华人民共和国妇女权益保障法》、《中华人民共和国人口与计划生育法》、《医疗机构管理条例》、《全国卫生统计工作管理办法》和《国家卫生统计调查制度》等为卫生信息管理提供法律保障和依据。

国家卫生和计划生育委员会(原卫生部)于 2000 年 7 月颁布《卫生知识产权保护管理规定》(卫科教发〔2000〕230 号),规定医药卫生领域知识产权包括专利权、商标权、著作权、技术秘密、商业秘密、单位名号及各种服务标志,以及国家法律、法规如《中华人民共和国宪法》、《中华人民共和国专利法》、《中华人民共和国著作权法》和《中华人民共和国商标法》等所保护的其他智力成果和活动。另外,《卫生部信息依申请公开管理规定》和《卫生部信息公开指南》规定了公民、法人或者其他组织向国家卫生和计划生育委员会(原卫生部)申请获取相关政府信息的途径和方法,据此规定,包括妇幼卫生机构职能、政策法规、规划计划、工作动态等妇幼卫生信息应主动向公众公开发布,这同时也是妇幼卫生信息传播和利用过程中需要遵循的要求。

2009 年,国家卫生和计划生育委员会(原卫生部)颁布《互联网医疗保健信息服务管理办法》(卫生部令第 66 号)对互联网医疗保健信息服务活动的监督管理和法律责任作了明确的规定和要求。同年 5 月,国家卫生和计划生育委员会(原卫生部)信息化工作领导小组办公室制定了《基于健康档案的区域卫生信息平台建设指南(试行)》,要求基于健康档案的区域卫生信息平台的网络、主机、存储备份设备、系统软件、应用软件等部分应该具有极高可靠性,数据中心应具备良好的安全策略、安全手段、安全环境及安全管理措施。

卫生信息管理相关的政策和法律法规是建立、健全和完善妇幼卫生信息法律法规体系的基础。

(三) 妇幼卫生信息管理相关政策和法律法规

为加强对妇幼卫生信息管理工作的科学管理,针对妇幼卫生信息资源和信息活动的管理内容,我国制定了一系列妇幼卫生信息管理法律法规、制度和工作规范。

第一,妇幼卫生信息管理必须遵守妇幼卫生工作领域的相关政策和法律法规,如中国妇女发展纲要、中国儿童发展纲要、中国妇女儿童发展纲要实施方案以及《中华人民共和国母婴保健法》、《中华人民共和国母婴保健法实施办法》等。

第二,在妇幼卫生信息活动管理方面,我国先后出台了全国妇幼卫生调查制度、妇幼卫生统计年报工作制度、中国妇幼卫生监测工作手册、全国妇幼卫生年报表使用手册、妇幼保健信息系统基本功能规范、妇幼卫生专项调查信息工作制度等,对妇幼卫生信息管理活动的过程进行规范,包括数据采集、信息统计与上报、质量控制、信息发布和信息安全等。

2011 年 11 月,国家卫生和计划生育委员会(原卫生部)结合卫生行业实际,研究制定《卫生行业信息安全等级保护工作的指导意见》,提出信息安全工作是我国卫生事业发展的重要组成部分,做好信息安全等级保护工作对于促进卫生信息化健康发展,维护公共利益、社会秩序和国家安全具有重要意义。该《指导意见》规定,根据国家信息安全等级保护制度,信息安全保护等级分为自主保护级(第一级)、指导保护级(第二级)、监督保护级(第三级)、强制保护级(第四级)、专控保护级(第五级)共五级。在妇幼卫生信息机构中,国家、省、地市三级卫生信息平台、卫生统计网络直报系统、妇幼保健国家级数据中心等重要卫生信息系统的安全保护等级原则上不低于第三级,对其按照国家信息安全等级保护工作规范和《信息安全技术信息系统安全等级保护基本要求》等国家标准完善安全保护设施,建立安全管理制度,落实安全管理措施,形成信息安全技术防护体系和信息安全管理体系,有效保障卫生信息系统安全。并且每年接受等级测评。

第三,在妇幼卫生信息资源管理方面,我国针对妇幼卫生信息机构、妇幼卫生信息管理人员和妇幼卫生信息管理设备等制定了相应的法律法规和工作制度。如《妇幼保健机构管理办法》、《妇幼卫生工作条例》、《全国妇幼卫生监测方案》、《全国妇幼保健调查制度》、《妇幼保健信息系统基本功能规范》等,组成了规范妇幼卫生信息机构、人员和设备管理的政策和法律法规系列,对妇幼保健机构的功能与职责、机构设置、人员配备与管理、制度建设、保障措施和监督管理等作出了规定。

根据国家卫生和计划生育委员会(原卫生部)妇幼保健机构规范化建设项目的整体思路,配合国家卫生和计划生育委员会(原卫生部)《关于进一步加强妇幼卫生工作的指导意见》的实施,加强妇幼保健机构规范化管理,国家卫生和计划生育委员会(原卫生部)于 2006 年12 月颁布《妇幼保健机构管理办法》,对妇幼保健机构信息工作在组织管理、工作内容、资源配置、制度建设、考核评估等方面提出基本要求。

另外,依据国家卫生信息管理的相关政策、法规和制度,各级地方政府制订辖区内妇幼保健机构及保健工作规范、妇幼卫生信息质量控制工作规范以及妇幼卫生信息资料管理工作规范等,也是妇幼卫生信息管理的制度化、规范化管理的内容。如湖南省发布的《湖南省妇幼保健机构保健工作规范》、《湖南省妇幼保健机构工作规范考核办法》、《湖南省妇幼卫生信息质量控制工作规范》、《湖南省妇幼卫生信息资料管理工作规范》等。

此外,各级妇幼卫生信息管理机构、妇幼卫生信息工作平台结合国家和本辖区的各项信息管理制度,所制定的辖区内统一的信息工作质量考核评估制度和考核评估办法等工作规范,也是促进妇幼卫生信息管理机构和人员提高信息管理工作质量的制度保障。

完善的信息管理制度应包括原始信息收集制度、规定信息流动渠道、提高信息利用率、建立信息反馈系统等方面的相关内容,因此各级妇幼保健机构需要建立健全的规章制度主要有:①妇幼卫生信息管理制度:包括妇幼卫生信息管理工作制度、妇幼卫生监测信息工作制度、妇幼卫生统计年报工作制度、妇幼卫生专项调查信息工作制度、妇幼卫生信息管理业务指导与培训制度、妇幼卫生信息资料管理与信息服务制度、妇幼卫生信息化建设管理制度等;②医院信息管理制度:参照国家卫生和计划生育委员会(原卫生部)和有关部门制定的有关规范化管理规定;③其他管理制度:信息管理中心(科)工作制度、信息管理工作考核评估制度、计算机房管理制度、计算机信息网络系统使用管理制度、计算机信息网络系统运维服务管理制度、网络安全监督管理制度、计算机设备档案管理制度、数字证书和电子印章使用管理制度等。

三、妇幼卫生信息标准及指标体系建设

信息化是我国妇幼卫生信息管理工作发展的必然趋势,标准化是国家妇幼卫生信息化的重要基础,是妇幼卫生信息进行大范围的数据交流和资源共享的前提。标准化可以促进我国妇幼卫生信息管理与服务系统及共享网络数据平台的尽快建立和完善,推动妇幼保健机构之间、妇幼保健机构与其他卫生机构之间、妇幼保健机构与社会之间建立网络化信息交流和数据共享通道,解决数据孤岛问题,加强妇幼卫生信息资源的集中管理、开发和利用,促进社区卫生服务和区域公共卫生信息化建设,加强卫生系统相关领域的合作与协调,促进国际交流与合作,提高政府对妇幼卫生工作的科学决策水平和应急指挥能力。《全国卫生信息化发展规划纲要(2003-2010年)》将统一标准作为卫生信息化建设的基础、信息交换与资源共享的基本前提,这是在网络互联和数据库共享的基础上建立科学先进、规划合理、管理规范、操作方便的妇幼卫生信息管理体系的要求。要想加快妇幼保健机构的现代化发展,健全标准化、规范化的妇幼保健信息管理与服务系统就是必经之路。

开发国家妇幼卫生信息标准,组织制定妇幼卫生信息系统相关技术规范和妇幼卫生信息统计指标体系,并实现标准动态管理和更新,是妇幼卫生信息管理的重要内容。因此,妇幼卫生信息管理包括相关的国家行业标准和妇幼卫生指标体系建设工作。

妇幼卫生指标是在开展妇幼卫生服务与管理活动过程中,将采集到的个体数据信息应用统计学方法经由统计分析生成的,反映妇幼人群健康状况、妇幼保健服务管理状况及其服务利用程度等内容的统计指标。不同的妇幼卫生指标反映不同侧面的妇幼保健工作状况。

2004年5月,中国疾病预防控制中心妇幼保健中心受国家卫生和计划生育委员会(原卫生部)信息办委托,组织启动了《中国妇幼保健信息系统标准体系研究》项目,至2006年12月完成《中国妇幼保健信息系统标准》研制,包括《妇幼保健信息系统基本功能规范》、

《妇幼保健信息系统基本数据集标准》和《妇幼保健信息系统网络支撑平台技术指南》等3项信息标准。

目前,针对妇幼卫生信息管理,我国已制定的国家行业标准、技术标准或工作规范有:《妇幼卫生信息系统基础数据结构与分类代码标准》、《妇幼保健信息系统基本功能规范》、《妇幼保健信息系统技术规范》、《妇幼保健信息统计分析规范》、《妇幼保健信息系统网络支撑平台技术指南(试行)(2008)》和《妇幼保健信息系统规范化评估方案》等。

无论是妇幼卫生服务还是妇幼卫生信息管理,都需要有完善的妇幼卫生指标体系,作为规范妇幼卫生信息管理、反映妇幼卫生服务和信息管理水平的统一标准。

目前,我国在妇幼卫生指标体系建设上,一方面直接采用国际上通用的妇幼卫生指标体系(比如 WHO 发布的《世界卫生统计》的纳入指标、WHO"国家卫生信息体系"、WHO 千年发展目标相关监测指标等)中的部分指标,例如我国妇幼卫生工作中常用的生长发育相关指标、患病相关指标等;另一方面,还借鉴这些国际指标体系,结合我国国情,建立我国常用的妇幼卫生工作指标,例如 2008 年由国家卫生和计划生育委员会(原卫生部)委托北京大学妇儿保健中心与公共卫生学院研究建立的"中国生殖健康监测指标体系"、中国妇女儿童发展纲要妇女儿童健康监测评估指标体系、全国妇幼卫生调查制度统计指标以及国家基本公共卫生服务规范、中国儿童营养与健康监测方案、中国危重孕产妇医院监测方案、全国县级妇幼卫生工作绩效考核实施方案、国家重大公共卫生服务工作中涉及的主要指标(指标体系具体内容详见本书第四章《妇幼卫生指标体系》)。

现阶段,与我国妇幼卫生信息管理的需求相比,我国妇幼卫生信息管理标准和妇幼卫生指标体系的建设尚有很大提升和完善空间。相信随着时代的发展和妇幼卫生事业的进步,妇幼卫生信息管理的逐渐完善(包括其标准和指标体系的建设的逐渐完善)是可以期待的。

(李　良)

第十四章

妇幼卫生信息化

信息技术和信息产业在经济社会发展中的重要性日益显现,伴随着科学技术的创新发展,利用现代通信、网络、数据库技术为基础的信息管理水平日益提高,为开展妇幼保健服务和管理提供了高效、快捷的技术支持,全面提升了工作效率、质量和服务水平。然而,妇幼卫生信息规划与技术创新、信息化与标准化建设、网络与数据库安全、信息安全与风险管理等自始至终在发展机遇与困难挑战中一路前行。

第一节 概 述

在科学技术发展的引领下,信息技术成为最为活跃的生产力之一,用于国家建设和改善民生。信息技术在卫生服务领域的应用具有代表性,而妇幼卫生信息的应用和普及在国家信息化建设中属于成功的典范。

一、信息化

信息化(informatization)的概念源于20世纪60年代日本,基于当时日本学术界和产业界对经济发展和社会问题的两个基本判断,一是对基于信息的社会(information-based society)这一抽象概念的理解,认为发达国家经济已开始由以实物生产为核心的工业社会向以知识的获取和出售为主要内容的信息社会转变,这种转变将对劳动者的生存状态产生深刻影响;二是当时的石油危机使日本认识到作为资源短缺国家发展知识密集型产业的机遇和必要性。随后,西方社会普遍使用"信息社会"和"信息化"术语。然而,至今对信息化的定义仍未达成共识,诸如信息化是计算机、通信和网络技术的现代化;信息化是从物质生产占主导地位的社会向信息产业占主导地位社会转变的发展过程;信息化是从工业社会向信息社会演进的过程等。

信息化生产力是迄今人类最先进的生产力,它要求有先进的生产关系和上层建筑与之相适应,而不适应该生产力的生产关系和上层建筑将随之改变。完整的信息化内涵包括以下四方面内容:①信息网络体系:包括信息资源、各种信息系统、公用通信网络平台等;②信息产业基础:包括信息科学技术研究与开发、信息装备制造、信息咨询服务等;③社会运行环境:包括现代工农业、管理体制、政策法律、规章制度、文化教育、道德观念等生产关系与上层建筑;④效用积累过程:包括劳动者素质、国家现代化水平、人民生活质量不断提高、精神文明和物质文明建设不断进步等。

1997年,我国召开了首届全国信息化工作会议,对信息化和国家信息化进行了界定。信息化是指培育、发展以智能化工具为代表的新型生产力,并使之造福于社会的历史过程。

国家信息化是在国家统一规划和组织下,在农业、工业、科学技术、国防、教育、卫生及社会生活各个方面应用现代信息技术,开发利用信息资源,实现现代化生活方式的进程。随着国民对卫生服务需求的不断提高,加强医疗卫生信息化建设,建立并完善覆盖全国、快捷高效的公共卫生信息系统,被作为推进社会信息化的重要举措纳入了我国信息化发展的战略重点。

二、卫生信息化

卫生信息化是国家信息化的重要组成,是在卫生信息管理机构的统一规划和组织下,将电子、计算机、通信等信息技术与卫生管理、医学技术、临床诊疗等紧密结合,充分利用信息技术方法全面促进、改善卫生服务工作质量和效率的方法。

广义上,卫生信息可以被认为是与公众健康有关的任何信息,它是反映卫生系统活动特征及其发展变化的各种消息、情报、数据和资料的总称。传统的卫生信息建立在卫生机构业务统计的基础上,基础数据主要来自系统内部的常规报表,反映卫生机构提供服务和特定人群利用服务的状况。现代卫生信息则是以社区人群为基础,反映人们在生产和生活活动中与卫生服务有关的一系列供求信息,并以相应指标体系来反映卫生信息的供给、利用与效率的过程,即卫生信息化。

随着计算机、网络和通信技术的应用,卫生信息正在向电子化转变,以电子数据的形式,把文字、图像、声音、动画等多种形式的医药卫生信息存放在光、磁等非印刷介质的载体中,并通过网络通信、计算机或终端等方式再现。因此,狭义上卫生信息化系指借助于信息技术将卫生信息电子化,便于数据存储、共享、开发和利用的过程。

卫生信息化建设体现了以适应国家信息化的发展要求,不断满足卫生事业改革与发展的需求目标。1993年提出并实施的"金卫"工程是我国卫生信息化的起点标志。金卫工程是一项全国性工程,它不仅将信息科学、计算机和通信技术集成应用于医疗卫生领域,而且优化了医疗保健服务,在医疗卫生信息网络(medical information network,MIN)基础之上,建立了全国性远程医疗信息传输系统,实现了医疗机构计算机网络化。

金卫工程涵盖三项具体内容,即金卫卡、医院信息管理系统和金卫医疗网络。金卫卡(golden gealth card)是金卫工程为服务对象提供的一张能随身携带的、可长久保存个人医疗保健信息资料的激光卡,该卡具有存储信息量大、安全性好、保密性强等诸多优点,能安全、有效地保存个人的体检资料、急救信息、医疗病历和医学影像等,同时还可用于医疗费用结算和医疗保险。持卡人无论是在本地还是在异地,不管是需要进行普通就诊还是遇有突发事件,医师都能方便地在任何入网医院立即获取持卡人有价值的病历档案信息,从而为其提供及时有效的医疗服务。医院信息管理系统(hospital information system,HIS)是一门融医学、信息、管理、计算机等多种学科为一体的交叉科学,是现代化医院运营的技术支撑和基础设施,是医疗机构现代化、科学化、规范化管理的重要手段,是提高医院的工作效率和改进医疗质量的必要条件。金卫医疗网络是覆盖全国医院及医疗卫生机构,可传输数据、语音和图像等多媒体信息的网络。

我国卫生信息化建设历程可以分为三个阶段。

第一个阶段是基础医疗业务信息系统建设,如医院财务管理、收费管理、药品管理等,将传统业务管理模式进行计算机化,实现计算机技术在医疗卫生系统的广泛应用。

第二个阶段是电子病历及相关业务系统建设。临床电子病历信息系统建设,如逐步推广电子病历系统、图像存储与传输系统、检验信息系统等临床信息系统;公共卫生领域依托计算机网络技术加快业务领域的信息系统建设阶段,如疾病预防控制、卫生监督、妇幼保健、医疗保险等信息系统建设。

第三个阶段是基于居民健康档案的区域卫生信息平台建设,主要依赖于计算机和网络技术,发展区域化卫生信息系统。包括卫生政务、医疗服务、医保结算、公共卫生、网络健康教育与咨询、健康移动服务管理,实现预防保健、医疗服务和卫生管理一体化的信息化应用系统,满足居民健康和医疗机构、公共卫生、行政机构等综合需求。

我国卫生信息化建设虽可划分为三个阶段,但全国各省区域间发展不平衡。目前整体上处于第二阶段,部分地区开始进入第三阶段。前两个阶段的信息化建设,主要依赖于计算机和网络技术的发展,应用和普及水平有限。2003年SARS危机以来,国家加快了卫生信息化建设进程,完成了覆盖中央、省、市、县、乡五级的网络直报系统,各级疾病预防控制机构和卫生行政部门可以同时在线报告信息,极大地提高了传染病疫情等报告的及时性和准确性。

2009年,《中共中央国务院关于深化医药卫生体制改革的意见》和《国务院关于印发医药卫生体制改革近期重点实施方案的通知》中明确提出大力推进医药卫生信息化建设。将"打好三个基础、建好三级平台、提升业务应用系统"作为当前医药卫生信息化建设的重点。其中三个基础系指建立全国统一的、标准化的居民健康档案;建立国家电子病历的基本架构与数据标准;建立国家卫生信息数据字典。三级平台系指国家级、省级和地市级卫生信息平台。提升业务应用系统主要指公共卫生、医疗服务、基本药物制度监管、医疗保障、卫生监督和综合卫生管理等6大领域的业务应用系统建设。

卫生信息化建设是深化医改的重要任务,也是支撑我国医学科研与卫生政策研究的基础。国家卫生和计划生育委员会(原卫生部)在"十二五"卫生信息化建设工程规划中,初步确定了我国卫生信息化建设路线图,简称"3521工程",即建设国家级、省级和地市级三级卫生信息平台,加强公共卫生、医疗服务、新农合、基本药物制度、综合管理5项业务应用,建设居民健康档案和电子病历2个基础数据库和1个专用网络建设。作为"3521工程"关系密切的配套工程还包括居民健康卡和信息安全体系、信息标准体系工程,也被称为"3521-1-2工程"。伴随着卫生信息化建设的不断完善,卫生信息化职能得以充分发挥和逐步健全。

2013年3月,原卫生部与国家人口与计划生育委员会合并,组建卫生和计划生育委员会,卫生信息化职能范围随之扩大,"3521工程"工程将进一步拓展为"4631工程",平台中增加县级,应用系统中增加人口健康,基本数据库中增加人口统计信息数据库。

三、妇幼卫生信息化

信息化的过程也是管理和服务模式优化与重建的过程,科学、规范的妇幼卫生信息化建设将极大地提高妇幼保健服务机构的保健医疗服务、组织管理以及后勤保障等各项基础能力和综合实力,也提高了卫生计生行政部门的科学决策水平和应急处置能力,加强了对边远农村地区和流动人口的妇幼卫生监测及服务管理。

(一)妇幼卫生信息化概念

妇幼卫生属于我国公共卫生体系的一个重要组成部分,其功能是促进和提高妇女儿童的健康水平、提高出生人口的素质、提高社会福利水平和区域综合竞争实力,对国民经济和社会发展起到重要的保障作用。妇幼卫生信息系统与社区卫生服务信息系统、疾病控制信息系统、医院信息系统等共同构建成完整的公共卫生信息体系,实现区域卫生协同作用和信息共享,满足广大妇女儿童日益增长的卫生服务需求。在当前全球向信息社会转型发展并在相关领域信息化改革高速推进的关键时期,妇幼卫生的信息化、现代化建设已势在必行。

(二) 妇幼卫生信息化的启动与发展

妇幼卫生领域早期信息化的任务主要是服务于以年报和监测为主要内容的妇幼卫生信息管理工作,为妇幼卫生管理和科学决策提供客观依据。国家级妇幼卫生信息管理工作始于 20 世纪 80 年代初建立的妇幼卫生年报信息系统,1986 年建立了全国出生缺陷监测网,1989 年和 1991 年分别建立了全国孕产妇死亡和 5 岁以下儿童死亡监测网。为整合资源、提高效率,从 1996 年起,出生缺陷监测网、孕产妇死亡监测网和 5 岁以下儿童死亡监测网实现"三网合一",加速了妇幼卫生信息化建设。

1996~2000 年期间,妇幼卫生信息化起步,借助于计算机技术以全国妇幼卫生年报和三网监测工作为主要信息内容的早期信息化管理。1995 年以前的年报工作是以手工收集方式填报的纸质报表逐级汇总,直至上报中央。1996 年,国家卫生和计划生育委员会(原卫生部)开发了单机版妇幼卫生年报数据管理信息系统,并在全国范围推广使用,通过磁盘逐级上报数据。20 世纪 90 年代末期,随着国内互联网的应用,已开始推广使用电子邮件方式上报数据,软件系统也经过了多次改版和升级,并延续使用至今。

1986 年建立的全国出生缺陷监测网起初阶段一直采取纸质个案报表逐级上报,1996 年三网合一后,监测点扩大为 116 个市(县),覆盖 1200 余万人口,但信息管理方式依然没有改变。直至 2006 年 10 月转为网络直报方式,监测点进一步扩大到 336 个区(县)、784 所医院,覆盖人口达到 1.4 亿,成为全国最大的妇幼卫生流行病学调查现场,至此,妇幼卫生信息监测工作基本实现了信息化,经历了约 10 年。

2000~2008 年,以项目为导向的妇幼卫生信息化建设阶段,国家卫生和计划生育委员会(原卫生部)负责的一些大型国际合作项目和国内项目工作开始引进信息化管理模式,从以往单纯对信息内容的计算机管理扩展到了现代管理模式下的项目管理、决策支持和信息服务等多个领域。2003 年,中国疾病预防控制中心妇幼保健中心(简称国家妇幼中心)在中国 - 联合国人口基金生殖健康计划生育第 5 周期项目资助下,给所有项目县装备了计算机设备和数字证书系统,实现了中央项目办与各项目点工作的实时沟通和质量控制,惠及全国 30 个省。2006 年在第 6 周期项目中又增加了网络直报系统,形成全项目地区、实时、动态、连续的项目信息共享数据库,极大地提高了项目管理效率和信息管理质量,为科学、及时、有效地决策奠定了基础。

2005 年初,国家妇幼中心在组织开展首次全国妇幼保健机构资源与运营情况监测工作中,将信息化管理理念全面地融入到了项目方案设计中,在妇幼保健领域率先引进网络直报系统,在较短时间内完成了覆盖 21 个省的 788 所妇幼保健机构的监测数据采集任务,并实现了监测数据的实时上报和实时质量控制。2006 年,监测点扩大到 28 个省的 1965 所妇幼保健机构,目前已扩大到 2900 余所妇幼保健机构。

2005~2007 年,国家妇幼中心规划建设了国家预防艾滋病母婴传播阻断项目监测直报系统,实现了中央对全国项目监测点艾滋病母婴传播情况的实时个案监测和长期追踪管理,及时进行数据的分析和反馈,为科学地组织决策和制定有效的干预措施提供直接依据。

2007 年底,国家卫生和计划生育委员会(原卫生部)还在覆盖全国 31 个省 336 个县(区)的降低孕产妇死亡率和消除新生儿破伤风项目中全面推行网络直报。除上述工作外,2003~2007 年,国家妇幼中心还先后建设了全国儿童早期发育项目的直报系统、城市社区卫生服务与贫困救助项目数据管理和决策支持系统等多个信息管理系统。

新的国家生命登记系统和以中国妇幼保健网为核心的中国最大的妇幼保健网站联盟平台也正在建设过程中,当前覆盖全国的妇幼卫生协同工作平台、网络直报平台和门户网站平台等3大信息平台已经构成了国家妇幼卫生综合信息平台的基本框架。

2009年以来,国家确立了医疗卫生体制改革方案,推动了公共卫生服务均等化,启动了10类基本公共卫生项目,包括城乡居民健康档案管理、健康教育、0~6岁儿童健康管理、孕产妇健康管理、老年人健康管理、预防接种、传染病报告和处理、高血压患者健康管理、2型糖尿病患者健康管理、重性精神疾病患者管理。妇幼卫生信息化被整合入国家卫生信息系统,在医疗卫生体制改革的大环境中,全国统一的、标准化的居民健康档案和电子病历以及国家卫生信息数据字典的建立,加速了妇幼卫生信息化的进程。

（三）妇幼卫生信息化建设

妇幼卫生信息化建设是"十二五"全国卫生信息化建设发展规划和"3521工程"中公共卫生信息系统建设的重要组成部分,也是以居民电子健康档案为基础的医疗信息化试点工程的重要内容,对建立高效完善的妇幼卫生监管体系、保障医改中妇幼保健相关服务项目规范开展、实现动态监测评价和绩效考核具有重要意义。

1. **妇幼卫生信息化建设总体思路和指导思想**　妇幼卫生信息化建设的总体思路是以妇幼人群健康为中心,以卫生业务为主线,以服务居民和方便管理为基本要求,以实现人人享有基本医疗卫生服务为目标,构建集服务、管理、开发和利用为一体的高效信息系统。其指导思想是加强顶层设计、统一标准规范、整合信息资源、实现互联互通,提高卫生资源利用效率和质量。

2. **妇幼卫生信息化建设基本原则**

（1）惠及居民、服务应用:惠及居民是卫生信息化建设发展的出发点和终极目标,利用信息化手段,为居民提供更加优质、高效、便捷的医疗卫生保健服务。

（2）政府主导、合力建设:发挥政府的主导作用,坚持以公益性为主,调动社会力量参与,多元推进卫生信息化建设。

（3）统筹规划、资源共享:统一规划、顶层设计,集中资金和技术优势、开发和推进卫生信息标准体系建设,实现跨机构、跨区域、跨领域的信息资源共享。

（4）梯度推进、务求实效:根据各业务领域需求和能力条件,突出建设重点,以点带面,循序渐进。

3. **妇幼卫生信息化建设功能设计**　在妇幼卫生信息化建设过程中,根据卫生服务、管理和决策需求,顶层设计、统一思想、统一方法、统一标准,构建系统框架,在科学技术不断进步中优化系统结构和职能。

在框架设计上,从垂直业务和单一应用向扁平化信息平台建设相结合转变,利用纵横交互的平台技术实现统筹规划、资源整合、互联互通和信息共享,提高医疗卫生服务水平与监管能力,有效推进卫生服务与管理模式改革。

在业务内容上,从单纯的卫生工作管理向综合管理与为公众提供服务相结合转变,一方面突出服务功能,直接让居民与患者成为卫生信息化发展的受益者;另一方面完善管理,促进医疗服务成本降低,优化医疗服务流程,规范医疗服务与管理。

在实现路径上,从追求各单个系统规模向促进各系统资源整合转变,加强标准化和规范化,逐步实现数据共享,避免应用系统的重复开发和数据的重复采集。

妇幼卫生信息化系统设计上三条主线：①基础工程：包括统一的医疗网；统一的医疗卡；统一的数据中心；统一的集成平台；统一的电子健康档案、标准的电子病历和相关数据字典。②功能设置：包括面向公众的医疗保健服务平台、面向医院的协同医疗平台、面向社区的健康服务平台、面向第三方的现代服务业平台、面向政府的综合管理平台和面向科研的数据服务平台等。③系统目标：包括社会的医疗卫生资源共享、患者的医疗信息共享、居民的健康信息共享、公共卫生信息共享、政府管理信息共享。形成国家全方位医疗卫生保健机构互联互通和信息共享的网络信息支撑体系。

4. 妇幼卫生信息化建设的任务与内容

(1) 信息化人力资源建设：真正体现信息化水平取决于人的信息化、组织的信息化。信息化人力资源从管理、法制和技术等方面规范和协调各要素之间的关系，是妇幼卫生信息化快速、有序、健康发展的保障。

(2) 信息化资金投入：信息化资金是妇幼卫生信息化的重要组成部分，必须坚持经济实效原则，注重资金的投入比例和投入用途。

(3) 信息化基础设施：信息化基础设施是支持信息资源开发利用及信息技术应用的各种网络。基础设施是信息化的神经系统和硬件基础，也是信息资源和信息技术得以发挥作用的必要前提，其建设水平直接反映信息化建设的发展速度。

(4) 信息化政策、法规和综合管理：政策法规是软环境，反映政府在信息化建设中所持的态度，是信息化发展的重要保证，通过政策法规可以明确各卫生部门在卫生信息化建设中的具体职责。

(5) 信息技术的应用：信息技术是信息资源开发利用和信息网络建设的技术保障。信息技术应用涉及面广，事关信息化建设的速度和质量。信息技术已经构成现代医学的重要组成部分，是深化医药卫生体制改革的重要任务和支持保障，是做好重大疾病及突发公共卫生事件预测预警和处置的前提。

(6) 信息系统的应用：信息系统能实现网络和应用软件系统互联互通以及信息资源的集成与共享，最终形成以数据中心为核心、互联互通、高度统一的信息平台。信息系统的高效运作是推进卫生服务信息管理核心内容。

(7) 信息化效益：卫生信息化的发展是一个国家科技、政治、经济、文化等多方面协调发展的结果，其结果又会反过来作用于经济和社会，形成全面发展格局。

第二节　妇幼卫生信息平台

按照国务院医药卫生体制改革领导小组的"打好三个基础、建好三级平台、提升业务应用系统"统一要求，从 2009 年起要逐步为全民建立标准化健康档案，建设以健康档案为基础的区域卫生信息平台，并提升业务应用系统，构建医疗卫生机构之间的互联互通、信息共享机制，实现区域卫生协同，惠及居民。

一、区域卫生信息平台

区域卫生信息平台是连接区域内的医疗卫生机构基本业务信息系统的数据交换和共享平台，是不同系统间进行信息整合的基础和载体。从业务角度看，平台可支撑多种业务，是实现信息共享的基础。

(一) 区域卫生信息平台建设

为了积极配合深化医药卫生体制改革各项措施的贯彻落实,加强全国各地居民健康档案和区域卫生信息平台的规范化建设和技术指导,2009 年国家卫生和计划生育委员会(原卫生部)组织制定并相继发布了《健康档案的基本架构与数据标准(试行)》、《电子病历的基本架构与数据标准(试行)》、《基于健康档案的区域卫生信息平台建设指南(试行)》和《基于健康档案的区域卫生信息平台建设技术解决方案(试行)》等一系列规范和标准。按照医改工作部署,2010 年开始,在全国范围以居民健康档案和区域卫生信息平台为基础的区域卫生信息化建设试点示范工程即将全面启动。

1. **区域卫生信息平台总体架构**　区域卫生信息化建设在总体架构上涉及四大技术要素:一是制定国家统一的基本信息标准与规范;二是电子化居民健康档案建设;三是基于健康档案的区域卫生信息平台建设;四是基于区域卫生信息平台的业务应用系统建设。其中信息标准是基础,健康档案是核心,区域平台是支撑,而业务应用系统则是实现医疗卫生机构信息化以及互联互通的技术手段和前提条件。

妇幼保健服务是国家医药卫生体制五项重点改革中"促进基本公共卫生服务逐步均等化"的国家基本公共卫生服务项目。妇幼卫生信息系统是医药卫生体制改革需要重点建设的公共卫生信息系统重要组成部分,其收集和管理的特殊人群(妇女、儿童)健康个案信息是居民健康档案的主要组成内容和重要信息来源。在医药卫生体制改革的推动下,以健康档案为核心的区域卫生信息化建设对妇幼卫生领域信息化提出了新的任务和更高要求,为妇幼卫生信息系统带来了更加丰富的内涵和更广阔的应用前景。

《基于区域卫生信息平台的妇幼保健信息系统建设技术解决方案》详细阐述妇幼卫生信息系统的软件体系架构、安全体系架构以及妇幼卫生信息标准体系结构的设计实现。

2. **健康档案与电子健康档案**　《健康档案基本架构与数据标准(试行)》中对健康档案进行了界定,健康档案是居民健康管理(疾病防治、健康保护、健康促进等)过程的规范、科学记录,是以居民个人健康为核心,贯穿整个生命过程,涵盖各种健康相关因素、实现信息多渠道动态收集,满足居民自我保健和健康管理、健康决策需要的信息资源。健康档案通过在区域范围多渠道动态收集居民个人的全生命周期的健康相关信息,成为个人健康信息的最全面和最客观的记录载体。健康档案的建立和充分利用,不仅能满足预防、保健、医疗、康复、健康教育、医疗保障等居民健康动态管理、预警预测和医疗卫生机构协同服务的需要,也能满足居民个人使用健康档案信息、识别健康危险因素、改变不良生活方式和行为、加强自我保健的需求(图 14-1)。

电子健康档案(electronic health record,EHR)是健康档案的数字化形式,是医疗保健对象健康状况的信息资源库,是构建区域卫生信息平台的基础。电子健康档案信息能够自动产生、分发、推送工作任务清单,为区域内各类卫生机构开展医疗卫生服务活动提供支撑的卫生信息平台。

3. **基于健康档案的区域卫生信息平台功能**　基于健康档案的区域卫生信息平台(EHR-based regional health information network,EHR-RHIN)是指以区域内健康档案信息的采集、存储为基础,连接区域内各类医疗卫生机构及各类业务应用系统,实现互联互通、信息共享和联动协同工作的区域卫生数据中心和公共服务信息平台。区域卫生信息平台的功能主要分为基础功能和互联互通功能。

(1) 基础功能:区域卫生信息平台作为连接区域内所有医疗卫生机构业务应用系统和服

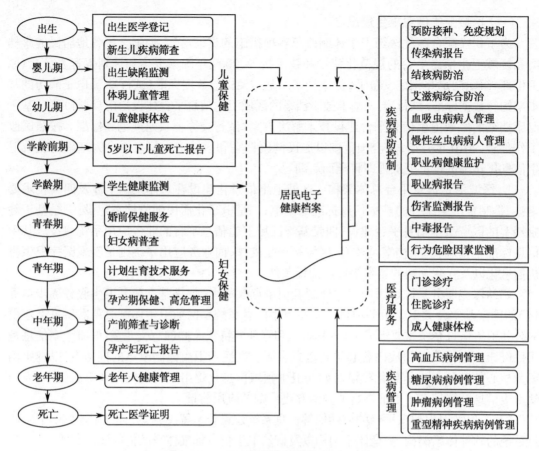

图 14-1 居民健康档案内容架构示意图

务终端的数据共享与基础支撑平台,首先要向参与者提供基础服务功能,包括个人身份注册与识别、健康档案索引服务、健康档案数据存储服务以及数据仓库、健康档案浏览等。

(2) 互联互通功能:区域卫生信息平台需要从各个医疗卫生机构的业务应用信息系统中获取数据,并为各业务应用系统提供信息共享、协同服务。区域卫生信息平台与业务应用系统之间的交互以及平台内部构件之间的交互活动,均称为互联互通功能。

4. 基于区域卫生信息平台的妇幼卫生信息系统 基于区域卫生信息平台的妇幼卫生信息系统(RHIN-MCHIS)是指遵循区域卫生信息资源规划,符合健康档案数据标准,并通过区域卫生信息平台实现与区域内其他相关业务应用系统之间的互联互通、信息共享、协同联动,从而有效提高妇幼保健服务与综合管理、决策能力的妇幼保健信息系统(图 14-2)。

基于区域卫生信息平台的妇幼卫生信息系统是区域卫生信息化建设的重要内容,不仅是支撑妇幼保健领域的服务提供和信息管理的核心业务应用系统,也是健康档案基本内容中妇幼保

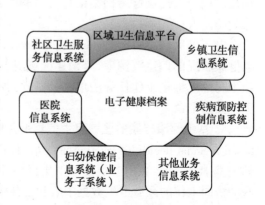

图 14-2 妇幼卫生信息系统与区域卫生信息平台关系

健业务域的主要信息来源。能够真正支持实现对服务对象提供长期、连续服务和追踪管理，提高服务提供者的健康管理水平和服务提供能力，是新形势下推动妇幼保健事业健康快速发展不可或缺的基础设施与支撑环境。

(二) 区域卫生信息平台的系统

妇幼卫生信息系统是一个应用领域信息系统，其逻辑架构由多个业务子系统组成。这些业务子系统逻辑上隶属于妇幼保健业务管理范畴，但其物理上可能分别是其他业务应用系统的功能组成部分，分散在区域内不同医疗卫生机构中运行。因此，逻辑上妇幼卫生信息系统中各业务子系统间的信息交互和信息管理，实质上相当于区域内多个业务应用系统之间按照一定业务规则进行的信息整合利用和有机协作。这种跨系统、跨领域的信息整合利用与协作显然必须依托于一个统一的、多系统共享的"区域业务数据中心"，并在一个能连接各相关业务应用系统的"区域业务管理平台"的控制下才可能实现。

健康档案和基于健康档案的区域卫生信息平台建设方案及相关标准，为新一代妇幼卫生信息系统的建设开拓了新思路和提供了关键性基础支撑环境。区域卫生信息平台一方面向区域内所有业务应用系统提供公用的基础服务功能，如个人身份注册与识别、健康档案索引服务、数据存储服务等，另一方面为各业务应用系统提供基于区域卫生数据中心的信息共享和协同服务等互联互通功能。实际上，利用"区域卫生信息平台"提供的各项基础服务和互联互通功能，能够使业务应用系统所需要的"区域业务管理平台"得以高效、简捷和十分经济的搭建，能很方便地实现与其他业务应用系统的资源整合和互联互通。"区域业务管理平台"可以视为"区域卫生信息平台"上的业务子平台。区域卫生信息平台所承担的区域卫生数据中心角色，逻辑上也分为两个层次。其一是"健康档案数据中心"，主要负责相对静态、结果性的健康档案记录信息的集中存储和服务管理；其二是"区域业务数据中心"，存放的是业务应用系统之间需要交换共享以及健康档案需要的数据，在"区域业务管理平台"直接控制下，从连接的各业务应用系统中进行数据动态抽取和整合。

健康档案信息来源于业务应用系统，但并不直接与业务应用系统发生信息交互，而是通过搭建在区域卫生信息平台上的"区域业务管理平台"和"区域业务数据中心"来间接实现的。业务应用系统首先通过"区域业务管理平台"将采集的数据提交到"区域业务数据中心"，以完成相关业务活动之间的动态的信息交互、信息整合和协同服务，待业务活动阶段性完成后再将结果性数据上传到"健康档案数据中心"，完成健康档案数据的静态存储以及提供数据二次利用等服务。

因此，新一代妇幼卫生信息系统应是基于区域卫生信息平台的业务应用系统，通过在区域卫生信息平台上构建的"区域业务管理平台"和共享的"区域业务数据中心"，实现妇幼卫生领域信息的收集、整合和综合利用以及与其他业务领域应用系统间的互联互通和协同服务。同时，基于区域卫生信息平台的妇幼卫生信息系统也是健康档案中儿童保健域和妇女保健域的主要信息提供者和信息利用者，并承担着为其他业务域推送和从中获取共享信息的任务，在与其他业务应用系统有机协作过程中实现健康档案的"共建共用"、保证健康档案成为"活档"并具有更大的利用价值(图 14-3)。

(三) 区域卫生信息资源整合

在信息化建设的第二阶段，疫情网络报告系统、应急指挥系统、妇幼卫生系统、医院信息系统的建设大大提高了相关部门的管理能力和应急反应速度，但是由于信息系统垂直建设的特点，原本分割的业务部门在信息上沟通更为复杂，形成大量"信息烟囱"和"信息孤岛"，这些缺陷在基于区域卫生信息平台的妇幼卫生信息系统中将得到规避,其功能通过整合区域卫生基础平台和若干应用系统资源而得到发挥。

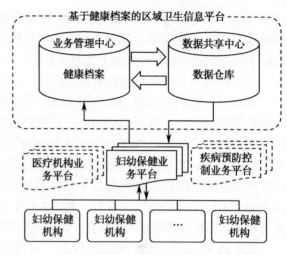

图 14-3　基于区域卫生信息平台的妇幼卫生信息系统

1. **区域卫生基础平台**

(1) 基于 EHR 卫生信息数据中心:数据中心是各类数据资源、网络资源和设备资源的集中统一管理平台,是业务处理、数据存储和信息交换的节点。

(2) 数据共享与交换平台:实现分布式信息服务系统不同部分之间的核心通信接口,根据既定的规则将各级卫生信息资源获取并传输到区域卫生数据中心。

(3) 居民健康唯一标识管理系统:居民健康唯一标识是指用于临床实际业务并且能够辅助进行居民信息唯一性标识,此编码将居民健康卡、农合卡、诊疗卡、银行卡统一关联。

(4) 医务人员一卡通管理系统:实行医务人员统一身份认证管理,建立具有权威性和动态性医务人员资源信息数据库,该系统是实现区域卫生资源综合管理与区域健康档案共享的重要组成部分。

2. **区域卫生信息应用系统**

(1) 公共卫生应用系统:疾病预防控制、健康教育、妇幼卫生、精神卫生、应急救治、采供血、卫生监督和计划生育等专业公共卫生服务网络,完善以基层医疗卫生服务网络为基础的医疗服务体系的公共卫生服务功能,建立分工明确、信息互通、资源共享、协调互动的公共卫生服务体系,提高公共卫生服务和突发公共卫生事件应急处置能力,促进城乡居民逐步享有均等化的基本公共卫生服务。

(2) 双向转诊系统:双向转诊是通过信息化手段实现医院与基层医院或社区卫生服务机构之间的患者、病历信息的共享和互认的诊疗模式,建立在资源共享基础上双向转诊是构建分级就诊秩序的基础。

(3) 健康档案共享系统:采用居民身份识别主索引的方式,来保证各个业务主线的应用系统识别出同一个自然人,通过综合查询形成居民完整的健康信息。

(4) 决策支持系统:通过中间件、网络计算等手段将区域内医疗卫生数据集中整合,为行政主管部门提供查询统计功能,提供决策支持。

(5) 医学知识库系统(合理用药):医学知识库,是权威的药物、疾病和手术等知识库,通过共享,供医护人员参考与学习。

(6) 新农合管理系统:新农合管理系统可以实时地与所在地区(市)相关医疗机构的新农合患者医疗数据的数据平台交互,利用实时获取的 HIS 数据,平台提供在院患者实时监控和智能化审核功能,对审核后的农合患者进行实时结算垫付,对定点医疗机构和乡镇合管办结算给农合患者的费用实现统计和管理,并在指定的时间段内完成结算。同时,管理平台可将实时 HIS 数据和任何预处理了的数据实时传输到农合系统,实现与农合系统的无缝联接。

(7) 医院信息系统:医院信息管理系统是根据中小医院的特点及需求实现的统一、安全、功能完善的业务系统,满足中小医院在经济管理、药品管理、临床诊疗管理、综合管理和统计分析等方面的信息化需求,并通过与新农合系统的交互实现实时费用结算和管理。

(8) 社区卫生服务系统:本系统是以城乡社区卫生服务站及村卫生所为单位、以健康档案为核心的多位一体的各项业务集成的一站式管理系统。通过进一步规范管理社区卫生服务机构、提高工作效率、真正做到对社区居民健康状况及时的了解、掌握。实现以社区卫生服务站、村卫生所、市行政机构、预防保健机构和二、三级医疗机构为目标对象,将社区基本医疗、公共卫生业务在服务运行中动态地更新。

不同用户对基于健康档案的区域卫生信息平台需求的关注点如表 14-1 所示。

表 14-1　不同用户对基于健康档案的区域卫生信息平台需求的关注点

用户		关注点
居民用户	居民个人	如何获得可及的、优质的卫生服务 如何获取连续的健康信息、全程的健康管理
医疗卫生服务机构	医院、社区卫生服务中心、妇幼保健院、专科医院等	如何保证服务质量、提高服务效率; 如何有效地开展专项业务、健康管理等
公共卫生专业机构	疾病预防控制中心、卫生监督所、妇幼保健所等	如何加强疾病管理、公共卫生服务管理、应急管理、健康教育、卫生监督等 如何开展孕产妇保健管理、儿童保健管理
卫生计生行政部门	卫生计生局(厅、部)	如何提高卫生服务质量、强化绩效考核、提高监督管理能力、化解疾病风险等
相关部门	保险、药监、公安、民政等	健康与疾病的风险管理、业务协同等

二、三级妇幼卫生信息平台

在国家卫生信息系统框架内,建立国家、省、市三级妇幼卫生信息平台的互联互通机制,初步实现业务数据共享,为妇幼卫生管理、妇幼服务监管提供依据。

1. **国家级妇幼卫生信息平台**　我国妇幼卫生系统中的公共卫生服务领域是相对独立的,在国家级卫生信息平台中构建妇幼卫生信息国家级管理平台,不仅支持跨省医疗卫生信息共享和业务协同,而且可以实现国家级卫生计生行政部门对全国妇幼卫生的综合管理,提高应对突发公共卫生事件应急的处置能力。

2. **省级平台妇幼卫生信息平台**　建立省级综合卫生管理信息平台,支持跨地市(区域)医疗卫生业务协同,实现省级卫生计生行政部门对全省的综合卫生管理与卫生应急。根据三级平台设计思路,国家级和省级平台主要应用于妇幼卫生管理业务,两级平台架构与业务系统基本相同。当前,国家和省级试点单位负责组织项目全程研究,根据《基于卫生信息平台的妇幼卫生管理信息系统建设技术解决方案》,完成国家和省级妇幼卫生信息平台(业务数据中心)总体设计研究与建设。通过试点项目进一步论证方案的可行性,逐步向全国推广。

3. **地市级妇幼卫生信息平台**　建立地(市)区域卫生信息平台,以居民个人的健康管理为中心,建立以区域内居民电子健康档案、电子病历和综合卫生管理为主体的一体化业务信息平台,实现区域内不同医疗卫生机构以及社会相关部门的业务应用系统之间互联互通、数据共享和联动协同。地市级妇幼卫生信息平台是妇幼卫生信息系统的基础工程,其任务包括:①在国家、省、市三级妇幼保健数据中心的支持下,建立若干妇幼卫生管理信息系统,为妇幼保健服务开展提供支撑；②探索与健康档案、区域卫生信息平台之间的业务整合及信息共享机制；③完善妇幼卫生信息标准与规范体系的应用实践；④完善健康档案中儿童保健、妇女保健数据标准修订工作。

与此同时，国家卫生信息网络也由三级网络构成。一级网络为国家级主干网，由国家统一组织建设，以高速宽带连接国家级卫生信息平台和各省级卫生信息平台。二级网络为省级主干网，以高速宽带连接省级卫生信息平台和省辖的地市级卫生信息平台。三级网络为城域网，连接区域卫生信息平台和所管辖的医疗卫生单位。

第三节　妇幼卫生信息安全保障

信息化是当今世界发展的大趋势，国家已把加强医疗卫生信息化建设纳入到我国信息化发展的战略重点。妇幼卫生属于我国公共卫生体系的一个重要组成部分，对促进和提高妇女儿童的健康水平、提高出生人口的素质、提高社会福利水平和区域综合竞争力有十分重要的保障作用。妇幼卫生的信息化的安全保障变得尤为重要。

一、妇幼卫生信息安全与管理

(一)妇幼卫生信息安全概述

妇幼卫生信息安全遵循一般网络安全的特征，完整的信息系统安全体系应包括四个层次，最底层是物理级安全，其包括计算机安全、硬件安全等；其次是网络级安全，主要包括链路冗余、防火墙等；第三是系统级安全，包括数据备份、病毒防范等；第四是应用级安全，包括统一身份认证、统一权限管理等，而贯穿整个体系的是安全管理制度和安全标准，其目标是实现非法用户进不来，无权用户看不到，重要内容改不了，数据操作赖不掉(图14-4)。

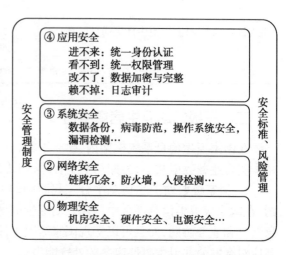

图 14-4　妇幼卫生信息安全体系示意图

从不同的角度对信息安全进行分类。从安全主体角度划分，可把信息安全分为网络安全和计算机安全两大类。早期的信息安全主要表现为计算机安全，当今的信息安全则更多地表现为网络安全，网络的规模越大，安全问题就越突出，防范的难度也就越大。

信息安全防范的措施可采取人防和技防两种手段来实现。人防就是通过建立一系列安全条例和制度来规范、约束网络和计算机的使用者，从而达到减少乃至杜绝信息安全事件的发生。技防就是通过安装不同功能的安防设备或软件系统，把各种可能发生的信息安全事件拦截在酝酿和萌发阶段。

信息安防产品的种类繁多，大致可分为基于网络和基于桌面两大类型。前者主要用于对整个网络系统的安防，多采取网关的形式，如网络防火墙、VPN网关、安全网关、防病毒网关等。后者则主要用于单机的防护，安装在个人计算机上，如桌面安全系统、个人防火墙、防病毒软件、隔离卡等。

（二）妇幼卫生信息网络安全

妇幼卫生信息系统在运行过程中产生的数据是妇幼卫生的宝贵财富,妇幼卫生信息系统安全一旦受到威胁,可能会造成数据的丢失或信息系统的破坏。此外,随着内部网络规模的不断扩大、病毒的广泛流传、外部黑客入侵等,依赖于互联网系统运行的妇幼卫生信息监测系统易受到攻击,因此,妇幼卫生信息网络安全显得愈加重要。

（三）妇幼卫生信息安全管理

目前,我国妇幼卫生信息安全管理不够完善,主要存在以下问题:①尚未设立网络安全和信息安全的专门管理机构;②尚未制定妇幼卫生信息网络系统安全规范和安全标准;③妇幼卫生信息网络系统安全的监督、审查、验收机制尚不健全,尤其是缺乏第三方的监管;④尚未实行妇幼卫生信息网络系统的安全员配备和持证上岗制度;⑤尚未执行对用户的网络安全知识与法规的宣传、培训与考核。

导致以上妇幼卫生信息安全问题的原因可能有以下几方面:①妇幼卫生系统没有统一的标准,各地多因地制宜拥有自己的标准;②安全管理不规范、力度小;③社会环境发生了根本性的变化,恶意倒卖用户信息的不法行为时有发生;④病毒和黑客的入侵日益猖獗。

针对妇幼卫生信息安全问题现状,加强妇幼卫生信息安全管理措施:①提高认识,加强对妇幼卫生信息网络安全知识、规范与标准的宣传;②建立信息安全的专门管理机构,提高责任意识和管理水平,促进网络安全;③制定和公布妇幼卫生信息系统的安全标准;④对现有网络系统进行监督、审查。

二、妇幼卫生信息安全关键性技术

保护信息的安全,避免威胁信息安全事件最重要的是建立和完善安全管理体制,规范信息使用和用户访问行为,确保信息安全技术的有效运行,对当前信息环境进行评估并作出合理的决策。

（一）加密技术

数字信息已经成为信息存储和传播的主要方式,对数字信息进行加密处理,经过加密的数据即便被非法获得也很难还原出真实的数据。常用的加密技术有对称加密技术、公钥加密技术、混沌加密技术等。

1. **对称加密技术**　对于一个密码体制来讲,如果使用的加密密钥和解密密钥相同,或者虽然不相同,但是可以由其中的任意一个推导出另外一个,那么这个密码体制称为单密钥的对称密码,又称为私钥密码。对称加密技术采用这种单钥密码体制,其优点在于加密速度快,易于实现,适合短距离、用户间数据传输量不大的加密。若用户过多且用户分布过于扩散,则容易在数据传输过程中被破解。

2. **公钥加密技术**　就密码体制而言,如果加密和解密是分开的,即加密和解密分别使用两个不同的密钥来实现,并且不可能由加密密钥推导出对应的解密密钥,这个密码体制称为非对称密码,又称为公钥密码。公钥是开放的、可获取的,但是获取了公钥不代表获取了加密数据的真实报文,还需要用户端持有的私钥才能够实现数据的解密。该加密技术适应网络数据传输的开放性要求,可以获得相较于对称加密技术更安全的信息保护效果。对称加密算法主要用来对大数据进行加密,公钥加密算法则主要用来对传递密钥进行加密,这种加密方式可以有效提高加密效率,简化用户对密钥的管理。

3. **混沌加密技术**　该技术是一种基于混沌理论发展起来的新型加密算法,将伪随机特性应用到加密算法中,使得加密数据和密钥难以被重构、分析和预测。混沌加密算法控制初始条件和加密参数对信息进行加密,由于其具有数据敏感性和遍历性,故由该算法产生的密钥在密钥空间中类似于随机分布,即便被他人获取混沌系统方程也很难被破解。

(二) 身份认证与数字签名技术

身份认证是在计算机网络中确认操作者身份的过程。数字签名(又称公钥数字签名、电子签章)是一种类似写在纸上、普通的物理签名,使用公钥加密技术,用于鉴别数字信息的方法。一套数字签名通常定义两种互补的运算,一个用于签名,另一个用于验证。对信息进行数字签名、对访问信息的用户进行身份认证,可以对用户或者信息进行身份验证,确认该信息是否完整、用户是否有访问权限。对用户进行身份验证要求用户凭用户名和密码进行数据访问,可以有效地防止冒充、非法访问、重演等威胁。对消息进行数字签名可以保证信息的完整性,防止非法用户伪造、篡改原始信息等。

(三) 数字水印技术

数字水印技术是将密钥或者其他数据在不影响数字信息存储和访问方式的前提下写入到数字信息内部,当用户访问或者使用该信息时首先对数字水印进行校对,只有与数字水印中信息相符的用户才能够获得访问或者操作授权。在信息完整性保护方面,数字水印是否完整决定了数字信息的完整性与否。由于数字水印具有对信息进行隐藏性标识,同时不增加信息带宽等优点,故应用广泛。

(四) 反病毒技术

网络环境中,计算机病毒具有非常大的威胁性和破坏力,严重影响了信息的安全,因此在信息存储所使用的操作系统中安装反病毒软件,防止病毒对信息造成破坏也是信息安全防护的一项重要措施。反病毒技术主要包括预防病毒技术、检测病毒技术、消除病毒技术等。其中,预防病毒技术是防病毒软件自身常驻在系统运行内存空间中,且其权限非常高,可以监视和判断与正常操作不相符的异常行为,并对该行为进行阻止。检测病毒技术则是根据病毒的特征进行文件扫描或者文件检测,将符合病毒特征的文件检测出来。消除病毒技术则是对已检测出的病毒文件进行删除,并尽可能恢复原始信息,减少病毒所带来的损失。

(五) 防火墙技术

防火墙技术是对应于信息通信而言的。应用防火墙技术可以将通信网络划分为多个相对独立的子网络,不同网络之间进行数据通信时防火墙按照相应的通信规则对通信内容进行监控。应用防火墙技术可以指定特定用户或者特定信息通过防火墙进行数据通信,也可以限定特定用户或者特定信息不能够通过防火墙进行数据通信。

三、妇幼卫生信息安全风险评估

信息安全风险是信息在整个生命周期中安全属性面临的危害发生的可能性,是人为或自然的威胁利用系统存在的脆弱性引发的安全事件概率。信息安全风险评估是指从风险管理角度,依据国家有关信息安全技术标准和准则,运用科学的方法和手段,对信息系统及处理、传输和存储信息的保密性、完整性及可用性等安全属性进行全面分析;对网络与信息系统所面临的威胁及存在的脆弱性进行系统的评价;对安全事件一旦发生可能造成的危害程度进行评估,并提出有针对性地抵御威胁的防护对策和整改措施。进行信息安全风险评估,就是要防范和化解信息安全风险,或者将风险控制在可接受的水平,从而为最大限度地保障网络和信息安全提供科学依据。

对信息系统进行风险分析和评估的目的:①了解系统目前与未来的风险所在,评估这些风险可能带来的安全威胁与影响程度,为安全策略的确定、信息系统的建立及安全运行提供依据;②通过第三方权威或者国际机构评估和认证,给用户提供信息技术产品和系统可靠性的信心,增强产品、单位的竞争力。信息系统风险分析和评估是一个复杂的过程,一个完善的信息安全风险评估架构应该具备相应的标准体系、技术体系、组织架构、业务体系和法律法规。

(一) 妇幼卫生信息安全等级

我国国家标准《计算机信息系统安全保护等级划分准则》(GB17859)于 1999 年 9 月正式批准发布,该准则将计算机信息系统安全分为 5 级:第一级为用户自主保护级;第二级为指导保护级;第三级为监督保护级;第四级为强制保护级;第五级为专控保护级。妇幼卫生信息安全等级原则上不低于三级。

(二) 风险评估方法

信息安全等级标准在信息系统风险评估过程中具有重要的指导作用,而在评估过程中使用何种方法对评估的有效性同样重要。评估方法的选择直接影响到评估过程中的每个环节,甚至可以左右最终的评估结果。风险评估的方法概括起来可分为三类:定量风险评估、定性风险评估、定性与定量相结合的风险评估。

1. **定性评估方法**　定性风险评估一般是根据评估者的知识、经验对信息系统存在的风险进行分析、判断和推理,采用描述性语言描述风险评估结果。定性方法较为粗糙,但在数据资料不够充分或分析者数学基础较为薄弱时比较适用。常用的定性分析方法有故障树分析法、德尔菲法等。

2. **定量评估方法**　定量风险评估是一种根据信息系统中风险相关数据,利用公式进行分析、推导的方法,通常以数据形式进行表达。定量方法比较复杂,但在资料比较充分或者风险对信息资产的危害可能比较大时比较适用。常用的定量分析方法有故障树分析法、风险评审技术等。

3. **定性与定量相结合的综合评估方法**　定性方法虽然所需的评估时间、费用和人力较少,但评估结果不够精确。定量方法的评估结果虽然较精确,但比较复杂,需要高深的数学知识,成本比较高,评估时间也较长,且所需数据的收集也较困难。定性与定量相结合的评估方法应运而生。事实上,定性分析方法同样要采用数学工具进行计算,而定量分析则必须建立在定性预测基础上,两者相辅相成,定性是定量的依据,定量是定性的具体化,两者结合起来灵活运用才能取得最佳效果。实际使用时也可以多种风险评估方法综合使用,评估效果会更佳。

(三) 风险评估工具

信息安全风险评估工作是个极复杂又极具有挑战性的工作,工作量大,需要大量的专业知识支撑。因此要完成风险评估工作就需要一套非常实用的评估工具。风险评估工具是保证风险评估结果可信度的一个重要因素。根据在评估活动中侧重点的不同,将风险评估工具分为管理型风险评价工具、技术型风险评估工具、风险评估辅助工具三类。

1. **管理型风险评估工具**　管理型风险评估工具又称为综合评估管理工具。侧重于安全管理方面,对信息所面临的安全风险进行全面考虑,最后给出相应的控制措施和解决办法。这类评估工具通常基于某种模型或专家系统之上,都是采取定性与定量相结合的方法,最后得出风险等级及控制措施。

2. **技术型风险评估工具**　技术型风险评估工具又称为弱点评估工具。侧重于发现系统中软、硬件中已知的安全漏洞,然后根据这些漏洞是否容易受到攻击,确定系统的脆弱点,最后建立修改相应的安全策略。该类工具是目前使用最广泛的风险评估工具,主要包括漏洞扫描工具和渗透性测试工具。

3. 风险评估辅助工具　风险评估辅助工具侧重于收集、评估所需要的数据和资料,建立相应的信息库、知识库,是一套集成了风险评估各类知识库和判别管理的信息系统。常用的风险评估辅助工具有:检查列表、人员访谈、资产信息调查表、入侵检测工具、安全审计工具等。

(四) 风险评估过程

信息安全风险评估过程是根据信息安全评估标准,利用合适的评估工具,针对信息系统存在安全问题展开全面评估的过程。主要包括风险评估准备、风险识别、风险确定、风险评价和风险控制等 5 个阶段。

1. 风险评估准备　对风险管理进行规划,决定实施妇幼卫生信息风险管理。

2. 风险识别　判断哪些风险会影响项目,并以书面形式记录其特点。

3. 风险确定　首先进行定性风险分析,对风险概率和影响进行评估和汇总,进而对风险进行排序,以便于随后的进一步分析或行动。必要时进行定量风险分析。

4. 风险评价　针对项目目标制订提高风险应对能力、降低威胁的方案和行动。

5. 风险控制　在整个项目生命周期中,跟踪已标识风险、监测残余风险、识别新风险、实施风险应对计划,将信息安全风险置于可控范围内。

(五) 风险评估制度

妇幼卫生信息安全风险意识和制度建设是确保系统安全运行的基础,应加强过程管理和基础设施管理的风险分析及防范,建立安全责任制,以保证信息系统的机密性、完整性和可用性。妇幼卫生保健机构所有直接或间接接触妇幼卫生信息系统的员工和第三方网络维护人员都必须接受包括安全性要求、信息处理设备的正确使用等内容的培训,并应及时了解和学习相关安全管理制度和标准的更新。

1. 必须记录机房管理员的操作行为,以便其行为可以追踪。操作记录必须备份和维护并妥善保管,防止被破坏。

2. 必须建立一套病毒防治体系,以便防止病毒和恶意程序带来的破坏。所有服务器、个人电脑和笔记本电脑都应该安装规定的防病毒软件,并及时更新防病毒软件。

3. 所有服务器、个人电脑和笔记本电脑必须根据业务需求定期进行备份。系统在重大变更之前和之后必须进行备份。备份管理办法必须获得管理层的审批以确保符合业务需求。

4. 所有系统和应用都必须有访问控制列表,由系统管理者明确定义访问控制规则、用户和用户组的权限以及访问控制机制。访问控制列表应该进行周期性的检查以保证授权正确。

5. 所有用户的注册都必须通过用户注册程序进行申请,并得到部门领导或其委托者的批准。系统管理者对用户具有最终的授权决定权。必须保留和维护所有用户的注册信息的正式用户记录。

6. 负责用户注册的管理员必须验证用户注册和注销请求的合法性。

7. 每个用户必须被分配唯一的账号,不允许共享用户账号。

第四节　我国妇幼卫生信息化的发展规划

妇幼卫生是国家公共卫生系统中重要的组成部分,新中国成立以来,我国妇幼卫生事业取得了长足发展,形成了遍布全国的中央、省、地(市)、县 4 级妇幼保健管理与服务网络,是一个相对独立、临床与保健相结合、具有鲜明特色的专业医疗保健体系,为妇幼卫生工作的全面开展和进一步发展奠定了坚实的基础。国家卫生和计划生育委员会(原卫生部)发布的《中国妇幼卫生事业年度发展报告(2011)》显示,中国先后建立了妇幼卫生年报信息系统、妇幼卫生监测信息系统和妇幼保健机构监测信息系统,已成为世界上最大的妇幼卫生信息网络。

一、开展妇幼卫生信息学研究、构建我国的妇幼卫生信息模型

妇幼保健工作涉及妇女儿童的各个生命阶段的内容,包括婚前医学检查、孕前保健、孕产期保健、儿童期保健、青春期保健、育龄妇女非生育期保健、更年期保健等,涉及有关妇女儿童健康的各个方面。

妇幼卫生信息化是不断满足妇幼保健工作需求的过程,妇幼保健工作的计划和决策与服务对象资料的系统性、准确性以及及时性是分不开的。迄今,在全国范围内许多地区的妇幼保健机构日常工作仍然是主要以手工方式记录、整理、统计、分析,耗费了大量人力、物力和财力。而妇幼保健资料的特点是对象多、使用表格多、检查项目多、检查地点变动多、持续时间长。由于手工资料管理的局限性、准确性、及时性和效率均无法得到较好的保证,信息丢失严重,数据错误率高,统计分析结果滞后,容易形成错误的分析结果,甚至导致决策失误。与此同时,大量信息数据不能实时共享和充分利用,在很大程度上阻碍了妇幼保健工作的发展。

开展妇幼卫生信息学需求分析,以全面提升妇幼保健工作能力为导向,构建我国的妇幼卫生信息模型,利用信息化手段提升工作效率。措施包括:①统筹规划、积极推进全国妇幼卫生信息化建设,制定全国妇幼卫生信息化工作的总体规划和实施方案,建立长期稳定的妇幼卫生信息标准研究、监督指导和评估认证组织体系,推进全国妇幼卫生信息化快速、健康发展,促进妇幼保健机构规范化建设;②实现妇幼卫生管理科学化,建立国家、省、市三级妇幼卫生信息管理平台,加强妇幼卫生信息资源规划,整合、建立区域化的妇幼卫生信息资源数据库,同时建立妇幼卫生决策支持系统,增强卫生行政部门对妇幼卫生工作的科学决策和应急处置能力;③实现妇幼卫生服务人性化,建立健全以人为本、区域化、网络化的妇幼卫生信息系统,并与相关卫生信息系统共同构建完整的公共卫生信息体系,实现区域医疗卫生协同作用和信息共享,提高妇幼保健机构的优质服务能力,满足广大妇女儿童日益增长的健康服务需求;④加强、加快妇幼保健机构的现代化建议与发展,健全标准化、规范化的妇幼卫生信息管理与服务系统,将能极大地增强各级妇幼保健管理与服务的功能和质量,促进妇幼卫生信息的互联互通和数据共享,提高政府对妇幼卫生工作的科学决策和应急指挥能力;⑤加强我国妇幼卫生学研究,突出中国特色,构建我国妇幼卫生服务模式,提高我国人口素质和健康水平。

二、加快基于居民电子健康档案的妇幼卫生信息平台建设

我国妇幼卫生信息化建设滞后的原因,除了存在客观原因外,其根本还在于建设理念与模式上的偏差。以 IT 技术和专业领域需求为驱动的建设理念,虽在一定程度上促进了信息化发展,但同时也成为其前进方向上的阻碍。传统的妇幼保健信息系统设计存在着明显的局限性,而基于居民电子健康档案的妇幼卫生信息平台建设将以满足服务对象需求为主线进行统筹规划。

1. **在功能规划和资源整合方面** 区域化的妇幼保健服务需要一个开放式的领域信息

系统支撑,妇幼卫生信息系统应该是一个逻辑层概念。而传统的设计思路将其建设为一个封闭式的系统环境,变成了物理层概念,要求妇幼保健服务的所有业务活动执行及信息管理必须依靠统一开发并且延伸部署到各个相关机构的应用系统客户端。这种"烟囱式的条线系统"建设思路,将不可避免地造成妇幼卫生信息系统的业务子系统与基层卫生服务机构原有的内部应用系统之间在部分业务域和功能域上发生交叉重叠和冲突,导致系统重复建设、数据重复采集。传统的解决办法是在发生功能重叠和冲突的两个子系统之间二选一,通过系统嵌入替换和建立数据接口方式解决,而不是基于标准化的数据整合。

2. **在数据管理和信息共享方面**　传统的妇幼卫生信息系统为了实现对服务对象健康信息的全面掌握,满足业务条线管理机构的领域利益,在数据规划和数据管理上,要求进行完全独立的控制,建立专属于妇幼保健领域的专项健康档案和集中的业务数据中心,并直接从各相关服务承担机构采集需要的各项数据。导致的后果是,对服务对象而言,因为不同的健康或疾病问题,需要往返于多个机构、建立多"卡"多"册",信息不能共享,存在重复检查和治疗的可能,或不能得到及时的追踪随访服务;对基层卫生服务机构而言,同一服务对象的同一数据可能需要按照不同"条线管理"的要求重复采集、重复上报,且难以从其他机构获得,工作效率低下;对区域卫生管理部门而言,需要重复投入、建设多种类型的专项健康档案和多个领域(条线)业务数据中心,而各专项健康档案和领域数据中心可能掌握着同一服务对象的同类数据却可能不一致,"数出多门",不能满足信息综合利用、支持科学决策的要求。

3. **在互联互通性方面**　由于缺乏以人为中心的卫生信息资源整体规划及标准化,传统的设计只关心本领域自身的运行机制,导致妇幼卫生信息系统与相关的其他业务应用系统之间在系统功能和数据资源上的交叉和重叠,系统与系统之间只能通过系统整合和建立接口方式实现信息交互与共享,互联互通效率低下且成本高昂。

4. **在全程服务理念方面**　传统的妇幼卫生信息系统只将特定服务对象在特定年龄段的特定问题作为系统关注的目标,而在针对妇幼保健服务对服务对象的整体健康或整个生命全程造成的影响,以及对群体健康的影响方面缺乏全局性的考虑。

由此可见,传统的妇幼卫生信息系统建设实际上是从单个业务领域利益视角出发,主要是专为妇幼保健领域自身提供业务支撑和信息服务、"自建自用"的业务应用系统。而且,由于缺乏区域卫生信息资源整体规划和高效的整合利用机制,导致相关业务领域的各应用系统分散开发,不能很好地支持互联互通、信息共享和区域卫生协同,系统架构本质上还是"信息孤岛"和"信息烟囱"。

新一代的妇幼卫生信息系统应在满足妇幼保健领域自身服务与管理需求基础上,向以"人的健康"为中心的全生命周期健康管理模式发展,体现"以人为本"的区域医疗卫生信息系统一体化设计理念。严格按照"统一规划、统一标准、集成开发、共建共用"的原则,在准确理解、把握妇幼卫生信息系统在健康档案和区域卫生信息平台中的定位、作用和相互关系基础上,做好与相关业务领域的数据资源整合和应用系统整合,并充分利用区域卫生信息平台提供的各项功能,搭建高效统一的业务管理平台及区域共享的业务数据中心,实现与其他业务应用系统的互联互通和协同工作,满足区域医疗卫生服务和健康档案建设的需要。

三、加快妇幼卫生信息人力资源建设

加强妇幼卫生信息人才队伍建设已刻不容缓。妇幼保健属公共卫生事业,关系到经济发展和国民素质,而人力资源是医疗机构的战略资源,其他资源是人力资源的附属资源。妇幼卫生事业的健康发展和职能、职责的有效履行有赖于一支高素质的公共卫生人才队伍。然而,妇幼卫生信息人才现状中,学历和职称偏低、专业素质和技能不高的现象十分普遍。中专和无学历人员构成了县级以上保健机构信息管理人力资源的主体,不能适应妇幼卫生信息化建设快速发展的需求。妇幼卫生信息人才的培养是个系统工程,具有层次性。

1. **实用型妇幼卫生信息人才** 实用型妇幼卫生信息人才为具有较为丰富的妇幼卫生专业知识及一定的卫生信息技能,开展妇幼卫生保健工作的同时,从事基础性数据的收集、整理和填报工作,对妇幼卫生信息数据的及时性、准确性和有效性起着关键作用。

2. **高层次妇幼卫生信息人才** 高层次妇幼卫生信息人才为具有卫生信息专业教育背景,熟练掌握卫生信息专业技能,同时具有卫生管理知识,熟悉卫生政策,主要从事妇幼卫生信息的组织、管理和统计数据的综合分析及利用等工作。高层次妇幼卫生信息人才一般要经过国家认可的高等院校专业培养。各级妇幼保健机构应当配备专职卫生信息人才,发挥其在卫生信息管理、数据分析等方面的作用。同时,加强对高层次妇幼卫生信息人才的卫生政策、卫生管理等知识培训,充分发挥妇幼卫生信息工作的作用。

3. **复合型卫生信息化人才** 复合型妇幼卫生信息化人才为既掌握信息技术,又了解妇幼卫生专业特点,熟悉工作流程的具备一定妇幼卫生专业知识背景的信息技术专业人才,或具备一定信息技术专业知识背景的妇幼卫生专业人才。这类人才可以从事规划、组织妇幼卫生信息化建设及标准、规范和政策的制订工作。在加强区域卫生信息化人才的培养中,应通过专业人才的定向培养、人才引进、专业学位教育等形式,积极探索和建立复合型卫生信息化人才培养基地,满足妇幼卫生信息化人员业务培训需求。

妇幼卫生信息人才的培养和储备与卫生行政部门和妇幼保健机构对妇幼卫生信息工作的重视程度有关,应将妇幼卫生信息系统建设、人员配置、经费保障等纳入卫生事业的总体规划,为妇幼卫生信息工作开展提供必备条件,确保政策到位,经费落实,以提高信息人员工作热情和责任心,不断提高妇幼卫生信息工作的质量和水平。

四、加强妇幼卫生信息数据的利用

卫生信息化的最终目的是为人民群众的健康服务,妇幼卫生信息数据的合法、合理利用是卫生信息化发展的重要机遇和途径,通过建立国家妇幼卫生信息数据管理和共享制度,在国家、省、市、县 4 级妇幼卫生信息平台上互联互通和数据共享,可以显著地提高卫生行政管理和各级妇幼卫生机构的科学研究、决策和应急应对能力。

研究平台共享需要打破部门、地区界限,充分发挥国家有限资源的作用。在项目研究进程中,通过政府重视和企业支持,组建开放式的国家级妇幼卫生信息标准化研究中心,形成我国妇幼卫生信息系统专业化的标准、研究型人才队伍和规范的组织管理体系,有针对性地研究、推广和管理妇幼卫生信息系统,为全国各级妇幼保健机构、学术机构和相关企业提供共享的研究平台。

制定妇幼卫生信息资源规划和共享机制,开展各级数据管理平台建设,加强我国妇幼卫生领域的信息资源规划和信息共享机制的研究工作,首先应开展国家级妇幼卫生数据管理平台和数据中心的建设,并在试点地区探索开展国家、省、市、县四级妇幼卫生数据管理平台的联网运行工作,实现纵向数据交换,有计划、分阶段地将分散在全国各地的妇幼卫生信息资源逐级收集、整理、集中,形成国家级妇幼卫生类信息资源数据库,在此基础上建立妇幼卫生决策支持系统,实现预警预测和信息共享,增强国家卫生行政部门的科学决策和应急处置能力。

五、加强妇幼卫生信息化研究与国际合作

英国、美国等一些国家先后投入巨资开展了国家和地方级以电子健康档案和电子病历数据共享为核心的区域性卫生信息化建设。以保证公民的医疗质量和安全性,以提升整体医疗服务质量、提高医疗服务可及性、降低医疗费用、减少医疗风险。

英国从 1998 年开始策划电子健康档案的应用,英国卫生部制定了国民卫生服务信息战略项目,将计算机应用引入卫生服务领域。该项目利用七年时间分阶段在全科医师中实施。项目目标就是保证医疗专业人员、患者和护理人员"在正确的时间和地点,拥有正确的信息",以提高患者的医疗与服务质量。

2005 年起,美国国家卫生信息网为实施本计划选择了 4 家全球领先的信息技术厂商作为总集成商,在四大试点区域分别开发全国卫生信息网络架构原型,研究包括电子健康档案在内的多种医疗应用系统之间互通协作能力和业务模型。要在 10 年内为全体美国公民建立电子健康档案并发展电子医疗信息技术系统,以减少医疗差错,挽救生命,节省开支。

目前,我国区域卫生信息化主要存在下面一些问题,也是学习国外先进管理和优化我国妇幼卫生信息化建设中需要亟待解决的问题。

1. **系统分割、相互独立**　各个卫生机构相对独立开展业务,相互封闭,信息分散,连续性和协调性差,信息不能共享和交换。

2. **业务流程不统一、不规范**　很多业务工作没有国家统一规范和要求,各地区和单位根据自身需要,自行制定工作规范和标准,导致信息不能交换和共享。由于业务流程不规范,很多单位的信息化就是现有管理模式的计算机化,不能充分发挥信息系统应有的优势。

3. **需求分析缺少理论方法,仅以项目和 IT 为驱动**　卫生信息化项目建设作为业务应用发展的组成部分而提出,缺乏整体规划。现在很多信息系统均是按照此种方式建设。

4. **纵向信息系统的建设导致众多的"烟囱"、"孤岛"**　在信息化建设中,疫情网络报告系统、应急指挥系统、妇幼保健系统、医院信息系统的建设大大提高了相关部门的管理能力和应急反应速度,但是由于信息系统垂直建设的特点,原本分割的业务部门在信息上沟通更为复杂,形成大量"信息烟囱"和"信息孤岛"。

5. **理论研究薄弱,信息标准研究起步较晚**　卫生信息系统的发展速度远远快于标准的建立,造成了众多信息系统分别制定各自标准,却没有国家权威统一卫生信息标准的局面。

6. **投入不足、技术人才短缺**　资金、技术和专业人才匮乏是多年来一直困扰卫生信息化发展的难题之一。在区域卫生信息体系建设中,这一问题显得尤为突出:一方面区域卫生信息体系建设是复杂的、需要长期建设的系统工程,需要投入大量资金予以支持,而政府在这方面的持续性投入往往不足;另一方面,区域卫生信息体系建设涉及卫生管理、医疗、预防保健、卫生经济以及信息技术等多专业学科,专业人才的缺乏也直接制约了系统的建设和发展。

卫生信息化建设在不长的时间内取得了众多成绩的同时,也存在诸多问题,这些问题的解决,既需要立足国内通过统一标准、统一规划,建立起机构之间的共享机制,也需要开展国际合作和学术交流,借鉴国外先进的 IT 经验,取长补短,建立我国以人为本的基于健康档案为核心的区域卫生信息平台和卫生信息网络。

(胡传来)

主要参考文献

1. 杜玉开.妇幼保健学.北京:人民卫生出版社,2009
2. 刘筱娴.妇幼卫生信息管理统计指南.北京:中国协和医科大学出版社,2013
3. 罗爱静.卫生信息管理学.第3版.北京:人民卫生出版社,2012
4. 郭积勇.北京市国际疾病分类ICD-10死因统计指导手册.北京:中国协和医科大学出版社,2003
5. 曹泽毅.中华妇产科学.北京:人民卫生出版社,2005
6. 胡建平.区域卫生信息平台与妇幼保健信息系统.北京:人民卫生出版社,2011
7. 金新政.卫生信息管理系统.北京:人民卫生出版社,2009
8. 孟群.世界卫生组织世界卫生统计指标集精选.北京:中国协和医科大学出版社,2013
9. 卫生部办公厅关于印发〈全国县级妇幼卫生工作绩效考核实施方案(试行)〉的通知(卫办妇社发〔2010〕201号),2010
10. 罗爱静.卫生信息管理概论.北京:人民卫生出版社,2009
11. Health Metrics Network,World Health Organization. Assessing the National Health Information System:An Assessment Tool. World Health Organization,2008:40-41
12. Sackett DL,Rosenberg WM,Gray JA,et al. Evidence based medicine:what it is and what it isn't. BMJ,1996,312(7023):71-72
13. Dougherty D,Conway PH. The "3T's" road map to transform US health care:the "how" of high-quality care. JAMA,2008,299(19):2319-2321
14. MRC Vitamin Study Research Group.Prevention of neural tube defects t results of the Medical research Council Vitamin Study. Lancet,1991,338:13
15. Czeizel AE,Dudas I. Prevention of the first occurrence of neural-tube defects by periconceptional vitamin supplementation. N Engl J Med,1992,327:1832-1835
16. 许怀湘.美国区域卫生信息化、国家卫生信息网和医疗改革.中国数字医学,2010,4(11):86-93
17. De Leeuw,Evelyne. Global and local health:the WHO healthy cities programme. Global Change and Human Health,2001,2(1):34-45
18. Ministry of Health,Cambodia. Health Strategic Plan 2008-2015
19. C.E.Shannon,The Mathematical Theory of Communication. The Bell System Technical Journal,1948
20. 汤学军,金曦,聂妍,等.中国妇幼卫生信息化的回顾和展望.中国妇幼健康研究杂志,2008,19(3):282-284

中英文名词对照索引

F

G

H

J

K

L

N

O

P

Q

R

S

56检